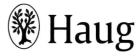

Praxis Aromatherapie

Grundlagen – Steckbriefe – Indikationen

Monika Werner
Ruth von Braunschweig

145 Abbildungen
6 Tabellen

Karl F. Haug Verlag · Stuttgart

Wichtiger Hinweis: Wie jede Wissenschaft ist die Medizin ständigen Entwicklungen unterworfen. Forschung und klinische Erfahrung erweitern unsere Erkenntnisse, insbesondere was Behandlung und medikamentöse Therapie anbelangt. Soweit in diesem Werk eine Dosierung oder eine Applikation erwähnt wird, darf der Leser zwar darauf vertrauen, dass Autorinnen und Verlag große Sorgfalt darauf verwandt haben, dass diese Angabe dem **Wissensstand bei Fertigstellung des Werkes** entspricht.

Für Angaben über Dosierungsanweisungen und Applikationsformen kann vom Verlag jedoch keine Gewähr übernommen werden. **Jeder Benutzer ist angehalten,** durch sorgfältige Prüfung der Beipackzettel der verwendeten Präparate und gegebenenfalls nach Konsultation eines Spezialisten festzustellen, ob die dort gegebene Empfehlung für Dosierungen oder die Beachtung von Kontraindikationen gegenüber der Angabe in diesem Buch abweicht. Eine solche Prüfung ist besonders wichtig bei selten verwendeten Präparaten oder solchen, die neu auf den Markt gebracht worden sind. **Jede Dosierung oder Applikation erfolgt auf eigene Gefahr des Benutzers.** Autorinnen und Verlag appellieren an jeden Benutzer, ihm etwa auffallende Ungenauigkeiten dem Verlag mitzuteilen.

Geschützte Warennamen (Warenzeichen) werden **nicht** besonders kenntlich gemacht. Aus dem Fehlen eines solchen Hinweises kann also nicht geschlossen werden, dass es sich um einen freien Warennamen handelt.

Das Werk, einschließlich aller seiner Teile, ist urheberrechtlich geschützt. Jede Verwertung außerhalb der engen Grenzen des Urheberrechtsgesetzes ist ohne Zustimmung des Verlages unzulässig und strafbar. Das gilt insbesondere für Vervielfältigungen, Übersetzungen, Mikroverfilmungen und die Einspeicherung und Verarbeitung in elektronischen Systemen.

Anschriften der Autorinnen

Monika Werner
Le Village
F–11330 Montjoi

Ruth von Braunschweig
Gehrenweg 13
D–34292 Ahnatal

Bibliografische Information
der Deutschen Bibliothek

Die Deutsche Bibliothek verzeichnet diese Publikation in der Deutschen Nationalbibliografie; detaillierte bibliografische Daten sind im Internet über http://dnb.ddb.de abrufbar

© 2006 Karl F. Haug Verlag in
MVS Medizinverlage Stuttgart GmbH & Co. KG
Oswald-Hesse-Str. 50, 70469 Stuttgart

Unsere Homepage: www.haug-verlag.de

Printed in Germany

Redaktionelle Bearbeitung: Felicitas Holdau
Umschlaggestaltung: Thieme Verlagsgruppe
Satz: Felicitas Holdau, Dießen;
gesetzt in Quark XPress 4.11
Druck: Grafisches Centrum Cuno, Calbe
ISBN 3-8304-7189-0   1 2 3 4 5 6

Bildnachweis

Grafiken:
Ruth von Braunschweig: alle Inhaltsstoffe-Modelle
Hanns Hatt, Bochum: 15, 17
ep-line Ruth Hammelehle, Kirchheim:
29, 38, 39, 224

Fotos:
Patrick Collin, Esperaza: S. 20, 40, 57, 229, 255, 279
Dorothea Hamm, Karlsruhe: Umschlag oben, S. 1, 31, 59, 233, 247
Franz Hübner, München: S. 71
Fotostudio Lengemann, Kassel: S. IX re
Nature & Health Image Pool Norbert Reismann, Villingen-Schwenningen: S. 63, 68
PhotoDisc, Inc.: Umschlag u. mi/re, S. 9, 49, 55, 62, 69, 72, 225, 239, 287
Primavera life, Sulzberg: S. 66
Bruno Vonarburg, Teufen: S. 75
Eberhard Werner, Montjoi: Umschlag u. li, S. IX li, 252, 272
Monika Werner, Montjoi: S. 32, 36, 234, 244, 261

Geleitwort

Auch wenn uns das Vertrauen in unsere Nase abhanden gekommen ist, werden wir durch Düfte stark beeinflusst – sogar dann, wenn wir sie bewusst gar nicht wahrnehmen. Gerüche können auf vielen Ebenen in das Leben von Menschen eingreifen: Neben der geheimnisvollen Wirkung von Düften auf das Unbewusste gibt es eine Reihe von körperlichen und geistigen Funktionen, die ganz direkt beeinflusst werden. Zuständig dafür sind Teile unseres Gehirns, die zu den ältesten gehören, wie das Limbische System: ein Bereich des Gehirns, zu dem unsere Nase in direkter Verbindung steht. Gefühlsleben, Triebe, aber auch vegetative, also automatische Köperfunktionen werden hier koordiniert.

Dieses Wissen ist auch Grundlage der Aromatherapie, bei der über ätherische Öle ganz gezielt physiologische Parameter wie Blutdruck, Herzfrequenz, Hautwiderstand und Muskelspannung beeinflusst werden. Die Öle können aber auch unsere Befindlichkeit, unsere Stimmungen und unsere Emotionen, ja sogar den Hormonhaushalt verändern.

Solange wir atmen, riechen wir – und das bis zum letzten Atemzug. Unser Geruchssinn arbeitet rund um die Uhr, er funktioniert sogar im Schlaf. Bislang war allerdings wenig über die molekularen Grundlagenprozesse bekannt, wie wir Duftmoleküle wahrnehmen können. Hauptgrund für unseren Wissensmangel war die Komplexität der Geruchswelt.

Tausende von Duftstoffen lassen sich identifizieren und unterscheiden. Unsere Nase ist außergewöhnlich spezifisch und höchst sensitiv. Sie kann bereits geringste Konzentrationen von Duftstoffen wahrnehmen, leider vergessen wir das oft, überfrachten sie mit Gerüchen und lösen damit eher Kopfschmerzen und Allergien als die gewünschten wohltuenden Effekte aus.

Dank der beiden amerikanischen Wissenschaftler Linda Buck und Richard Axel, die im Jahr 2004 den Nobelpreis für Medizin erhielten, hat die Wissenschaft inzwischen exakte Kenntnisse über die molekularen Prozesse, mit deren Hilfe der Duft einer Rose von dem einer Orange unterschieden werden kann. Es hat sich dabei gezeigt, dass alle Menschen mit nahezu dem gleichen Repertoire von ca. 350 verschiedenen Duftsensoren ausgestattet sind. Jeder kann entsprechend viele Gruppen von Duftstoffen riechen, manche allerdings besser, andere schlechter. Dies beruht vor allem darauf, wie intensiv wir uns in unserer Jugendzeit mit Düften beschäftigt haben. Training in der Jugend hilft also bis ins hohe Alter, empfindliche Düfte wahrzunehmen, ähnlich wie bei Parfümeuren, die ein Leben lang üben. Im übrigen könnten wir auch frühzeitig lernen, den natürlichen Duft von Lavendel, Vanille oder einer Rose als die echten abzuspeichern und nicht schlechte synthetische Imitate.

Monika Werner und Ruth von Braunschweig, profunde Kennerinnen der Wirkung von Düften, möchten im vorliegenden Buch die neuesten Erkenntnisse über die Wirkung von ätherischen Ölen beim Menschen vermitteln. Gleichzeitig war es ihnen ein Anliegen, nicht nur auf körperliche und psychische Wirkungen der verschiedenen Inhaltsstoffe von ätherischen Ölen einzugehen, sondern auch auf ihre Nebenwirkungen hinzuweisen. Das Buch behandelt das Thema vom modernen naturwissenschaftlichen Standpunkt aus und stellt zudem viele praktische Anwendungsbeispiele aus der langjährigen Erfahrung der beiden Autorinnen vor. Es ist gedacht für Interessierte, die Hilfe zum Einstieg in das Gebiet der Aromatherapie suchen, aber auch als Nachschlagewerk für erfahrene Therapeuten. Ein solches Buch hat bisher im deutschen Sprachbereich gefehlt. Es schließt eine Lücke in diesem faszinierenden Bereich.

Bochum, im September 2005

Prof. Dr. Dr. Dr. med. habil. Hanns Hatt
Ruhr-Universität Bochum,
Lehrstuhl für Zellphysiologie

Geleitwort

Es ist für mich ein großes Privileg, zu diesem interessanten und aufschlussreichen Buch ein Geleitwort zu schreiben. Die beiden Autorinnen haben die Erfahrungen und Kenntnisse ihrer langjährigen naturheilkundlichen Praxis sowie wissenschaftliche Forschungsergebnisse zusammengestellt. In diesem Buch gehen sie ganz besonders auf die Anwendung der ätherischen Öle im Gesundheitswesen ein.

Es ist wirklich an der Zeit, den Wert der Arbeit mit ätherischen Ölen klarzustellen und die Anwendung im Therapie- und Pflegebereich allgemein zu etablieren. Nach etwa 20-jähriger Arbeit mit ätherischen Ölen im Krankenhaus kann ich behaupten, dass diese eine ideale Unterstützung der schulmedizinischen Therapie darstellen. Vor zehn Jahren habe ich die Aromapflege als Pflegeschwerpunkt in der Stiftsklinik Augustinum München eingeführt. Inzwischen ist sie in die Pflegeroutine integriert – und Patienten, Angehörige und Pflegende sind begeistert, wie die vielen positiven Rückmeldungen bezeugen.

Im Laufe der Jahre sind Aromapflegestandards entstanden. Mittlerweile werden unsere Patienten individuell nach Erstellen einer Pflegeanamnese mit Aromapflegeprodukten wie Körperpflege- und Dekubitusprophylaxe-Ölen gepflegt, oder es werden Kurzmassagen, etwa Hand- oder Fußmassagen, durchgeführt. Solche Massagen haben sich sehr bewährt, da sie die Selbstheilungskräfte mobilisieren, das Wohlbefinden erhöhen, entspannend wirken und so einen großen Beitrag zur Genesung leisten.

Durch die ganzheitlichen Wirkweisen ist das Konzept der Aromapflege bei uns in der Klinik auch fürs allgemeine körperliche und seelische Wohlbefinden eine sinnvolle Bereicherung.

Die Arbeit mit ätherischen Ölen erfolgt in ständiger Kommunikation mit den Ärzten, der Verwaltung sowie unserer Apotheke, die unsere Aromapflegemischungen herstellt. Alle Anwendungen unterliegen strengen hygienischen Richtlinien. Besonders betonen möchte ich, dass die Aromapflege eine ärztliche oder heilpraktische Behandlung natürlich nicht ersetzt. Sollen die Anwendungen in den therapeutischen Bereich gehen, muss dies in Absprache mit den Ärzten erfolgen. Speziell im Wundmanagement gibt es sehr erfolgreiche Therapiekonzepte.

Voraussetzung für die Aromapflege ist, dass die Anwender über ein Grundwissen im Teilbereich der Phytotherapie verfügen und Kenntnisse über die Wirkweisen der ätherischen Öle und Trägeröle haben.

Das vorliegende Buch ist ein umfassendes Werk, das die Einführung von ätherischen Ölen in jedem Bereich des Gesundheitswesens sehr unterstützen und erleichtern kann. Es bietet alles Wissenswerte über die Voraussetzungen für eine praktische Arbeit mit den herrlich duftenden Essenzen. Den Mitarbeitern im Gesundheitswesen wird damit die Möglichkeit geboten, professionell zu argumentieren und die Anwender von ätherischen Ölen zu stärken. Die Rezepturen und Anwendungsvorschläge wurden in der Praxis vielfach erprobt und haben sich als sehr wirkungsvoll erwiesen.

So ist das Buch ein praktischer Leitfaden vor allem für jene, die schon ihre ersten Schritte auf diesem Gebiet gesammelt haben und Interesse haben, weiterzugehen. Ein rundum gelungenes Werk, aus dem jeder auch einen gesundheitlichen Nutzen für sich selbst ziehen kann.

Nun wünsche ich Ihnen, dass diese Informationen Sie auf Ihrem eigenen Weg mit den essenziellen Ölen unterstützen und dass sie im Pflegebereich und in allen anderen Gebieten des Gesundheitswesens ein wertvoller Begleiter zur Genesung der Menschen sind.

Mögen die kostbaren Geschenke der Natur, die die aromatischen Pflanzen für uns bereithalten, auch Ihnen Wohlbefinden bescheren.

München, im September 2005

Maria Hoch
Pflegedirektorin Stiftsklinik Augustinum

Vorwort

Dass Medizin, wenn sie wirken soll, nicht unbedingt bitter schmecken muss, ist mittlerweile auch sprachliches Allgemeingut. Weniger bekannt ist noch, dass es etwas gibt, was auch gut duften kann und trotzdem heilsame Wirkung hat: die ätherischen Öle.

Aber wie ist es möglich, dass der Duft einer Pflanze die Stimmung heben kann und zugleich sehr wirksam gegen Magen-Darm-Beschwerden oder Erkältungskrankheiten ist? Dieser spannenden Frage nachzugehen, war vor vielen Jahren der Einstieg in unsere Beschäftigung mit den ätherischen Ölen. Im Laufe der Zeit sammelten wir umfangreiche und immer wieder überzeugende Erfahrungen mit ätherischen Ölen bei der Behandlung sowohl körperlicher als auch seelischer Beschwerden.

Dabei wurde schon bald deutlich, dass Erfahrung in der Anwendung und Wissen über die Wirkweise der Öle gleichrangige Bedeutung haben. So wurde auch die Beschäftigung mit den Inhaltsstoffen der ätherischen Öle – mit ihrer Chemie – ein wichtiges Thema.

Seit Jahren geben wir nun unsere praktischen Erfahrungen und unser theoretisches Wissen in Vorträgen und Seminaren im In- und Ausland weiter. Der Wunsch vieler Seminarteilnehmer, die Inhalte unserer Kurse in Form eines Fachbuches in Händen halten zu können, hat uns zu diesem Projekt ermutigt. Dank des Karl F. Haug Verlages konnte das Projekt in der nun vorliegenden Form verwirklicht werden.

Anliegen dieses Buches ist es, fachliches Wissen um die ätherischen Öle und therapeutische Erfahrung im Umgang mit ihnen im Rahmen eines praxisorientierten Fachbuches zusammenzuführen. In erster Linie richtet es sich an in medizinischen Heil- und Pflegeberufen Tätige und Apotheker, ist aber ebenso für Studenten und Laien gedacht. Es erhebt keinerlei Anspruch auf Vollständigkeit – es spiegelt unseren aktuellen Wissensstand und unsere derzeitigen Erfahrungen wider.

Die Einführung dient dazu, neben wichtigen Basiskenntnissen auch aktuelle wissenschaftliche Erkenntnisse zu den ätherischen Ölen und deren Chemie zu vermitteln und den Blick für die ganzheitlichen Wirkweisen zu schulen. Dieses theoretische Wissen ist Voraussetzung für ein tieferes Verständnis der ätherischen Öle und damit für einen selbstständigen Umgang mit der Kraft der heilsamen Düfte.

Herzstück des Werks sind die Steckbriefe jener ätherischen Öle, die wir in unserer praktischen Tätigkeit besonders schätzen gelernt haben. Informationen zu Wirkung, Toxizität und bewährten Anwendungsbereichen werden ergänzt durch Angaben zur Botanik der Pflanzen, Gewinnung des Öls und zu den Inhaltsstoffen.

Im Praxisteil findet sich eine Fülle von Vorschlägen und Rezepten für die Anwendung zum Helfen, Heilen und Pflegen bei körperlichen und seelischen Beschwerden. Charakteristisch für unsere Rezepturen sind niedrige Dosierungen der ätherischen Öle. Denn in unserer langjährigen Praxis – immer wieder bestätigt durch Erfahrungsberichte von Anwendern in Heil- und Pflegeberufen – hat sich gezeigt, dass niedrige Dosierungen durchaus sehr wirkungsvoll sind und so die viel zitierten Nebenwirkungen ausbleiben. In seltenen Fällen ist eine höhere Dosierung angezeigt, doch dies setzt neben einer gründlichen Anamnese auch genaue Kenntnis der Inhaltsstoffe und deren Wirkweisen voraus.

Natürlich lässt sich nicht alles mit ätherischen Ölen behandeln, insbesondere für die Selbstbehandlung gibt es Grenzen; bei vielen Krankheiten und Beschwerden können die Öle jedoch auf sinnvolle Weise andere Heilmethoden unterstützen. Nicht zu kurz kommt dabei das Sinnliche der Düfte – die Freude und das Wohlbefinden, die sie uns schenken können.

Montjoi/Ahnatal, im Herbst 2005

Monika Werner
Ruth von Braunschweig

Danksagungen

Leider ist es nicht möglich, die Namen all derjenigen Freunde und Mitstreiter für die Belange der ätherischen Öle zu nennen, die mit wertvollen Anregungen und hilfreichen Diskussionen zur Verwirklichung dieses Buchprojektes beigetragen haben. Einigen Personen möchte ich jedoch meinen ganz persönlichen Dank aussprechen: Professor Dr. Hanns Hatt, Ruhr-Universität Bochum, der nicht nur bereit war, einen Beitrag zu diesem Buch zu schreiben, sondern auch immer Zeit für eine kompetente Auskunft fand. An Patrick Collin, Espéraza/Frankreich, durfte ich mich jederzeit mit meinen Fragen rund um die ätherischen Öle wenden – er nahm sich immer die Zeit, kompetent und ausführlich darauf zu antworten.

Namentlich erwähnt werden an entsprechender Stelle auch all diejenigen, die dankenswerterweise zur optischen Gestaltung mit der kostenfreien Überlassung von Bildmaterial beigetragen haben.

Mein ganz besonderer Dank gilt meinem Ehemann Eberhard Werner, der mich ebenso geduldig wie nachdrücklich ermutigte, die nicht immer ganz einfache Arbeit zu beginnen und zu einem guten Ende zu führen. Mit seiner kritischen Durchsicht der Manuskripte war er jederzeit ein wertvoller Helfer auf diesem Weg – immer bereit, mir nicht nur mit Rat, sondern auch mit Tat zur Seite zu stehen.

Zuletzt möchte ich mich noch bei Felicitas Holdau bedanken. Sowohl Lektorat als auch Gestaltung waren bei ihr in allerbesten Händen. Mit feinem stilistischen Gefühl und großer Sorgfalt bearbeitete sie unsere Manuskripte. Ihre kritischen Rückfragen und Anmerkungen waren für uns eine große Hilfe auf dem Weg von der Idee bis zur Fertigstellung dieses Buches.

Monika Werner

Die Entwicklung des Inhaltsstoffe-Modells sowie die Zusammenstellung der Wirkungsweisen der Inhaltsstoffe war nur auf der Basis umfangreicher Analysedaten der ätherischen Öle, die naturgemäß große Schwankungsbreiten aufweisen, möglich. Mein besonderer Dank gilt Erich Schmidt (Parfümeur, Kurt Kitzing GmbH), der mir im Zusammentragen dieser Daten jederzeit geduldig behilflich war und mit seinem großen Erfahrungsschatz in vielen Diskussionen zur Verfügung stand, sowie Gea Lüftenegger (Arte Verde), Dorothea Hamm (Apothekerin) und der Fa. Primavera Life GmbH. Viele Anregungen und Hilfestellungen habe ich auch den Diskussionen in meinen Seminaren entnommen, wofür ich mich bei den Teilnehmern herzlich bedanke.

Mein besonderer Dank gilt meinem Mann, der mich immer wieder ermunterte, die Arbeit fortzusetzen, und mir bei den vielen Recherchen und bei der kritischen Beurteilung des Manuskripts zu Seite stand. Nicht zuletzt danke ich Monika Werner für die jederzeit vertrauensvolle Zusammenarbeit. Ohne diese hätte das Werk nicht entstehen können.

Ruth von Braunschweig

Über die AutorInnen

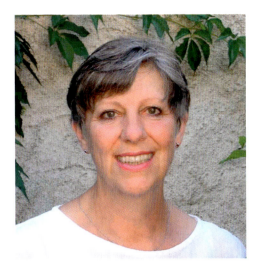

Monika Werner

Monika Werner, Jahrgang 1948, war mehrere Jahre als examinierte Kinderkrankenschwester in Münchner Fachkliniken tätig. Während ihrer Ausbildung zur Heilpraktikerin machte sie erste Bekanntschaft mit den ätherischen Ölen, die ihren weiteren beruflichen und privaten Weg entscheidend bestimmen sollten. Von 1984 bis 2003 war sie in eigener Praxis in München tätig mit den Schwerpunkten Homöopathie, Aromatherapie und Gesprächstherapie.

1990 gründete sie zusammen mit anderen Aromabegeisterten den gemeinnützigen *Verein für Förderung, Schutz und Verbreitung der Aromatherapie und Aromapflege »Forum Essenzia e.V.«*. Als Erste Vorsitzende (von 1992 bis 2004) initiierte und unterstützte sie viele Projekte des Vereins: drei international beachtete Symposien »Dialog mit Düften« in München, die Gründung von *Forum Essenzia Japan* und *Taiwan*, den Auf- und Ausbau des Aus- und Fortbildungsprogrammes von *Forum Essenzia* mit Veranstaltungen im In- und Ausland sowie die Herausgabe der Fachzeitschrift *F·O·R·U·M für Aromatherapie und Aromapflege*. Während ihrer Amtszeit wuchs *Forum Essenzia* zu einem sehr aktiven Verein mit über 1000 Mitgliedern im In- und Ausland. Seit Jahren ist Monika Werner als Referentin bei Fachsymposien und als Seminarleiterin bei Aus- und Weiterbildungsmaßnahmen für Aromatherapeuten in Deutschland, in Europa und in Asien tätig. Sie verfasste mehrere Bücher sowie Fachartikel zum Thema »Ätherische Öle« und war Gast in Radio- und Fernsehsendungen. Ihre Bücher wurden in verschiedene Sprachen übersetzt.

Im März 1999 wurde sie vom Bund Deutscher Heilpraktiker mit der *Clemens-von-Bönninghausen-Medaille* für »besonderes Wirken auf dem Gebiet der Naturheilkunde« ausgezeichnet.

Monika Werner ist verheiratet, hat einen erwachsenen Sohn und lebt jetzt in Südfrankreich – dort, »wo die Düfte zu Hause sind«.

Ruth von Braunschweig

Ruth von Braunschweig, 1943 geboren, studierte Biologie und Chemie und schloss mit dem Zweiten Staatsexamen für das Höhere Lehrfach (Chemie und Biologie) sowie als Diplombiologin ab.

Im Rahmen ihrer Diplomarbeit forschte sie zwei Jahre an der Meeresbiologischen Anstalt Helgoland auf Sylt und Helgoland. Ihre Veröf-

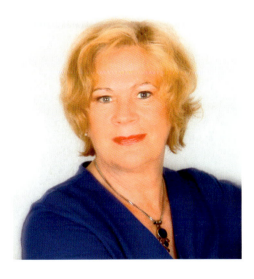

fentlichungen über die Mikrofauna des Meeresbodens fanden internationales Interesse.

Als wissenschaftliche Assistentin am Institut für Sport und Sportmedizin der Universität Kassel arbeitete sie am Projekt »Stressbewältigung bei Leistungssportlern«. Auf der Suche nach Hilfe zur Stressbewältigung stieß sie auf die ätherischen Öle, deren Erforschung nun ihr ganzes Interesse galt. 1987 begann sie mit der Heilpraktikerausbildung und führte danach eine eigene Praxis mit den Schwerpunkten Aromatherapie, Phytotherapie, Hautprobleme und Stressbewältigung. Außerdem lehrte sie als Dozentin in einer Heilpraktikerschule und an einer staatlich anerkannten Kosmetikfachschule.

Schon bald nach der Gründung trat sie dem Verein *Forum Essenzia* bei, war langjähriges Vorstandsmitglied, Mitglied im *Kuratorium für Reinheit und Qualität ätherischer Öle,* Referentin auf den internationalen Symposien »Dialog mit Düften« und Autorin von Fachartikeln in der Zeitschrift *F·O·R·U·M*. Auch in anderen Fachzeitschriften wie *Kosmetik International* veröffentlichte sie regelmäßig Artikel zur Aromatherapie. Weiterhin ist sie Mitglied der *Arbeitsgemeinschaft für Ethnomedizin e.V.*

Ruth v. Braunschweig leitet heute Seminare zum Thema »Chemie der ätherischen Öle«, »Hautprobleme und Stressbewältigung« sowie »Pflanzenöle«. Sie ist Autorin mehrerer Fachbücher, die auch in chinesischen und japanischen Ausgaben erschienen.

Ruth v. Braunschweig ist verheiratet, hat zwei erwachsene Kinder und lebt im Raum Kassel.

Hanns Hatt

Prof. Dr. Dr. Dr. Hanns Hatt (Autor des Beitrags Seite 14–17) studierte Chemie und Biologie an der Ludwig-Maximilians-Universität München. 1972 Staatsexamen, 1975–1981 Studium der Medizin, 1981 Approbation, 1976 Dr. rer. nat. in Biologie, 1983 Dr. med., 1984 Dr. med. habil. (TU München). Seit 1993 hat er den Lehrstuhl für Zellphysiologie an der Ruhr-Universität Bochum inne und forscht dort über molekulare Grundlagenprozesse von Rezeptoren im Riechsystem und Zentralnervensystem.

Er ist Präsident der Europäischen und der Internationalen Riech- und Geschmacksforscher (ECRO und ICOT) und Träger des Forschungspreises der Philip-Morris-Stiftung 2005.

INHALT

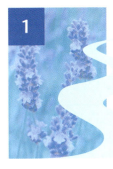

Einführung in die Welt der Düfte

Von der Magie zur Phytotherapie — 2
Warum Aromatherapie? — 2
Kurze Geschichte des Duftes — 3
Der holistische Ansatz der Phyto-Aromatherapie — 6
Körper, Geist und Seele behandeln — 6
Die vier Säulen der Aromatherapie & Aromapflege — 6

Zwei Wege – zwei Wirkweisen — 7
Der Weg über die Haut — 7
Wirkung an den Zellmembranen — 7
Wirkung über Haut und Schleimhaut — 7
Über die Haut auch die Seele behandeln — 9
Pflege und Heilung der Haut – Stärkung des Immunsystems — 10
Entgiftung über das Lymphsystem — 10
Breitbandwirkung gegen Krankheitserreger — 10
Antiphlogistische, analgetische und antipyretische Wirkung — 11
Sekretolytische und sekretomotorische Wirkung — 11
Hämolysefördernde Wirkung — 12
Verdauungsfördernde Wirkung — 12
Entblähende, entkrampfende Wirkung — 12

Der Weg über den Geruchssinn — 12
Zielgerade zum Gefühl — 12
Das limbische System — 12
Einfluss über die Botenstoffe — 13
Immer der Nase nach: Wie Riechzellen Düfte erkennen — 14
Pheromone – Verständigung per Duft — 17

Das Wesen der ätherischen Öle — 19
Die Duftstoffe der Pflanzen — 19
Lock- und Schutzstoffe, die sich bei Wärme entfalten — 19
Chemische Eigenschaften — 19
Die Herstellung — 20
Gewinnung naturreiner ätherischer Öle — 20
Genuine, authentische Öle — 21
Vielfalt – die Weisheit der Natur — 21
Naturidentische und synthetische Öle — 23

Faszination Inhaltsstoffe — 24
Die Vielfalt der Inhaltsstoffe — 24
Das Ganze ist mehr als die Summe seiner Teile — 24
Uneinheitliche Mengenangaben — 24
Eine Pflanzenart – mehrere Chemotypen — 25

Verwirrspiel der Warnhinweise — 25
Gefahrstoffverordnung — 25
Falsche Warnhinweise bringen ätherische Öle in Verruf — 26
Sinnvolle Warnhinweise — 27

Die Inhaltsstoffgruppen — 28
Die Terpene — 29
Die aromatischen Verbindungen – Benzolverbindungen — 38

Das »Oval« – das Modell zur Wirkung — 43
Mnemotechnisches Modell – praktische Lern- und Gedächtnishilfe — 43
Das Modell richtig »lesen« — 43
Chemische Fachbegriffe — 48

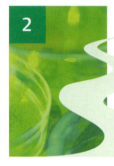

Basiswissen für die Praxis

Möglichkeiten und Grenzen der Behandlung — 50
Aromapflege – Aromatherapie — 50
Aromapflege: Wellness, Alltagsbeschwerden, Pflege — 50
Aromatherapie: die Behandlung durch den Aromatherapeuten — 50
Phyto-Aromapflege in Klinik und Ambulanz — 51
Düfte im Krankenzimmer — 51
Therapeutische Maßnahmen: Zuständigkeiten und Absicherung — 52

Die passenden Öle finden — 53
Die Anamnese — 53
Faktoren, die eine große Rolle spielen — 53
Die Wahl des Öls — 55
Nomen est omen — 55
Informationen über Inhaltsstoffe und Wirkweisen — 56
Die Duftprobe — 56
Verträglichkeitstest — 56
Rezepturen variieren — 56
Das Aromatogramm – Grundlage für eine gezielte Behandlung — 57
Die Dosierung — 58
Physiologische Dosierung — 58
Maßeinheiten — 58
Die Qualität der Öle — 59
Leitfaden für den richtigen Einkauf — 59
Die richtige Aufbewahrung, Reifeprozesse und Haltbarkeit — 60

Die Kunst des Mischens — 61
Kleine Kompositionslehre — 61
Den Synergieeffekt nutzen · Kopf-, Herz- und Basisnote — 61
Das Mischen der Düfte — 62

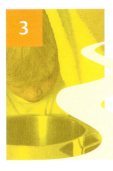

3 Die Anwendungen

Anleitungen für die Praxis — 64
Die Wahl der Anwendung — 64
Was ist das Ziel der Behandlung? — 64
Duftlampe, Wickel & Co. — 65
Einfache, schnelle Hilfe — 65
Innerliche Anwendung — 65
In der Duftlampe — 66
Inhalation und Gesichtsdampfbad — 66
Sitzdampfbad — 66
Vollbad — 67
Körperöle — 67
Nasenöl — 67
Pflegecreme — 67
Waschungen — 68
Kalte Umschläge und Kompressen — 68
Feuchte Wickel — 68
Aromamassagen — 69
So wirken die Massagen — 69
Spezielle Anwendungsbereiche — 71
Grundlagen der Massagetechnik — 72
Kurzanleitung Massagen — 73

Sich selbst etwas Gutes tun — 73
Wellness mit ätherischen Ölen — 73

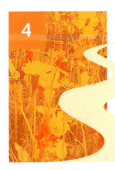

4 Öle und Trägerstoffe von A bis Z

Ätherische Öle von A bis Z — 76
Agrumenöle (Zitrusöle) — 76
Von Amyris bis Zypresse: Bestimmung, Inhaltsstoffe, Wirkung, bewährte Anwendungsbereiche und wichtige Hinweise — 77

Pflanzenöle: Starke Helfer für Therapie und Pflege — 224
Chemie der Pflanzenöle und -fette — 224
Hautpflege ist Gesundheitspflege — 227
Fette Öle von A bis Z – Aloe-vera-Öl bis Vanilleöl: Hauptinhaltstoffe, Wirkung und Anwendung — 228

Hydrolate – für Gesundheit und Schönheit — 237
Destillate mit langer Tradition — 237
Tipps für die Praxis — 238

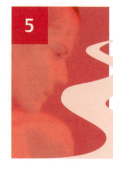

5 Beschwerdebilder

- Helfen und Heilen — 240
- **Atemwege** — 242
  - Erkältungskrankheiten — 242
  - Allergische Beschwerden — 245
- **Nervensystem** — 246
- **Herz-Kreislauf-System** — 248
  - Kreislaufbeschwerden — 248
  - Venöse Erkrankungen — 249
  - Arterielle Gefäßerkrankungen — 251
- **Lymphsystem** — 252
- **Verdauungssystem** — 253
  - Mund- und Zahnbeschwerden — 253
  - Magen-Darm-Beschwerden — 254
- **Haut** — 256
  - Gereizte, entzündete Haut — 256
  - Hand- und Fußpflege — 260
  - Herpesinfektionen — 262
  - Pilzerkrankungen (Mykosen) durch Candida albicans — 263
  - Verletzungen (Traumen) — 264
- **Bewegungsapparat** — 267
- **Speziell für Frauen** — 269
  - Frauenbeschwerden — 269
  - Schwangerschaft und Geburt — 272
- **Speziell für Kinder** — 275
  - Körperliche Beschwerden bei Kindern von A bis Z — 276
  - Kindliche Unruhezustände — 279
- **Psychosomatische und seelische Beschwerden** — 281
  - Psychosomatische Beschwerden, Stresssymptome — 281
  - Seelische Beschwerden — 283

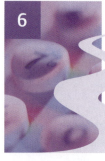

6 Anhang: Hilfreiche Infos

- Tabelle: Die ätherischen Öle auf einen Blick — 288
- Tabelle: Die fetten Öle auf einen Blick — 304
- Muster: Patientenblatt — 306
- Muster: Erfolgsprotokoll für die Pflege im Krankenhaus — 307
- Literaturhinweise — 308
- Adressen — 310
- Sachregister — 311

Einführung in die Welt der Düfte

- Kurze Geschichte des Duftes:
  Von der Magie zur Phytotherapie

- Die Wirkung über Haut, Schleimhaut
  und Geruchssinn

- Physiologie des Riechens

- Chemische Eigenschaften, Herstellung,
  Reinheit und Standardisierung

- Aufbau und Wirkung der Inhaltsstoffe

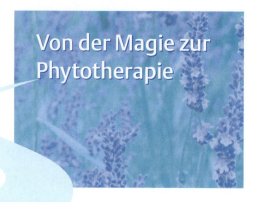

Von der Magie zur Phytotherapie

Warum Aromatherapie?

Trotz aller medizinischen und technischen Fortschritte ist es mit unserer körperlichen (und seelischen) Gesundheit nicht zum Besten bestellt. Etwas scheint verloren gegangen zu sein: Die uralte Erkenntnis, dass der Mensch ein Ganzes ist, eine Einheit von Körper, Geist und Seele; dass er krank wird, wenn sich dieses Ganze im Ungleichgewicht befindet, und gesund, wenn es im Gleichgewicht, in Harmonie ist.

▶ Den Menschen als Ganzes behandeln

Auf diesem ganzheitlichen Wissen gründen viele überlieferte Behandlungsmethoden – auch die Aromatherapie: die ganzheitliche Behandlung von Beschwerden und Krankheiten mit ätherischen Ölen.

Mit diesen Ölen hält die Natur ein erstaunliches Reservoir an Mitteln bereit, die viele Beschwerden wirkungsvoll lindern und heilen – und zwar auf viel angenehmere Weise, als wir dies im Allgemeinen gewohnt sind. Der wunderbare Duft der ätherischen Öle macht nicht nur die Behandlung selbst zur Wohltat, sondern hilft immer auch auf geistig-seelischer Ebene aktiv beim Gesundwerden.

Und nicht nur der Patient profitiert von der wohltuenden Kraft der heilsamen Düfte, sondern auch der Therapeut.

▶ Teilbereich der Phytotherapie

Die Aromatherapie ist ein Teilbereich der Phytotherapie. Ihre Anwendung beruht ebenso auf langjähriger, weltweiter Erfahrung wie auf wissenschaftlichen Untersuchungen.

Ätherische Öle werden aus Pflanzenmaterial gewonnen, und es werden keine naturidentischen oder synthetischen Substanzen verwendet – das entspricht der Definition von Phytotherapie (s. Kasten). Genau genommen müsste die Aromatherapie demnach **Phyto-Aromatherapie** heißen.

Sie ist keine eigenständige Therapieform. Leichtere Beschwerden lassen sich gut ausschließlich mit ätherischen Ölen behandeln, und oft können sie sehr gut ergänzend zu anderen medizinischen, physikalischen oder psychologischen Therapieformen eingesetzt werden.

Das Aufstellen einer Duftlampe zur Raumbeduftung oder das Mischen von wohlriechenden Körperölen ist noch keine Aromatherapie. Therapie bedeutet vielmehr: eine gründliche Anamnese, eine Diagnose – und in genauer Kenntnis der Ursache eine gezielte Auswahl, Dosierung und spezielle Anwendung passender ätherischer Öle. Denn nur dann, wenn diese Voraussetzungen erfüllt sind, kann Aromatherapie wirklich helfen und heilen.

▶ Erfolg speziell in der Krankenpflege

In den letzten Jahren hat die Anwendung ätherischer Öle als Teil der Phytotherapie immer mehr Anhänger gefunden – speziell in der Krankenpflege. Dem Pflegeprozess liegt ein Konzept zugrunde, das von der Ganzheit und Individualität des kranken Menschen in seiner besonderen Situation ausgeht. Wie bei anderen komplementären Pflegemethoden soll auch die Pflege mit ätherischen Ölen in erster Linie die Selbstheilungskräfte der Patienten anregen.

Im Gesundheitswesen wird die Rolle der Pflegenden neu definiert; ein zunehmendes Bedürfnis nach eigenverantwortlicher Professionalität ist deutlich zu spüren. Der Umgang mit ätherischen Ölen kann ein wichtiger Teilbereich in einer verantwortungsvollen Pflegearbeit sein.

Deshalb wenden wir uns mit diesem Buch vor allem an Menschen in Pflegeberufen, ebenso aber an alle anderen in Gesundheitsberufen Tätigen wie Ärzte, Heilpraktiker und Apotheker. Auch medizinische Laien können von den Anregungen für die Selbstbehandlung profitieren.

Wir möchten hier eine Fülle praktischer, therapeutischer Erfahrungen und wissenschaftlicher Erkenntnisse vermitteln, um zu einer sinnvollen Anwendung ätherischer Öle und deren Trägersubstanzen zu ermutigen.

Phytotherapie

Der Begriff »Phytotherapie« wurde von dem französischen Arzt H. Leclerc (1870 bis 1955) in die medizinische Wissenschaft eingeführt. Mit der ersten Ausgabe des Lehrbuchs »Phytotherapie« machte Prof. Dr. med. R. F. Weiß die moderne Phytotherapie 1943 in Deutschland bekannt. Die amtliche nationale wie auch EU-Definition lautet sinngemäß: Phytotherapie ist die Heilung, Linderung und Vorbeugung von Krankheiten bis hin zu Befindlichkeitsstörungen durch Arzneipflanzen, deren Teile (z. B. Blüten, Wurzeln) oder Bestandteile (z. B. ätherische Öle) sowie deren Zubereitung (z. B. Tinkturen, Extrakte, Presssäfte). (Schilcher u. Kammerer 2000)

Der Gesetzgeber hat die Phytotherapie als »Besondere Therapierichtung« eingestuft und anerkannt (§ 25, Abs. 7 AMG 1976).

Phytotherapie gehört als besondere Therapierichtung zu den sogenannten Naturheilverfahren, über die der Arzt nach der Approbationsordnung Kenntnis besitzen muss. Demnach ist Phytotherapie nicht alternative Medizin, sondern Teil der heutigen naturwissenschaftlich orientierten Medizin. (Wagner u. Wiesenauer 2003)

Kurze Geschichte des Duftes

Düfte sind seit Menschengedenken attraktiv und begehrenswert – in Parfüms, zur Pflege und als Heilmittel. Seit Jahrtausenden versuchen die Menschen, diese nicht fassbaren und nicht sichtbaren Stoffe einzufangen und festzuhalten.

Man vermutet, dass es schon lange vor unserer Geschichtsschreibung eine »Duftkultur« gab. Uralte mündliche Überlieferungen, wie sie in Mythen, Sagen und Symbolen erhalten geblieben sind, belegen das – manche reichen mehr als 5 000 Jahre zurück. (Ohloff 1992)

➤ Räucherwerk und Salböle

Mit dem Verbrennen von Harzen, Hölzern und aromatischen Pflanzen drückten die Menschen in grauer Vorzeit ihre Verehrung für die Götter aus. Heilige Zeremonien mit Rauchopfern sollten zudem die Gesunden stärken, die Kranken heilen und die Toten schützen.

4 000 Jahre alten akkadischen (assyrisch-babylonischen) Texten ist zu entnehmen, dass man damals bereits Duftsalben, Parfümöle (Salböle) und Duftwässer herstellen konnte. Sie wurden bei religiösen Zeremonien, zur Reinigung und Heilung verwendet. (Deininger 1998)

Auch im Alten Testament ist viel von Salbölen und Räucherwerk die Rede.

Die alten Ägypter wussten wie kein anderes Volk, konservierende Öle und Spezereien zum Einbalsamieren der Toten zu verwenden und duftende Gewürze zum Aromatisieren oder Haltbarmachen von Speisen einzusetzen.

Auch in China, Indien und Persien gab es bereits vor über 2 000 Jahren ein umfangreiches Wissen um die Schönheitspflege und das Heilen mit ätherischen Ölen, und man beherrschte dort schon sehr früh die Kunst des Destillierens.

Duftstoffe und Gewürze gehörten zu den begehrtesten Handelswaren. So betrieben zum Beispiel Ägypten und Indien einen florierenden Handel mit Rohstoffen aller Art für die Herstellung von Räucherwerk und Parfümartikeln.

Bei den Griechen befassten sich vor allem die Ärzte und Philosophen ausführlich mit den Düften und ihrer Wirkung auf den Menschen.

Die alten Römer entwickelten einen bemerkenswerten Hang zum Wohlleben, bei dem die Duftstoffe eine wichtige Rolle spielten. In jeder Lebenslage umgab man sich mit den köstlichsten Düften, und in Bädern, Salben, Ölen und Parfümen waren sie unentbehrlich. So kommt auch das Wort Parfüm/Parfum aus dem Lateinischen: *per fumum* = durch den Rauch.

Der Zusammenbruch des römischen Weltreiches und die Wirren der Völkerwanderung waren schuld daran, dass viel von dem alten Wissen um die Heilkraft der Öle verloren ging. Besonders dramatisch war die Vernichtung wertvoller Schriften durch fanatische Araber.

Doch andererseits verdanken wir zwei Arabern, dem Schriftsteller Abulcasis und dem berühmten Arzt Avicenna (arabisch Ali Ibn-Sinah, 980 bis 1037), genaue Aufzeichnungen über die Wasserdampfdestillation. Avicennas Werk »Canon medicinae« wurde Grundlage der abendländischen Heilkunde; er lehrte unter anderem die Kunst des Heilens mit ätherischen Ölen. Über Spanien und durch die Kreuzzüge gelangte dieses arabische Wissen nach Europa.

▶ Hexenjagd und frühe Wissenschaft

Der »offizielle« Umgang mit Heil-, Gewürz- und Duftpflanzen, mit ätherischen Ölen und aromatischen Wässern war im Mittelalter der Kirche vorbehalten. Gelehrte Mönche und Nonnen studierten die wissenschaftliche Literatur in ihren umfangreichen Bibliotheken, kultivierten die Pflanzen in ihren Klostergärten und stellten daraus Medikamente her.

Die Heiler und Heilerinnen aus dem Volk, die viel Wissen um die Heilkraft der Pflanzen besaßen, wurden von der Kirche als Hexen oder Zauberer während des gesamten Mittelalters geächtet und verbrannt.

Aber Ärzte und Wissenschaftler beschäftigten sich trotzdem zunehmend mit diesem Bereich. Die Alchemisten, die unter anderem auf der Suche nach dem Lebenselixier, der »Quinta essentia«, waren, experimentierten mit dem Destillieren von Ölen. Man entdeckte die Herstellung hochprozentiger »gebrannter Wässer« und schrieb ihnen vielfältige Heilkräfte zu – Weinbrand, mit Heilpflanzen destilliert, wurde zum Universalheilmittel, zum *aqua vitae*. Es entstanden das »Ungarische Wasser«, ein Destillat aus Rosmarin, der »Karmelitergeist« und das »Kölnisch Wasser« (Eau de Cologne). Man benutzte sie lange ausschließlich als Heilwässer, äußerlich und innerlich angewendet.

Im 16. Jahrhundert brachte der Arzt Paracelsus (1493 bis 1541) die Wirkung von ätherischen Ölen und Pflanzen erstmals mit bestimmten Inhaltsstoffen in Verbindung. (Meyer 1906) Zur gleichen Zeit schrieb der Straßburger Arzt Hieronymus Brunschwig ein wichtiges Buch über das Destillieren. (Brunschwig 1507)

▶ Der Einstieg ins »Parfümzeitalter«

In Italien und in Frankreich brachte man den Düften großes Interesse entgegen, und die Kenntnis von den Ölen und Wässern zu Heilzwecken und zur Schönheitspflege erweiterte sich ständig. Seit dem 18. Jahrhundert, dem Beginn des »Parfümzeitalters«, wurden auch bei uns wohlriechende Öle und raffinierte Düfte aus Italien und Frankreich importiert. Es herrschte großer Bedarf, denn Waschen und Baden galt damals als äußerst ungesund, und man brauchte dringend solche Düfte, um die nicht immer angenehmen Körpergerüche zu überdecken.

Durch Verbesserung der Gewinnungsverfahren wurde eine industrielle Parfümherstellung möglich, und der hoch angesehene Beruf des Parfümeurs entstand. Venedig entwickelte sich zum größten europäischen Umschlagplatz für Duftstoffe aus aller Welt. In Frankreich wurde die Stadt Grasse in der Provence zum Zentrum des Duftölhandels und der Parfümherstellung.

Ende des 18. Jahrhunderts begannen vor allem französische und deutsche Chemiker, die Inhaltsstoffe von ätherischen Ölen näher zu erforschen. Nun konnte man die ersten synthetischen Duftstoffe herstellen: Zimt und Vanille.

▶ Manipulation allerorten

Wir sind inzwischen überall von (synthetischen) Duftstoffen umgeben und merken es kaum noch. Die Industrie weiß sehr wohl um die subtile Wirkung der Düfte und nutzt sie gezielt zur Beeinflussung der Menschen. So ist die Mehrzahl der Produkte in Supermärkten parfümiert, Duftstoffe sorgen dafür, dass Kunststoff nach Leder riecht, Zahnpasta nach Pfefferminze, Wurst nach Wurst. Für Gebrauchtwagenhändler gibt es »Neuwagensprays«, durch die Kunden zum Kauf eines Autos verleitet werden sollen. Weltweit werden Verkaufsräume gezielt beduftet, um den Umsatz zu steigern. Und um die Arbeitslust der Angestellten zu verstärken, werden sogar Duftstoffe unterhalb der Wahrnehmungsgrenze über die Klimaanlage verteilt. Fluggesellschaften nutzen den gleichen Effekt, um die Flugangst der Passagiere zu lindern.

Auch wenn der Gesetzgeber das erlaubt, wird diskutiert, ob diese allgegenwärtige Beduftung mit künstlichen Aromen nicht auch zu den grassierenden Allergien beiträgt (Seite 22).

▶ Die Anfänge der Aromatherapie

Anfang des 20. Jahrhunderts wurde die Heilkraft ätherischer Öle von dem französischen Chemiker René-Maurice Gattefossé (1881 bis 1950) für die moderne Medizin »wiederentdeckt«; er prägte auch den Begriff *aromathérapie*. Im Ersten Weltkrieg behandelte er Verwundete in den Lazaretten mit ätherischen Ölen: Sie verhinderten Wundbrand, heilten Wunden, sorgten für rasche Vernarbung, senkten Fieber und linderten Schmerzen; weil sie auch auf die Seele wirken, stärkten sie den Lebenswillen der Kranken und trugen auf diese Weise zur Heilung bei.

Zwar verdrängte die Entdeckung der chemisch gewonnenen Medikamente zeitweilig dieses neugewonnene Wissen; aber dank Gattefossés 1937 erschienenem Buch »Aromathérapie« war es dem französischen Arzt Dr. Jean Valnet möglich, die ätherischen Öle auch im Zweiten Weltkrieg erfolgreich einzusetzen. (Valnet 1991)

Marguerite Maury und Micheline Arcier – Schülerinnen von Valnet – brachten ihr Wissen über die Aromatherapie nach England, wo sie in kurzer Zeit viele Anhänger fand.

In Italien erforschten die Wissenschaftler Dr. Renato Cayola und Dr. Giovanni Gatti zwischen 1920 und 1930 die Wirkweise der ätherischen Öle; sie untersuchten vor allem den Einfluss auf Psyche und Nervensystem und die keimtötende Wirkung vieler Öle. (Gatti u. Cayola 1922) An der Universität Mailand richtete Prof. Paolo Rovesti als Erster einen Lehrstuhl für Aromatherapie ein.

▶ Die moderne Aromatherapie

Inzwischen hat die Aromatherapie weltweit an Bedeutung gewonnen; immer mehr Menschen interessieren sich für diese sanfte, ganzheitliche Naturheilmethode. Aromatherapie kann heute in Frankreich und Italien von Ärzten praktiziert werden, in England darüber hinaus von jedem anerkannten Heiler. Die französische Aromatherapie ist vorwiegend klassisch-schulmedizinisch orientiert, wobei die innerliche Anwendung die Hauptrolle spielt. In England steht die äußerliche Anwendung in Form von Massagen und Bädern im Mittelpunkt. Hier wird sie seit etwa 30 Jahren vielfach in Krankenhäusern und Therapiezentren genutzt und vor allem bei Massagen eingesetzt. In Amerika und Asien ist das Interesse an der Aromatherapie in den letzten Jahren stark gestiegen – auch hier vorwiegend zur äußerlichen Anwendung. In Deutschland, Österreich und der Schweiz (in einigen Kantonen der Schweiz ist der Aromatherapeut ein anerkanntes Berufsbild) wird in Aromatherapie und Aromapflege differenziert: Aromatherapie einschließlich der innerlichen Anwendung dürfen nur Ärzte und Heilpraktiker ausüben – bzw. Pflegende unter ärztlicher Anleitung.

Der holistische Ansatz der Phyto-Aromatherapie

Die Aromatherapie gründet auf der ganzheitlichen Sicht des Menschen als Einheit von Körper, Geist und Seele. Sie berücksichtigt also, dass mentale und psychische Aspekte bei fast jeder akuten oder chronischen Krankheit nicht nur eine tragende Rolle spielen – oft »bestimmen« sie sogar, welches Organ erkrankt; dementsprechend müssen Körper, Seele und Geist gleichermaßen behandelt werden, um wirkliche Heilung zu erreichen. Damit hat die Aromatherapie einen deutlich anderen Ansatz als die Schulmedizin, die Krankheiten vorwiegend symptomatisch, also nur gemäß ihrem äußeren Erscheinungsbild, behandelt.

➤ Körper, Geist und Seele behandeln

Die ganzheitliche Wirkung der ätherischen Öle lässt sich am besten an einem Beispiel veranschaulichen: Patienten, die gleichzeitig an Schnupfen und einem nervösen Magen leiden, ist z. B. mit einer Mischung von Angelika- und Basilikumöl (Seite 243) bei beiden Beschwerden oft gut zu helfen.

Das lässt sich leicht erklären, denn sowohl über die Nase als auch über den Magen drückt der Körper oft seelische Probleme aus. Nicht von ungefähr sagt man »Das liegt mir im Magen«, »Ich hab es satt« oder »Ich hab die Nase voll«.

Angelika- und Basilikumöl wirken hier auf der körperlichen Ebene entzündungshemmend, durchblutungsfördernd und entkrampfend. Darüber hinaus stärkt Angelikaöl – auch »Angst- und Kraftöl« genannt – das Nervensystem und verleiht die Kraft, sich dem Alltag zu stellen. Basilikumöl wiederum gilt als »Balsam der Seele« – es stärkt das Selbstvertrauen und hilft, den Dingen gelassener entgegenzutreten und Probleme besser zu bewältigen.

Die Heilkraft der ätherischen Öle besteht vor allem darin, ein inneres Ungleichgewicht, das sich in einer körperlichen Krankheit äußert, wieder ins Lot zu bringen. Sie wirken also nicht rein symptomatisch, d. h. sie »bekämpfen« nicht nur das Symptom, durch das sich die Krankheit zeigt, sondern sie wirken auch ausgleichend, harmonisierend auf den ganzen Menschen.

Die vier Säulen der Aromatherapie & Aromapflege

Ätherische Öle / Fette Öle / Trägersubstanzen	Grundkenntnisse	Anamnese	Therapie/Pflege
Qualität	Anatomie	Konstitutionstyp	gezielte Auswahl der Öle und Trägersubstanzen
Kenntnis der Inhaltsstoffe	Physiologie	Alter	
Botanik	Pathologie	momentane Befindlichkeit	Wahl der Anwendungsformen: Massage, Einreibung, Wickel, Inhalation, Bad, Zäpfchen, orale Einnahme
Wissen um die Wirkweisen	Pharmakologie	soziales Umfeld	
		Aromatogramm ↓ Anamnesebogen	↓ Dokumentation

Voraussetzungen für die pflegerische und therapeutische Anwendung ätherischer Öle (s. a. Seite 49 ff.).

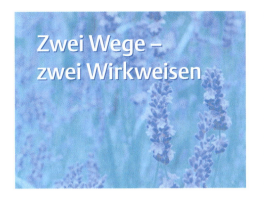

Zwei Wege – zwei Wirkweisen

Ätherische Öle nehmen auf ganzheitliche Weise Einfluss, weil sie einerseits über Haut und Schleimhaut körperlich wirken, andererseits über den Geruchssinn auf unser vegetatives und zentrales Nervensystem.

▶ Wirkung über Haut, Schleimhaut und Geruchssinn

Aufgrund ihrer fettlöslichen (lipophilen) Eigenschaften werden ätherische Öle über Haut und Schleimhäute vom Körper besonders gut resorbiert und können so im gesamten Organismus ihre Wirkung entfalten.

Bei äußerlicher Anwendung, etwa durch Bäder, Ölmassagen und Einreibungen, wirken die Öle zuerst auf die **Haut** und damit auf unser größtes Organ mit seinen vielfältigen Funktionen (siehe rechte Spalte). Durch die Haut gelangen die Wirkstoffe ins Lymphsystem und in den Blutkreislauf und können so Einfluss auf den ganzen Körper nehmen (Seite 8 ff.).

Eine schnellere und intensivere Wirkung haben die ätherischen Öle, wenn sie über die **Schleimhäute** vom Körper aufgenommen werden. Beim Riechen zum Beispiel werden die Wirkstoffe über die Schleimhäute der Atemwegsorgane aufgenommen, bei innerlicher Anwendung über die Schleimhäute des Magen-Darm-Trakts oder der Bronchien. So gelangen sie ebenfalls über das Blut in den Kreislauf. Mit Inhalationen, Sitzdampfbädern, Spülungen, Gurgeln und Tampons erzielt man eine zielgenauere Wirkung als bei der Anwendung in Form einer Diffusion (Raumbeduftung).

Der Duft allein kann zudem über das **Gehirn** auf vielfältige Körperfunktionen und geistig-seelische Prozesse Einfluss nehmen: Über Nerven und Blutkreislauf setzen die Duftmoleküle Reize im Gehirn und wirken dort im limbischen System, einer Art Schaltzentrale (Seite 12). Über den Geruchssinn nehmen die Duftstoffe unmittelbar Einfluss, denn die Nase ist direkt verbunden mit dem limbischen System.

Der Weg über die Haut

▶ Wirkung an den Zellmembranen

Jede Zelle ist von einer Membran umhüllt, die wie eine Barriere gegenüber dem sie umgebenden Milieu wirkt. Diese Zellmembran entscheidet darüber, was aus der Zelle hinaus und was hinein darf. Es gibt Stoffe, die die Membrandurchlässigkeit und damit unter anderem Ionenflüsse, carriervermittelten Stofftransport, Enzymaktivität und Ausscheidungsvorgänge beeinflussen. Sie verändern die intra- und extrazelluläre stoffliche Zusammensetzung – und damit das Verhalten der Zelle. Ätherische Öle sind solche Stoffe. (Teuscher 1999)

Aufgrund ihrer Carrier-Funktion können sie andere Stoffe »huckepack« mitnehmen, also auch unerwünschte Moleküle in die Zelle transportieren. Das kann eine allergische Abwehrreaktion auslösen. Daher sollte die gleichzeitige Anwendung ätherischer Öle mit Stoffen vermieden werden, die nicht in die Zellen eindringen dürfen, v. a. mit Hautpflegeprodukten und medizinischen Salben auf Mineralölbasis (Seite 227).

▶ Wirkung über Haut und Schleimhaut

Wenn ätherische Öle in die Haut eindringen, wirken sie als Erstes in diesem wichtigen, äußerst dynamischen Organ, das eine ungeheure Fülle von Aufgaben hat. Denn die Haut ist weitaus mehr als nur unsere äußere Umhüllung.

Sie bildet die äußere Oberfläche des Organismus und damit die Schranke zwischen Umwelt und innerem Milieu. Sie schützt die Gewebe gegen mechanische, chemische oder physikalische Schädigungen sowie gegen das Eindringen von Mikroorganismen. Sie verhindert eine zu starke Austrocknung, lässt andererseits aber eine gewisse physiologische Resorption und auch Wasserverdunstung zu. Sie wirkt durch Verengung oder Erweiterung der Hautgefäße sowie durch Verdunstung des Schweißes als Wärmeregulator. Durch die Schweißsekretion unterstützt sie in einem gewissen Maße die Nierentätigkeit. Durch ihre zahlreichen Rezeptoren vermittelt sie als Sinnesorgan Druck-, Temperatur-, Schmerz- und Sinnesreize.

Da die Haut starken Reizen wie zu viel Sonne oder chemischen und allergieauslösenden Stoffen ausgesetzt ist, reagiert sie auf Dauer immer empfindsamer mit einer großen Merkfähigkeit – man spricht daher vom »Zellgedächtnis«.

Ätherische Öle können aufgrund ihres lipophilen (fettlöslichen) Charakters und der geringen Molekülgröße ihrer Inhaltsstoffe die Phospholipidschicht der Zellen durchdringen, sie werden also von Haut und Schleimhaut gut resorbiert.

Konzentration und Wirkung

- **Ätherische Öle in niedriger Konzentration** (= systemische Anwendung): Einlagerung in bestimmte Areale der Zellmembran, Beeinflussung der dort lokalisierten Enzyme, Carrier, Ionenkanäle oder Rezeptoren.
- **Ätherische Öle in mittlerer Konzentration:** membranstabilisierende Effekte, ähnlich wie bei Lokalanästhetika.
- **Ätherische Öle in hoher Konzentration** (= lokale Anwendung): durch Reizwirkung unspezifische Effekte.

(Teuscher 1990)

Reizwirkung und Resorption über die Haut

Je nach Dosierung und Auswahl der ätherischen Öle lässt sich eine Reizwirkung auslösen, die in ihrer Stärke bedarfsgerecht gesteuert werden kann. Diese Reizwirkung zeigt sich mehr oder weniger – je nach Auswahl der Öle, Dosierung, Art der Anwendungsform und Beschaffenheit der Haut – in einer vermehrten Durchblutung, verstärkten Rötung bis hin zur leichten, durchaus erwünschten therapeutischen Reizung (Counter-irritant Effect, Seite 31) oder auf reflektorischem Wege (Head'sche Zonen, Seite 64, kutiviszerale Reflexe oder Reflexzonen). Reflektorisch bedeutet, dass über bestimmte Hautareale innere Organe im Sinne einer besseren Durchblutung beeinflusst werden.

Die perkutane Resorption der meisten ätherischen Öle geschieht rasch:
- Einige Minuten nach der Einreibung ist bereits die Anwesenheit im Blut nachweisbar;
- 50 Minuten bis zu zwei Stunden nach einer Anwendung lassen sich die ätherischen Öle in der ausgeatmeten Luft nachweisen.

Ein entscheidender Faktor für die Geschwindigkeit des Eindringens ist das Molekulargewicht. Durch behaarte Haut werden die ätherischen Öle schneller resorbiert, da jedes Haar leitend wirkt. So ist es auch möglich, im Kopfhaarbereich bei Talgdrüsenüberproduktion regulierend auf die Talgdrüsen einzuwirken. Es hat sich gezeigt, dass die Öle ebenfalls schneller ins Blut gelangen, wenn sie in den Ellenbeugen und auf den Innenseiten der Handgelenke aufgetragen werden.

Reizwirkung und Resorption über die Schleimhäute

- Orale Anwendung führt zu einer lokalen Reizwirkung auf die Schleimhäute des Mundes und des Magen-Darm-Trakts. Dabei wird durch Reizung des Nervus trigeminus und des vegetativen Nervensystems (Seite 12) eine scharfe, brennende Empfindung ausgelöst und reflektorisch Wärmegefühl vom Magen her erzeugt. Die gleichzeitige Duftwahrnehmung führt zur vermehrten Sekretion von Speichel, Magensaft, Gallen- und Pankreasflüssigkeit.

Die Resorption der Öle geschieht über Mundschleimhaut, Magen und Darm.

Nach der Resorption aus dem Darm gelangen die ätherischen Öle über die Pfortader in die Leber, werden dort verstoffwechselt, und ein Teil gelangt unverändert in den Körperkreislauf und so zu den Zielorganen. Durch die Verstoffwechselung können sie über die Niere mit dem Harn, über den Darm, die Lunge oder die Haut ausgeschieden werden (Hänsel 1999).

● Bei der Inhalation lösen ätherische Öle eine Reizwirkung auf die Schleimhaut der Atemwege aus; je nach Dosierung wird die Tracheobronchialsekretion erhöht, der Schleim verflüssigt und gelöst sowie der Auswurf gefördert.

● Mit Ovula (Vaginalzäpfchen) und Intimpflegeölen ist eine gezielte direkte Schleimhautbehandlung im Vaginalbereich möglich.

● Bei der rektalen Anwendung über Suppositorien (Zäpfchen) gelangen die Öle unter Umgehung der Leber (keine direkte Verstoffwechslung und leberschonend) in den Blutkreislauf.

● Dünndarmresistente Kapseln mit ätherischen Ölen sind angezeigt, wenn eine hohe Dosierung und eine schleimhautschonende Verabreichung gewünscht ist.

➤ Über die Haut auch die Seele behandeln

Als Grenzfläche zwischen innen und außen ist die Haut Vermittlerin zwischen der Umwelt und unserem »Innenleben«. Mit ihren zahlreichen Nervenenden und Sinneskörperchen stellt sie ein hochempfindliches Sinnesorgan dar, das Signale und Reize von außen aufnimmt und zum Gehirn weiterleitet.

Haut und Gehirn, und damit auch die Psyche, stehen über das Nervensystem und die Botenstoffe in ständigem Kontakt miteinander (Seite 13). Diese enge Verbindung wird in der embryo-

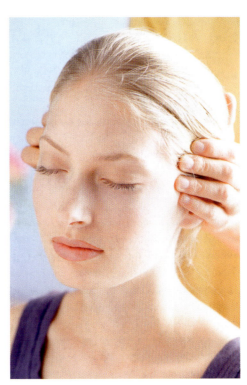

Haut und Gehirn halten über Nervensystem und Botenstoffe ständig Kontakt. Hier können die ätherischen Öle sanft eingreifen und über dieses Kommunikationssystem auf die Psyche wirken.

nalen Entwicklung angelegt (Moore 1980), denn Nervensystem und Haut entstehen aus dem gleichen Keimblatt, dem Ektoderm. Überspitzt ausgedrückt, ist die Haut ein »nach außen gewendeter Teil des Gehirns«. Nicht umsonst bezeichnet man die Haut auch als »Spiegelbild der Seele«, denn Gefühle und seelischer Zustand lassen sich häufig auf ihr ablesen: Angstschweiß tritt aufs Gesicht, man wird rot vor Wut oder vor Scham und aschfahl vor Schreck, Sorgenfalten prägen sich ein, Stressakne »blüht«, die Haut juckt »nervös«.

Diese Verbindung funktioniert aber ebenso umgekehrt: Mit einer guten Hautpflege lässt sich auch die Psyche pflegen und auftanken. Hierzu bieten sich die ätherischen Öle an, da sie die Produktion sogenannter Glückshormone, z. B. von Serotonin (Seite 13), ankurbeln können und dadurch für heitere Gelassenheit, mehr Power und Lebensfreude sorgen.

▶ Pflege und Heilung der Haut – Stärkung des Immunsystems

Haut und Psyche hängen eng mit dem Immunsystem zusammen: Die körpereigene Abwehr von Krankheitserregern funktioniert so gut, wie man sich fühlt und wie die Haut »funktioniert«.
- Eine duftende, sanfte Massage mit ätherischen Ölen kann über das sich einstellende Wohlgefühl das gesamte Immunsystem stärken.
- Die Haut selbst ist ein hochspezialisiertes Abwehrsystem – ein Immunsystem erster Ordnung. Sie enthält Zellen, die auf die Bildung von Abwehrstoffen spezialisiert sind und diese bei Infektionen oder Hautschädigungen mobilisieren. Viele Hauterkrankungen sind Ausdruck eines psychischen Ungleichgewichts im Zusammenspiel mit einer geschwächten Abwehrkraft. Ätherische Öle setzen an der Ursache an und nicht allein bei den Symptomen, da sie auf Körper, Psyche und Abwehrsystem gleichermaßen stärkend wirken. Stoffe mit diesen Eigenschaften nennt man Immunstimulanzien oder Immunmodulatoren, da sie die körpereigenen Abwehrmechanismen anregen und ausgleichen.
- Viele ätherische Öle regen den Reparaturmechanismus der Hautzellen an und haben antioxidative Eigenschaften (Radikalenfänger), sodass die Haut lange gesund, schön und funktionstüchtig bleibt.

Auf der ganzheitlichen Wirkung der ätherischen Öle beruht das Konzept einer wirksamen Therapie von Hauterkrankungen und einer ganzheitlichen Haut- und Gesundheitspflege.

▶ Entgiftung über das Lymphsystem

Wird das Lymphgefäßsystem, das Abflusssystem des Körpers (Seite 70), durch Massagen mit ätherischen Ölen angeregt, erreicht man neben einer Entstauung des Gewebes auch eine Entgiftung des Körpers, da der Abtransport der Lymphflüssigkeit beschleunigt wird. Außerdem werden die Abwehrkräfte allgemein gesteigert, da die Antikörperbildung in den Lymphknoten angeregt wird. Ätherische Öle verstärken und ergänzen dabei die Massagewirkung.

▶ Breitbandwirkung gegen Krankheitserreger

Wissenschaftliche Untersuchungen haben die Wirksamkeit ätherischer Öle gegen Bakterien, Viren, Pilze und Keime bewiesen. (Teuscher 1990) Über die Haut oder Schleimhaut gelangen die ätherischen Öle in den Blutkreislauf und damit zu den Körperorganen. Dort wirken sie auf bestimmte Rezeptorproteine an den Zellen und verhindern, dass Krankheitserreger auf diese Einfluss nehmen (zellmembranstabilisierende Wirkung). (Teuscher 1999)
- Die **antiseptische Wirkung** ätherischer Öle beruht darauf, dass sie in der Regel zwar nicht die Keime abtöten, sehr wohl aber deren Wachstum und Verbreitung verhindern.
- Die **antibakterielle Wirkung** der ätherischen Öle beruht auf anderen biologischen Gesetzmä-

---

Immunmodulierende Wirkung

Mit ätherischen Ölen ist es möglich, die Selbstheilungskräfte des Körpers zu aktivieren: Über das limbische System (Seite 12) beeinflussen sie das vegetative Nervensystem – und damit alle unbewusst ablaufenden Prozesse wie Stimmungslage, Atmung, Kreislauf, Verdauung; außerdem werden bestimmte immunmodulierende Reizeffekte auf die Hypophyse (die oberste Schaltzentrale der innersekretorischen Drüsen) gesetzt. Hier liegt der Hauptunterschied zwischen der Aromatherapie und dem Einsatz chemischer Medikamente, die nicht über die immunmodulierende Eigenschaft verfügen, sondern ausschließlich symptomorientiert wirken.

ßigkeiten als die von Antibiotika. Antibiotika bekämpfen die Bakterien, indem sie auf den Stoffwechsel und andere organische Funktionen der Keime einwirken. Viele ätherische Öle haben einerseits die gleiche Wirkung, indem sie das ökologische Umfeld der Mikroorganismen zerstören; aber sie stärken gleichzeitig das Immunsystem des Patienten.

Im Gegensatz zu Antibiotika bekämpfen sie neben den pathogenen Bakterien zugleich meistens auch Pilze und Viren. Ätherische Öle als Vielstoffgemische haben bessere Chancen, dass Bakterien keine Resistenzen gegen sie entwickeln. Diese Eigenschaft macht sie ganz besonders interessant und wertvoll für die Anwendungen in Krankenhäusern und Pflegestationen, wo man heute immer mehr mit der Problematik resistenter Keime (infektiöser Hospitalismus) zu kämpfen hat (Seite 57).

- Die **antivirale Wirkung** der ätherischen Öle lässt sich vermutlich dadurch erklären, dass sie durch Anlagerung an die Oberfläche der Zellen und/oder Viren die Rezeptoren blockieren, somit das Anheften der Viren an die Zellen und in der Konsequenz das Eindringen der Viren in die Zellen verhindern. Dadurch wird grundsätzlich eine Veränderung des Zellstoffwechsels verhindert und auch die Vermehrung der Viren.

- Ätherische Öle wirken **antimykotisch bzw. fungizid**, sie sind also in der Lage, Pilze und deren Sporen abzutöten bzw. das Wachstum von Schimmelpilzen und Hefen zu verhindern.

- Die **antihistaminische (antiallergische) Wirkung** bestimmter ätherischer Öle erklärt sich durch die Wirkung auf die Zellmembran der Mastzellen, die sowohl in Blutgefäßen als auch in anderen Geweben lokalisiert sind und auf bestimmte Reize mit einer verstärkten Histaminausschüttung reagieren – manche Inhaltsstoffe von ätherischen Ölen (zum Beispiel Sesquiterpene, Seite 31) reduzieren die vermehrte Histaminausschüttung, indem sie die Zellmembran der Mastzellen stabilisieren. Dies verschafft Menschen, die an Heuschnupfen leiden, große Erleichterung (Seite 245).

▶ Antiphlogistische, analgetische und antipyretische Wirkung

Die entzündungshemmende, schmerzstillende und fiebersenkende Wirkung einiger ätherischer Öle besteht unter anderem in der Hemmung der Prostaglandinsynthese. Prostaglandine werden im geschädigten Gewebe freigesetzt und gehören zu den wichtigsten schmerzvermittelnden Substanzen, die Schmerzen, Entzündungen und Fieber hervorrufen. Außerdem spielen weitere hormonelle und immunologische Reaktionsmechanismen eine Rolle. Ähnliche Effekte sind möglich über kutiviszerale Reflexe, d. h. durch Reizung von Hautnerven und Weiterleitung dieser Reize über vegetative und viszerale Bahnen zu anderen Körperregionen und Organen. (Wagner u. Wiesenauer 2003)

▶ Sekretolytische und sekretomotorische Wirkung

Durch eine virusbedingte Bronchitis wird ein Sekretstau hervorgerufen, dazu eine Veränderung der Viskosität des Schleims und in Folge davon meist eine bakterielle Besiedelung. Bestimmte Inhaltsstoffe ätherischer Öle (zum Beispiel Cine-

---

Verwirrspiel um die Begriffe

Antiviral, antibakteriell, viruzid, bakterizid, antiseptisch, antimikrobiell, antiinfektiös, bakteriostatisch, antimykotisch, fungizid ... Die medizinische Literatur bietet all diese Begriffe an, in unterschiedlicher Auslegung. Damit hier begriffliche Klarheit herrscht, haben wir uns auf folgende Worte festgelegt:
- antiseptisch (keimtötend bzw. -hemmend, desinfizierend)
- antibakteriell (gegen Bakterien gerichtet),
- antiviral (gegen Viren gerichtet),
- antimykotisch (gegen Pilze gerichtet).

ol, Seite 37) sind in der Lage, dies zu verhindern oder eine Normalfunktion im Bronchialsystem wiederherzustellen.

- **Sekretolytisch** wirkende ätherische Öle stimulieren die Produktion dünnflüssigen Bronchialschleims und erleichtern so das Abhusten.
- **Sekretomotorisch** wirkende Öle erhöhen die Schlagfrequenz der Flimmerhärchen der Bronchialschleimhaut und fördern so das Abhusten.

▶ Hämolysefördernde Wirkung

Es ruft immer wieder Erstaunen hervor, wie effektiv und rasch die ätherischen Öle von Immortelle (Helichrysum italicum) und Manuka (Leptospermum scoparium) die Resorption von Hämatomen bewirken, also Blutergüsse auflösen und den Abtransport der Zerfallsprodukte abgebauter roter Blutkörperchen fördern. Das ist bei einer Behandlung mit ätherischen Ölen deutlich zu verfolgen: Rasch verfärben sich Blutergüsse von Dunkelblau nach Hellgelb und das Gewebe schwillt ab. Die hämolysefördernde Eigenschaft einiger Öle erklärt sich dadurch, dass sie reich an Di- und Triketonen (Seite 36) sind.

▶ Verdauungsfördernde Wirkung

Bestimmte ätherische Öle lösen durch ihren Geruch und Geschmack Reflexe aus, die über den Nervus vagus die Magensaftsekretion in Gang bringen und somit verdauungsfördernd wirken. Diese verstärkte Sekretion kann längere Zeit anhalten und die Lust auf Nahrungsaufnahme steigern (appetitanregende Wirkung).

▶ Entblähende, entkrampfende Wirkung

Ester-, keton- oder etherhaltige ätherische Öle wirken über Einreibungen und innerliche Anwendung entblähend und entkrampfend, weil sie die glatte Muskulatur des Darmes entspannen, sodass der Schmerz nachlässt, sich der Darm beruhigt und die Winde abgehen können.

Der Weg über den Geruchssinn

Ätherische Öle haben den großen Vorteil, immer auch über den Geruchssinn auf der mentalen und psychischen Ebene zu wirken.

Jede größere Verletzung beispielsweise ist nicht nur ein körperliches Trauma – meist geht damit auch eine seelische Verletzung (Angst, Schock) einher. Mit ätherischen Ölen kann nun einerseits die körperliche Verletzung direkt behandelt werden und andererseits zugleich die psychische Befindlichkeit durch das Einatmen der Düfte.

▶ Zielgerade zum Gefühl

Der Geruchssinn ist der älteste Sinn und direkt verbunden mit dem limbischen System, dem Teil des Gehirns, in dem die Gefühle entstehen.

Erlebnisse und Gefühle, die mit einem Geruch verbunden sind, prägen sich wesentlich tiefer in unsere Erinnerung ein als alles, was wir nur hören oder sehen.

Über die Nase nehmen wir instinktiv wahr, was für die anderen Sinne nicht wahrnehmbar ist – »Atmosphärisches«, drohende Gefahren oder auch die individuelle »Ausstrahlung«, den spezifischen Duft eines Menschen, der mit Parfüm letztlich nicht zu überdecken ist. Unsere Nase ist unbestechlich: Das Äußere eines Menschen kann angenehm wirken, trotzdem ist es möglich, dass wir ihn »nicht riechen können«.

▶ Das limbische System

Vom limbischen System aus werden emotionales Verhalten, Sexualität und Gedächtnis gesteuert, außerdem die Arbeit von Hypothalamus, Epiphyse, Hypophyse und vegetativem Nervensystem. Der Hypothalamus, die »Steuerzentrale«, ist Sitz mehrerer vegetativer Regulationszentren im Gehirn. Die Epiphyse kontrolliert die Zusammenarbeit von Botenstoffen und Hormonen, die Hypophyse reguliert die Drüsenproduktion. Das vegetative Nervensystem ist für Körperfunktionen wie Atmung, Schlaf, Kreislauf und Ausscheidung verantwortlich.

All diese Abläufe können durch ätherische Öle positiv beeinflusst werden. Je nach Duftreiz werden hier bestimmte Stoffe (Neurotransmitter) freigesetzt, die sowohl unser Schmerzempfinden bei körperlichen Beschwerden und Krankheiten steuern als auch unsere Gefühle beeinflussen (mehr zum Geruchssinn ab Seite 14).

➤ Einfluss über die Botenstoffe

Netzwerk Körper-Geist-Seele

Nerven-, Immun- und Hormonsystem arbeiten nicht isoliert, sie kommunizieren miteinander – denn der Mensch ist ein Netzwerk aus Körper, Geist und Seele. Ätherische Öle können diese Kommunikation beeinflussen. (Miketta 1992)

Licht in das Dunkel der Verbindungen zwischen Leib und Seele brachte Mitte der 70er-Jahre die Forschungsrichtung der Psychoneuroimmunologie (PNI), die die Zusammenhänge zwischen psychischem Befinden und körperlicher Gesundheit untersucht.

Die PNI beschäftigt sich mit allen Aspekten der Beziehungen zwischen Psyche, Immunsystem und Hormonsystem (Endokrinium). Eigentlich müsste die PNI deshalb »Psycho-Neuro-Endokrino-Immunologie« heißen. Die »Endokrinologie« ist die Lehre von den Hormonen, die im Organismus eine wichtige Rolle als Signal- und Botenstoffe spielen und den Informationsaustausch fördern.

Unser »Bauchhirn«

Ein neuer Wissenschaftszweig mit dem sperrigen Namen Neurogastroenterologie beschäftigt sich mit dem »Gehirn« im Bauchraum, das als enterisches Nervensystem (ENS, griech. *enteron* = Darm) oder umgangssprachlich als »Bauchhirn« bezeichnet wird.

Ungefähr 100 Millionen Nervenzellen umhüllen den Verdauungstrakt und führen ein ausgesprochenes Eigenleben. Sie beeinflussen unser Fühlen, Denken und Erinnern. Sie stellen auch die Verbindung zum Gehirn her. Hier werden – ebenso wie in unserem zentralen Nervensystem (ZNS) – Neurotransmitter wie Opiate, Dopamin, Serotonin oder Benzodiazepine produziert. Bis zu 40 Botenstoffe hat man bereits identifiziert. Diese Botenstoffe bestimmen unsere Zufriedenheit, Kreativität, aber auch Zorn, Angst, Wut und depressive Verstimmungen. Der Bauch mit seinem Verdauungssystem ist eng mit unserer Psyche, dem limbischen System verbunden. Das Bauchhirn sendet weit mehr Signale, Informationen und Entscheidungen zum Kopfhirn als umgekehrt. Psychische Prozesse und das Verdauungssystem sind also weitaus inniger miteinander gekoppelt, als man bisher gedacht hat.

Besonders zu erwähnen ist der Botenstoff Serotonin, ein Neurotransmitter und »Glückshormon«, zuständig für Harmonie, Ausgeglichenheit, Ruhe und Fröhlichkeit. Nun hat man festgestellt, dass bis zu 90 % der Glückshormone im Darm gebildet werden. Er ist also Ausgangspunkt für Wohlgefühl ebenso wie für Kummer, Angst und depressive Verstimmungen.

Hormonmodulierende Wirkung

Direkt über den Geruchssinn und indirekt durch die Aufnahme über Haut und Schleimhaut wirken ätherische Öle mit ihren vielfältigen Inhaltsstoffen mild regulierend auf zahlreiche Botenstoffe. Sie greifen sanft in das Netzwerk der Informationen ein, indem sie die Produktion bestimmter Botenstoffe anregen oder eine Überproduktion hemmen. Sie beeinflussen auch die Zusammenarbeit der Botenstoffe untereinander. Damit wirken sie indirekt auf Psyche, Hormonsystem und Immunsystem. Auch wirken sie koordinierend auf die Verbindung zwischen enterischem Nervensystem und zentralem Nervensystem. Ätherische Öle sind also äußerst förderlich für den Dialog zwischen unserem »kleinen Gehirn«, dem Bauchhirn, und der großen Denkzentrale im Kopf.

Immer der Nase nach: Wie Riechzellen Düfte erkennen

Von Prof. Dr. Dr. Dr. med. habil. Hanns Hatt

Bevor Lebewesen sehen und hören konnten, waren sie in der Lage zu riechen. Das Riechen ist die Kraft, mit der sich Menschen und Tiere in der Welt chemischer Reize, in die wir eingebettet sind, orientieren. In der langen Geschichte von 500 Millionen Jahren Evolution war es der Geruchssinn, der dem Gehirn ein wichtiges Fenster zur Welt geöffnet hat, indem er darüber informierte, was essbar ist oder giftig, welches der richtige Sexualpartner ist, sowie zu Orientierung, Warnung und Sozialverhalten beitrug.

An die Rezeptoren in der Nase angeschlossen, entwickelte das Gehirn die Fähigkeit, die von den Rezeptoren gemeldeten Reize zu analysieren, die wichtigen Duftstoffe zu identifizieren und als Signale zu erkennen, sie entlang ihrer Konzentrationsgradienten zu verfolgen und so ihre Quelle ausfindig zu machen. Bei den primitiven Wirbeltieren machte das Riechhirn den größten Teil des gesamten Gehirns aus, und die neuronalen Mechanismen der Signalverarbeitung, die sich dabei entwickelten, standen Modell für die Entwicklung aller anderen Sinne wie Sehen und Hören. Trotz seiner ungeheueren Komplexität und Leistungsfähigkeit organisiert sich das menschliche Gehirn doch immer um das olfaktorische System.

Solange der Mensch atmet, riecht er. Düfte können dabei auf vielfältige Weise in unser Leben eingreifen, sie können Auslöser für Sympathie und Antipathie sein, Stimmungen beeinflussen, das Sozial- und Sexualverhalten steuern und als chemische Kommunikationsmittel dienen. So muss, bevor uns Geist und Seele eines Menschen faszinieren können, dieser erst einmal unsere Nase betören.

Neuere Forschungsdaten zeigen, dass dieses archaische Sinnessystem für den Menschen weit weniger an Bedeutung verloren hat, als wir gemeinhin glauben. Sehen und Hören halten wir für weit wichtigere Sinnesfunktionen – entsprechend besser sind sie erforscht. Sie tragen eher zum Bewusstsein und zu kognitiven Wahrnehmungsprozessen bei. Lebensqualität und Wohlbehagen, Emotionen, Liebe und Fortpflanzung allerdings werden maßgeblich durch das Riechen geprägt, auch wenn es uns nicht immer bewusst wird. Dies liegt am direkten Zugang unseres Riechsystems zu den ältesten Teilen des Gehirns, dem limbischen System und dem Hypothalamus. Hier liegen wichtige Zentren für Gefühle, Emotionen und Triebe, aber auch für hormonelle Steuerung. Erst später werden die Informationen dann in den Neokortex geleitet und für unser Bewusstsein zugänglich. Duft wirkt nicht nur auf das Unterbewusstsein, auch körperliche Funktionen (zum Beispiel Blutdruck, Atemfrequenz, Hautwiderstand) können dabei direkt beeinflusst werden, wie wir durch Experimente im Schlaflabor zeigen konnten.

Noch steckt die Geruchsforschung beim Menschen in den Kinderschuhen, und erst seit einigen Jahren hat sich die Wissenschaft mit der Bedeutung und den molekularen Prozessen der Duftwahrnehmung beschäftigt.

Der Aufbau unserer Nase

In der menschlichen Nase finden wir drei übereinander liegende Ebenen, die mit Schleimhaut überzogen sind. Auf der obersten befindet sich das Riechepithel, das aus den eigentlichen Riech- und den Stützzellen sowie den Basalzellen besteht. Die Basalzellen sind adulte Stammzellen, die unser ganzes Leben lang die Riech- und Stützzellen im Vier-

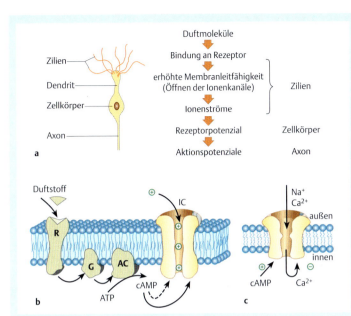

Abb. 1: Reaktionen einer Riechzelle auf einen Duftreiz
a Abläufe in der Zelle.
b Ein Duftstoff aktiviert die biochemische Signalkaskade – der zweite Botenstoff cAMP entsteht.
c Der Botenstoff cAMP verändert das Ruhemembranpotenzial der Sinneszelle.

Wochen-Takt erneuern. Riechzellen tragen an einem Ende feine, in den Nasenschleim hineinragende Sinneshärchen (Zilien), mit denen sie mit der Außenwelt in Kontakt treten und Duftstoffe absorbieren. Am anderen Ende der Riechzelle befindet sich ein langer Nervenfortsatz, der durch kleine Löcher im Schädelknochen bis zum Riechhirn (Bulbus olfactorius) zieht und Informationen über Riechzellerregungen ins Gehirn leitet. Die Nerven der Riechzellen enden in kleinen kugelförmigen Zellansammlungen, den Glomeruli. Sie treten dort in Kontakt mit spezialisierten Empfängerzellen (Mitralzellen), die dann das Duftsignal in tiefere Gehirnregionen weiterleiten.

Wie arbeitet eine Riechzelle?

Alles, was duftet, gibt aufgrund des Dampfdrucks ständig winzige Mengen von spezifischen Molekülen in die umgebende Luft ab. Diese gelangen beim Einatmen in unsere Nase bis hinauf zum Riechepithel, wo sie durch den Schleim mithilfe von Bindeproteinen zu den feinen Sinneshärchen der Riechzellen transportiert werden. Inzwischen weiß man, dass sich in der Membran dieser Sinneshärchen spezifische Proteine, sogenannte Rezeptoren, befinden, die bei entsprechender Passung mit einem Duftmolekül in Wechselwirkung treten können. Dabei handelt es sich um schwache, elektrochemische Kräfte und zusätzliche mechanische Passung. Durch Duftmoleküle aktivierte Riechrezeptoren sind nun in der Lage, eine biochemische Signalkaskade zu starten, an deren Ende die Herstellung eines »zweiten Botenstoffes«, cAMP (zyklisches Adenosinmonophosphat), steht. Dieser Botenstoff öffnet dann Kanäle in der Zellmembran, durch die positiv geladene Teilchen – Kationen, Natrium und Kalzium aus dem Nasenschleim – in die Zelle einströmen können und so das Ruhemembranpotenzial der Sinneszellen verändern (Abb. 1). Ab einer gewissen Schwelle wird es in sogenannte Aktionspotenziale umgesetzt, die entlang des Nervenfortsatzes der Riechzelle bis ins Gehirn geleitet werden. Dieser kaskadenartige Verstärkungsmechanismus ist die Basis dafür, dass wir so sensitiv auf geringste Konzentrationen eines Duftstoffes reagieren.

Die Riechrezeptoren, eine Großfamilie

Man schätzt, dass es im menschlichen Genom etwa 350 Riechrezeptoren gibt. Es ist die größte Genfamilie im menschlichen Genom überhaupt: Ein Hinweis darauf, wie wichtig Riechen für den Menschen ist, auch wenn wir oft den Geruchssinn als niederen oder gar »verlorenen Sinn« bezeichnen.

Ein Rezeptorprotein ist dabei in der Lage, sehr spezifisch nur eine bestimmte chemische Teilstruktur eines Moleküls zu erkennen und entsprechend nur auf Duftmoleküle zu reagieren, die diese molekulare Struktur besitzen. Die Gene für die verschiedenen Rezeptoren liegen beim Menschen über nahezu alle Chromosomen verteilt. Jede Riechzelle aktiviert allerdings nur eines dieser Gene und stellt deshalb nur einen einzigen Typ von Rezeptorprotein her, darauf beruht die hohe Spezifität. Mit anderen Worten: Bei cirka 30 Millionen Riechzellen des Menschen, bei 350 verschiedenen Rezeptoren, bedeutet dies, dass etwa 100 000 Zellen von jedem Typ in der Riechschleimhaut verteilt sind. Diese Verteilungen treten symmetrisch in beiden Nasenhöhlen auf.

Riechen Spermien die Eizelle?

Mithilfe molekularbiologischer und elektrophysiologischer Methoden konnten wir nachweisen, dass selbst in menschlichen Spermien cAMP-aktivierte Kanäle existieren, und parallel dazu haben wir inzwischen zeigen können, dass sich in Spermien auch Riechrezeptoren befinden. Dies lässt den Schluss zu, dass Spermien alle molekularen Strukturen besitzen, die für die Dufterkennung notwendig sind, wie sie auch Riechzellen haben. Aus biologischer Sicht hat dies hohe funktionale Bedeutung. In der Dunkelheit des Eileiters gelingt es offensichtlich dem Spermium nur dadurch, die Eizelle zu finden, dass diese einen »Lockduft« abgibt, der dem Spermium den Weg weist.

Erkennung und Unterscheidung von Düften

Die meisten Düfte, mit denen wir im normalen Leben konfrontiert werden, sind keine chemisch reinen Einzelsubstanzen, sondern Mischungen aus sehr vielen chemischen Komponenten. So bestehen Blumendüfte meist aus mehreren hundert Einzelkomponenten, ähnliche Zahlen findet man auch bei modernen Parfüms oder im Nahrungsmittelsektor. Wie funktioniert es, dass wir eine Orange von einer duftenden Rose unterscheiden können? Wie bereits erwähnt, besitzen wir zirka 350 verschiedene Typen von Riechsinneszellen, von denen jede Einzelne sehr spezifisch ist für eine kleine Gruppe chemisch nah verwandter Substanzen. Alle Zellen eines bestimmten Typs, also alle zirka 20 000, senden ihre Nervenfortsätze zu einem ganz bestimmten kugelförmigen Gebilde, dem Glomerulus.

Nehmen wir an, wir würden chemisch reine Vanille in sehr niedrigen Konzentrationen (nahe der Schwelle) riechen, so würde nur der Typ von Riechzellen aktiviert werden, der das passende Rezeptorprotein für die Erkennung von Vanille besitzt, also die sogenannten Vanillezellen. Diese senden ihre Nervenfortsätze zu einem bestimmten Glomerulus, dem »Vanilleglomerulus«. Riecht man eine Mischung aus mehreren chemischen Komponenten, so werden entsprechend mehrere Rezeptorzelltypen und damit auch mehrere dieser Glomeruli im Riechhirn aktiviert. Die Kombination beinhaltet die Information, welche Duftmischung wir gerochen haben.

Rosenduft zeigt eine charakteristische Glomerulikombination, eine andere Kombination von Glomeruli wird bei Orangenduft aktiviert werden, zum Teil können sie sich überlappen (Abb. 2). In der Psychologie könnte man es am besten mit dem Begriff »Gestalterkennung« beschreiben. Jeder Duft hat seine charakteristische Gestalt im Sinne einer für ihn charakteris-

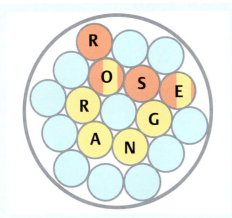

Abb. 2: Modell der kombinatorischen Dufterkennung am Beispiel der Worte Rose und Orange.

tischen Aktivierung bestimmter Glomeruli. Haben wir einen Duft einmal gelernt, so können wir ohne weiteres einen Teil der Information weglassen und werden den Duft trotzdem wiedererkennen.

So kann man die Zahl der chemischen Komponenten eines Mischduftes stark reduzieren – und trotzdem können wir ihn noch identifizieren. Wenn man Phenyläthylmethyläthylcarbonat riecht, ein wichtiger Bestandteil des Rosenduftes, dann denkt man sofort: »Das riecht irgendwie nach Rose.« Aber es fehlt natürlich eine ganze Menge, weil es nicht das ganze Rosenbukett ist.

▶ Pheromone – Verständigung per Duft

Pheromone sind duftende, chemische Substanzen, die von Menschen, Tieren und Pflanzen nach außen abgegeben werden und der Verständigung dienen. Ihr Duft kann allerdings unter der Wahrnehmungsgrenze liegen, sodass ihre Botschaften oft unbewusst wirken.

Pheromone stellen eine ausgesprochene Duftsprache dar, und sie beeinflussen wirksam den Stoffwechsel und das Verhalten anderer Individuen. So existieren z. B. Pheromone, die als Angriffs-, Versammlungs-, Markierungs- oder auch Bindungssignalstoffe dienen. Am bekanntesten sind die Sexuallockstoffe, für die der Biochemiker Adolf Butenandt (1903 bis 1995) erstmals den Begriff Pheromone prägte, und die die gegenseitige Zu- und Abneigung zwischen Individuen steuern.

Wahrnehmung über das Vomeronasal-Organ

Es stellt sich nun die Frage, ob der Mensch diese Körperdüfte mit dem Riechorgan wahrnimmt oder über ein spezielles Organ, das Vomeronasal-Organ. Bei Tieren ist dieses Organ von enormer Bedeutung. Entfernt man es einem Tier, wird es nie mehr Sexualität haben, da es den besonderen Duft eines potenziellen Sexualpartners nicht mehr wahrnehmen kann.

Forschergruppen in den USA und in Europa haben bei einer Studie herausgefunden, dass auch etwa 90 Prozent der Menschen dieses Organ besitzen (Maiworm 1993). Es ist ein schlauchförmiges, etwa ein Zentimeter langes Gebilde entlang unserer Nasenscheidewand im Nasengrund, mit einer Öffnung von nur ungefähr einem Millimeter Größe. Ob das Vomeronasal-Organ allerdings beim Menschen tatsächlich funktioniert, konnte bisher wissenschaftlich nicht bestätigt werden.

Ohne Duft kein Leben

Die Wirkung der Pheromone setzt ganz früh an: Ohne Duft gäbe es auf der Erde buchstäblich kein Leben, denn bereits die Fortpflanzung wird durch Duftstoffe gewährleistet, ob bei Pflanzen, Tieren oder Menschen. Schon Einzeller finden durch chemotaktische Anziehung zueinander. Das menschliche Spermium findet seinen beschwerlichen Weg zur Eizelle im Dunkeln des Eileiters nur mithilfe der Duftspur: Die Eizelle lockt verführerisch und unwiderstehlich mit Maiglöckchenduft. (Hatt, mündl. Mittlg. 2003)

Ätherische Öle – Pheromone pflanzlichen Ursprungs

Ätherische Öle – die Duftstoffe der Pflanzenwelt – enthalten eine ganze Reihe von Inhaltsstoffen mit Pheromoncharakter, die auch im menschlichen Körper als Signalstoffe zur Steuerung zwischenmenschlicher Beziehungen wirken. So hat die Erfahrung gezeigt, dass ätherische Öle soziale Kontakte wie die Mutter-Kind-Beziehung, partnerschaftliche Beziehungen, die Zuneigung der Liebenden oder auch das Gesprächsklima zwischen Verhandlungspartnern fördern und unterstützen können.

Die Düfte können sehr menschlich oder tierisch sein

Bei vielen pflanzlichen Duftstoffen könnte man meinen, sie imitierten buchstäblich menschliche Intimgerüche. Jasminöl enthält unter anderem den Stoff Indol, der mit seinem fäkalienartigen Geruch alles andere als fein duftet. Karottensamenöl riecht gar schweißig. Das Öl des Kreuzkümmels erinnert an Frauenschweiß und gilt als Aphrodisiakum. Sandelholz hat wiederum eine leicht schweißig-urinöse Note, die stark an männlichen Schweiß erinnert sowie dem Intimgeruch von Frau und Mann ähnelt. Selbst das gibt es: Berberitzen- und Kastanienblüten enthalten den Duftstoff Spermidin, der tatsächlich wie menschliches Sperma duftet.

Aber ätherische Öle können ebenso »tierisch« sein. Das Vanillin des Vanilleextrakts ist auch der Sexuallockstoff einer männlichen Wanze (Eurygaster integriceps). Galbanolen, in Lavendel- und Galbanumöl zu finden, ist der Sexuallockstoff einer einzelligen Meeresalge. Jasminöl enthält sowohl Jasmon als auch Methyljasmonat – beides Sexuallockstoffe einer Schmetterlingsart beziehungsweise einer orientalischen Fruchtfliege. Angelikawurzel hat sogar weiche, animalische, moschusartige Riechstoffe zu bieten. Moschus ist ein Sekret, das männliche Moschustiere, eine Hirschart, während der Brunst absondern – und es ist eine der wichtigsten Parfümnoten (Seite 21).

Wohltuend für die Psyche

Diese duftenden Botschafter der Liebe sind Pheromone pflanzlichen Ursprungs, die die menschliche Psyche äußerst positiv zu beeinflussen scheinen. Fest steht, dass eine Stimmungslage durch die pflanzlichen Pheromone schlagartig aufgehellt werden kann, ohne dass sich der Betroffene der eigentlichen Ursache bewusst ist.

Auch können sie die Ausstrahlung wirksam verändern. Jeder Mensch besitzt sein eigenes »Duftprofil«, das genauso einzigartig ist wie ein Fingerabdruck. Bei Stress, Angst oder Wut gerät dieser Duft kräftig durcheinander und verändert sich nachteilig. Das Gegenüber nimmt einen solchen Aggressions-, Stress- oder Angstgeruch unbewusst wahr und reagiert instinktiv – zum Beispiel abwehrend. Ätherische Öle mit Pheromoncharakter können regulierend auf Emotionen wirken, sodass wieder ein ausgeglichenes Duftprofil ausgesendet wird.

Duft-Ortung via Trigeminus

Von großer Bedeutung für die körperliche Unversehrtheit ist ein sensibler Nerv, dem im Zusammenhang mit dem Riechen kaum Beachtung geschenkt wird: der Nervus trigeminus, der V. Hirnnerv, mit drei Ästen. Der obere Ast endet im Stirnbereich, die zwei unteren Äste versorgen den Nasen- und Rachenraum. Der Nervus trigeminus reagiert auf kühle, scharfe, faulige Duftreize. Dies kann zu vermehrter Bildung von Tränenflüssigkeit und Schleim führen, aber auch einen Reizhusten auslösen.

Dieser Nerv ermöglicht uns auch das Richtungsriechen. Somit informiert er uns darüber, woher die Gefahr kommt – zum Beispiel der Brandgeruch.

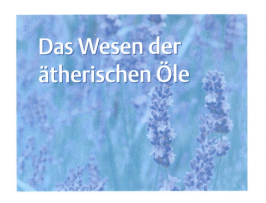

Das Wesen der ätherischen Öle

»Ätherisch« kommt von *aither,* griechisch »Himmelsluft«; ursprünglich galt der Äther als Wohnsitz der Götter, in der Neuzeit lange als der feinste Stoff, der alles durchdringt. Die Alchemisten sprachen von der »Quinta essentia« (lat. »das fünfte Seiende« – neben den vier Elementen) und meinten damit den Geist, das Wesen, die Quintessenz einer Sache; Franzosen und Engländer nennen die ätherischen Öle *essences* und *essential oils*, »wesentliche Öle«, und drücken damit treffend aus, wie ätherische Öle von jeher wahrgenommen werden: als das Essenzielle, die Lebenskraft, die Seele der Pflanzen.

Die Duftstoffe der Pflanzen

Ätherische Öle sind organische Stoffwechselprodukte, kleinste Öltröpfchen, die in Öldrüsen durch Photo- und Biosynthese in oder auf dem Pflanzengewebe gebildet werden. Sie sind in Blüten, Samen, Fruchtschalen, Blättern, Wurzeln, Harzen, Rinden oder im Holz enthalten – und sie duften.

▶ Lock- und Schutzstoffe, die sich bei Wärme entfalten

Mit ihrem Duft lockt die Pflanze zum Beispiel Insekten an oder hält sie fern. Die ätherischen Öle schützen die Pflanze vor Krankheiten, extremer Kälte und Hitze sowie vor Austrocknung.

Diese leicht entzündbaren, flüchtigen Substanzen brauchen viel Licht und viel Wärme, um sich bilden zu können – Sonnenwärme ist das Element der ätherischen Öle. Die Mehrzahl der Pflanzen, die ätherisches Öl bilden, gedeiht deshalb in den warmen Regionen.

Oft genügt schon intensive Wärmeeinwirkung, damit sie ihren Duft entfalten können. Manche ätherischen Öle werden durch Berühren oder Zerreiben des Pflanzenteils, der sie enthält, freigesetzt. Auch ätherische Öle, die in Wurzeln oder im Holz gebildet werden, können sich erst verflüchtigen, wenn man die Zellen durch Zerreiben oder Zermahlen mechanisch aufbricht. Bei den Zitrusfrüchten sitzen die ätherischen Öle in den Schalen, die gepresst werden müssen, damit sie ihren Duft verströmen.

▶ Chemische Eigenschaften

Ätherische Öle sind farblose oder hellgelbe, orangefarbene bis bräunliche oder grünliche Flüssigkeiten, die sich vollständig verflüchtigen. Sie sind keine fetten Öle; auf Fließpapier geträufelt, verursachen sie einen zumeist transparenten Fleck, der sich, im Gegensatz zu fettem Öl, allmählich verflüchtigt. Bei zähflüssigen Ölen und solchen mit kräftigen Farben bleibt ein farbiger Rückstand.

Ätherische Öle zeichnen sich durch intensiven Geruch und Geschmack aus – Pfefferminzöl etwa schmeckt man noch bei einer Verdünnung von 1:4 Millionen.

Ätherische Öle haben eine geringere Dichte als Wasser und sind nicht wasserlöslich, lösen sich jedoch sehr gut in fetten Ölen (zum Beispiel Olivenöl), in Sahne, Sheabutter, Honig, Alkohol, Propolistinktur, Solubol und in anderen organischen Lösungsmitteln wie etwa Petroläther, Äther oder Chloroform.

Der charakteristische Duft und die besondere Wirkweise eines ätherischen Öls werden durch seine Inhaltsstoffe und deren Zusammenspiel bestimmt. Ein ätherisches Öl kann aus einigen wenigen, aber auch aus hundert und mehr verschiedenen Substanzen bestehen (mehr zur Chemie ab Seite 24).

Fette Pflanzenöle

Ätherische Öle werden in der Regel nicht pur, sondern in fetten Pflanzenölen emulgiert angewendet, wobei im Idealfall synergistische Effekte genutzt werden. Wissenswertes zu fetten Ölen und »Steckbriefe« ab Seite 224.

Die Herstellung

➤ Gewinnung naturreiner ätherischer Öle

Überall in der Welt werden heute die ätherischen Öle aus einheimischen, aromatischen Pflanzen gewonnen. Die Verarbeitung der Pflanzen findet vor allem in kleinen und mittleren Betrieben statt, die den überwiegenden Teil der Weltjahresproduktion liefern. Erfreulich ist, dass zunehmend ein kontrolliert-biologischer Anbau gefördert wird, das heißt: artgerechte Anpflanzung, weniger Belastung durch Unkrautvernichtungsmittel (Pestizide) und somit eine bessere Qualität der ätherischen Öle.

Verarbeitet werden Blüten, Stängel und Blätter; Früchte und Samen; Fruchtschalen; Wurzeln; ganze Kräuter und Gräser; Holz, Rinden, Zweige und Nadeln; Harze und Moose.

Manche Pflanzen, etwa der Bitterorangenbaum, liefern sogar mehrere Öle: Aus den Blüten gewinnt man Neroliöl, aus den Blättern und Fruchtansätzen Petit-grain-Öl, aus den Fruchtschalen Bitterorangenöl.

Wasserdampfdestillation

Bei der gebräuchlichsten Gewinnungsart von ätherischen Ölen wird das Pflanzengewebe in heißem Wasser oder Wasserdampf aufgequollen, die ätherischen Öle werden freigesetzt, verflüchtigen sich mit dem Dampf und steigen nach oben. Durch Abkühlen schlagen sich die von den ätherischen Ölen durchsetzten Wasserdämpfe im Kühler des Destillationsapparates nieder. Da ätherisches Öl zumeist leichter als Wasser und nicht wasserlöslich ist, kann es anschließend von der Wasseroberfläche abgenommen werden.

Das Wasser, in dem Spuren des ätherischen Öls und alle flüchtigen, wasserlöslichen Bestandteile der Pflanze zurückbleiben, wird als Hydrolat bezeichnet (Seite 237).

Das Destillieren ist eine echte Kunst – zum handwerklichen Können muss langjährige Erfahrung kommen. Der Aufwand ist sehr unterschiedlich: Bei manchen Pflanzen, etwa bei Lavendel, dauert die Destillation von 400 kg Pflanzenmaterial ungefähr 30 Minuten, für die gleiche Menge Sandelholz braucht man dagegen 80 bis 100 Stunden! Um ein Kilogramm Rosenöl zu destillieren, braucht man bis zu 5 000 kg (!) Rosenblüten, für ein Kilogramm Zitronenöl dagegen nur 200 kg Fuchtschalen.

Extraktion (Auszug)

Die **Enfleurage** ist ein altes Verfahren zur Extraktion ätherischer Öle, vor allem aus sehr empfindlichen Blüten, mithilfe tierischer Fette.

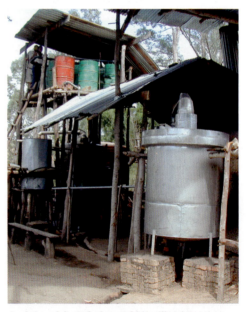

Auch in solch einfachen Felddestillen können qualitativ hochwertige Öle hergestellt werden.

Sie ist aber wegen der zu hohen Herstellungskosten kaum noch gebräuchlich.

Heute werden etwa 80 % der Blütenöle durch **Extraktion mit flüchtigen Lösungsmitteln** wie Hexan gewonnen. Dieses löst neben den ätherischen Ölen auch Farbstoffe und Wachse aus den Blüten. Das Lösungsmittel wird unter Vakuum abdestilliert, übrig bleibt eine wachsartig-weiche Masse – die *Essence concrète.* In einem nächsten Schritt werden die Wachse mit Alkohol (der anschließend abgedampft wird), entzogen – es entsteht das *Absolue.* Werden Harze extrahiert, spricht man vom *Resinoid.*

Neuerdings wird auch Kohlendioxid (CO_2) zur Extraktion verwendet. Diese Variante ist noch nicht sehr verbreitet, da sie technisch sehr anspruchsvoll und somit auch teuer ist.

Kaltpressung (Expression)

Die schonende Auspressung der Schalen ist ein Verfahren zur Gewinnung von Agrumenölen (Zitrusölen), da diese ätherischen Öle hochkonzentriert in den Schalen zu finden sind. Durch mechanische Zerstörung der Oberflächen kann das ätherische Öl austreten.

Mehrere Arbeitsschritte sind hierzu erforderlich: Nach dem Waschen der Schalen werden sie unter Wasserzufluss auf Schältrommeln abgerieben. Dabei entsteht zunächst eine Emulsion aus ätherischem Öl, Wasser und Feststoffen. Durch anschließendes Zentrifugieren und Filtrieren gewinnt man das reine ätherische Öl.

Aus dem Pressrückstand kann man durch Wasserdampfdestillation restliches Öl gewinnen. Das durch Expression gewonnene ätherische Öl aus Zitrusfruchtschalen ist von besserer Qualität als das destillierte.

Genuine, authentische Öle

Für die aromatherapeutische Anwendung ist höchste Qualität der ätherischen Öle unabdingbar. Nur genuine und authentische Öle sollten zur Anwendung kommen.

Öle tierischen Ursprungs

Seit Jahrtausenden haben die starken besonderen Gerüche tierischer Sekrete, Drüsen und Organe die Menschen in ihren Bann gezogen. Man schrieb ihnen magische Kräfte zu und verwendete sie zu religiösen und kultischen Zwecken. Als Arzneimittel und Duftstoffe kennt man sie seit dem Altertum, und noch heute zählen sie zu den kostbarsten Düften der Parfümerie. Seit den 1930er Jahren stellt man aus Gründen des Artenschutzes Ambra-, Moschus-, Zibet- und Bibergeilduft auch synthetisch her.

In der Aromatherapie und -pflege kommen Produkte tierischen Ursprungs und Öle auf synthetischer Basis grundsätzlich nicht zur Anwendung.

> ! *Ein ätherisches Öl für medizinische Anwendungen sollte absolut unverändert (genuin) sein und ausschließlich von einer definierten Pflanzenart (authentisch) stammen.*

▶ Vielfalt – die Weisheit der Natur

In der Natur gibt es keine standardisierten, also identischen Produkte. Genuine, authentische Öle sind nie ganz gleich – wie ein guter Wein.

Da die Pflanzen in der Natur unterschiedlichen Wachstumsbedingungen (Trockenheit/Nässe, Hitze-/Kälteperioden, Krankheit) ausgesetzt sind und ihr Stoffwechsel entsprechend reagiert, variieren auch die Anteile der Inhaltsstoffe in den ätherischen Ölen. Ihre Grundstruktur und damit das Wirkungsspektrum bleiben jedoch erhalten.

Wesentlich ist eine schonende und sorgfältige Gewinnung. Sie ist Voraussetzung dafür, dass die Öle das breite Spektrum der leicht flüchtigen Inhaltsstoffe enthalten, auch solche, die im Pflanzenmaterial nur in Spuren vorhanden sind. Dieses Vielstoffgemisch ist dann in seiner Art absolut einmalig.

Inhaltsstoffe, die isoliert für sich betrachtet häufig gegensätzliche Wirkungen (anregend/beruhigend oder hautreizend/hautpflegend) aufweisen oder allergische Reaktionen hervorrufen können, bieten im Zusammenspiel ein ausgeglichenes Wirkungsspektrum. Die natürlichen Inhaltsstoffe unterstützen und verstärken sich gegenseitig oder puffern einander ab. Eine künstliche Verschiebung der Inhaltsstoffanteile, zum Beispiel durch Zugabe eines bestimmten Inhaltsstoffes (etwa Menthol zu Pfefferminzöl), verändert den Wirkungscharakter des Öls.

! *Daher gilt: Je authentischer ein Öl ist, desto verträglicher und heilsamer ist es.*

Das einzige Problem dabei: Die Qualität eines Öls lässt sich leider nur schwer nachprüfen, der Kauf ist also immer Vertrauenssache.

Voraussetzungen für gute Qualität

● **Pflanzenqualität:** Anbau ohne Pestizide, gesicherte Art der Pflanze (Seite 55), Ernte zur optimalen Reifezeit, bestätigter Chemotyp (Seite 25).
● **Destillation:** Genügend Zeit bei der Wasserdampfdestillation, um alle Komponenten zu gewinnen, Destillation bei niedrigem Druck und ohne Auszugshilfsmittel.
● **Qualität des ätherischen Öls:** keine Denaturierung durch Moleküle synthetischer Stoffe, kein Entzug einzelner Anteile durch Nachdestillation oder Fraktionierung, nicht von Terpenen befreit und nicht peroxidiert (überoxidiert).
Herstellerangaben, die ein gutes, genuines Öl kennzeichnen, siehe Seite 59.

Apothekenqualität

Der Begriff Apothekenqualität ist nicht klar definiert. Es handelt sich in der Regel um ätherische Öle, die entsprechend den Richtlinien der Arzneibücher verändert, also standardisiert oder rektifiziert wurden.

So entspricht z. B. die in den Arzneibüchern vorgeschriebene Zusammensetzung des Eukalyptusöls nie einem authentischen Eukalyptusöl. Vorgeschrieben wird ein Anteil von 85 % Cineol, damit nach Ansicht der Arzneimittelhersteller die Wirksamkeit gesichert ist. Ein authentisches Öl erreicht jedoch diesen Prozentsatz nie.

Sollen also natürliche ätherische Öle den Vorgaben in Arzneibüchern entsprechen, müssen die Produzenten sie in der Regel diesen Vorschriften mithilfe natürlicher oder naturidentischer Einzelstoffe anpassen.

Standardisierung ist ein Risiko

Allgemein heißt es, dass Unverträglichkeitsreaktionen auf ätherische Öle zunehmen.

Ein bekanntes Beispiel ist Perubalsam, ein wertvolles Naturprodukt, das hierzulande in Verruf geraten ist wegen starker allergischer Reaktionen. Im Ursprungsland sind allergische Reaktionen jedoch nicht bekannt. In Deutschland aber sind standardisierte Perubalsam-Produkte Vorschrift, das heißt, die Inhaltsstoffe müssen in bestimmten prozentualen Anteilen enthalten sein. Das kann nur erreicht werden, wenn dem genuinen Öl isolierte natürliche bzw. synthetische Inhaltsstoffe (Seite 23) zugefügt werden, zum Beispiel natürliches Geraniol oder synthetische Ester, Alkohole, Benzaldehyd, Terpentin, Colophonium, Benzol und andere.

»Standardisierung« bedeutet also immer, dass Zumischungen erfolgen, die dann jedoch Unverträglichkeiten auslösen können.

Es stellt sich weiterhin die Frage, ob verschnittene oder mit naturidentischen Inhaltsstoffen verfälschte Öle nicht auch andere gesundheitliche Probleme hervorrufen. Hierin liegt für die Forschung eine wichtige Herausforderung – und für unsere Forderung nach genuinen Ölen eine große Chance.

! *Nach Erfahrungen vieler Therapeuten sind Probleme mit allergischen Reaktionen weitgehend unbekannt, wenn mit genuinen Ölen unter Beachtung der Dosierung gearbeitet wird. Erfah-*

rungen von Allergikern zeigen außerdem, dass allergische Reaktionen bei Verwendung reiner genuiner Öle zurückgehen, während sie mit synthetischen Duftstoffen und Parfüms zunehmen.

➤ Naturidentische und synthetische Öle

Vor hundert Jahren konnten bereits 150 Duft- und Geschmacksstoffe künstlich hergestellt werden, heute kommen immerhin 1 800 zur Anwendung. Mit der zur Verfügung stehenden technischen Ausrüstung ist es möglich, synthetische Substanzen mit bis zu 99,5 %iger Reinheit herzustellen. Allerdings sind noch lange nicht alle Inhaltsstoffe der natürlichen ätherischen Öle erforscht und entsprechend nachgeahmt.

Manche Düfte lassen sich auf natürliche Weise gar nicht herstellen, weil die Gewinnung nicht rentabel ist oder weil der Duft der Pflanze nicht unbeschadet entzogen werden kann. Zu diesen Düften gehören **Geißblatt, Grüner Apfel, Apfelblüte, Pfirsich, Veilchenblüte, Flieder, Maiglöckchen, Freesie, Mandelblüte** und **Lilie** – im Fläschchen sind sie nur in synthetischer Form zu haben.

Natürlich ist es für einen Laien schwierig, wenn nicht sogar unmöglich, einen künstlichen Duft von einem natürlichen zu unterscheiden. Selbst gut geschulte Nasen können mit einer perfekten Ätherisch-Öl-Kopie hereingelegt werden. In Frankreich etwa verkauft man jährlich siebenmal mehr »echtes« Lavendelöl, als tatsächlich vor Ort produziert wird. Der Schluss liegt nahe, dass hier mit naturidentischen Ölen gestreckt wird. Da Frankreich aber auch der größte Importeur natürlichen Lavendelöls aus Bulgarien, Russland, China und Australien ist, kann es durchaus sein, dass es sich bei dem Überangebot um Lavandula angustifolia aus diesen Ländern handelt. Dennoch bleibt es eine Tatsache, dass sehr viel mit naturidentischen Stoffen gestreckt wird – synthetische sind nicht verwendbar, weil sie relativ schnell über die Analytik erfasst werden könnten und somit der Übeltäter ja auch sehr schnell überführt würde.

Um synthetische Zusätze identifizieren zu können, braucht man einen Gaschromatographen oder ein Massenspektrometer. Nur mit diesen Geräten lassen sich die einzelnen Bestandteile des Öles voneinander trennen und ihre Konzentration bestimmen.

Naturrein, naturidentisch, synthetisch?

● **Authentische genuine**, also **naturreine ätherische Öle** sind chemisch nicht veränderte Stoffe, die aus Pflanzenmaterial durch schonende Verfahren gewonnen wurden. Nur diese Öle sollten in der Therapie zur Anwendung kommen.

● **Rektifizierte bzw. standardisierte Öle** sind nicht mehr authentisch, weil ihnen eine Einzelsubstanz ganz oder anteilig entzogen oder hinzugefügt worden ist zum Zweck einer Standardisierung. Entspricht zum Beispiel der Gehalt eines Hauptinhaltsstoffes eines ätherischen Öls nicht dem vom DAB (Deutschen Arzneibuch) vorgegebenen Standard, so wird dieser – durch Hinzufügen oder Entziehen – der Norm angepasst.

● **Naturidentische Öle** sind aus Stoffen (Molekülen) zusammengesetzt, die zwar in der Natur vorkommen, jedoch im Labor zusammengebaut wurden. Dazu werden exakte Kopien der natürlichen Moleküle mithilfe natürlicher oder synthetischer Ausgangsstoffe hergestellt. Bei einem naturidentischen Öl kann man durchaus die Wirkung der zusammengebauten Einzelsubstanzen bestimmen (vor allem im Duft). Was hier aber fehlt, ist die synergetische Wirkung aller Einzelsubstanzen in einem genuinen ätherischen Öl, auch der bislang noch nicht bestimmten und erforschten Stoffe.

● **Synthetische Öle** bestehen aus ganz neuen, im Labor konstruierten Molekülen, die es oft in der Natur gar nicht gibt. Sie werden in der Duftstoffindustrie verwendet.

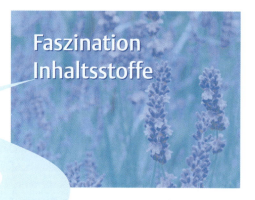

Faszination Inhaltsstoffe

Die große Bandbreite der Wirkungen ätherischer Öle beruht auf einer Vielzahl von Inhaltsstoffen, die wie ein Orchester zusammenspielen. Der Grundsatz »Das Ganze ist mehr als die Summe seiner Teile« ist ein typisches Charakteristikum vieler Pflanzenheilmittel. Von den ätherischen Ölen wird es in geradezu klassischer Weise erfüllt.

Die Vielfalt der Inhaltsstoffe

▶ Das Ganze ist mehr als die Summe seiner Teile

Jedes ätherische Öl setzt sich aus einer großen Anzahl organischer Verbindungen zusammen, den Inhaltsstoffen, die für Duft und Wirkung verantwortlich sind. Jeder Inhaltsstoff hat seine spezifischen Wirkungen, die oft chemisch nachgewiesen sind. Man hat jedoch ebenfalls nachgewiesen, dass der Charakter und die ganzheitlich heilende Wirkung eines Öls nicht durch einen einzelnen Inhaltsstoff, sondern erst durch das Zusammenspiel aller Inhaltsstoffe bestimmt werden. Nur die individuelle Kombination in jedem ätherischen Öl macht dessen ganz spezielle Eigenschaften aus. Und nur dadurch sind die oft weitgefächerten Indikationen, zum Beispiel des Lavendelöls, logisch zu erklären.

> Erklärungen wichtiger chemischer Fachbegriffe siehe Seite 48!

Der Anteil bestimmt den Duft und die Wirkrichtung

Manche Inhaltsstoffe sind in hohen Anteilen, andere oft nur in Spuren in einem ätherischen Öl enthalten.

Die Duftnote eines Öls wird vielfach durch einen einzigen Inhaltsstoff geprägt; das Rosenöl etwa würde ohne seinen großen Anteil an Geraniol nicht nach Rose duften.

Jedem Inhaltsstoff lassen sich grundsätzliche Eigenschaften, das heißt bestimmte Wirkweisen zuordnen. Ist dieser Inhaltsstoff in einem Öl vorrangig vertreten, setzt er auch den Hauptakzent in der Wirkweise des Öls: Thymianöl vom Chemotyp Thymol beispielsweise, das einen besonders hohen Anteil des pflanzlichen Phenols, eines Monoterpenphenols aufweist, wirkt vor allem antiinfektiös, schützt also vor Ansteckung. Ähnlich wirkt Zitronenöl, das jedoch nicht Monoterpenphenole enthält, sondern einen hohen Anteil an Monoterpenen. Wichtigster Inhaltsstoff des Zimtrindenöls ist ein Aldehyd – deshalb wirkt es besonders entzündungshemmend. Eukalyptusöl wirkt durch die enthaltenen Oxide schleimlösend. Öle wie Lavendel fein, Kamille römisch oder Muskatellersalbei enthalten viel Ester und wirken deshalb beruhigend, entkrampfend und entzündungshemmend.

▶ Uneinheitliche Mengenangaben

In der Literatur finden sich unterschiedliche Angaben zu den Inhaltsstoffen und ihren Anteilen in einem ätherischen Öl, was häufig zu Verwirrungen führt. Es gibt für diese Uneinheitlichkeit mehrere Erklärungen.

● Einmal kann es sein, dass verschiedene Arten einer Pflanze chemisch analysiert wurden. Vom Eukalyptus beispielsweise gibt es mehrere Arten, aus denen ätherisches Öl gewonnen wird; alle werden jedoch unter dem gleichen Ölnamen gehandelt. Achten Sie deshalb bitte auf die lateinischen Pflanzennamen, die die Art genau benennen (Seite 55).

- Ebenso gibt es Differenzen durch die unterschiedlichen Herkunftsländer, Klimaverhältnisse und Anbaubedingungen. Auch können die Anteile der Inhaltsstoffe je nach Zeitpunkt der Ernte sehr unterschiedlich sein.

! *Alle Mengenangaben zu Inhaltsstoffen in diesem Buch sind Zirka-Werte – eine »Mischkalkulation« aus zahlreichen Analysen und verschiedenen Literaturangaben. Es können naturgemäß nur bekannte Inhaltsstoffe angegeben werden – da viele Stoffe noch nicht erforscht sind, ergibt die Summe der Prozentangaben bei den Steckbriefen (ab Seite 75) oft keine 100 Prozent.*

➤ Eine Pflanzenart – mehrere Chemotypen

Thymian ist nicht gleich Thymian. Die Stammpflanze – Thymus vulgaris – ist immer die gleiche. Aber je nach Standort (geografische Lage, Höhenlage, Boden und andere lokale Bedingungen) und Sonneneinstrahlung entwickeln sich verschiedene Varietäten von Thymian, deren ätherische Öle sich in Duft und Wirkung zum Teil stark voneinander unterscheiden können. Verantwortlich hierfür sind die unterschiedlichen Konzentrationen der Inhaltsstoffe.

Der Inhaltsstoff, dessen Anteil am höchsten ist, bezeichnet den Chemotyp (CT oder C.T.). Am Beispiel Thymian: Thymus vulgaris CT Thymol oder Thymus vulgaris CT Thujanol oder Thymus vulgaris CT Linalool. Der Hauptinhaltsstoff bestimmt die therapeutische Wirkung des gewählten Thymianöls. Deshalb kann man nicht einfach sagen, dass man »Thymianöl« verwendet, sondern muss den Chemotyp dazu nennen.

Wichtig: genaue Herstellerangaben

Dies zeigt, wie wichtig von Seiten der Hersteller die genauen Bezeichnungen sind und auf der Seite der Anwender die genaue Kenntnis – denn es ist ein gewaltiger Unterschied, ob man es mit einem Thymian Thymol (Seite 195), Th. Thujanol (Seite 194) oder Th. Linalool (Seite 193) zu tun hat. Es wäre in jeder Hinsicht hilfreich, wenn die Hersteller detaillierte Angaben zu den wichtigsten Inhaltsstoffen ihrer Öle machen würden.

Verwirrspiel der Warnhinweise

Manche Inhaltsstoffe sind in Verruf geraten, was zu diversen Warnhinweisen in der Literatur und auf den Fläschchen geführt hat. Warnhinweise sind Ausdruck der Bemühung um Sicherheit und somit grundsätzlich wichtig. Leider kommt es manchmal zu Übertreibungen: Was für die Rakete zutrifft, muss nicht auch fürs Auto gelten.

➤ Gefahrstoffverordnung

Seit dem 1. Juli 2000 ist es Pflicht, flüssige Stoffe und Mischungen, die bestimmte Kohlenwasserstoffverbindungen enthalten (Seite 26), nach Gefahrstoffrecht mit dem Andreaskreuz als Zeichen für »ätzend/sehr giftig« zu kennzeichnen.

Grundlage hierfür ist die EU-Kennzeichnungsrichtlinie 98/98/EG. Solche Stoffe sind mit einer Kennzeichnung nach der Gefahrstoffverordnung (Xn, Gefahrensatz R 65) zu versehen. Dahinter verbirgt sich: »Gesundheitsschädlich – kann bei Verschlucken Lungenschäden verursachen.« Der entsprechende Sicherheitssatz dazu (S 62) lautet: »Bei Verschlucken kein Erbrechen herbeiführen, sofort ärztlichen Rat einholen und Verpackung oder Etikett vorzeigen.«

Werden diese Stoffe in größeren Mengen geschluckt, können Kohlenwasserstoffe gasförmig in die Lunge gelangen. Wie ein Lösemittel sind sie in der Lage, den Schleimfilm auf der Oberfläche von Luftröhre und Bronchien zu lösen. Dieser Schleim rutscht dann langsam in die feinsten Verästelungen, die Bronchiolen, verstopft diese und führt so zur chemischen Pneumonie.

Auslöser für die Kennzeichnungspflicht waren einige Todesfälle bei Kindern, verursacht durch den Genuss von Lampenölen auf Mineralölbasis, nicht durch ätherische Öle! Dennoch ist aufgrund ihrer Kohlenwasserstoffverbindungen auch eine Vielzahl ätherischer Öle von dieser Gefahrstoffverordnung betroffen.

Die Warnhinweise dienen allerdings primär der Sicherheit des Personals im Umgang mit Großgebinden. Steht z. B. auf einem 100-Liter-Kanister »ätzend/sehr giftig«, weiß man bei einem Transport- oder Lagerunfall sofort, welche Gefahren bestehen und welche Maßnahmen zu ergreifen sind.

Die Gefahrstoffverordnung kennt jedoch keine Kleinverpackungsklausel mehr: So müssen auch 5-ml-Fläschchen mit einem ätherischen Öl, dessen Anteil an aliphatischen, alicyclischen und aromatischen Kohlenwasserstoffen höher als 10 % ist, gekennzeichnet werden. Und der Handel ist verpflichtet, zum Andreaskreuz noch weitere Sicherheitshinweise auf den Fläschchen anzubringen (meist in einem Rolletikett). Da diese Fläschchen frei erhältlich sind, müssen sie zudem mit kindersicheren Verschlüssen versehen sein. Ebenso wird ein fühlbares Zeichen für Blinde verlangt.

Ernst zu nehmen: Warnungen vor unsachgemäßem Gebrauch

- Ein Andreaskreuz auf einem kleinen Fläschchen ist bei der geringen Menge in der Regel übertrieben und wirkt unnötig abschreckend – es hat aber den positiven Effekt, dass es auf die weiteren verordneten, durchaus sinnvollen **Sicherheitshinweise** aufmerksam macht. So muss neben dem Andreaskreuz mit seinen Anweisungen (Seite 25) auf vielen ätherischen Ölen zusätzlich die folgende Information stehen:

»Nicht unverdünnt anwenden, Augen- und Schleimhautkontakt vermeiden. Darf nicht in die Hände von Kindern gelangen.« Was z. B. bei Schopflavendel-, Pfefferminz-, Lemongrass- oder Cassiaöl durchaus ernst zu nehmen ist.

- Es ist z. B. eine gesicherte Erkenntnis, dass ätherische Öle mit einem hohen Gehalt an Monoterpenketonen bei hoher Dosierung eine neurotoxische Wirkung haben können. Ätherische Öle mit einem hohen Gehalt an Aldehyden können hautreizend wirken, ebenso Öle mit viel Phenolen (die bei hochdosierter Einnahme auch hepatotoxisch/leberschädigend wirken). Vor einem unsachgemäßen Umgang mit diesen Ölen muss gewarnt werden.

Es kommt jedoch immer auch auf die **Dosierung** an. Zwei Beispiele sollen dies erklären:

1 ml Schopflavendel (Lavandula stoechas) kann für ein Kind tödlich sein. 1 Tropfen in einer Mischung zur Narbenbehandlung ist durch seine hautregenerierende Wirkung sehr wertvoll.

Es ist gesicherte Erkenntnis, dass die pure Anwendung von Pfefferminzöl (Mentha piperita) bei Kleinkindern bis zum dritten Lebensjahr in Gesichtsnähe zu einem Stimmritzenkrampf führen kann. 1 Tropfen desselben Öls in einer Mischung für die Duftlampe ist bei Erkältungen sehr hilfreich.

Die Warnung vor einem *unsachgemäßen* Gebrauch dieser Öle ist vollkommen richtig. Jedoch haben sich viele Warnhinweise eingeschlichen, die wissenschaftlich nicht begründet sind und den ätherischen Ölen nicht gerecht werden.

▶ Falsche Warnhinweise bringen ätherische Öle in Verruf

- Sehr häufig wird von der Eigenschaft einer Pflanze auf das ätherische Öl »kurz«-geschlossen. Es ist häufig zu lesen, dass **Muskatellersalbeiöl** einen epileptischen Anfall provozieren könne. Es sind jedoch keinerlei Hinweise auf epileptogene Wirkungen dokumentiert – weder für das Öl noch für die Hauptinhaltsstoffe Ester, Monoterpene und Sesquiterpene.
- Beim ätherischen Öl der **Zeder** (Cedrus atlantica) findet sich der Warnhinweis »nicht anwenden bei Schwangerschaft oder Epilepsie«. Verantwortlich für eine solche Reaktion soll der Ketongehalt des Zedernöls sein. Aber Keton ist nicht gleich Keton – Zedernholzöl hat nur einen geringen Gehalt an Atlanton, das zu den sehr gut verträglichen Sesquiterpenketonen gehört. Zu diesen Warnhinweisen kommt es nun deshalb, weil im englischen Sprachgebrauch alle immer-

grünen Nadelbäume und nadelbaumähnlichen Gewächse, z. B. auch die Thujen, mit »cedar« (Zeder) bezeichnet werden. Das ätherische Öl der **Thuja** hat einen hohen Gehalt an Thujon (ein Monoterpenketon), das tatsächlich abortiv wirken kann und weder bei Kindern noch bei Schwangeren verwendet werden soll. Nach dem Motto »cedar is cedar« kam es zu den generellen Warnhinweisen bei Zedernöl. Und schlimmer noch: In Frankreich ist das Zedernholzöl deshalb nicht mehr im freien Verkauf. Dies ist eine tragische Entwicklung, denn das ätherische Öl von Cedrus atlantica ist ein sehr wertvolles, nebenwirkungsfreies Öl für alle Bereiche der Aromatherapie und -pflege.

● Um Verwechslungen zu vermeiden und keine falschen Warnhinweise zu provozieren, empfiehlt sich ein genauer Blick auf den lateinischen/botanischen Namen und den Chemotyp. Ein klassisches Beispiel ist der »**Spanische Majoran**«, bei dem es sich mitnichten um einen Majoran handelt – vielmehr ist es eine Thymianart (Thymus mastichina), die ganz andere Wirkungen als Majoran (Origanum majorana) hat.

● Viele Warnhinweise resultieren aus Tierversuchen mit hochdosierten Einzelsubstanzen. Ätherische Öle sind jedoch Vielstoffgemische und enthalten den in Verruf geratenen Einzelstoff meist nur in sehr geringer Menge. So tauchte plötzlich die Warnung auf, dass Methyleugenol **kanzerogen** (krebserzeugend) sei. Auslöser dieser Warnung waren Tierversuche mit hoch dosierter Gabe des Einzelstoffes an Ratten und Mäuse über einen längeren Zeitraum. Dadurch geriet sogar das ätherische **Rosenöl**, das ca. 2 bis 3 % Methyleugenol enthält, mit seiner mehr als 1000-jährigen Anwendungstradition in Verruf. Die Menge Rosenöl jedoch, die man für eine pathogene Wirkung schlucken (!) müsste, wäre so groß, dass sie kein Mensch runterbrächte, geschweige denn, dass er sie sich leisten könnte …

● Es lohnt sich auch, den Warnhinweis »**hautreizend**« differenzierter zu betrachten: Handelt es sich um eine gewünschte Reaktion (Counterirritant Effect, Seite 30)? In welcher Verfassung befindet sich die Haut (empfindliche, vorgeschädigte Haut …)? Wie hoch war die Dosierung (pur, verdünnt oder in Mischungen) und wie lang die Dauer der Anwendung? In welcher Form kam das ätherische Öl zur Anwendung (äußerlich, innerlich, als Badzusatz …)? Und: Nicht jede Hautreaktion muss gleich eine Allergie sein. Normalerweise handelt es sich um eine Pseudo-Allergie, die bei vielen medizinischen Salbenpräparaten (Seite 7) auftreten kann, aber von selbst wieder verschwindet.

● Der Warnhinweis »**lebertoxisch**« ist nur dann relevant und angebracht, wenn ein ätherisches Öl mit einem hohen Phenolgehalt (über 50 %) innerlich, über einen längeren Zeitraum und hochdosiert zur Anwendung gelangt. Eine äußerliche Anwendung in physiologischer Dosierung (Seite 28) ist unbedenklich.

▶ Sinnvolle Warnhinweise

● Öle wie das Poleiminzenöl, deren wichtigster Inhaltsstoff Pulegon, ein Monoterpenketon ist, wirken in höherer Dosierung **neurotoxisch** und können Lähmungen oder Übererregbarkeit hervorrufen und **abtreibend** (**abortiv**) wirken; Pulegon und Thujon gehören zur Gruppe der Ketone (Monoterpenketone, Seite 35).

Ätherische Öle mit **hohem Monoterpenketongehalt** (ab 30 %) sollten nur von erfahrenen Therapeuten in Kenntnis der Inhaltsstoffe verwendet werden – in physiologischer Dosierung (Seite 28), in geringer Menge und über einen kurzen Zeitraum. Auch bei äußerlicher Anwendung ist Vorsicht geboten. Da ketonhaltige Öle selbst in hoher Verdünnung sehr wirksam sind, genügt oft eine besonders geringe Dosierung. 1 bis 2 Tropfen in einer 1%igen Mischung mit ähnlich wirksamen, aber nicht ketonhaltigen ätherischen Ölen sind völlig unproblematisch.

● Das Etikett »**abortiv**« haben ätherische Öle mit hohem Monoterpenketon- und Monoterpenphenolgehalt. Diese Inhaltsstoffe besitzen neben einer stark lipophilen Eigenschaft eine intensive lokale Reizwirkung. Innerlich eingenommen, kann es zu Reizerscheinungen im Magen-Darm-Trakt kommen, und damit ist eine verstärkte Durchblutung der Gebärmutter verbunden. Bei missbräuchlicher Anwendung (innerlich, zu hoch dosiert, über einen zu langen Zeitraum) kann es tatsächlich zu Kontraktionen des Uterus kommen und dies zu einem Abortus führen. Zu bedenken ist jedoch, dass auch Stoffwechsel- und Gefäßschädigungen die Mitursache einer Fehlgeburt sein können. Uterustonisierende ätherische Öle sollte man während der Schwangerschaft nur niedrig dosiert anwenden – 1 bis 2 Tropfen in einer Körperölmischung sind kein Problem.

- Bergamotteöl – in geringerem Maße auch alle anderen Zitrusöle – enthalten Furocumarine, welche die Lichtempfindlichkeit der Haut, die **Photosensibilität**, erhöhen. Bei unsachgemäßer Anwendung der Öle und extremer Sonnenbestrahlung, auch im Solarium, kann dies zu Pigmentflecken oder gar Hautentzündungen führen. Der wichtigste Inhaltsstoff von Johanniskraut, Hypericin, erhöht die Photosensibilität ebenfalls. Dennoch sind beide wertvolle Inhaltsstoffe, da sie auch nervenberuhigend und seelisch aufhellend wirken.

! *Grundsätzlich gilt die Erkenntnis, dass es die Dosis ist, die ein Gift zum Heilmittel werden lässt (Paracelsus, Seite 58). Irrtümer lassen sich durch gründliche Kenntnis verhindern.*

»In physiologischer Dosierung«

Darunter versteht man 0,5- bis 1%ige ätherische Ölmischungen. Dies bedeutet, dass der Anteil ätherischer Öle an der Gesamtmischung nicht mehr als 0,5 bis 1 Prozent beträgt. Als Faustregel gilt:

- 1%ige Mischung:

    20 Tropfen ätherisches Öl (ca. 1 ml) auf 100 ml fettes Trägeröl

Die Inhaltsstoffgruppen

Alle ätherischen Öle sind Vielstoffgemische, das heißt, sie setzen sich aus einer Vielzahl (bis zu 500) organischer Verbindungen zusammen. Um einen kleinen Einblick in die spannende Welt der Wirkweisen zu ermöglichen, werden im Folgenden kurz die Hauptgruppen der Inhaltsstoffe vorgestellt. Die Einzelstoffe lassen sich nämlich in Gruppen zusammenfassen, da viele einen ähnlichen biochemischen Aufbau und ähnliche Wirkungen aufweisen. Benannt werden die Inhaltsstoffe und Gruppen nach ihrer chemischen Zusammensetzung.

Die Beschreibung der Wirkungen basieren auf wissenschaftlicher Erforschung der Einzelstoffe sowie auf Erfahrungswerten.

! *Dabei darf man nie vergessen, dass sich die Eigenschaften eines naturreinen ätherischen Öls nicht nur aus den Einzelstoffen ableiten lassen, sondern dass starke synergistische Effekte jedes Öl zu etwas ganz Eigenständigem machen.*

➤ Zwei Hauptgruppen

Die Inhaltsstoffe lassen sich grob in zwei Hauptgruppen einteilen:

- Die **Terpene** und ihre Derivate (Abkömmlinge), die mit etwa 90 % den größten Anteil ausmachen (Seite 29).
- Die **aromatischen Verbindungen** (Seite 38), die alle einen Benzolring als wesentliches Merkmal aufweisen. Diese werden auf verschiedenste Weise in der Pflanze synthetisiert. Wichtige Vertreter sind die Phenylpropanverbindungen.

Grundsätzlich unterscheiden sich alle Inhaltsstoffgruppen durch ihre funktionellen Gruppen. Dabei werden am Terpenkörper oder am Benzolring ein oder mehrere H-Atome (Wasserstoff-Atome) durch andere Atome oder Atomgruppen wie Alkohol-, Aldehyd-, Keton-, Säure- oder Oxidrest ersetzt. Diese funktionellen Gruppen bestimmen gemeinsam mit der Grundstruktur den Charakter (Eigenschaften, Farbe, Duft und Wirkung) der einzelnen Inhaltsstoffe.

Es gibt noch eine ganze Reihe weiterer Inhaltsstoffgruppen. Diese kommen jedoch in den ätherischen Ölen nur in Spuren vor und bestimmen selten den Charakter des Öls. Daher wird in dieser Systematik auch nicht näher auf sie eingegangen. In den »Steckbriefen« (ab Seite 75) wird aber auf spezielle Stoffe hingewiesen.

Terpene

Sie sind in der Pflanzen- und Tierwelt weit verbreitet. In der Pflanzenwelt sind sie vor allem in Blüten, Blättern, Früchten, Rinden und Wurzeln Hauptbestandteil ätherischer Öle. Zu den Terpenen gehören auch Balsame, Harze, Steroide, Pheromone, Pflanzenhormone und -farbstoffe.

Die weltweit von Nadelwäldern emittierten Terpenmengen sind beträchtlich. Man schätzt sie auf mehr als 1 Milliarde Tonnen jährlich! (Römpp 1995) Wir leben also buchstäblich mit Terpenen und ihren Oxidationsprodukten. Bedenken gegenüber Oxidationsprodukten ätherischer Öle sollte man deshalb kritisch betrachten. Sonst müsste man vor jeden Wald ein Stoppschild stellen …

Der chemische Aufbau

Terpene sind aus Isopreneinheiten aufgebaut. Als Isopren bezeichnet man natürlich vorkommende, zweifach ungesättigte Kohlenwasserstoffe, die nach einem ganz bestimmten biochemischen Muster aufgebaut sind.

Der Grundbaustein ist ein Isopren, der aus fünf Kohlenstoffatomen (C-Atomen) und acht Wasserstoffatomen (H-Atomen) besteht, aber nicht funktionsfähig ist.

Das Molekül des Isopren. Als R bzw. R' können weitere Isoprenmoleküle anknüpfen.

Ein Terpen besteht aus zwei oder mehreren Isopreneinheiten (Isoprenregel).

Zwei Isopreneinheiten koppeln sich zu Monoterpenen (10 C-Atome) zusammen, drei Isopreneinheiten bilden die Sesquiterpene (15 C-Atome), während Diterpene aus vier Isopreneinheiten (20 C-Atome) zusammengesetzt sind. Die großmolekularen, wenig flüchtigen Diterpene kommen in ätherischen Ölen nur noch in Spuren vor. Terpene mit mehr als 20 C-Atomen sind nicht flüchtig und finden sich daher auch nicht in den Destillaten ätherischer Öle (s. Tabelle).

Es gibt weitere natürlich vorkommende Terpene, deren Struktur nicht mit der Isoprenregel in Einklang steht. Diese sind sogenannte irreguläre Terpene. Trotzdem geht auch deren Biosynthese von zwei Isopreneinheiten aus.

Die wichtigsten Terpene und ihre Vorkommen

Monoterpene	2-mal 5 C-Atome	Mehrzahl der ätherischen Öle, Pheromone
Sesquiterpene	3-mal 5 C-Atome	ätherische Öle, Bitterstoffe, Balsame
Diterpene	4-mal 5 C-Atome	ätherische Öle, Balsame, Harze, Phytol, Vitamin A, Wachstumshormone der Pflanzen, Pheromone
Triterpene	6-mal 5 C-Atome	Harze, Sterole, Steroide, Pflanzenhormone
Tetraterpene	8-mal 5 C-Atome	Pflanzenfarbstoffe, z. B. Carotinoide
Polyterpene	mehr als 8-mal 5 C-Atome	Pflanzenmilchsäfte, Kautschuk

Wichtiger Bestandteil ätherischer Öle

Die ätherischen Öle bestehen hauptsächlich aus Monoterpenen und Sesquiterpenen und deren Derivaten (Abkömmlingen). Im Verlauf der isoprenoiden Biosynthese werden andere Elemente, sogenannte funktionelle Gruppen wie Sauerstoff, Stickstoff oder Schwefel, an den unterschiedlichsten Stellen des Kohlenstoffgerüstes der Terpene angelagert bzw. eingebaut. Die wichtigsten Derivate sind die sauerstoffhaltigen Verbindungen (Oxidationsprodukte). Je nach ihrer chemischen Natur sind es Terpen-Alkohole, -Aldehyde, -Ketone, -Oxide, -Phenole und -Ester. Sie haben jeweils typische Eigenschaften, Wirkungsspektren, die sich von den reinen Kohlenwasserstoffverbindungen (Terpenen) abheben.

Terpene können azyklisch (kettenförmig), monozyklisch (Ringverbindung mit einem Ring), dizyklisch (Ringverbindung mit zwei Ringen) oder trizyklisch (Ringverbindung mit drei Ringen) sein. Diese variablen Konstellationen erklären die immense Vielfalt der Riechstoffe.

In der Tabelle unten sind die wichtigsten Gruppen der Terpene und Terpenderivate aufgeführt. Der Einfachheit halber benutzt man meistens nur den Namen der funktionellen Gruppe. Die Begriffe »Monoterpene« bzw. »Sesquiterpene« werden oft für die jeweilige gesamte Gruppe inklusive der Derivate verwendet.

➤ Reine Kohlenwasserstoffverbindung: Monoterpene und Sesquiterpene

Die Gruppe umfasst die Monoterpene (Monoterpenkohlenwasserstoffe) mit 10 C-Atomen und die Sesquiterpene (Sesquiterpenkohlenwasserstoffe) mit 15 C-Atomen. Sie haben keine funktionelle Gruppe.
- **Monoterpene** (Limon**en**, Pin**en**),
- **Sesquiterpene** (Chamazul**en**, Zingiber**en**).

Endung **-en**

Monoterpene

Die Monoterpene sind stark lipophil (fettlöslich), sehr dünnflüssig und leicht flüchtig. Die kleinen Moleküle können besonders schnell in die Haut eindringen. Bei unsachgemäßer Lagerung (Licht, Wärme, Sauerstoff) oxidieren sie schnell; ihre Abbauprodukte können zu Hautreizungen und allergischen Reaktionen führen.

- *Körperliche Wirkung:* Ätherische Öle mit hohem Monoterpengehalt wirken körperlich anregend, erwärmend, schmerzstillend und entzündungshemmend; sie sind daher ideal bei rheumatischen Beschwerden und Akutschmerz. Durch leichte Hautreizungen wird indirekt die Produktion körpereigener entzündungshemmender, schmerzstillender Stoffe (Mediatoren)

Terpene und ihre Derivate (Abkömmlinge/Oxidationsprodukte)

	funktionelle Gruppe	Terpengruppen 10 C-Atome	15 C-Atome
reine Kohlenwasserstoffverbindung		Monoterpene	Sesquiterpene
Derivate (Oxidations- produkte)	Alkohole	Monoterpenole	Sesquiterpenole
	Ester	Monoterpenester	Sesquiterpenester
	Aldehyde	Monoterpenaldehyde	Sesquiterpenaldehyde
	Ketone	Monoterpenketone	Sesquiterpenketone
	Oxide	Monoterpenoxide	Sesquiterpenoxide
	Phenole	Monoterpenphenole	

angeregt – diese durchaus erwünschte Wirkung aufgrund einer Hautreizung wird als *Counter-irritant Effect* bezeichnet. »Es scheint paradox, dass extern angewendete und auf der Haut irritierende, das heißt phlogistisch wirkende Verbindungen (Hautreizstoffe) im Organismus, auf Muskeln, Nerven und Gelenke, antiphlogistische Allgemeinwirkungen ausüben sollen. Ein solcher Zustand ist aber schon seit langem bekannt und experimentell vielfach bewiesen.« (Wagner u. Wiesenauer 2003)

Daneben haben Monoterpene, insbesondere alpha- und beta-Pinen, eine cortisonähnliche Wirkung, da sie modulierend auf die Nebennierenrindentätigkeit wirken. Sie beeinflussen das vegetative Nervensystem positiv. Zielort ist die glatte Muskulatur der verschiedenen Organsysteme, z. B. Nieren und Magen-Darm-Trakt.

Öle mit hohem Monoterpengehalt wirken antiviral und antibakteriell. Sie sind zudem Immunstimulanzien, das heißt, sie sind in der Lage, das Abwehrsystem zu aktivieren.

● *Psychische Wirkung:* Monoterpene wirken generell tonisierend, konzentrationsfördernd, geistig stimulierend und strukturierend. Sie sind mild angstlösend und fördern die seelische Widerstandskraft sowie das logische Denken.

Typische Vertreter und Vorkommen

● (+)-Limonen (Zitrusöle) – stark antiseptisch, antiviral, antibakteriell, schnell und intensiv immunstimulierend:

Grapefruit, Limette, Mandarine, Orange,
Zitrone: 90 95 % (v. a. (+)-Limonen 65–95 %)

● Alpa- u. beta-Pinen (Nadelöle) – cortisonähnlich, entzündungshemmend, schmerzstillend:

Kiefernnadeln: 75–85 % (v. a. alpha-Pinen)
Latschenkiefer: 75–85 % (v. a. Pinene bis 35 %, (−)-Limonen bis 25 %)
Riesentanne: 60–70 % (v. a. Pinene)
Wacholder: 75–80 % (v. a. alpha-Pinen)
Weißtanne: 80–90 % (v. a. (−)-Limonen bis 54 %, alpha-Pinen bis 20 %)
Zypresse: 65–85 % (v. a. alpha-Pinen)

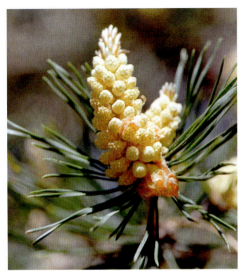

Blütenansatz der Kiefer – destilliert werden jedoch nur die Nadeln und kleinen Zweige.

Sesquiterpene

Sesquiterpene haben im Gegensatz zu Monoterpenen 15 C-Atome, es sind also große Moleküle, die langsam reagieren.

● *Körperliche Wirkung:* Sesquiterpene sind im Gegensatz zu den Monoterpenen ausgesprochen hautfreundlich und hautverträglich! Sie wirken mild entzündungshemmend und leicht schmerzstillend. Sie können auch bei Allergien helfen: Eine unspezifische Histaminausschüttung, insbesondere bei Stress, ist oft verantwortlich für juckende Haut, Schleimhautreizungen und Fließschnupfen (Rhinitis); einige Sesquiterpene wirken regulierend auf die Histaminausschüttung, da sie die Zellmembranen der Mastzellen stabilisieren. So beruhigen sie die irritierte und nervöse Haut oder Schleimhaut. Daneben haben sie regenerierende Eigenschaften und unterstützen so den Reparaturmechanismus der Zellen.

● *Psychische Wirkung:* Öle mit einem hohen Sesquiterpengehalt sind »Seelenführer zur eigenen Mitte«. Sie geben Kraft, Stärke, Selbstvertrauen und unterstützen unsere Ausstrahlung. Dies hängt u. a. mit ihrem pheromonähnlichen

Charakter zusammen (Seite 17). Sesquiterpene sind allgemein angstlösend, mildern übermäßige Erregbarkeit und Unruhe, ohne zu dämpfen. Es wird vermutet, dass Sesquiterpene in der Lage sind, die Produktion der GABA (engl. *gamma-amino-butyric-acid* = Gammaaminobuttersäure), des Hauptbotenstoffs im Gehirn, wieder anzuregen. Dieser sinkt bei Stress, Hektik und Reizüberflutung ab, was zu Ängsten, Erregbarkeit, Nervosität führt. Weiterhin fördern und regulieren die Sesquiterpene das Zusammenspiel unterschiedlicher Botenstoffe, sodass sie sowohl beruhigend als auch stimulierend und kräftigend wirken können – je nach Stimmungslage. Sesquiterpenhaltige Öle sind Spezialisten für psychosomatische Beschwerden.

Typische Vertreter und Vorkommen

Ingwer:	60–65 % (v. a. Zingiberen)
Kamille blau:	45–70 % (v. a. Chamazulen, Farnesen)
Manuka:	65–68 % (v. a. Cadinen)
Melisse:	40–60 % (v. a. beta-Caryophyllen)
Narde:	60–66 % (v. a. Patchoulen)
Vetiver:	45–50 % (v. a. Vetiven)
Virginiawacholder:	50–65 % (v. a. Cedrene)
Ylang komplett:	55–70 % (v. a. Germacren)
Zeder:	75–80 % (v. a. Himalachen)

➤ Alkohole

Die Gruppe der Terpenalkohole umfasst die …
- **Monoterpenalkohole,** auch **Monoterpenole** genannt (z. B. Linal**ol**, Gerani**ol**, Citronell**ol**),
- **Sesquiterpenalkohole,** auch **Sesquiterpenole** genannt (Santal**ol**, Bisabol**ol**),
- **Diterpenalkohole,** auch **Diterpenole genannt** (Phyt**ol**, Sclare**ol**).

Endung -ol

Sie gehören zu den verträglichsten Inhaltsstoffgruppen, die die Haut pflegen und auch in höheren Dosierungen äußerst selten allergische Reaktionen hervorrufen.

Monoterpenole

- *Körperliche Wirkung:* Monoterpenole sind starke Immunmodulatoren, denn sie können das Immunsystem in unspezifischer Art rasch gegen unterschiedliche Stressfaktoren schützen. So wirken sie harmonisierend auf Hormon-, Herzkreislauf- und Nervensystem. Sie fördern den Reparaturmechanismus der Hautzellen, wirken hautpflegend und zellregenerierend. Sie haben ausgeprägte antibakterielle, antivirale und antimykotische Eigenschaften, ohne die Haut oder die körpereigene Hautflora anzugreifen.
- *Psychische Wirkung:* Monoterpenole, insbesondere die azyklischen (offenen Ketten-) Verbindungen wie Linalool, Geraniol, Citronellol – die Leitsubstanzen von Rose und Geranium –, haben vermutlich adaptogene Wirkungen. Adaptogene sind arzneilich wirksame Stoffe, die nicht toxisch sind und dem Organismus helfen können, sich besser an veränderte Umweltbedingungen anzupassen. (Wagner u. Wiesenauer 2003) Sie regulieren im hohen Maße die Stresshormonproduktion, sodass übermäßige Erregbarkeit zurückgefahren wird, bei Mutlosigkeit

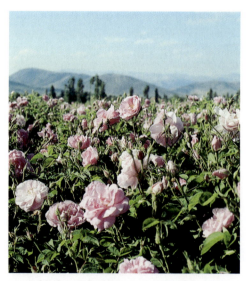

Im türkischen Atlasgebirge wird die Damaszenerrose großflächig angebaut. Hauptinhaltsstoff des Rosenöls sind Monoterpenole.

oder Lethargie dagegen wirken sie stimulierend. Sie sind stark stimmungsaufhellend und fördern die Wahrnehmung der Umwelt, die Achtsamkeit und das Mitgefühl.

Typische Vertreter und Vorkommen

Koriander:	60–80 % (v. a. Linalool)
Lavendel fein:	30–40 % (v. a. Linalool)
Linaloeholz:	80–90 % (v. a. Linalool)
Palmarosa:	80–85 % (v. a. Geraniol)
Rose:	65–75 % (v. a. Citronellol, Geraniol)
Rosengeranie:	50–65 % (v. a. Citronellol, Geraniol)
Rosenholz:	85–95 % (v. a. Linalool bis 90 %)
Tea Tree:	35–50 % (v. a. Terpinen-4-ol)
Thymian Linalool:	75 % (v. a. Linalool)

Sesquiterpenole

- **Körperliche Wirkung:** Sesquiterpenole sind langsam, aber nachhaltig wirkende Immunmodulatoren. Auf unspezifische Art stärken sie die körpereigenen Abwehrkräfte und wirken harmonisierend auf den Hormonhaushalt. Sie sind venentonisierend, außerdem hautregenerierend, ausgesprochen hautpflegend und auch bei chronischen Hauterkrankungen bewährt.
- **Psychische Wirkung:** Die Sesquiterpenole stellen eine sehr uneinheitliche Gruppe dar. Gemeinsam ist ihnen die stark regulierende Wirkung auf die Hypophyse und das nachgeordnete Hormonsystem. Sie wirken ausgleichend auf das vegetative Nervensystem, das heißt, sie fördern eine neurovegetative Mittellage – Sympathikus und Parasympathikus können besser zusammenarbeiten. Sie stärken die Widerstandskraft gegenüber psychischem Stress und glätten Emotionen, sodass eine übermäßige Erregbarkeit, Nervosität und Agressivität zurückgefahren wird. Ganz subtil fördern sie das seelische Gleichgewicht und regulieren die Sexualhormone. Dies wird u. a. durch ihren pheromonähnlichen Charakter unterstützt.

Typische Vertreter und Vorkommen

Amyris:	60–70 % (v. a. Eudesmol)
Kamille blau:	5–30 % (Bisabolol)
Karottensamen:	50–60 % (v. a. Carotol, Daucol)
Patchouli:	30–60 % (v. a. Patchoulol)
Sandelholz:	85–95 % (v. a. Santalol)
Virginiawacholder:	25–40 % (v. a. Cedrol)

Diterpenole

Die Diterpenole (20 C-Atome) kommen auf Grund ihrer großen Moleküle in den Destillaten nur in Spuren vor. In höheren Dosierungen findet man sie in den Absolues. Sie haben ähnliche Eigenschaften wie die Sesquiterpenole (s.o.). Durch ihre stresslösende Wirkung beeinflussen sie u. a. das Zusammenspiel der Sexualhormone ausgesprochen positiv.

Typische Vertreter und Vorkommen

Jasmin Absolue:	15–45 % (v. a. Phytol)
Muskatellersalbei:	bis 1 % (Sclareol)
Weihrauch Eritrea:	bis 2,5 % (v. a. Incensol)
Zypresse:	bis 0,5 % (v. a. Abienol)

▶ Aldehyde

Wenn primäre Terpenalkohole oxidiert werden, entstehen Terpenaldehyde.

Diese Gruppe umfasst die Monoterpenaldehyde (10 C-Atome) und die Sesquiterpenaldehyde (15 C-Atome). Sie haben unterschiedliche Eigenschaften, die differenziert betrachtet werden müssen.

- **Monoterpenaldehyde** (z. B. Citr**al** [Gerani**al** und Ner**al**], Citronell**al**),
- **Sesquiterpenaldehyde** (z. B. Sinens**al**, Santal**al**, Valeren**al**).

Endung **-al**

Monoterpenaldehyde

Die Monoterpenaldehyde zeichnen sich durch einen zitronenartigen Duft aus. Die Moleküle sind wenig stabile Verbindungen, die empfindlich gegenüber Säuren, Licht und Luft sind – das heißt, sie reagieren auch auf Haut und Schleimhaut stark. In höheren Dosierungen sind sie, insbesondere bei empfindlicher Haut, haut- und schleimhautreizend.

Das mengenmäßig wichtigste Monoterpenaldehyd Citral besteht aus zwei Isomeren: Geranial und Neral. Es sind Verbindungen, die die gleiche Formel haben, aber nicht deckungsgleich sind. Beide Verbindungen, Neral und Geranial, bilden zusammen den typisch zitrusartigen Geruch, sodass man allgemein von Citral spricht.

• *Körperliche Wirkung:* Ätherische Öle mit hohem Monoterpenaldehydgehalt entwickeln ihre Wirkung u. a. durch den direkten Einfluss auf die Prostaglandine (Gewebshormone), sodass eine Erhöhung von Schmerz- und Entzündungsmediatoren teilweise unterbunden wird. Sie wirken durch ihre reaktionsfreudigen Moleküle in einem breiten Spektrum antibakteriell, antimykotisch, antiviral und stärken die körpereigene Abwehr. Außerdem wirken sie kreislaufanregend und erwärmend und in höherer Dosierung leicht blutdruckerhöhend. Sie sind verdauungsfördernd und appetitanregend.

• *Psychische Wirkung:* Öle mit einem hohen Anteil an Monoterpenaldehyden wirken in sehr geringer Dosierung beruhigend, das heißt, sie fördern eine »ruhevolle Wachheit«. In normaler Dosierung sind sie anregend und belebend. In hoher Dosierung kann es zu Unruhe und Reizbarkeit kommen (siehe Dosierung, Seite 58).

In physiologischer Dosierung haben diese Öle also – ähnlich Zitronenöl – eine anregende, belebende und erfrischende Wirkung. Sie reduzieren innere Spannungen, lösen geistige Knoten, fördern neue Ideen und Kreativität. Sie wirken gegen geistige Müdigkeit und sind seelisch stark aufhellend. Man nimmt an, dass die Monoterpenaldehyde u. a. modulierend auf die Dopaminausschüttung einwirken. (Der Neurotransmitter Dopamin, dieses »Kreativhormon«, reagiert empfindlich auf Stress. Durch Absinken des Dopaminspiegels kommt es zu Fantasielosigkeit, geistiger Einengung, psychischer Abstumpfung bis hin zu unbestimmten Angstzuständen und depressiver Verstimmung.)

In den meisten Publikationen wird die beruhigende Wirkung der Monoterpenaldehyde sehr betont. Dadurch kommt es bei Ölen mit hohem Monoterpenaldehydgehalt häufig zu Pannen. Gerade nervöse »Dünnhäuter«, insbesondere zarte, sensible Kinder, können sehr heftig auf diese Öle (in Duftlampe, Massagen, Bädern) reagieren. Man beobachtet Reizbarkeit, Unruhe, erhöhte Erregbarkeit bis hin zu allergischen Reaktionen. Die Dosierung entscheidet über die Verträglichkeit.

! *Ätherische Öle mit einem hohen Anteil an Monoterpenaldehyden sollten nicht pur auf die Haut gegeben werden, da es sonst zu Hautreizungen bis hin zu allergischen Reaktionen kommen kann.*

Typische Vertreter und Vorkommen

Eisenkraut:	35–40 % (v. a. Citral)
Eukalyptus citriodora:	65–90 % (Citronellal)
Lemongrass:	70–85 % (Citral)
Litsea:	70–80 % (v. a. Citral)
Melisse:	25–55 % (v. a. Citral)

Sesquiterpenaldehyde

Die großmolekularen Sesquiterpenaldehyde sind mild in ihrer Wirkung. Sie kommen nur selten und in geringer Dosierung in ätherischen Ölen vor und haben einen sehr intensiven Geruch.

• *Körperliche Wirkung:* Da sie nur in Spuren vorkommen, sind körperliche Wirkungen nicht zuzuordnen.

• *Psychische Wirkung:* Mild angstlösend und ausgleichend. Auch in geringen Dosierungen sind sie von hoher Wirksamkeit.

Typische Vertreter und Vorkommen

Lemongrass:	3 % (Farnesal)
Narde:	in Spuren (Valerenal)
Orange:	0,1 % (v. a. Sinensal)

▶ Ketone

Wenn sekundäre Terpenalkohole oxidiert werden, entstehen Terpenketone.

Die Gruppe der Terpenketone umfasst die Monoterpenketone (10 C-Atome) und die Sesquiterpenketone (15 C-Atome). Diese Verbindungen haben als funktionelle Gruppe die Ketogruppe bzw. Carbonylgruppe.

- **Monoterpenketone** (Borne**on** = Kampfer, Thuj**on**),
- **Sesquiterpenketone** (Atlant**on**, Ir**on**, Valeran**on**).

Endung **-on**

Im allgemeinen Sprachgebrauch werden sowohl die Monoterpenketone als auch die Sesquiterpenketone als »Ketone« bezeichnet. Beide sind recht beständige Verbindungen, sodass sie kaum hautreizend sind. Man muss jedoch sehr genau zwischen beiden Gruppen unterscheiden.

Die kleinen Moleküle der Monoterpenketone greifen schnell in den Gehirnstoffwechsel ein und sind dort höchst reaktiv. In höheren Dosierungen können sie neurotoxisch sein (Seite 27)!

Die großmolekularen Sesquiterpenketone dagegen sind auch in höheren Dosierungen ausgesprochen verträglich.

! *Merke: Wenn man von »Ketonen« spricht, muss man genau wissen, um welche Gruppe es sich dabei handelt!*

Monoterpenketone

- *Körperliche Wirkung:* Die Monoterpenketone haben nicht nur eine große Affinität zum Nervensystem, sondern auch zur Haut und Schleimhaut. Sie haben eine epithelisierende und granulationsfördernde Wirkung. Sie unterstützen den Vernarbungsprozess und die Wundheilung positiv. Sie haben eine stark ausgeprägte mukolytische (schleimverflüssigende) Wirkung auf die Atmungsorgane.

Durch ihre spasmolytische Wirkung auf den Magen-Darm-Trakt wirken sie wie ein mildes Karminativum bei Völlegefühl und Meteorismus (Blähungen). Sie regen den Gallenfluss an und wirken dadurch leberentlastend. Weiterhin wirken sie antibakteriell und antiviral.

- *Psychische Wirkung:* Duftpflanzen mit einem hohen Monoterpenketongehalt wie Schopflavendel, Salbei oder Ysop waren typische Räucherwerke der Schamanen. Durch Einatmen des Rauchs wurden tranceähnliche Zustände erzeugt, um die Natur und den Menschen meditativ besser zu erfassen und dem Kranken ganzheitlich zu helfen. Darauf gründet mancher Warnhinweis bei ätherischen Ölen, die mit dieser Wirkung jedoch nicht dienen können.

Die Monoterpenketone sind psychotrope (also auf die Psyche einwirkende) Substanzen, die eine starke Wirkung auf den Gehirnstoffwechsel haben. In geringer Dosierung wirken sie geistig und seelisch klärend, öffnend und stimulierend, aber auch entspannend. Dabei wird der Gehirnstoffwechsel angeregt und mobilisiert.

Monoterpenketonhaltige Öle beeinflussen unter anderem den Neurotransmitter Acetylcholin positiv, der für eine gute Gehirnfunktion nötig ist, aber auch Serotonin, das für Ruhe im »Bauchhirn« sorgt und gute Laune fördert. In geringen Dosierungen unterstützen sie wohl die Kooperation zwischen zentralem und enterischem Nervensystem (Seite 13).

! *Nebenwirkungen: An dieser Stelle sei einer der wenigen wirklich berechtigten Warnhinweise in der Aromatherapie angebracht. In zu hoher Dosierung wirken Öle mit hohem Monoterpenketongehalt, v. a. wenn sie regelmäßig innerlich eingenommen werden, neurotoxisch (Seite 27). Es muss aber deutlich unterschieden werden zwischen innerlicher Einnahme, die in höheren Dosierungen problematisch ist, und der Aufnahme über die Haut. Letztere ist unproblematisch, es sei denn bei hochdosierter, längerer Anwendung auf der Haut und Schleimhaut.*

Ätherische Öle mit einem hohen Monoterpenketongehalt sind kontraindiziert bei Kindern sowie während der Schwangerschaft, da sie in höherer Dosierung abortiv wirken können (Seite 27).

Typische Vertreter und Vorkommen

Kümmel:	60 % (v. a. (+)-Carvon)
Nanaminze:	50–60 % (v. a. (–)-Carvon)
Pfefferminze:	25 % (v. a. Menthon)
Rosmarin CT	
Kampfer:	30 % (v. a. Kampfer = Borneon)
Salbei:	30–60 % (v. a. Thujon)
Schopflavendel:	70–80 % (v. a. Fenchon)
Ysop off.:	40–60 % (v. a. Isopinocamphon)

Sesquiterpenketone

- *Körperliche Wirkung:* Die Sesquiterpenketone haben einen großen Bezug zur Haut, Schleimhaut und zum Nervensystem. Sie wirken stark haut-, gewebs- und zellregenerierend, wundheilend und mukolytisch (schleimlösend). Sie haben ähnliche Eigenschaften wie die Monoterpenketone, jedoch ohne deren Nebenwirkungen.
- *Psychische Wirkung:* Generell wirken sesquiterpenketonhaltige Öle, auch in geringen Spuren, mild angstlösend. Sie haben ein große Affinität zu den GABA-Rezeptoren (Seite 32). Ihr Einfluss auf den Gehirnstoffwechsel führt zu einer Anhäufung des Überträgerstoffs, sodass die Erregbarkeit der Nervenzellen zurückgefahren wird. Die Sesquiterpenketone wirken wie ein Sedativum, aber ohne Nebenwirkungen. Öle mit Sesquiterpenketonen sorgen für innere Ruhe, Gelassenheit und stärken, ähnlich wie die Sesquiterpene, das seelische Gleichgewicht. Auch die Sesquiterpenketone haben einen pheromonähnlichen Charakter (Seite 17).

Typische Vertreter und Vorkommen

Iris:	55–75 % (v. a. Iron)
Narde:	8–15 % (v. a. Valeranon)
Osmanthus:	25 % (v. a. Jonon)
Vetiver:	15 % (v. a. Vetiveron)
Zeder:	3–12 % (v. a. Atlanton)

Di- und Triketone

Sesquiterpenketone enthalten normalerweise eine Ketogruppe. Es gibt aber auch Ausnahmen,

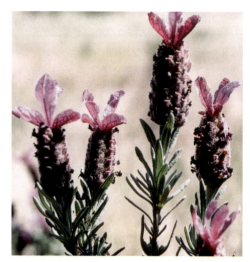

Schopflavendel (Lavandula stoechas) liefert im Gegensatz zu anderen Lavendelarten ein ätherisches Öl mit sehr hohem Monoterpenketongehalt.

die zwei oder drei funktionelle Ketogruppen aufweisen. Man nennt sie dann entsprechend Di- oder Triketone. Ihre körperlichen und psychischen Eigenschaften entsprechen in etwa denen der Sesquiterpenketone. Sie haben jedoch besonders wund- und hautregenerierende Wirkungen und sind Spezialisten darin, Hämatome (Blutergüsse) schnell aufzulösen. Der Lymphfluss wird stark angeregt, sodass es zur schnellen Abschwellung kommt. Sie wirken dabei besonders schmerzlindernd.

Typische Vertreter und Vorkommen

Immortelle:	10–15 % (Diketone, v. a. Italidion)
Manuka:	25 % (Triketone, v. a. Leptospermon)

▶ Oxide

Wenn von Oxiden die Rede ist, dann ist damit die – sehr uneinheitliche – Gruppe der Terpenoxide gemeint. Es sind ringförmige Kohlenstoffverbindungen, in denen ein Sauerstoffatom integriert ist. Die recht stabilen Verbindungen wirken kaum hautreizend. Die Gruppe umfasst die

Monoterpenoxide (10 C-Atome) und die Sesquiterpenoxide (15 C-Atome):
- **Monoterpenoxide** oder **Oxide**,
  (z. B. 1,8-Cineol)
- **Sesquiterpenoxide** (z. B. Bisabololoxid).

Monoterpenoxide

Der wichtigste Vertreter der Monoterpenoxide ist 1,8-Cineol. Es verleiht den ätherischen Ölen einen medizinisch-frischen, eukalyptusartigen Duft. Daher wurde 1,8-Cineol früher auch Eukalyptol genannt. Die anderen Oxide spielen keine wesentliche Rolle.

- *Körperliche Wirkung:* Ätherische Öle, die über 30 % 1,8-Cineol enthalten, sind wichtige pharmakologische Öle, die gut untersucht sind. Sie wirken stark expektorierend (auswurffördernd), mukolytisch (schleimverflüssigend), sekretomotorisch (schleimabtransportierend) und sekretionsfördernd. Daneben weist 1,8-Cineol einen surfactant-ähnlichen Effekt auf *(surfactant:* engl. Kurzbildung aus »surface activ agent« = grenzflächenaktiver Stoff): Er verhindert das Verkleben von Schleimplaques im Alveolenbereich, der kein Flimmerepithel aufweist. (Wagner u. Wiesenauer 2003) Die Öle haben eine Reinigungs- und Abtransportfunktion. Sie wirken stark entzündungshemmend auf die Schleimhaut oder Bronchien, sodass oft auf Cortison verzichtet werden kann. 1,8-Cineol beeinflusst den Parasympathikus positiv. Es entkrampft die glatte Muskulatur der Bronchien und des Darms. Weiterhin sind 1,8-Cineol-reiche Öle durchblutungsfördernd, erwärmend, hautpflegend und fördern den Hautstoffwechsel.
- *Psychische Wirkung:* Diese ätherischen Öle wecken die Lebensgeister, sorgen für Durchhaltevermögen und psychische Widerstandskraft. Sie wirken geistig anregend, fördern logisches Denken, Konzentrations- und Merkfähigkeit, da der Gehirnstoffwechsel und die Ausschüttung anregender Botenstoffe aktiviert werden. Vermutlich wirkt 1,8-Cineol auch modulierend auf den Neurotransmitter Acetylcholin, der Logik und Vernunft fördert, intellektuelle Leistungen wie Urteilsvermögen und Einsichtsfähigkeit.

Typische Vertreter und Vorkommen

Cajeput:	50–65 % (v. a. 1,8-Cineol)
Eukalyptus globulus:	65–75 % (v. a. 1,8-Cineol)
Eukalyptus radiata:	65–80 % (v. a. 1,8-Cineol)
Myrte Türkei:	40–50 % (v. a. 1,8-Cineol)
Niaouli:	40–60 % (v. a. 1,8-Cineol)
Ravintsara:	55–65 % (v. a. 1,8-Cineol)
Lorbeer:	35–50 % (v. a. 1,8-Cineol)
Rosmarin Cineol:	45–50 % (v. a. 1,8-Cineol)
Speiklavendel:	25–35 % (v. a. 1,8-Cineol)

Sesquiterpenoxide

Sesquiterpenoxide sind kaum in ätherischen Ölen zu finden. Über ihre Wirkweise weiß man wenig. Sie sind wie alle Sesquiterpen-Derivate sehr hautfreundlich und mild.

- *Körperliche Wirkung:* entzündungshemmend, hautpflegend und hautregenerierend.
- *Psychische Wirkung:* mild angstlösend und ausgleichend.

Typische Vertreter und Vorkommen

Kamille blau:	16–45 % (Bisabololoxid)
Myrrhe:	60 % (v. a. Sesquiterpenfuran)

➤ Ester

Alkohole und Säuren bilden unter Wasserabspaltung Ester: *Alkohol + Säure → Ester + Wasser.* Z. B. Linalylacetat, Leitsubstanz des Lavendelöls: *Linalool + Essigsäure → Linalylacetat + Wasser.*

Unter den Begriff Ester werden die verschiedenen Terpenester zusammengefasst. Da **Mono- und Sesquiterpenester** in etwa gleiche Eigenschaften haben, werden sie hier auch gemeinsam beschrieben. Diese Stoffgruppe hat im Allgemeinen einen angenehm blumigen oder fruchtigen Duft.

Endung **-at** (z. B. Linalylacet**at**, Geranylacet**at**)

Mono- und Sesquiterpenester

- *Körperliche Wirkung:* Terpenester sind recht stabile Verbindungen, die ausgesprochen hautfreundlich und sehr verträglich sind. Öle mit einem hohen Estergehalt wirken häufig insbesondere bei Hautproblemen im Anfangsstadium entzündungshemmend und antimykotisch. Sie wirken ganzheitlich entspannend, regulieren die Serotoninausschüttung und sind dadurch ausgesprochen schlaffördernd und schmerzstillend, vor allem bei chronischen Schmerzen. Daneben wirken sie bei nervösen Herzbeschwerden wie Herzjagen, Herzstechen oder Blutdruckschwankungen ohne organische Ursache, da Catecholamine (Stresshormone) leicht zurückgefahren werden, sodass sich das Herz entkrampft und das Herz-Kreislauf-System harmonisiert wird. Im Zusammenspiel mit anderen Inhaltsstoffen haben sie hormonmodulierende und -regulierende Eigenschaften.

Öle mit hohem Estergehalt sind ein Muss in der Aromatherapie und -pflege: Wegen ihrer ausgleichenden, entkrampfenden, entzündungshemmenden und antimykotischen Wirkung sowie ihrer großen Verträglichkeit sind sie universell einsetzbar.

- *Psychische Wirkung:* Die Ester wirken, immer im Zusammenspiel mit den anderen Inhaltsstoffen, ganzheitlich beruhigend und entspannend auf das zentrale Nervensystem und die nachgeordneten Organe. Sie steigern das persönliche Wohlbefinden, denn sie wirken positiv regulierend auf die Serotoninausschüttung im Gehirn. Der Neurotransmitter Serotonin wirkt antidepressiv und sorgt für »heitere Gelassenheit«. Der zwischenmenschliche Dialog, das Gefühl für Mitmenschen und Umwelt werden gefördert.

Typische Vertreter und Vorkommen

Bergamotte:	30–45 % (v. a. Linalylacetat)
Fichtennadel sibirisch:	32–44 % (v. a. Bornylacetat)
Kamille römisch:	70–80 % (v. a. Isobutyl- und Isoamylangelat)
Kardamom:	32–40 % (v. a. Terpinylacetat)
Lavendel fein:	40–50 % (v. a. Linalylacetat)
Muskatellersalbei:	65–80 % (v. a. Linalylacetat)
Petit grain Bitterorange:	60 % (v. a. Linalylacetat)

Die aromatischen Verbindungen – Benzolverbindungen

Der Benzolring ist der Grundkörper zahlreicher stark riechender, aromatischer Verbindungen. In allen Verbindungen dieser Gruppe ist er charakteristisch in der Strukturformel. Der Name für diese Verbindungen ist mit der Entdeckung des Benzol-Ringsystems historisch gewachsen. Daraus erklärt sich auch eine gewisse Begriffsverwirrung. Synonym für die gleichen Verbindungen werden die Begriffe *Benzol-, Benzyl-* oder *Phenylverbindungen* sowie *aromatische Verbindungen* verwendet.

Der Benzolring

Im Benzolring (Summenformel $C_6\text{-}H_6$) sind je sechs C-Atome (Kohlenstoffatome) in einem Ring miteinander verbunden, begleitet von sechs über den Ring verteilten H-Atomen (Wasserstoffatomen). Er wird auch »aromatischer Ring« genannt.

Die klassischen Strukturformeln können die Besonderheit des aromatischen Rings nicht wiedergeben. Um dieses Ringsystem stabil zu halten, ist ein Teil der Elektronen delokalisiert und damit gleichmäßig im Ringsystem verteilt. In der Strukturformel wird dieser Anteil meistens durch einen inneren Ring gekennzeichnet.

Der Benzolring oder aromatische Ring – in zwei gebräuchlichen Darstellungsweisen.

Werden ein oder mehrere H-Atome durch ein anderes Atom oder Molekül ersetzt, so spricht man von Benzylverbindungen bzw. Phenylverbindungen oder aromatischen Verbindungen.

Beispiele für Strukturformeln von aromatischen Verbindungen: links Thymol, ein Monoterpenphenol, rechts Eugenol, ein Phenylpropan-Derivat.

Einteilung der Inhaltsstoffgruppen

Diese Stoffgruppe wird durch unterschiedliche Synthesewege in der Pflanze gebildet.

Die Einteilung der aromatischen Inhaltsstoffgruppen wird im Folgenden nicht nur nach ihrer Entstehung bzw. nach ihren Synthesewegen vorgenommen, sondern auch nach ihrer körperlichen und psychischen Wirkungsweise. Daher können auch mehrere Gruppen zusammengefasst und gemeinsam abgehandelt werden.

▶ Monoterpenphenole

Monoterpenphenole sind pflanzliche Phenole – fälschlicherweise auch als »aromatische Alkohole« bezeichnet –, bei denen eine OH-Gruppe (Hydroxylgruppe) direkt mit dem aromatischen Ring (Benzol- oder Phenylring) verknüpft ist, was ihnen einen leicht sauren Charakter verleiht. So wurde Thymol früher auch Thymiansäure genannt.

Monoterpenphenole unterscheiden sich, bedingt durch den Benzolring, in ihrer Wirkung deutlich von den anderen Terpen-Verbindungen, zu deren Gruppe sie gezählt werden.
Endung **-ol** (z. B. Carvacr**ol**, Thym**ol**)

! *Thymol wirkt etwa 20-mal stärker desinfizierend als das stark hautreizende und giftige mineralische Phenol (Karbolsäure). Und: Das pflanzliche Monoterpenphenol ist, bedingt durch die eingefügte Kohlenstoffkette am Ringsystem, praktisch ungiftig und zerstört nicht die Haut.*

● *Körperliche Wirkung:* Monoterpenphenolhaltige Öle besitzen eine besonders starke antiinfektiöse Wirkung im Lungen- und Darmbereich sowie im Urogenitaltrakt. Sie wirken stark expektorierend (auswurffördernd). Gleichzeitig wird das Immunsystem gestärkt (Regulierung der Gammaglobuline). (Franchomme u. Pénoël 2001) Dabei ist Carvacrol nicht so stark wirksam wie Thymol. Diese Öle werden gerne bei Massagen eingesetzt, da sie besonders schmerzstillend, erwärmend und durchblutungsfördernd sind. Eine höhere Dosierung kann jedoch zur Erhöhung des Blutdrucks führen.

● *Psychische Wirkung:* Monoterpenphenolhaltige Öle helfen aus Lethargie, Traurigkeit und Gefühlskälte. Sie stärken nicht nur körperliche, sondern auch seelische Abwehrkräfte. Modulierend, stärkend und angstlösend, wirken sie seelisch aufrichtend. Sie haben eine modulierende Wirkung auf anregende Neurotransmitter wie Noradrenalin (Seite 13) und sorgen für eine positive Grundstimmung und Vitalität.

! *Nebenwirkungen: Vorsicht! Die Monoterpenphenole gehören neben Eugenol und Zimtaldehyd (Seite 40) zu den stärksten Inhaltsstoffen in der Aromatherapie. In zu hoher Dosierung können sie Haut- und Schleimhautreizungen hervorrufen. Die innerliche Anwendung sollte unbedingt vermieden werden. Zumal Monoterpenphenole nach längerer Einnahme (ca. vier Wochen) hepatotoxisch (leberschädigend) wirken. Für Kleinkinder sind monoterpenphenolhaltige Öle nur in Mischungen in ganz niedriger Dosierung geeignet.*

Typische Vertreter und Vorkommen

Bergbohnenkraut:	30–50 % (v. a. Carvacrol)
Thymian Carvacrol:	30–55 % (v. a. Carvacrol)
Thymian Thymol:	30–55 % (v. a. Thymol)

➤ Phenylpropan-Derivate

Ein weiterer Syntheseweg aromatischer Verbindungen erfolgt im Aminostoffwechsel. Durch Abbau der Aminosäure Phenylalanin entsteht die Zimtsäure. Diese ist Ausgangspunkt der verschiedenen Phenylpropan-Derivate. Das Grundgerüst der Verbindung ist eine C_6-C_3-Struktur, die mit unterschiedlichen funktionellen Gruppen verbunden ist. Klassische Phenylpropan-Derivate sind Eugenol, Zimtaldehyd und Ether.

Eugenol und Zimtaldehyd

Beide haben körperlich und psychisch sehr ähnliche Eigenschaften, sodass sie hier in einer Gruppe zusammengefasst wurden.
- **Eugenol** ist ein Phenylpropan mit Phenolcharakter. Seine Eigenschaften sind den Monoterpenphenolen (Seite 39) sehr ähnlich, aber die Wirkung ist noch intensiver.
- **Zimtaldehyd** ist ebenfalls ein Phenylpropan und gehört zu den aromatischen Aldehyden, hat aber einen anderen Syntheseweg als die auf Seite 43 beschriebenen Aldehyde.

! *Im Gegensatz zu anderen aromatischen Aldehyden gehört Zimtaldehyd zu den kraftvollsten Inhaltsstoffen. Öle mit hohem Zimtaldehydgehalt sollten daher nur niedrig dosiert und in Mischungen – niemals pur – verwendet werden. Zimtaldehyd ist eine sehr reaktionsfähige, wenig stabile Verbindung, die gegenüber Luft, Licht und Wärme empfindlich ist und sich leicht zersetzt. Das heißt, es reagiert auf Haut und Schleimhaut sehr stark!*

- *Körperliche Wirkung:* Öle mit einem höheren Gehalt an Eugenol oder Zimtaldehyd zeigen ein breites Wirkungsspektrum gegen Bakterien, Pilze und Viren. Sie wirken durchwärmend, kreislaufanregend und in höheren Dosierungen blutdrucksteigernd. Sie entkrampfen den Darmbereich und wirken dadurch verdauungsfördernd. Bei rheumatischen Erkrankungen sind sie stark schmerzstillend und entzündungshemmend, da sie direkten Einfluss auf die Prostaglandine (Ge-

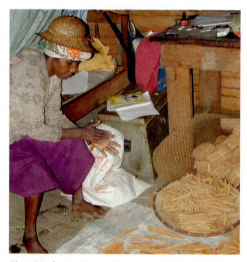

Eine Madagassin sortiert getrocknete Zimtrinde für den Gewürzversand. Zur Destillation von Zimtrindenöl verwendet man Späne, die sich nicht als Zimtstangen verkaufen lassen.

webshormone) nehmen, sodass die Produktion von Entzündungsmediatoren reduziert wird.
- *Psychische Wirkung:* Diese Inhaltsstoffe haben einen kraftvollen, warmen, umhüllenden Duft, der bei Lethargie, Lustlosigkeit, Stimmungstiefs, Mutlosigkeit sowie Erschöpfungs- und Schwächezuständen hilft. Es werden vorrangig anregende Neurotransmitter wie Noradrenalin und Dopamin mobilisiert. Sie geben Energie, Vitalität und Lebensfreude, wirken generell konzentrationsfördernd, geistig stimulierend und strukturierend, sorgen für »inneren Halt« und seelische Widerstandskraft.

! *Nebenwirkungen: Beide Inhaltsstoffe sind in höheren Dosierungen hautreizend und können allergische Reaktionen hervorrufen. Eugenol besitzt ein geringes bis mittelstarkes, Zimtaldehyd ein mittelstarkes Sensibilisierungspotenzial. (Teuscher 2003) Ein gut destilliertes Öl mit allen Inhaltsstoffen ist jedoch um vieles verträglicher als die Einzelstoffe. Warnhinweise, die Inhaltsstoffe seien leberschädigend, beziehen sich ausschließlich auf die Einnahme in hoher Dosierung. Dies ist in der französischen Aromatherapie üblich, wird in Deutschland aber nicht empfohlen.*

Typische Vertreter und Vorkommen

Bay:	40–55 % (v. a. Eugenol)
Cassia:	75–90 % (v. a. Zimtaldehyd)
Nelkenknospen:	70–80 % (v. a. Eugenol)
Zimtblätter:	80–90 % (v. a. Eugenol)
Zimtrinde:	55–75 % (v. a. Zimtaldehyd)

Ether

Typischen Vertreter in ätherischen Ölen sind die **Phenylether:** eine Sammelbezeichnung für Ether der allgemeinen Formel R1-O-R2. R1 ist ein Phenyl-, Benzol- oder aromatischer Ring, der mit einem Alkohol R2 verbunden ist.

- *Körperliche Wirkung:* Öle mit einem hohen Ethergehalt wirken stark krampflösend, vor allem im Bereich der Verdauungsorgane, und helfen bei Beschwerden wie krampfartigen Magen-Darm-Beschwerden, Völlegefühl und Blähungen. Sie steigern die Magensaftsekretion und fördern die Magen-Darm-Motilität. Sie regen den Gallenfluss an und wirken dadurch leberentlastend.
- *Psychische Wirkung:* Ether haben eine starke Affinität sowohl zum zentralen als auch zum enterischen Nervensystem (Seite 13). Öle mit einem hohen Ethergehalt stärken und tonisieren das Nervensystem bei geistiger Müdigkeit. Sie wirken bei Reizbarkeit oder bei »Wut im Bauch« angenehm entspannend. Entscheidungen »aus dem Bauch« werden gefördert. Sie wirken mild antidepressiv und angstlösend – insbesondere, wenn Leber, Galle und Darm die Ursache sind. Unter anderem wirken Ether modulierend auf die Serotoninausschüttung. Das »Glückshormon« Serotonin wird nicht nur im Gehirn produziert, sondern auch im hohen Maße im enterischen Nervensystem.

Typische Vertreter und Vorkommen

Anis:	93–96 % (v. a. Anethol)
Basilikum	
Linalool:	30 % (v. a. Methylchavicol)
Estragon:	70–80 % (v. a. Methylchavicol)
Fenchel:	55–85 % (v. a. Anethol)

Cumarine

Die Bezeichnung Cumarin stammt von dem in Südamerika heimischen Baum »Coumarouna« (Dipteryx odorata). Aus seinem Samen, der Tonkabohne, wurde das erste alpha-Benzopyron gewonnen. Der Duft erinnert an Waldmeister, gemähte Sommerwiesen, Marzipan und Karamel.

Auch die Gruppe der Cumarine lässt sich aus den Phenylpropan-Derivaten ableiten, hat jedoch eine abgewandelte Grundstruktur.

Grundsätzlich muss zwischen zwei verschiedene Cumarinarten unterschieden werden:
- **Cumarine**: Einen hohen Gehalt an Cumarin findet man in der Tonkabohne, geringe Spuren z. B. im Lavendelöl. Cumarine sind – im Gegensatz zu den Furocumarinen – nicht photosensibilisierend und völlig problemlos in der Anwendung. Sie bilden teilweise bei niedriger Dosierung einen UV-Schutz.
- **Furocumarine**: Sie kommen im Angelikaöl, Bergamotteöl, in Spuren in den anderen Zitrusölen vor und haben photosensibilisierende Eigenschaften (siehe Nebenwirkungen, Seite 42).

Die folgenden Angaben zur Wirkweise der Cumarine gelten für beide Arten.
- *Körperliche Wirkung:* Cumarine wirken auch in geringen Konzentrationen stark muskelentkrampfend, entspannend, schmerzstillend, insbesondere bei chronischen Schmerzen, schlaffördernd und blutdruckregulierend (Serotonin Seite 13). Den Cumarinen wird häufig und fälschlicherweise eine blutverdünnende Wirkung zugeschrieben. Hier liegt jedoch eine Verwechselung mit dem Cumarin im Medikament Marcumar® vor. Dieser Stoff ist ein Kondensat aus zwei Cumarinmolekülen und wirkt innerlich angewendet blutverdünnend, was bei Cumarinen aus ätherischen Ölen mit einer einfachen Ringverbindung nicht nachgewiesen ist.
- *Psychische Wirkung:* Bereits in geringer Konzentration stehen die Cumarine für »Entspannung pur«. Ähnlich wie bei den Estern wird der Serotoninhaushalt positiv beeinflusst, sodass

Stimmungstiefs und Ängste gemildert werden. Die Cumarine sind Düfte voller Erinnerungen – nach sonnendurchfluteten Blumenwiesen und glücklichen Sommertagen. Sie verleihen dem Waldmeister und vielen Blüten, Blättern, Gräsern und Gewürzen schon in Spuren ihren besonderen Duft. Sie geben ein Gefühl von Sicherheit, Vertrautheit und Geborgenheit. Dadurch wirken sie mild angstlösend, antidepressiv und stimmungsaufhellend.

Auch die furocumarinhaltigen Öle wirken seelisch stark aufhellend, insbesondere in der dunklen Jahreszeit (z. B. Bergamotteöl). Sie beeinflussen die Epiphyse (Zirbeldrüse), die unseren individuellen Biorhythmus in Einklang mit den rhythmischen, jahreszeitlichen Vorgängen in der Natur bringt. Hier wird wohl unmittelbar das Schlafhormon Melatonin positiv beeinflusst, das in zu hoher Konzentration depressive Verstimmungen verursacht – v. a. in den lichtarmen Monaten (Winterdepression).

! *Nebenwirkungen: Öle mit höherem Furocumaringehalt dürfen wegen ihrer photosensibilisierenden Wirkung nicht pur auf die Haut gegeben werden, wenn diese anschließend der Sonne oder der Sonnenbank ausgesetzt wird.*

Typische Vertreter und Vorkommen

- **Cumarine:**

Cassia: 5–9 % (alpha-Benzopyron)
Tonkabohne: 60 % (alpha-Benzopyron)
- **Furocumarine:**

Angelikawurzelöl: in Spuren (Angelicin)
Bergamotte: 5 % (v. a. Bergapten)
Zitrusöle: 0,5–1,5 % (v. a. Bergapten)

▶ Aromatische Ester und Alkohole

Diese Stoffgruppen haben körperlich und psychisch sehr ähnliche Wirkungen und werden daher gemeinsam abgehandelt. Typisch für diese Gruppe ist der Phenyl- bzw. Benzolring.

- **Aromatische Ester** sind Verbindungen zwischen aromatischen Alkoholen und Säuren. Endung: **-at** (z. B. Benzylbenzo**at**).

- **Aromatische Alkohole:** Im Gegensatz zu den Phenolen hängt die OH-Gruppe bei den aromatischen Alkoholen nicht direkt am Phenylring. Daher sind diese Inhaltsstoffe ausgesprochen verträglich.
Endung **-ol** (z. B. Phenylethylalkoh**ol**).

- *Körperliche Wirkung:* Öle mit aromatischen Estern und Alkoholen lindern chronische Schmerzen durch vermehrte Endorphin- und Serotoninausschüttung (Seite 13). Daneben haben sie starke antispasmodische (entkrampfende), entzündungshemmende und antibakterielle Eigenschaften.
- *Psychische Wirkung:* Die Öle mit höherem Gehalt an aromatischen Estern (wie Jasmin und Ylang Ylang) wirken euphorisierend und helfen, das Leben leichter zu nehmen. Die gleiche Wirkung geht auch vom Phenylethylalkohol, einem aromatischen Alkohol, im Absolue der Rose aus. Die körpereigene Serotonin- und Endorphinausschüttung wird mobilisiert, somit werden seelischer Schmerz und Kummer gemildert. Die nonverbale Kommunikation, die bei Depression kaum vorhanden ist, wird wieder aktiviert. Erfahrungen haben gezeigt, dass die Wirkung gerade bei Winterdepressionen besonders ausgeprägt ist.

Typische Vertreter und Vorkommen

- **Aromatische Ester:**

Benzoe: 60–80 % (v. a. Benzylbenzoat)
Champaca: 35–45 % (v. a. Benzylbenzoat)
Jasmin: 35–40 % (v. a. Benzylbenzoat, Benzylacetat)
Petit grain
  Mandarine: 50 % (Methylanthranilat)
Ylang-Ylang
  extra: 40–45 % (v. a. Benzylbenzoat)
Wintergrün: 99 % (Methylsalicylat)
- **Aromatische Alkohole:**

Champaca: 8 % (v. a. Phenylethylalkohol)
Rose Absolue: 60–75 % (v. a. Phenylethylalkohol)

➤ Aromatische Aldehyde, Ketone und Säuren

Auch diese Gruppe hat ähnliche psychische und körperliche Wirkungen und kann gemeinsam abgehandelt werden. Aromatische Aldehyde, Ketone und Säuren haben einen aromatischen Ring (Phenyl- oder Benzolring), an dem funktionelle Gruppen (Aldehyd-, Säure- oder Ketogruppe) angeknüpft sind. Sie duften oft blumig-süß.

Einzelstoffe sind z. B. Vanillin, Anisketon, Benzoesäure.

- *Körperliche Wirkung:* Die Moleküle sind im Allgemeinen recht hautverträglich. Öle mit diesen Inhaltsstoffen wirken entzündungshemmend, antibakteriell, antimykotisch, spasmolytisch (entkrampfend), schmerzstillend insbesondere bei chronischen Schmerzen. Bereits in Spuren sind sie hochwirksam.
- *Psychische Wirkung:* Bei diesen Inhaltsstoffgruppen steht die psychische Bedeutung im Vordergrund. Hier finden sich viele vertraute Blumendüfte oder Hautdüfte wie Mimose, Vanille, Kreuzkümmel. Viele dieser Düfte haben Pheromoncharakter (Seite 17) mit einem warmen, sinnlichen Touch. Sie sind leicht euphorisierend und vermitteln Wärme, Nähe, Geborgenheit und Lebensfreude. Daneben wirken sie modulierend auf die Serotoninausschüttung und fördern damit Gelassenheit und Fröhlichkeit, gleichzeitig lösen sie Ängste. Sie wirken antidepressiv, auch bei Winterdepressionen.

Typische Vertreter und Vorkommen

- **Aromatische Aldehyde:**
Kreuzkümmel: 20–30 % (v. a. Cuminaldehyd)
Vanille: 80 % (v. a. Vanillin)
- **Aromatische Säuren:**
Benzoe, Styrax,
Tolu: 10–20 % (v. a. Benzoesäure)
- **Aromatische Ketone:**
Anissamen: 4 % (v. a. Anisketon)

Das »Oval« – das Modell zur Wirkung

Um einen besseren Überblick über die vielfältige Wirkung der ätherischen Öle und ihrer Hauptinhaltsstoffgruppen zu bekommen, hat Ruth von Braunschweig im Laufe der Jahre eine Grafik als Arbeitsmodell entwickelt, mit der bereits in vielen Übungen und Kursen über »Die Chemie der ätherischen Öle« gearbeitet wurde und die sich als sehr praktikabel erwiesen hat.

➤ Mnemotechnisches Modell – praktische Lern- und Gedächtnishilfe

Dieses Modell der Inhaltsstoffgruppen und Wirkungen berücksichtigt die Erfahrungsheilkunde, eigene, fremde und aus der traditionellen Heilkunde überlieferte Erfahrungen sowie wissenschaftliche Erkenntnisse.

Wie jedes Modell kann es nur eine Hilfestellung bieten, denn die Wirkungen und Wechselwirkungen der zahlreichen Inhaltsstoffe sind letztlich zu komplex für ein griffiges Modell. Es ist deshalb auf die Hauptwirkstoffgruppen und deren größte gemeinsame Nenner fokussiert, d. h.: anregend/stimulierend, entspannend/beruhigend, öffnend/regulierend, erdend/ausgleichend – jeweils auf körperlicher, geistiger und seelischer Ebene.

Das primär mnemotechnische Modell soll als visuelle Lern- und Gedächtnisstütze helfen, mit den Hauptinhaltsstoffen, den ätherischen Ölen und vor allem mit deren Mischungen sinnvoll und verantwortungsvoll umzugehen. Die Modelle der einzelnen Öle stellen eine Leitlinie dar, die nach bestem Wissen und Gewissen in jahrelanger Erfahrung zusammengetragen wurden.

➤ Das Modell richtig »lesen«

Im Oval des Modells sind die Hauptinhaltsstoffgruppen – von den Monoterpenen bis zu den aromatischen Verbindungen – nach ihrer Hauptwirkung systematisch geordnet.

Das Modell zur Wirkung: Die Haupt-Inhaltsstoffgruppen

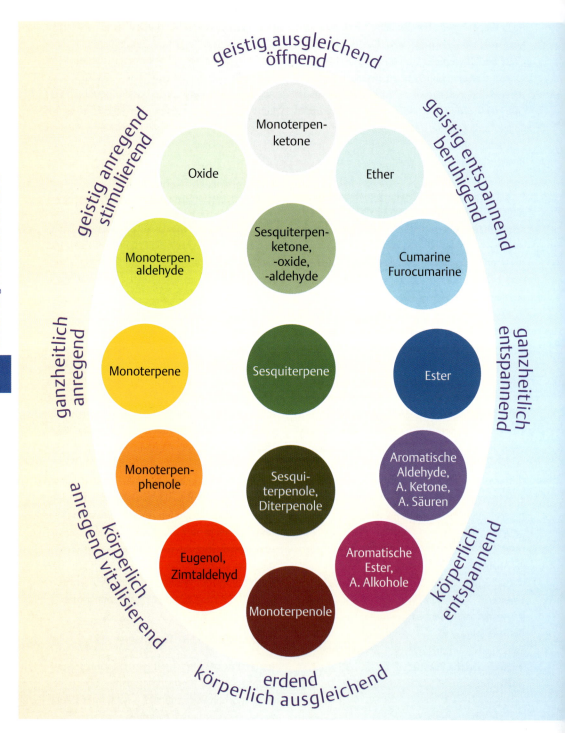

Zuordnung einiger typischer ätherischer Öle

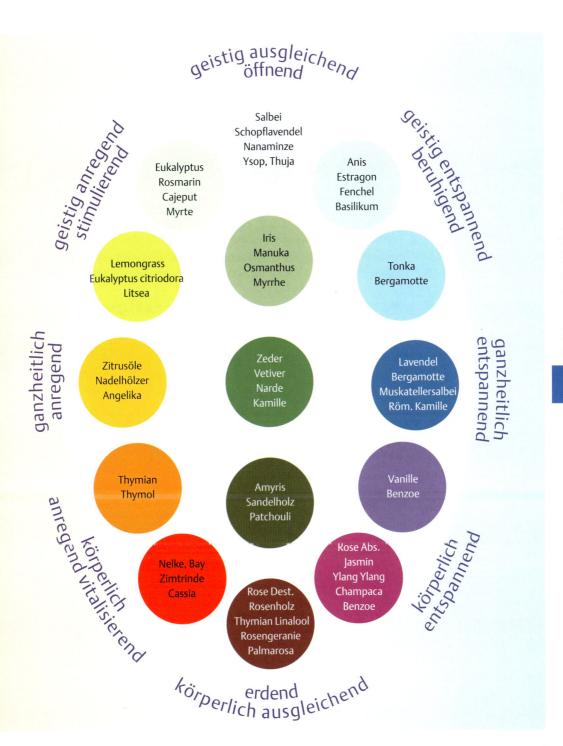

Es finden also nur die Stoffgruppen Berücksichtigung, die in wesentlichen Anteilen in dem jeweiligen Öl vorhanden sind, i. d. R. jedoch nicht die nur in Spuren vorkommenden Inhaltsstoffe, die den Ölen ihre Individualität geben. Das Modell gibt so aber einen schnellen Überblick über die Hauptwirkrichtungen.

Position, Farbe und Größe

- Das Oval lässt sich im Prinzip in **vier Bereiche** gliedern: links die Inhaltsstoffgruppen mit überwiegend anregendem, belebenden Effekt, rechts mit vorrangig entspannender Wirkung. Die Inhaltsstoffgruppen der oberen Hälfte haben eine stärker geistig öffnende, klärende Wirkung mit Aktivierung des Gehirnstoffwechsels, während die im unteren Bereich des Ovals eingeordneten Inhaltsstoffgruppen verstärkt ihren Einfluss auf das körperliche Wohlbefinden ausüben.

Die Anordnung zeigt auch, dass es keine klaren Grenzen zwischen rechts und links, oben und unten gibt, sondern dass alle Übergänge möglich sind. Einige Inhaltsstoffgruppen wirken sowohl entspannend als auch anregend, das heißt ausgesprochen ausgleichend. Deshalb finden wir sie in der Mitte des Ovals. Besonders hervorzuheben sind die Sesquiterpene im Zentrum des Ovals, die sowohl eine Verbindung von oben nach unten als auch von links nach rechts darstellen. Entsprechend ausgleichend wirken sie in alle Richtungen.

- Dieser Systematik entspricht auch die **Farbzuordnung**. Den vornehmlich anregenden, aktivierenden Inhaltsstoffgruppen (linke Seite) sind die Farben türkis bis feuerrot zugeordnet. Diese Farben signalisieren, dass es sich um geistig und körperlich stark anregende, erwärmende und durchblutungsfördernde Inhaltsstoffe handelt. Die Signalfarben grüngelb bis feuerrot zeigen zusätzlich eine verstärkt hautreizende und antibakterielle Wirkung an.

Die Blautöne (rechte Seite: hellblau, blau bis violett) vermitteln die körperlich und geistig entspannende, kühlende, aber auch hautfreundliche Wirkung. Die Mitte mit ihren Grüntönen vermittelt den Übergang, verbunden mit der geistig und körperlich regulierenden, ausgleichenden Wirkung. Diese Inhaltsstoffe sind besonders hautfreundlich. Die hellen Farbtöne zeigen den mehr geistigen Bereich, die kräftigen Farben den körperlichen Bereich.

! *Je zarter, dünner, empfindlicher und rötlicher eine Haut ist, desto vorsichtiger müssen wir mit den Inhaltsstoffen, die mit den grüngelben bis feuerroten Farben gekennzeichnet sind, umgehen. Die Dosierung muss absolut gering sein, sonst kann es zu Hautirritationen bis hin zu allergischen Reaktionen kommen. Nicht pur auftragen!*

Babys, Kleinkinder, Kinder und alte Menschen haben ebenfalls empfindliche Haut. Sie sollten vorrangig mit den Inhaltsstoffgruppen der rechten Seite und aus der grünen Mitte behandelt werden (Seite 53 f.).

- Im Grundmodell sind die farbigen Kreise, die die Inhaltsstoffgruppen symbolisieren, gleich groß. Bei den einzelnen Ölen zeigt die unterschiedliche **Größe der Kreise** in etwa den prozentualen Anteil der Inhaltsstoffgruppen an.

Beim Kreisdurchmesser wird aber auch die Wertigkeit mit berücksichtigt. Inhaltsstoffe, die nur in Spuren vorkommen, den Charakter des Öls jedoch mit prägen, werden in wichtigen Fällen berücksichtigt und haben einen größeren Durchmesser, als es dem prozentualen Gehalt entspräche. Beispielsweise unterscheiden sich die Zitrusöle wie Zitrone und Orange kaum in der Zusammensetzung der Hauptinhaltsstoffgruppen, wesentlich jedoch in einigen nur in Spuren vorkommenden Inhaltsstoffen wie etwa Sinensal. Dieser Stoff, der Orangen ihren typischen Duft verleiht, ist auch noch in milliardenfacher Verdünnung riechbar – und deshalb auch als Kreis dargestellt.

Die **Mengenangaben** und ihre graphische Darstellung können nur eine »Mischkalkulation« sein, da eine einzelne Analyse keine repräsentative Aussage ermöglicht. Die Werte resultieren aus verschiedene Literaturangaben sowie zahlreichen Analysen (Seite 25).

Von den Hauptinhaltsstoffgruppen auf die Wirkungen schließen – am Beispiel der Rosengeranie

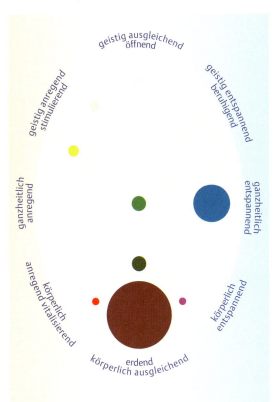

Inhaltsstoffe Rosengeranienöl

Monoterpenole	●	50–65 % (v. a. Citronellol, Geraniol)
Ester	●	15–30 % (v. a. Geranylacetat)
Monoterpenketone		5–10 % (v. a. Iso-Menthon)
Sesquiterpene	●	5–8 %
Sesquiterpenole	●	5–7 %
Monoterpenaldehyde	●	5 % (v. a. Citral)
Oxide		3–5 % (v. a. Rosenoxide)
Aromatische Ester	●	in Spuren
Eugenol	●	in Spuren

Eine differenzierte Aussage sei an einem Beispiel vorgestellt. Der erste Blick auf das Modell der Rosengeranie vermittelt, dass es sich hier um ein starkes, körperlich und psychisch auf verschiedenen Ebenen wirksames Öl handelt:

- Auffallend ist der hohe Gehalt an entzündungshemmend, antibakteriell, antiviral und antiseptisch wirkenden Monoterpenolen. Ein ätherisches Öl, dessen Hauptinhaltsstoffe dominant in der Mitte des unteren Modellbereichs angeordnet sind, wirkt ausgleichend und stimulierend auf das Abwehrsystem. Da dieser Hauptinhaltsstoff nicht mit einer Signalfarbe gekennzeichnet ist, handelt es sich um ein zwar stark wirksames, dabei aber hautfreundliches Öl.
- Der zweite Kreis, der ins Auge fällt, ist in der rechten Hälfte angeordnet und blau (Ester). Anordnung und Farbe machen deutlich, dass das Öl ganzheitlich entspannend und entkrampfend wirkt. Auch diese Inhaltsstoffgruppe hat eine ausgeprägte entzündungshemmende, antibakterielle, antivirale und antimykotische Wirkung.
- Eine ganze Reihe von Inhaltsstoffen ist entlang der Mittelachse angesiedelt. Dies kennzeichnet ein ätherisches Öl, das sowohl psychisch ausgleichend und aufrichtend als auch körperlich stärkend ist. Ein derart gekennzeichnetes Öl wirkt über die Hypophyse und die innersekretorischen Drüsen regulierend auf das Hormonsystem und das vegetative (autonome) Nervensystem.
- Die kleineren Kreise – links und oben angeordnet – kennzeichnen Inhaltsstoffe, die geistig und körperlich anregend wirken. Da nur in Spuren vorhanden, sind sie unproblematisch für Körper und Psyche.

Jenseits der Inhaltsstoffe ...

Die Ovale des Modells und die Inhaltsstoffangaben bieten einen eher technischen Blick auf die Öle. Dazu muss immer auch der emotionale Blick kommen: Wie empfindet der Patient den Duft? Dies sollte bei der Auswahl ein entscheidendes Kriterium sein!

Chemische Fachbegriffe

Aromastoffe: Sammelbezeichnung für alle duftenden Stoffe. Darunter fallen sowohl natürliche Stoffwechselprodukte aus der Pflanzen- und Tierwelt als auch synthetisch hergestellte Verbindungen.

Aromatische Verbindungen: Duftstoffe, deren Molekül als Charakteristikum immer einen → Benzolring enthält.

Benzol: die einfachste aromatische, ringförmige Kohlenwasserstoffverbindung und der Prototyp aller aromatischen Verbindungen (Seite 38).

Benzolring: leitet sich von der → Strukturformel des Benzols ab. Den Benzolring nennt man auch Phenyl- oder aromatischen Ring (Seite 38).

C: Zeichen für Kohlenstoff. Abkürzung von lat. *carboneum* = Kohle.

Derivat (Abkömmling): lat. *derivare* = ableiten; von einer chemischen → Verbindung abgeleiteter neuer Stoff. Dieser besitzt aber noch das gleiche Grundgerüst wie die ursprüngliche Verbindung.

Funktionelle Gruppe: Atome oder Atomgruppen (z. B. Aldehyd- oder Ketogruppe), die die Eigenschaften und Struktur der organischen Verbindungen bzw. Aromastoffe prägen.

Grundstruktur: Grundgerüst einer Verbindung.

H: Zeichen für Wasserstoff. Abkürzung von griech. *hydrogenium* = Wasserbildner.

Isomere: Verbindungen mit gleicher → Summenformel, aber unterschiedlichem Molekülaufbau. Ihre chemischen und physikalischen Eigenschaften sind verschieden. Ausnahme: optische → Isomere.

Isomere, optische: Diese Moleküle unterscheiden sich nur in der Drehrichtung des polarisierten Lichts (optische Drehung). Je nach Drehrichtung (links oder rechts) sind Duft und physiologische Eigenschaften von Aromastoffen unterschiedlich.

Isopren: ein biochemischer Grundbaustein, der aus 5 Kohlenstoffatomen (C) und 8 Wasserstoffatomen (H) aufgebaut ist (Seite 29).

Isoprenoide Biosynthese: Der Organismus baut aus den → Isoprenen die unterschiedlichsten → Terpene auf (Seite 29).

O: Zeichen für Sauerstoff. Abkürzung von lat. *oxygenium* = Säurebildner.

Strukturformel: optische Darstellung der Art und Anzahl der Atome sowie ihrer räumlichen Anordnung (Struktur) in der jeweiligen Verbindung.

Summenformel: gibt die Anzahl und Art der jeweiligen Atome in einer Verbindung an.

Terpene: setzen sich aus mindestens zwei chemischen Grundbausteinen, den → Isoprenen, zusammen. Sie können zusätzlich ein oder mehrere → funktionelle Gruppen aufweisen (Seite 29).

Verbindung, chemische: eine Substanz, die aus mindestens zwei Elementen (Atomen) besteht.

Basiswissen für die Praxis

2

- Möglichkeiten und Grenzen der Behandlung, mit speziellen Hinweisen für den Pflegebereich
- Die passenden Öle finden
- Tipps zu Dosierung und Qualität
- Die Kunst des Mischens

Möglichkeiten und Grenzen der Behandlung

So vielfältig wie die Düfte der ätherischen Öle sind, so breit ist auch das Spektrum der Anwendungsmöglichkeiten. Ihre ganzheitlich heilende und wohltuende Wirkung lässt sich im Heil- und Pflegebereich, in der Selbstbehandlung, in der Kosmetik und im Wellnessbereich nutzen.

Aromapflege – Aromatherapie

▶ Aromapflege: Wellness, Alltagsbeschwerden, Pflege

Unter Aromapflege verstehen wir einerseits den Gebrauch ätherischer Öle für das allgemeine körperlich-seelische Wohlbefinden und für die Schönheit:

Die ätherischen Öle sind wirkkräftige Zusätze in Körperpflegemitteln und Kosmetika, in Massageölen, Bädern und Duftlampen. Sie pflegen die Haut, unterstützen die Abwehr- und Selbstheilungskräfte, dienen der Vitalisierung, Konzentrationsförderung, Entspannung, Beruhigung und Sinnlichkeit.

Andererseits ist Aromapflege auch die gezielte Behandlung von Alltagsbeschwerden zu Hause und die professionelle Anwendung ätherischer Öle im pflegerischen klinischen Bereich:

Sie dient der Harmonisierung bei Befindlichkeitsstörungen wie Schlafstörungen, Unruhezuständen, Ängsten, Verwirrtheit, Appetitmangel, depressiven Verstimmungen, Wut. Sie hilft bei körperlichen Beschwerden wie Erkältungen, Muskelschmerzen, Verdauungsproblemen, Hautirritationen, kleinen Wunden. Sie umfasst alle pflegenden Anwendungen wie Hautpflege, Bäder, Waschungen, Wickel, Inhalationen, Einreibungen und leichte Massagen.

▶ Aromatherapie: die Behandlung durch den Aromatherapeuten

Die Aromatherapie ist ein Teilbereich der Phytotherapie (Pflanzenheilkunde), hier also die Anwendung ätherischer Öle zu therapeutischen Zwecken. Therapeutisch tätig werden dürfen laut deutschem Gesetzgeber nur Personen, die »im Besitz der Erlaubnis zur beruflichen Ausübung der Heiltätigkeit sind« – also Ärzte und Heilpraktiker. Von dieser Einschränkung nicht berührt sind die sogenannten »traditionellen Heilweisen« wie die häusliche Pflege von Familienangehörigen.

Die Aromatherapie ist in Deutschland nur in einer berufsergänzenden Ausbildung zu erlernen, da sie gute Kenntnisse sowohl in Anatomie, Physiologie, Pathologie als auch in Botanik und Phytopharmakologie voraussetzt und diagnostische Fähigkeiten verlangt. Ein guter Aromatherapeut muss über dieses Grundwissen und diese Fähigkeiten verfügen (Seite 6).

Aromatherapie und Homöopathie

Einige Homöopathen sind der Meinung, dass ätherische Öle die Wirkung homöopathischer Mittel beeinträchtigen – sie zählen sie zu den die Abwehrkräfte schwächenden »Umweltstressoren«. Für diese Annahme gibt es jedoch keinen wissenschaftlichen Nachweis. Ätherische Öle wirken im Gegenteil immer auch immunstimulierend auf körperlicher und seelischer Ebene.

Die langjährige praktische Erfahrung mit beiden Naturheilverfahren hat gezeigt, dass sie einander ergänzen und sich keineswegs in ihrer Wirkung behindern.

Die Grenzen der Selbstbehandlung

Werden ätherische Öle zur Behandlung von Beschwerden eingesetzt, ist immer zu beachten: Bei vielen Krankheiten muss ein Arzt/eine Ärztin oder ein/eine Heilpraktiker/in die Ursache einer Erkrankung klären; nur sie dürfen auch über die entsprechende Behandlung entscheiden. Die Aromatherapie kann dann durch ihre ganzheitliche Wirkweise eine sinnvolle Ergänzung und eine Bereicherung der Therapiemöglichkeiten sein.

- In den Beschwerdebildern (ab Seite 239) wird darauf hingewiesen, wenn ein Arzt oder Heilpraktiker zur Diagnosestellung und/oder Behandlung zugezogen werden muss.
- Oft sind die bei den Beschwerdebildern empfohlenen Rezepte ausschließlich als begleitende Maßnahmen gedacht und beschrieben. Sie ersetzen dann nicht die ärztliche oder heilpraktische Behandlung!
- Wenn Sie sich nicht sicher sind, ob die Aromatherapie im speziellen Fall die geeignete Therapieform ist, sprechen Sie am besten mit Ihrer/Ihrem Therapeutin/en; immer mehr Therapeuten stehen einer Behandlung mit ätherischen Ölen aufgeschlossen gegenüber.
- Möchten Sie eine Behandlung mit ätherischen Ölen bei vermeintlich geringfügigen Beschwerden ohne ärztliche Hilfe durchführen, beachten Sie bitte Folgendes: Sind die Beschwerden nach spätestens drei Tagen nicht verschwunden oder kehren sie nach Absetzen der Behandlung bald wieder zurück, müssen Sie sich auf jeden Fall in ärztliche oder heilpraktische Behandlung begeben.
- Wichtig: Bei starken oder unklaren Schmerzen, bei hohem Fieber, offenen Wunden oder schweren Verbrennungen oder Verbrühungen muss immer ein Arzt konsultiert werden.

Phyto-Aromapflege in Klinik und Ambulanz

Der Umgang mit ätherischen Ölen kann ein wichtiger Teilbereich in einer verantwortungsvollen Pflegearbeit sein. Die Phyto-Aromapflege hat in den letzten Jahren immer mehr Anhänger gefunden, denn sie bietet neue Möglichkeiten in der Pflege:
- kreative und eigenverantwortliche Tätigkeit,
- Freude am Beruf durch sinnliche Aufhellung,
- Ermutigung zur psycho-sozialen Betreuung,
- Gestaltung kleiner Wohlfühloasen,
- positives Feedback von den Patienten und deren Angehörigen.

Dem Pflegeprozess liegt ein Konzept zugrunde, das von der Ganzheit und Individualität des kranken Menschen in seiner besonderen Situation ausgeht. Im Mittelpunkt stehen sowohl der Patient, dessen Gesundheit es zu erhalten bzw. wieder herzustellen gilt, als auch die Pflegenden, die ihn dabei unterstützen. Wie bei anderen komplementären Pflegemethoden soll auch die Pflege mit ätherischen Ölen in erster Linie die Selbstheilungskräfte des Patienten anregen. Aber nicht nur das!

Bei keiner anderen Pflegemethode profitieren auch die Pflegenden so, wie bei der Anwendung der ätherischen Öle, denn die Wirkung der ätherischen Öle beeinflusst nicht nur den jeweiligen Patienten, sondern die gesamte Umgebung. Dass Pflegepersonal, Ärzte und Angehörige wegen des angenehmen Duftes gerne länger im Krankenzimmer verweilen, wirkt sich wiederum positiv auf die Genesung der Patienten aus.

▶ Düfte im Krankenzimmer

Menschen, die ins Krankenhaus gehen, fühlen sich schon im ersten Moment von dem ungewohnten, für viele unangenehmen Geruch dort befangen, der die Angst vor diesem »Haus des Leidens« verstärken kann. Für Menschen, die sehr krank sind, ist es oft problematisch, dass sie sich in diesem Haus so lange aufhalten müssen.

Sie leben in einem überbesorgten, überversorgten Zustand, werden immer schwächlicher, fühlen sich häufig einsam und deprimiert, auch mangels Anregung der Sinne. Denn wohltuende Sinnesreize tun Geist und Psyche gut.

Wenn nun über Düfte schöne Erinnerungen und Gefühle hervorgerufen werden (Seite 12), entsteht wieder ein anderes Lebensgefühl. Und es zeigt den Menschen natürlich auch, dass sie nicht vergessen worden sind.

So kann man schon mit einer einfachen Duftlampe viel Freude und neuen Lebensmut schenken und die Atmosphäre im Krankenzimmer aufhellen (Seite 284). Jedoch sollte bei einem Mehrbettzimmer Rücksicht auf das Duftempfinden der anderen Patienten genommen werden. Es gibt die Möglichkeit, die ätherischen Öle auf ein Taschentuch zu träufeln und dem Patienten neben das Kopfkissen zu legen, sodass er in den Genuss der ätherischen Öle kommt, ohne dabei die anderen Patienten zu stören.

Koma-Patienten

Ganz wichtig ist die Nutzung von ätherischen Ölen für Koma-Patienten, denen man durch Düfte mehr Wohlgefühl und Behaglichkeit vermitteln kann. Sanfte Massagen mit ätherischen Ölen können das Allgemeinbefinden positiv beeinflussen.

Die Erfahrung hat gezeigt, dass neben einer langsamen Vorgehensweise eine achtsame Auswahl der ätherischen Öle sowie eine niedrige Dosierung sicherer zum Erfolg führen.

Es muss auf jeden Fall mit Bedacht vorgegangen werden, denn es gibt verschiedene Tiefen und Abstufungen des komatösen Zustandes. Die Anwendung sollte nur in Absprache mit dem behandelnden Arzt und den Familienangehörigen geschehen. Dies ist der Grund, weshalb hier keine fertigen Standardrezepturen empfohlen werden.

➤ Therapeutische Maßnahmen: Zuständigkeiten und Absicherung

Der Bereich »Phyto-Aromapflege« fällt in den Zuständigkeitsbereich des Pflegepersonals, das auf jeden Fall ausreichende Kenntnisse über ätherische Öle und deren Wirkweisen sowie die passenden Trägersubstanzen besitzen muss.

Behandlungen phyto-aromatherapeutischer Art führt der zuständige Arzt aus, oder er gibt seine schriftliche Einverständniserklärung dazu, dass diese Maßnahmen vom Pflegepersonal unter seiner Verantwortung ausgeführt werden. Die Therapie muss zuvor mit den Patienten bzw. deren Angehörigen besprochen worden sein.

Die Dokumentation ist wichtig

Zur Absicherung empfiehlt sich ein Dokumentationssystem, in dem Folgendes festgehalten wird:

- Anamnese
- Diagnose
- Indikation
- Auswahl der ätherischen Öle
- Dosierung
- Anwendungsart
- Dauer der Anwendung
- Verlauf und Ergebnis

Zwei Muster für die schriftliche Planung und die Erfolgsdokumentation von Aromatherapie- und Aromapflegemaßnahmen im Krankenhaus finden Sie auf Seite 306/307.

! *Aromapflege ist eine wunderbare Kunst, da sie immer ganzheitlich wirkt, Körper, Seele und Geist gleichermaßen wohl tut. Kunst aber kommt von Können – deshalb ist es wichtig, sich kundig zu machen über Wirkungen, richtige Anwendung, Dosierung und die notwendige Qualität der ätherischen Öle.*

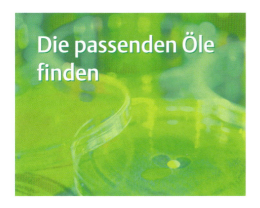

Die passenden Öle finden

Um selbst die geeigneten ätherischen Öle zu Heilzwecken auswählen zu können, muss der Behandelnde in der Lage sein zu erkennen, welche körperlichen und seelischen Ursachen Auslöser der Symptome sind, und er muss im Besitz genauer Kenntnisse über ätherische Öle, deren Inhaltsstoffe und ihre Wirkung sein.

Im Kapitel »Beschwerdebilder« (ab Seite 239) werden viele bewährte Öle und Mischungen empfohlen, um einen Einstieg in die Aromapflege und -therapie zu erleichtern.

Die Anamnese

Aromatherapie setzt nicht weniger Verantwortlichkeit des professionellen Anwenders voraus als jede andere therapeutische Methode.

! *Eine gründliche Anamnese, physische Untersuchung und das vertiefende, möglichst einfühlsam geführte Gespräch mit dem Patienten müssen einer therapeutischen Anwendung von ätherischen Ölen immer vorausgehen.*

➤ **Faktoren, die eine große Rolle spielen**

Momentane psychische oder körperliche Befindlichkeit – gesund oder krank

Ein **gesunder Mensch** kann in den wohltuenden Genuss der ätherischen Öle über Anwendungen im Wellnessbereich oder auch in der täglichen Körperpflege kommen und somit präventiv etwas für seine Gesundheit tun.

Bei **kranken Menschen** sind mehrere Faktoren bei der Auswahl, Dosierung und Anwendungsform der ätherischen Öle zu berücksichtigen:
- Medikation, Langzeitmedikation mit chemischen pharmazeutischen Produkten, Anwendung medizinischer Salben (vorwiegend auf Mineralölbasis hergestellt, Seite 227, die häufig zu Kontaktallergien führen können, denn vorgeschädigte Haut reagiert anders als gesunde),
- Stoffwechsellage und Ausscheidung,
- Zustand der Haut z. B. durch langes Liegen,
- Kreislaufsituation, Blutdruck,
- psychische Verfassung.

Dies alles gilt es zu beachten, damit es nicht zu unvorhergesehenen Reaktionen kommt, die dann fälschlicherweise allein den ätherischen Ölen zugeschrieben würden.

Alter – Säugling, Kleinkind, alter Mensch?

Da ätherische Öle durch ihre lipophile Eigenschaft schnell ins Gewebe eindringen und auch die Blut-Hirn-Schranke überwinden können,

Die Selbstbehandlung und die Behandlung Familienangehöriger

- Auch bei einer Selbstbehandlung steht an erster Stelle immer die aufmerksame Selbstbefragung: Wie äußern sich die Beschwerden (Symptome)? Was war der Auslöser? Gibt es bei einer körperlichen Beschwerde seelische Hintergründe, zum Beispiel Anspannung und Stress bei Rückenschmerzen?
- Im Beschwerdenkapitel dieses Buches stehen Sie zumeist vor der Wahl zwischen mehreren Ölen oder Ölmischungen. Neben der Anamnese und der Information über die Öle im Kapitel »Öle von A bis Z« hilft eine Riechprobe zu entscheiden, welches der in Frage kommenden Öle aktuell das richtige ist.

Und beachten Sie bitte die »Grenzen der Selbstbehandlung« (Seite 51)!

dürfen sie bei **Säuglingen** wegen der noch offenen Fontanelle auf keinen Fall im Kopfbereich zur Anwendung kommen.

Die Säuglingshaut besitzt eine andere Struktur als die reife Haut: Die Kittsubstanz der Zellen (Zellmörtel) ist noch nicht vollständig ausgereift. Säuglinge und Kleinkinder brauchen daher andere Öle und Dosierungen als Erwachsene.

Nicht nur die richtige Auswahl und Dosierung der ätherischen Öle spielt eine Rolle, sondern auch die richtige Trägersubstanz. Die Erfahrung hat gezeigt, dass Sheabutter, Kokosfett und Mandelöl auf Grund ihrer Beschaffenheit besonders geeignet sind.

Bei **alten Menschen** befindet sich die Haut häufig in einem degenerativen Zustand. Sie ist dann trocken, pergamentartig dünn und oft vorgeschädigt (Kontaktallergie) durch allzu häufiges Einreiben mit medizinischen Salben, meist auf Mineralölbasis hergestellt (Seite 227), deren Haltbarkeit zudem oft lange abgelaufen ist. Hier ist bei der Auswahl und Dosierung der ätherischen Öle besondere Vorsicht geboten, da eine unerwünschte Reaktion allzu schnell den ätherischen Ölen angelastet wird. Es sollten also nur besonders hautfreundliche Öle in niedriger Dosierung (Seite 58) zum Einsatz kommen.

Soziales Umfeld – Lebensgewohnheiten, berufliche Situation, Wohnen, Partnerschaft

Es ist nicht unwichtig, in welchen Verhältnissen ein Mensch lebt. Ist er zufrieden mit seiner Partnerschaft? Mit dem Beruf? Ungesunde Lebensgewohnheiten können die Ursache sein für verschiedene Beschwerden wie Kreislaufstörungen oder Schlafstörungen. Verdauungsbeschwerden können durch zu spätes Essen oder falsche Ernährung verursacht sein. Lärm kann Dauerstress hervorrufen. In feuchten, ungelüfteten Wohnräumen kann sich Schimmelpilz bilden und zu einem krankmachenden Störfaktor führen.

Also: Es muss die Ursache von Beschwerden herausgefunden werden, um die richtige Auswahl des ätherischen Öls treffen zu können.

Ernährungsgewohnheiten – einseitige Ernährung, Hypersensibilisierung

Ernährungsgewohnheiten und einseitige Ernährung können zur Hypersensibilisierung (Überempfindlichkeit) führen. Viele Fertigbackwaren und Getränke wie Cola enthalten eine nicht geringe Menge an Zimt. Es wurde beobachtet, dass deren gewohnheitsmäßiger Genuss zu einer allergischen Reaktion auf Zimtöl führen kann. Bei Menschen, die täglich citralhaltige Orangensäfte zu sich nehmen, wurden Reaktionen auf Zitrusöle beobachtet. Dies sind wichtige Zusammenhänge, die es zu klären gilt. Ebenso von Bedeutung ist die Information, ob der Patient regelmäßig und in größeren Mengen Kräutertees zu sich nimmt, zum Beispiel Salbei- oder Fencheltee. In diesem Fall wäre von der Anwendung von Salbei- oder Fenchelöl abzuraten.

Konstitution – individuelle Bedürfnisse, Disposition

Bei der Auswahl und Zusammenstellung der ätherischen Öle für eine erfolgreiche Behandlung ist neben der physischen Befindlichkeit auch die psychische unter Berücksichtigung des jeweiligen Typs zu beachten.

Auf rein körperlicher Ebene, zum Beispiel bei einer Wundbehandlung, werden die ätherischen Öle nach pharmakologischen Gesichtspunkten ausgewählt. Ist jedoch ein psychischer Hintergrund mit im Spiel, gilt es in der Zusammenstellung einer Mischung auch dem jeweiligen Konstitutionstyp gerecht zu werden: Ist es ein Melancholiker (schwerblütig), ein Choleriker (heißblütig), ein Sanguiniker (leichtblütig) oder ein Phlegmatiker (kaltblütig)?

- Der **Melancholiker,** auch Astheniker oder Nervöser genannt, ist ein eher introvertierter, sensibler Mensch, der zu depressiver Stimmung oder zu nervösem, hektischem Verhalten neigt. Typisch sind trockene, kalte Hände. Hier gilt es eine Auswahl ätherischer Öle zu treffen, die ihn wieder ins Gleichgewicht bringt. Beiden Subtypen helfen stimmungsaufhellende Öle, dem depressiven Typ Öle mit körperlich belebendem Aspekt, dem nervösen Typ Öle mit körperlich beruhigender und entspannender Wirkung. Diese meist sehr sensiblen Menschen sprechen schon auf niedrigste Dosierungen an.

- Der **Choleriker,** ein schnell erregbarer, extrovertierter Mensch mit trockenen, heißen Händen, braucht ätherische Öle mit beruhigender, ausgleichender und entspannender Wirkung und in höherer Dosierung.
- Der **Sanguiniker** ist leichtblütig, genießerisch, mit großen Stimmungsschwankungen, der die Extreme liebt. Seine Hände fühlen sich warm und feucht an. Er spricht am ehesten an auf volle, blumige, würzige Düfte. Bei einer Selbstbehandlung neigt er eher zur Überdosierung.
- Der **Phlegmatiker,** auch Lymphatiker genannt, ist weniger erregbar mit Neigung zur Trägheit. Seine Hände sind feucht und kalt. Er braucht anregende, strukturgebende und aufrichtende Öle.

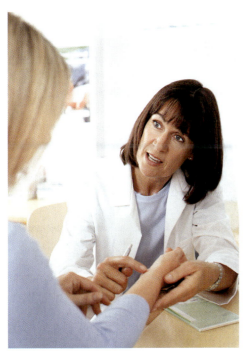

Eine ausführliche Anamnese ist die Basis für jede aromatherapeutische Behandlung.

Die Wahl des Öls

Das Grundwissen um die Inhaltsstoffe und deren Wirkweisen (Seite 24) ist die Voraussetzung für eine verantwortungsvolle Auswahl der ätherischen Öle und der Trägersubstanzen.

Botanische Kenntnisse helfen, aus der Fülle der Öle passende Kandidaten herauszufiltern und Fehlgriffe zu vermeiden:

➤ Nomen est omen

- Die Kenntnis der **Pflanzenfamilie** stellt eine erste Hilfe dar: So ist es aufschlussreich zu wissen, dass die ätherischen Öle von Pflanzen aus der Familie der Apiaceae in Duft und Wirkung verwandt sind. Die Zugehörigkeit zu der Familie der Rutaceae signalisiert, dass es sich um eine Zitruspflanze handeln muss.
- Von viel größerer Wichtigkeit ist die Kenntnis der **lateinisch-botanischen Bezeichnung** der Herkunftspflanze, um Verwechslungen mit ähnlichen Arten zu vermeiden. Wer weiß, dass Spanischer Waldmajoran mit seinem lateinisch-botanischen Namen *Thymus mastichina* heißt, der weiß auch, dass es sich nicht um einen Majoran handelt, sondern um einen Thymian (Seite 192). Nur mithilfe der lateinisch-botanischen Bezeichnungen lässt sich die Vielfalt von Pflanzenvorkommen ordnen – und das international gültig. So weiß ein Aromatherapeut in Asien oder Südamerika, wenn er einen *Lavandula latifolia* verwendet, dass es sich um den Speiklavendel handelt, der seine Wirkung hauptsächlich bei Atemwegserkrankungen zeigt (Seite 129).
- Bei einigen Ölen, z. B. dem als *Rosmarinus officinalis L.* gehandelten ätherischen Öl, schafft erst die **chemotypische Bezeichnung** Klarheit darüber, um welches Öl es sich genau handelt, z. B. Rosmarinus off. L. CT Cineol (Seite 181).
- Der **Pflanzenteil,** aus dem das ätherische Öl gewonnen wurde, lässt häufig auf die Eigenheiten des Öls schließen. So ist es signifikant, dass sich ätherische Öle aus Wurzeln durch ihre psychisch stabilisierende Wirkung auszeichnen.

➤ Informationen über Inhaltsstoffe und Wirkweisen

Im Kapitel »Öle von A bis Z« (Seite 75) finden Sie alle wichtigen Informationen zu den Ölen – vom botanischen Namen über die Inhaltsstoffe bis zu den Wirkweisen und Indikationen. Auch die Tabelle ab Seite 288 hilft dabei, die passenden Öle zu finden. Einfacher ist es, sich anfangs an die Rezepturen zu halten, die im Beschwerdeteil (Seite 239) empfohlen werden.

Ein Beispiel dafür, wie wichtig die Kenntnis der Inhaltsstoffe ist: Vor jeder Anwendung eines ketonhaltigen ätherischen Öls muss man sich genau über Herkunft, Qualität, die Art des Ketons und dessen Konzentration informieren. Wenn ausreichende Informationen nicht vorliegen, ist auf jeden Fall von einer innerlichen Anwendung abzusehen (Seite 35).

➤ Die Duftprobe

Lassen Sie immer die Duftprobe machen – vor allem, wenn die Beschwerden seelische Ursachen haben oder wenn es um Raumbeduftung geht. Ist Ihrem Patienten der Duft im Moment angenehm? Die Wahrnehmung der Düfte ist sehr subjektiv und zudem stimmungsabhängig – was heute gefällt, kann morgen als unangenehm empfunden werden.

Beim Riechen am Fläschchen kann allerdings ein falscher Eindruck entstehen, weil der Duft ja sehr konzentriert ist: Manche Öle, zum Beispiel Cistrose, duften pur eher unangenehm und entfalten erst verdünnt ihren wahren Wohlgeruch.

Verwenden Sie besser einen Riechstreifen mit einem Tropfen Öl, und wedeln Sie ihn wie bei einer Parfümprobe ein wenig hin und her, bevor Sie daran riechen (lassen).

Manchmal jedoch gilt die Duftprobe nicht: Teebaumöl beispielsweise ist das optimale Mittel gegen Juckreiz bei Mückenstichen, unabhängig vom Geruch – und den finden viele Menschen nun mal nicht besonders ansprechend. Oder eine Behandlung erfordert ausschließlich eine gezielte pharmakologische Auswahl von ätherischen Ölen, zum Beispiel bei einer Wundbehandlung oder Verbrennung.

➤ Verträglichkeitstest

Bei Menschen, die zu Allergien neigen, sollten Sie immer erst testen, ob sie die ausgewählten Öle vertragen – siehe Kasten Seite 65.

➤ Rezepturen variieren

Wenn Sie eine Rezeptur aus diesem Buch variieren möchten, weil Sie z. B. ein Öl nicht vorrätig haben, ist das kein Problem:
- In der Tabelle ab Seite 288 können Sie schnell feststellen, ob es andere ätherische Öle mit vergleichbaren Wirkungen gibt.
- Ihre Nase sagt Ihnen, ob das neue Öl mit der Mischung harmoniert.
- Zum Synergieeffekt siehe Seite 61.
- Halten Sie sich bitte an die angegebene Dosierung (0,5–1%ige Mischung). Hat das neue Öl einen sehr intensiven Duft, probieren Sie es erst einmal mit einem Tropfen.
- Die in den Rezepturen genannten fetten Öle sind in der Regel austauschbar – es sei denn, eine bestimmte therapeutische Wirkung ist ausdrücklich erwünscht, z. B. die venenstabilisierende Wirkung von Calophyllumöl.

> **Alles schriftlich festhalten!**
>
> - Wenn Sie in der Pflege oder als Therapeut tätig sind, sollten Sie unbedingt jede Behandlung genau dokumentieren (Seite 52).
> - Auch für die Selbstbehandlung bzw. für die Hausapotheke notieren Sie immer, welche Mischung wem bei welcher Beschwerde geholfen hat!
> - Vergessen Sie nicht, die Flaschen der Ölmischungen mit Inhaltsangabe, Verwendungszweck und Datum zu beschriften.

➤ Das Aromatogramm – Grundlage für eine gezielte, individuelle Behandlung

Das Aromatogramm ist eine Hilfsmethode zur gezielten, individuellen Behandlung von Infektionen mit ätherischen Ölen.

Es ist das Ergebnis eines Labortests, in dem die spezifische antibakterielle oder antimykotische Wirkung eines ätherischen Öls nachgewiesen wird – und zwar gegen Krankheitskeime, die entweder vom Patienten isoliert wurden oder als Teststämme zur Standardisierung eingesetzt werden. In Versuchsreihen mit verschiedenen ätherischen Ölen lässt sich so mit einem relativ einfachen Testverfahren schnell und präzise eine Auswahl der Öle treffen, die am aktivsten gegen diese speziellen Infektionserreger vorgehen.

Da das Ergebnis des Testverfahrens, der Hemmhof in der Petrischale, sichtbar ist und genau vermessen werden kann, erweist sich das Aromatogramm als ein zuverlässiges, wiederholbares und somit jederzeit kontrollierbares Standard-Referenzsystem.

Wie bei jedem In-vitro-Test (z. B. Antibiogramm) ist das Ergebnis allerdings nicht ohne weiteres auf den Patienten übertragbar, da für die Therapie *in vivo* noch weitere Faktoren wichtig sind, die mit dem Aromatogramm nicht gemessen werden können, wie etwa die Immunlage des Patienten.

Kombination mit Antibiotika

Aromatogramme können als pharmakologisch diagnostische Vorlagen sowohl allein für die Aromatherapie als auch für eine Kombinationstherapie mit Antibiotika genutzt werden.

Mit der kombinierten Anwendung eines systemisch verabreichten Antibiotikums und eines in der befallenen Region direkt applizierten, getesteten ätherischen Öls klingt eine Infektion häufig schneller ab als bei alleiniger Gabe von Antibiotika. Das Ergebnis einer solchen Kombinationstherapie ist mindestens genauso dauerhaft wie nach antibiotischer Monotherapie.

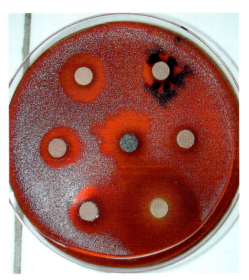

Aromatogramm: Um die Testplättchen mit ätherischem Öl bilden sich Hemmhöfe, in denen kein Wachstum des getesteten Keims erfolgt. Je größer der Hemmhof, desto wirksamer das Öl.

Die aromatogrammgestützte Aromatherapie erweist sich aber auch als eine wirksame Alternativmethode bei Infektionen mit antibiotikaresistenten Keimen.

Die Methodik

Methodisch unterscheidet sich die Erstellung eines Aromatogramms kaum von der eines Antibiogramms, bei dem in einem ähnlichen Verfahren die Wirksamkeit eines Antibiotikums gegen bestimmte Krankheitskeime getestet wird. Beim Aromatogramm wird die Wirksamkeit eines ätherischen Öls überprüft. In beiden Verfahren erfolgt der Test in einer Petrischale, also *in vitro* in einem Labor. Auf einem speziellen Agar-Nährboden wird der vom Patienten isolierte Keim bzw. der Teststamm in einer standardisierten Konzentration ausgestrichen. Ein Testplättchen, das mit einer definierten Menge eines ätherischen Öls beschickt ist, wird auf den Nährboden gelegt. Das Öl diffundiert in den Nährboden und verhindert je nach Wirksamkeit das Wachstum des getesteten Keims. Es bildet sich ein sogenannter Hemmhof um das Plättchen, in dem kein Wachstum erfolgt. Nach einer Inkubationszeit von mindestens 18 Stunden werden die Hemmhöfe in den einzelnen Petrischalen abgelesen und beurteilt. Die gemessenen und mithilfe eines Standard-Referenzsystems bewerteten Hemmhöfe sind die Aromatogramme.

Voraussetzungen

Um eine erfolgreiche Behandlung mithilfe des Aromatogramms zu erzielen, müssen wichtige Kriterien erfüllt sein:
- Zur Erstellung von Aromatogrammen müssen 100 % reine Öle verwendet werden.
- Die genaue botanische Bezeichnung und der Chemotyp des ätherischen Öls müssen dokumentiert werden, und dieses Öl ist sowohl für das Aromatogramm als auch für die Therapie zu verwenden.
- Die Chargennummern der Öle müssen erfasst werden; Aromatogramm und das auf seiner Grundlage für die Therapie eingesetzte Öl müssen dieselbe Chargennummer aufweisen.
- Die Vorgaben des Labors für die Probennahme müssen genau eingehalten werden.
- Genaue Kenntnisse der Wirkweisen der einzelnen Öle und Dosierungen auf Haut, Schleimhaut, Anwendungsort und Gesamtorganismus sind unabdingbar. Vor einer Behandlung sollte immer ein Verträglichkeitstest durchgeführt werden (Seite 65).

Geeignete Indikationen

Nach den bisherigen klinischen Erfahrungen in Frankreich eignet sich die aromatogrammgestützte Aromatherapie, ggf. in Kombination mit Antibiotika, besonders gut bei folgenden Indikationen:
- Gynäkologie: Scheideninfektionen
- Urologie: Harnwegsinfektionen
- HNO: Sinusitis, Pharyngitis u. a.
- Bronchialerkrankungen
- Hauterkrankungen, z. B. Akne

Die Dosierung

Paracelsus hat bei seinem berühmten Satz »Allein die Dosis macht, dass ein Ding kein Gift ist« bestimmt nicht an die Aromatherapie gedacht. Aber gerade hier spielt die richtige Dosierung eine entscheidende Rolle, da ätherische Öle hochkonzentrierte Wirkstoffe sind.

In der Aromatherapie und Aromapflege arbeitet man vorwiegend mit niedrigen Dosierungen – Ausnahmen bestätigen jedoch die Regel. Was versteht man unter einer niedrigen Dosierung? Und was sind die Maßeinheiten?

▶ Physiologische Dosierung

- Von »physiologischer Dosierung« spricht man in der Regel bei einer 1%igen Mischung mit mehreren verschiedenen ätherischen Ölen, die unproblematisch ist.

1%ige Mischung: insges. 20 Tropfen verschiedener ätherischer Öle (ca. 1 ml) auf 100 ml fettes Trägeröl.

- Wird nur ein einzelnes ätherisches Öl in einer Trägersubstanz gelöst, sprechen wir von einer Zubereitung. Handelt es sich um ein hautreizendes (wie Zimtrindenöl) oder ketonreiches Öl (wie Salbeiöl), wäre eine 1%ige Zubereitung zu hoch. Hier sollte man über eine 0,5%ige Zubereitung nicht hinausgehen.

0,5%ige Zubereitung: 10 Tropfen eines (!) ätherischen Öls (ca. 0,5 ml) auf 100 ml fettes Öl.

▶ Maßeinheiten

Drei verschiedene Maßeinheiten sind im Gebrauch: Tropfen (Tr. oder gtt.), Milliliter (ml) und Gramm (g) bzw. Milligramm (mg).

Die objektivste Maßeinheit wäre das Gramm, denn manchmal können bei einem dickflüssigen Öl schon 18 Tropfen 1 Gramm wiegen, bei einem dünnflüssigen können es auch 22 Tropfen sein. Zudem kann auch die Tropfengröße variieren – abhängig vom Tropfer, denn es gibt unterschiedliche Modelle.

Dennoch hat sich in der alltäglichen Anwendung die Dosierung mit Tropfen zur Herstellung kleinerer Mengen bewährt. Bei den Rezepten in diesem Buch wurden deshalb Tropfen als Maßeinheit gewählt, ausgehend von einem Standardtropfer, wie er auf den gängigen Fläschchen zu finden ist.
- 20 Tropfen = ca. 1 ml bzw. 1 g
eines ätherischen Öls (je nach Konsistenz).
- 1 mg = ca. 0,02 Tropfen.

Die Qualität der Öle

Ätherische Öle sind hochkonzentrierte Wirkstoffe pflanzlichen Ursprungs. Man führe sich vor Augen, dass z. B. für die Gewinnung von 1 kg ätherischem Melissenöl mindestens 6 Tonnen Pflanzenmaterial nötig sind.

Wer Wohlbefinden steigern, Beschwerden behandeln und ätherische Öle direkt auf Haut und Schleimhaut anwenden möchte, sollte unbedingt auf beste Qualität achten. Nur dann sind Wirksamkeit und Verträglichkeit abschätzbar und unerwünschte Nebenwirkungen auszuschließen.

Ätherische Öle werden nur in Ausnahmefällen pur auf die Haut aufgetragen, in der Regel ist es notwendig, sie mit Trägerölen zu verdünnen (Seite 224). Auch beim **Einkauf von fetten Ölen** ist unbedingt auf höchste Qualität zu achten: Optimal sind kaltgepresste Öle und Ölauszüge (Mazerate) aus kontrolliert-biologischem Anbau mit Angabe des Verfallsdatums. Auf keinen Fall dürfen Trägersubstanzen zur Anwendung gelangen, die auf Mineralölbasis hergestellt sind (Carrier-Effekt, Seite 7)!

➤ Leitfaden für den richtigen Einkauf

Das Angebot in Geschäften und Apotheken ist inzwischen fast unüberschaubar geworden, und es gibt enorme Preisunterschiede, die in der Regel auf die Qualität schließen lassen.

Folgende Kriterien helfen dabei, die Qualität einzuschätzen:

Daran erkennen Sie ein gutes ätherisches Öl

Auf dem Etikett und in der Preisliste des Anbieters müssen folgende Angaben stehen:
- »100 % reines ätherisches Öl«
- die genaue lateinisch-botanische Bezeichnung der Herkunftspflanze
- ggf. der Chemotyp (CT oder C.T.)
- deutscher Pflanzenname
- das Ursprungsland
- die Anbauweise:

kbA   kontrolliert-biologischer Anbau,
demeter   demeterzertifizierte Bioqualität,
Ws   Wildsammlung,
konv.   konventionell (d. h. mit chemischen Düngemitteln, Pestiziden oder Herbiziden),
rück.   rückstandskontrolliert

Je natürlicher die Bedingungen, unter denen die Pflanze angebaut wurde, desto besser und rück-

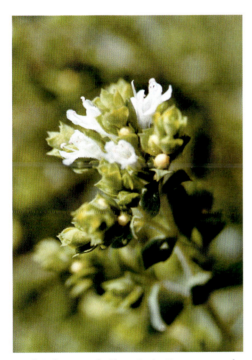

Qualität hat zurecht ihren Preis: Um etwa aus der Melissa officinalis 1 kg ätherisches Öl zu gewinnen, sind 6 bis 8 Tonnen Pflanzenmaterial nötig!

standsfreier ist auch das Öl. Dies ist wichtig bei allen Anwendungen.
- der Pflanzenteil, aus dem das Öl gewonnen wurde (z. B. Angelikawurzel oder -samen)
- das Gewinnungsverfahren; bei Extraktion die Benennung des Lösungsmittels und ob das Öl auf Rückstände kontrolliert wurde
- Zusatz und Mischungsverhältnis in Prozent – wie beim Irisöl, das unverdünnt fast unbezahlbar ist und deshalb als 1%ige Mischung in Weingeist angeboten wird
- genaue Füllmenge (Angabe in ml)
- Sicherheitshinweis (Seite 25)
- Chargennummer (zur Identifikation)

Kaufen Sie kritisch!

- Grundsätzlich sollte man nur dort kaufen, wo man eine ausführliche und kompetente Beratung bekommt.
- Nicht an der Qualität sparen! Ein Öl, dessen Ursprungspflanze unter natürlichen Bedingungen wachsen konnte und von dem man weiß, dass es bei der Gewinnung auf Rückstände geprüft worden ist, hat seinen Preis. Auch dass es nicht mit anderen Ölen gestreckt oder mit »naturidentischen« Ölen (Seite 23) versetzt ist, lässt ein Öl mehr kosten als die oft angebotenen Billigöle, bei denen stets Vorsicht geboten ist!
- Intensives und vergleichendes Riechen kann möglicherweise helfen, ein Öl zu beurteilen.
- Verzichten sollte man auf ätherische Öle, für die Tiere ihr Leben lassen mussten (Seite 21).
- Es werden auch (synthetische) Öle verkauft, die als reine natürliche ätherische Öle gar nicht herzustellen sind (Seite 23).

! *Vom Kauf ätherischer Öle aus folgenden Pflanzen ist abzuraten, da die Öle aufgrund ihrer problematischen Inhaltsstoffe nicht angewendet werden dürfen:*
Weinraute, Eberraute, Bittermandel, Boldo, Fenchel bitter (Seite 102), indischer Kalmus, Sadebaum, Gänsefuß, Beifuß, Meerrettich, Sassafras, Thuja (Seite 27), Poleiminze (Seite 27).

▶ Die richtige Aufbewahrung

Damit ätherische Öle lange wirksam sind und ihre Duftqualität erhalten bleibt, sollten Sie Folgendes beachten:

Licht- und Wärmeschutz

- Ätherische Öle sind hochkonzentrierte Stoffe, die auf Licht sehr empfindlich reagieren, deshalb sollte man sie nur in dunklen Glasfläschchen aufbewahren. Für eigene Ölmischungen kann man Braunglasfläschchen in allen Größen in Naturkosmetikgeschäften, Naturkostläden und in der Apotheke bekommen.
- Die Öle vertragen keine ständigen Temperaturschwankungen. Eine gleich bleibende, mittlere Raumtemperatur gewährleistet lange Haltbarkeit und Qualität.
- Auch allzu viel Kontakt mit Sauerstoff tut ihnen nicht gut, deshalb sollte man die Fläschchen nicht unnötigerweise öffnen und sie nach jedem Gebrauch sorgfältig verschließen.

▶ Reifeprozesse und Haltbarkeit

- Einige ätherische Öle, etwa Rosenöl, reifen im Lauf der Zeit wie guter Wein weiter und gewinnen so zusätzlich an Qualität.
- Grundsätzlich sind ätherische Öle bei richtiger Lagerung sehr lange haltbar, nicht jedoch die Zitrusöle. Aufgrund ihrer Gewinnungsart bleibt ihre Qualität nur begrenzte Zeit erhalten (mindestens 1 bis 2 Jahre); sie sollten – vor allem in der warmen Jahreszeit – im Kühlschrank aufbewahrt werden. Einige Hersteller geben den Jahrgang oder ein Haltbarkeitsdatum an.
- Auch die meisten Trägeröle sind nur begrenzt haltbar, im Durchschnitt ein Jahr, nur Jojobaöl ist viele Jahre lang haltbar. In Mischungen mit ätherischen Ölen sind sie wegen deren antiseptischer Wirkung länger haltbar. Vor Licht und großen Temperaturschwankungen schützen!
- Wenn sich der Geruch eines Öls merklich verändert, hat das Öl an Qualität verloren.

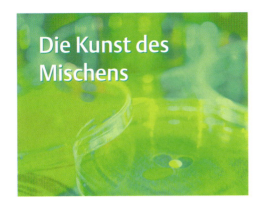

Die Kunst des Mischens

Mit den Düften ist es wie mit Klängen: Einzelne Töne machen noch keine Musik, nicht jeder Akkord ist ein Wohlklang, und es bedarf der Kenntnis, Kreativität und Übung, um meisterhaft zu komponieren.

Ätherische Öle wirken in Mischungen meist intensiver, da sie sich in ihrer Wirkung gegenseitig verstärken können (Synergieeffekt). Wer selbst mischt, kann das ganze Spektrum der Öle nutzen, um individuelle und situationsgerechte Mischungen zu gestalten – mit einem Duft, der dem Anwender gefällt. Denn was gesund macht, muss nicht »gesund« riechen. Es geht also zum einen um die Wirkung, zum anderen um die Kunst, den Duft der Öle in der Aromapflege und -therapie optimal zu nutzen.

Kleine Kompositionslehre

Auch wenn Sie nicht die »absolute« Nase haben, können Sie mit ätherischen Ölen eigene Mischungen kreieren. Je länger Sie sich mit Düften beschäftigen, desto besser werden Sie sie kennen und unterscheiden lernen. Sie sollten sich von Ihrer Nase (ver-)führen lassen, aber immer auch das Wissen um die Wirkweise der ätherischen Öle einbringen.

▶ Den Synergieeffekt nutzen

Mit Synergie ist gemeint, dass die ausgewählten ätherischen Öle und der ausgewählte Trägerstoff einander in ihrer Wirkung ergänzen, sich gegenseitig verstärken und zudem miteinander harmonieren.

Zu Beginn steht die Frage: Was ist die Absicht und welche Öle helfen dabei, aus Absicht Erfolg zu machen?

Ein Beispiel

Für eine Mischung zur Behandlung einer Bronchialerkrankung benötigt man ätherische Öle, die schleimlösend, auswurffördernd, entzündungshemmend, antibakteriell oder antiviral wirken. Dies bedeutet, dass man eine Auswahl an ätherischen Ölen trifft, die reich sind an Oxiden (wie Lorbeer oder Cajeput), Monoterpenen (wie Weißtanne, Grapefruit oder Angelikawurzel) und Monoterpenolen (wie Palmarosa oder Bergamottminze).

Sinnvoll ist es auch, die psychische Befindlichkeit zu berücksichtigen. Handelt es sich zum Beispiel um einen nervösen, gestressten Menschen, dann sollte man auch an entspannende ester- und sesquiterpenhaltige Öle denken (wie Benzoe, Lavendel fein, Zedernholz oder Ylang-Ylang komplett).

Als Beispiel hier eine 2%ige Mischung für ein Brustöl:
5 Tr. Grapefruit · 6 Tr. Lorbeer · 4 Tr. Bergamottminze · 2 Tr. Weißtanne · 1 Tr. Ylang-Ylang · 3 Tr. Benzoe – in 50 ml süßes Mandelöl geben.

Bei der Dosierung spielen die Reizwirkung (Seite 8) der ätherischen Öle und der Duftcharakter eine wichtige Rolle.

▶ Kopf-, Herz- und Basisnote

Damit das Ganze auch gut und harmonisch duftet, gehen Sie an das Mischen heran wie ein Parfümeur: Eine harmonisch duftende Mischung hat immer eine Kopfnote, eine Herznote und eine Basisnote. Eine Mischung, die Sie aus diesen drei Komponenten aufbauen, gelingt auf jeden Fall.

● Die **Kopfnote** ist verantwortlich für den »Angeruch«, den Duft, den man zuerst wahrnimmt.

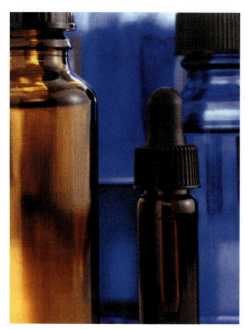

Synergieeffekte zu nutzen und dabei harmonische Düfte zu kreieren – das ist die Kunst des Mischens.

Kopfnoten sind hauptsächlich Zitrusöle, Eisenkraut, Lemongrass, Litsea.
- Das Element, das Kopfnote und Basisnote verbindet und harmonisiert, ist die **Herznote**. Sie ist verantwortlich für den »Mittelgeruch«, der den eigentlichen Charakter einer Mischung ausmacht. Hier passen alle Blütenöle.
- Die **Basisnote** bilden ätherische Öle von Harzen, Hölzern, Gewürzen und Wurzeln.
- Als **Zwischenspieler** eignen sich Samen-, Blätter- und Kräuteröle.

So ist es möglich, unter Berücksichtigung des Duftes, der Wirkung und des Synergieeffekts eine Mischung zusammenzustellen, die eine optimale Heilwirkung hat und gleichzeitig angenehm riecht.

▶ Das Mischen der Düfte

Um das Mischen zu üben, fangen Sie am besten mit Ihren Lieblingsdüften an – mit einer »überschaubaren« Komposition aus 3 bis 5 Ölen (zumindest je eine Kopf-, Herz- und Basisnote).

- Nehmen Sie als Trägeröl 10 ml Jojobaöl: Es hat am wenigsten Eigengeruch und ist daher fürs Üben besonders geeignet.
- Riechen Sie an den Düften Ihrer Wahl, und versuchen Sie sich vorzustellen, ob diese Düfte zusammenpassen könnten.
- Beginnen Sie beim Mischen mit den ätherischen Ölen für die Basisnote. Dosieren Sie sie immer sehr sparsam, da diese Öle besonders intensiv sind – geben Sie erst einmal nur einen Tropfen ins Trägeröl.
- Auch bei der Herznote sollten Sie sehr vorsichtig mit einem Tropfen beginnen.
- Die Kopfnote geben Sie zuletzt dazu und dürfen damit ein wenig großzügiger umgehen.
- Wenn Sie versuchen, den Duft »rund« zu machen, sollten Sie die Basis zuletzt verändern. Intensivieren Sie erst die Herznote, dann erhöhen Sie entsprechend die Dosierung der Kopfnote.
- Zwischendurch verschütteln Sie alles immer wieder gut und testen den Duft auf der Haut. Allerdings wird er sich in den nächsten Wochen noch verändern. Jetzt kann man nur einen ungefähren Eindruck gewinnen – es ist Erfahrungssache, sich den fertigen Duft vorstellen zu können.

Mischen auf Vorrat

Sehr praktisch ist es, für bestimmte Beschwerden fertige Mischungen bereitzuhalten: zum Beispiel eine Erkältungsmischung, die sich bewährt hat. Oder man stellt Grundmischungen ohne Basisöl her (Seite 240), die dann tropfenweise für unterschiedliche Anwendungsformen verwendet werden können. Im Krankenhaus hat es sich bewährt, größere Mengen gängiger Mischungen herstellen zu lassen und aus hygienischen Gründen pro Patient und Tag eine Portion mit (beschrifteten) Einmalspritzen aufzuziehen.

! *Therapeuten und Pflegende dürfen eigene Mischungen zwar zur Behandlung verwenden, nicht jedoch an die Patienten abgeben!*

Die Anwendungen

- Die richtige Wahl der Anwendung
- Praktische Anleitungen – von der Duftlampe über Bäder bis zu Wickeln
- Aromamassagen: Wirkweise, Anwendungsbereiche und Massagetechniken
- Sich selbst etwas Gutes tun – Entspannung und Wellness mit ätherischen Ölen

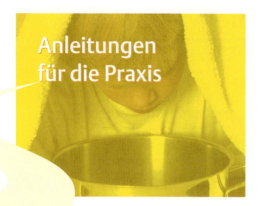

Anleitungen für die Praxis

Die Wahl der Anwendung

Nach Anamnese und Auswahl der passenden ätherischen Öle und Trägersubstanzen gilt es nun, die geeignete Anwendungsform zu wählen. Dabei sollte man auch an die Beziehung zwischen Konzentration und Wirkung denken (siehe Kasten Seite 8).

➤ Was ist das Ziel der Behandlung?

Haut, Schleimhaut und Geruchssinn sind Wege der Anwendung ätherischer Öle. Die innerliche Anwendung ist die Ausnahme und wird nur bei einzelnen Beschwerdebildern empfohlen.

Vor der Wahl der Anwendungsform müssen einige Fragen gestellt und beantwortet werden:
- Was will ich erreichen?
- Welche Anwendungsform ist am effektivsten und schonendsten?
- Wozu ist der Patient bereit, wofür ist Zeit?

Einige Beispiele sollen dies verdeutlichen.

Haut – direkter Organbezug

- Bei einer Obstipation (Verstopfung) ist es möglich, durch eine aktivierende Bauchmassage mit verdauungsfördernden und entkrampfenden Ölen den Darm anzuregen. Beim prämenstruellen und klimakterischen Syndrom ist es noch wirkungsvoller, neben dem Bauch auch den Lendenbereich (»Hormonbereich«) mit hormonmodulierenden, entspannenden Ölen zu massieren.
- Bei Atemwegserkrankungen ist das Auftragen von Ölmischungen auf Brust und Rücken eine Möglichkeit der Behandlung. Bei Kopfschmerzen und Migräne sind Schläfen, Stirn und Nacken der geeignete Ort für eine sanfte Massage.
- Durch das schnelle Eindringen der ätherischen Ölmischungen lassen sich auch schmerzhafte Entzündungen in Gelenkbereichen durch lokale Einreibungen lindern.

Haut – indirekter Organbezug

Reize und Reflexe stellen ein Komunikationssystem des Körpers dar. Der Körper ist in zahlreiche Segmente unterteilt. Die Head'schen Zonen melden jeden dort entstandenen Reiz an den zuständigen Teil des Rückenmarks. Je nachdem, welcher Abschnitt das ist, spricht man z. B. von Hals-, Brust-, Lendensegmenten. Die Schaltzellen zu den vegetativen Nerven der inneren Organe befinden sich im Rückenmark. Jedes Rückenmarksegment bildet mit den Hautzonen, Gewebeteilen und den ihm zugeordneten inneren Organen eine funktionelle Einheit. Das heißt: Wird an einer bestimmten Hautzone massiert, sendet sie Reize in das zugehörige, erkrankte Organ. (Bierbach 2000).

- Eine sanfte Massage im Bereich des Solarplexus oder auch der Wirbelsäule mit stimmungsaufhellenden Ölen ist angezeigt bei Angstzuständen und Stress.
- Einreibungen im Bereich des achten Hals- und des ersten Brustwirbels können bei Herzbeschwerden Linderung verschaffen.
- Die Erfahrung hat gezeigt, dass bei einer beginnenden Erkältungskrankheit Einreibungen im Fußsohlenbereich mit immunabwehrsteigernden Ölen die Beschwerden lindern oder sogar den Ausbruch abfangen können.

Schleimhaut

- Bei Erkrankungen im Stirnhöhlen- und Bronchialbereich ist die Inhalation besonders wirkungsvoll zur Schleimlösung.

- Die Mund- und Rachenpflege ist Teil der oralen Anwendung. Mundwässer mit ätherischen Ölen bieten nicht nur die Möglichkeit der Pflege, sondern auch einen Schutz gegen Infektionen in Zeiten großer Ansteckungsgefahr, ohne die Flora der Mundschleimhaut anzugreifen
- Die Einnahme ätherischer Öle geschieht in hochverdünnter Form mithilfe eines pflanzlichen Emulgators oder magensaftresistenter Kapseln. Sie sollte immer mit dem Therapeuten abgesprochen werden.
- Mit Zäpfchen (Suppositorien) lassen sich ätherische Öle durch schnelle Resorption über die Rektalschleimhaut leberschonend dem Blutkreislauf zuführen. Diese Anwendungsform empfiehlt sich in Akutfällen. Sie hat sich bei fieberhaften Erkältungskrankheiten bei Kindern (und Erwachsenen) bewährt. Vaginalovula (Vaginalzäpfchen) mit ätherischen Ölen sind bestens geeignet zur Bekämpfung von Vaginalinfektionen durch Pilze und Keime. Zäpfchen lässt man nach Rezept in der Apotheke herstellen.
- Die Anwendung einer Ölmischung für die Intimpflege ist bei trockener Vaginalschleimhaut angesagt und allgemein zur Pflege.

Duftlampe, Wickel & Co.

➤ Einfache, schnelle Hilfe

Wer noch keine Erfahrung mit ätherischen Ölen hat oder schnelle, unkomplizierte Hilfe auch für unterwegs sucht, kann es so angehen:
- Ein Taschentuch, mit 1 bis 2 Tropfen ätherischem Öl beträufelt, ist die einfachste Methode – auch, um Düfte »mitzunehmen«.
- Um kleinere Räume zu beduften, reicht – statt einer teuren Duftlampe – eine kleine Schale, ein Unterteller oder Aschenbecher mit warmem Wasser und ätherischen Ölen. Dies bietet sich nicht nur für erste Versuche an, sondern auch für die Reise oder fürs Büro. Der Duft wird stärker und füllt auch größere Räume, wenn die Schale im Winter auf der Heizung steht.
- Im Hotel oder im Krankenhaus kann man sich schnell ein wohliges Gefühl verschaffen, indem man 2 bis 3 Tropfen eines Lieblingsöls auf die Handinnenfläche gibt und auf dem Kopfkissen ausstreicht oder indem man das Öl auf ein Taschentuch träufelt und dieses auf das Kopfkissen oder die Brust legt.

➤ Innerliche Anwendung

Die Einnahme ätherischer Öle sollten nur gut informierte Therapeuten verordnen. Die wenigen in diesem Buch genannten Rezepturen zur innerlichen Anwendung stellen eine Ausnahme dar und sind auch für Laien unbedenklich.

Wichtige Hinweise

- **Rezepturen geben Sicherheit:**
Sie sind auf der sicheren Seite, wenn Sie sich genau an die Rezepturen, Dosierungen und Anwendungsvorschläge in den »Beschwerdenbildern« (ab Seite 65) halten.

- **Verträglichkeits-Test:**
Menschen, die zu allergischen Reaktionen neigen, dürfen ätherische Öle nie unverdünnt auf die Haut geben. Prüfen Sie daher grundsätzlich die Verträglichkeit der Öle vor einer Anwendung:
Tragen Sie ein wenig von der für die Anwendung vorgesehenen Ölmischung (maximal 1%ig, Seite 58) in der Ellenbogenbeuge oder Oberarminnenseite auf.

- **Erste Hilfe:**
Gelangen ätherische Öle in die Augen, nie mit fetten Ölen ausspülen! Da ätherische Öle fettlöslich (lipophil) sind, würde dies das Eindringen in die Schleimhäute und in das Auge beschleunigen.
Ätherische Öle müssen deshalb immer mit reichlich Wasser ausgespült werden.

➤ In der Duftlampe

Duftlampen werden mit Teelichtern oder elektrisch betrieben.

Die Verdunstungsschale darf nicht zu klein sein, sonst ist das Wasser zu schnell verbraucht, und die Öle brennen ein. Der Abstand von der Wärmequelle (Teelicht/Glühbirne) sollte mindestens 10 cm betragen und das Wasser nicht wärmer als 50 bis 55 °C werden – es darf nicht köcheln, sonst verändern sich Duftqualität und Wirkung. Verwenden Sie immer entkalktes Wasser, um ein rasches Verkalken der Duftlampe zu vermeiden.

- Zuerst Wasser in die Verdunstungsschale geben, dann die ätherischen Öle hineintropfen.
- Die Anzahl der Tropfen richtet sich nach der Raumgröße und der Duftintensität: Die Rezepte im Buch sind für Räume ab 16 m² berechnet. Fangen Sie beim Selbermischen immer mit wenigen Tropfen an. Der Raum soll nur leicht duften – zu intensive Düfte können zu Kopfschmerzen und Unwohlsein führen. Haben Sie zu viel Öl genommen, lassen Sie die Wärmequelle aus.
- Dickflüssige Öle, etwa Vetiver, zuerst in die Verdunstungsschale geben und mit einem halben Teelöffel 70%igem Alkohol (aus der Apotheke) auflösen – sonst bleiben sie am Boden haften und können nicht verdunsten; dann erst das Wasser und die restlichen ätherischen Öle dazugeben.
- Es genügt, die Duftlampe 1 bis 2 Stunden – immer unter Aufsicht – brennen zu lassen.
- Vorsicht bei Kindern und alten, gebrechlichen Menschen: Duftlampe (und Öle) immer außer Reichweite aufstellen! Aus Sicherheitsgründen sind hier die elektrischen Duftlampen oder Duftsteine besser geeignet.
- Reste aus der Duftlampe können Sie in Luftbefeuchter oder Gießkanne schütten.
- Mit Alkohol (70 %) lassen sich abgelagerte Harze ablösen, mit Essig und Spülmittel Kalkreste entfernen.

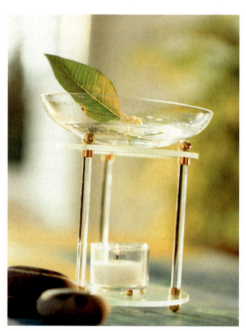

Fürs allgemeine Wohlbefinden und bei vielen Beschwerden ist die Raumbeduftung sehr hilfreich.

➤ Inhalation und Gesichtsdampfbad

- In eine Schüssel heißes Wasser und die im Rezept angegebene Mischung geben.
- Kopf und Schüssel mit einem Badetuch abdecken, die Dämpfe langsam und tief – möglichst durch die Nase – 5 bis 7 Minuten lang einatmen.
- Das Gesicht gut abtrocknen, eine Stunde lang nicht ins Freie gehen (Gefahr einer Verschlimmerung der Beschwerden!).
- 2- bis 3-mal täglich anwenden.
- Kinder und alte, gebrechliche Menschen wegen der Verbrühungsgefahr nie unbeaufsichtigt lassen!

➤ Sitzdampfbad

- Sitzbadewanne (erhältlich in Geschäften für medizinischen Bedarf oder in der Apotheke) in die Toilettenschüssel einsetzen. Warme Socken anziehen.
- Erst das heiße Wasser, dann die Öle nach Rezept in die Wanne geben.

- 10 bis 15 Minuten über die Dämpfe setzen, dabei den Unterleib mit einem Badetuch umwickeln, um ein Auskühlen zu verhindern.
- Gut abtrocknen und im Bett gegebenenfalls mit einer Wärmflasche nachruhen (verstärkt die Wirkung!) oder warm anziehen und eine Stunde lang nicht nach draußen gehen.
- 1- bis 2-mal täglich, mittags und abends, anwenden.

➤ Vollbad

- Wassertemperatur 35 bis 38 °C – oder entsprechend der Angabe im Rezept. Bei Schwangeren, Kindern, kreislaufgefährdeten und älteren Menschen darf die Badetemperatur nicht über 37 °C liegen! Nicht unbeaufsichtigt lassen!
- Öle gemäß Rezept in 50 bis 100 ml Sahne, fette Milch oder 1 Esslöffel Honig verrühren und ins Badewasser gießen. Oder eine Badesalzmischung herstellen und davon 1 bis 2 Esslöffel ins Badewasser einrühren.
- Badedauer 10 bis 15 Minuten, anschließend gut abtrocknen. 1-mal täglich anwenden.
- Beim medizinischen Vollbad empfiehlt sich eine anschließende Bettruhe von einer Stunde.

Badesalz herstellen

- In ein verschließbares Glas (Marmeladenglas) gemäß Rezeptur erst die ätherischen Öle, dann das Meersalz geben und alles gut miteinander verschütteln.

Gibt man einen Esslöffel Basisöl in die Salzmischung, hat dies einen pflegenden Effekt auf die Haut. Jedoch ist zu bedenken, dass die Badewanne durch das Basisöl rutschig werden kann.

➤ Körperöle

- Die im Rezept angegebene Mischung in einer Braunglasflasche gut verschütteln.

Mehr zum Thema Aromamassagen finden Sie auf Seite 69.

➤ Nasenöl

- Nasenöl gemäß Rezeptur herstellen. Ein Wattestäbchen eintauchen und die Nasenöffnungen damit vorsichtig von innen einreiben; einen Finger mit dem Nasenöl benetzen und es außen um die Nasenflügel verteilen. 3-mal täglich bis zum Abklingen der Beschwerden wiederholen.

➤ Pflegecreme

In den Rezepten ist die Herstellung und Anwendung von Cremes auf Basis von Sheabutter und fetten Ölen jeweils genau beschrieben (siehe z. B. Seite 258).

Im Kühlschrank aufbewahrt, hält sich solch eine Creme mindestens 12 Wochen lang.

Damit es nicht zu einer Verkeimung durch schmutzige Finger kommt, sollte man die Creme in kleine, mit Alkohol gereinigte Töpfchen (à 30 bis 50 g) abfüllen und immer mit einem sauberen Glasspatel (erhältlich im Kosmetikbedarfsfachhandel) herausholen.

Trägerstoffe und Emulgatoren

Ätherische Öle werden nur in Ausnahmefällen pur auf die Haut aufgetragen. Deshalb benötigt man einen Trägerstoff. Und da ätherische Öle nicht wasserlöslich sind, braucht man einen Emulgator, um sie in Bädern oder Waschungen einzusetzen.

- Es steht uns eine Vielzahl an **Trägerstoffen** zur Verfügung: pflanzliche Öle und Fette und Mazerate (Seite 224).
- Als **Emulgatoren** sollten keine synthetischen Stoffe verwendet werden. Zur Emulgierung ätherischer Öle mit Hydrolaten oder Wasser eignen sich vor allem Solubol (Seite 236), ein rein pflanzliches Komplexmittel ohne Alkohol. Propolistinktur oder Alkohol, Sahne, fette Milch, Honig und Meersalz sind ebenfalls gut geeignet. Bei der Auswahl ist die Anwendungsform entscheidend.

➤ Waschungen

Die ätherischen Öle werden gemäß Rezeptur mit einem Emulgator, z. B. Meersalz oder Sahne, vermischt und ins Wasser gegeben.

Die Streichbewegungen beim Waschen führt man von peripher zum Herzen hin aus. Wichtig ist es, die Indikation zu beachten:
- Soll der Kreislauf angeregt werden, verwendet man anregende ätherische Öle. Die Wassertemperatur soll 37 °C nicht überschreiten.
- Bei Waschungen zur Beruhigung wählt man beruhigende, entspannende ätherische Öle. Die Wassertemperatur soll 40 °C betragen und der Waschrhythmus dem Atemrhythmus angepasst werden. Nachruhe ist wichtig.

➤ Kalte Umschläge und Kompressen

- Für die Kompresse Wattepads nehmen, für den Umschlag einen Waschlappen oder ein kleines Gästehandtuch.
- Kompresse oder Umschlag in die nach Rezept hergestellte Wasser-Öl-Mischung tauchen, gut ausdrücken und auflegen.
- Abnehmen, wenn sie nicht mehr kühlen (nach etwa 10 Minuten).
- 2- bis 3-mal täglich oder bei Bedarf anwenden. Jedesmal die Wasser-Öl-Mischung neu ansetzen.

➤ Feuchte Wickel

Die Tücher

Nur Tücher aus Naturfasern verwenden!
- **Inneres Tuch (feucht)**: Baumwolltuch 2- bis 3-mal auf die passende Größe zusammenfalten – mehrlagig nimmt es die Flüssigkeitsmenge gut auf und kann nicht so leicht auskühlen oder am Körper zu schnell warm werden.
- **Mittleres Tuch (trocken)**: Am besten aus Flanell, etwas größer als das innere Tuch.
- **Äußeres Tuch (trocken)**: Am besten aus Wolle, etwa ein Schal oder ein Stück alte Wolldecke, etwas größer als das mittlere Tuch. Wolle

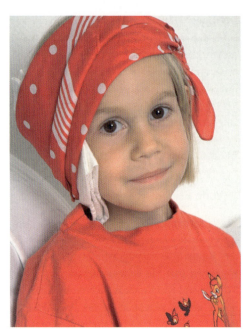

Bei Ohrenschmerzen hat es sich bewährt, etwas Watte, mit ätherischem Öl beträufelt, in den Gehörgang einzulegen und das Ohr dann mit einem Wickel warm zu halten (Seite 245 und 277).

hält die Wärme gut, ohne zu stauen. Niemals Gummi oder Plastik als Unterlage oder zum Abdecken verwenden!
- Die im Rezept angegebene Menge ätherischer Öle oder Ölmischung dem Wasser zugeben. Das innere Tuch im Wasser tränken und so gut auswringen, dass es nicht mehr tropft.

Temperaturen

Die Wassertemperatur ist im Kapitel »Beschwerdebilder« (ab Seite 239) bei jedem Rezept angegeben; außerdem richtet man sich nach dem Befinden des Kranken (Alter, Kreislauf, Körpertemperatur). Bei 39 °C Fieber wird ein Wickel von 37 °C als kühl, sogar abkühlend empfunden. Das Temperaturempfinden ist individuell verschieden – deshalb sind Beobachten und Fragen äußerst wichtig.
- **Heißer Wickel (Hals-, Brust- und Leberwickel)**: fast kochend – so heiß, dass Sie das innere Tuch noch gerade eben anfassen und auswrin-

gen können. Halten Sie es erst mal nur nahe an den Körper des Patienten, damit sich seine Haut langsam an die Wärme gewöhnen kann. Je trockener das innere Tuch angelegt wird, desto heißer ist der Wickel und desto länger bleibt er warm. Der Patient soll in einem Wickel nie unbeabsichtigt schwitzen, es würde ihn schwächen.
- **Warmer Wickel (Ohr- und Bauchwickel, Blasenauflage):** Körpertemperatur (etwa 37 °C).
- **Kühler Wickel (Wadenwickel):** Leitungswassertemperatur bzw. 2 bis 3 °C unterhalb der aktuell gemessenen Körpertemperatur.
- **Ölwickel:** Das Trägeröl im Wasserbad auf Körpertemperatur (etwa 37 °C) erwärmen, die ätherischen Öle hinzufügen und die Mischung mit einem Löffel auf das innere Tuch geben.

Das Anlegen

- Zuerst das innere, dann das mittlere und abschließend das äußere Tuch auf die zu behandelnde Stelle legen. Dann den Patienten locker, aber dicht von den Füßen bis einschließlich der Schultern mit einer nicht zu dicken Decke zudecken (wichtig!).
- Häufigkeit und Dauer: 1-mal täglich 30 Minuten. Ausnahmen sind im Behandlungsteil ausdrücklich erwähnt.

Brust- und Ölwickel am besten vor dem Einschlafen anlegen und über Nacht wirken lassen.

Den Wadenwickel müssen Sie erneuern, sobald das innere Tuch warm wird und anfängt zu trocknen; so lange wiederholen, bis das Fieber gesunken ist.
- Nach Abnahme des Wickels den Patienten mindestens eine halbe bis eine Stunde im Bett nachruhen lassen, auf keinen Fall darf er in dieser Zeit nach draußen gehen!

! *Den Patienten während des gesamten Vorgangs nicht unbeaufsichtigt lassen.*
Vorsicht bei Schwangeren, Herzkranken und Kindern! Sofern für diese die Anwendung nicht ausdrücklich erlaubt ist, vorher den Arzt oder Heilpraktiker befragen!

Aromamassagen

Die Aromamassage ist eine Be-Hand-lungsform der Aromatherapie und -pflege, die als natürliche Heilmethode immer mehr Anhänger findet. Sie ist ideal sowohl zur Selbsthilfe als auch zur Behandlung anderer. Die wohlduftenden Massagen sind ein Genuss, eine Wohltat für Körper und Seele – und wirken sofort. Sie lindern Beschwerden, helfen gegen den täglichen Stress und schenken allgemeines Wohlbefinden. (Anleitungen für einfache Massagen siehe Seite 72.)

▶ So wirken die Massagen

Bei einer Massage wird der gesamte Organismus des Menschen beeinflusst. Verschiedene Massagetechniken wirken in unterschiedlicher Form auf die Haut, das Muskel- und Sehnengewebe, die Bänder, auf die Kommunikations- und Transportsysteme unseres Körpers und die damit verbundenen Organe sowie auf das energetische System. Diese Wirkungen entstehen wechselweise und miteinander und sind nicht voneinander zu trennen.

Die Aromamassage ist sanfter als die »klassische Massage«, obwohl man sich einiger Griffe

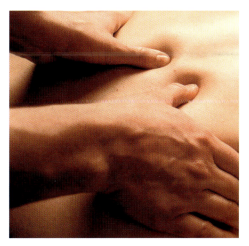

Die Aromamassage wird sanft ausgeführt und bedient sich dabei einiger Griffe aus der klassischen Massage: Kreisen, Kneten und Ausstreichen.

und Erkenntnisse der klassischen Massage bedient. Des weiteren wird das Wissen um die Reflexzonen und Head'schen Zonen sowie der Akupunkturpunkte und Meridiane einbezogen. Bei manchen Massagen werden diese Punkte stimuliert.

Die ätherischen Öle und die Trägeröle unterstützen und verstärken die beabsichtigten Massagewirkungen.

Entspannung, Anregung, Wohlgefühl

Es ist kein Geheimnis, dass Massagen grundsätzlich entspannend oder anregend auf Körper, Geist und Psyche wirken. Dabei spielt allein die Berührung schon eine entscheidende Rolle. Berührung geht unter die Haut …

Zudem ist Berührung die schönste und intensivste Art, Kontakt zu einem Kind oder einem Partner aufzunehmen. Mit Massagen kann man auch schnell Zugang zum Patienten finden.

Kommt dazu der wunderbare Duft der ätherischen Öle und deren Wirkkraft, wird daraus nicht nur für den Behandelten, sondern auch für den Massierenden ein wohltuendes Erlebnis. Es ist eine Erfahrung von intensiver Nähe und Zuwendung, von tiefem Wohlgefühl, die mit einer Aromamassage vermittelt werden kann.

Energiesystem und Organe anregen

Ohne Energie kein Leben. Leben ist ein rhythmisches Gleichgewicht von Spannung und Entspannung – ein Aufladen und Entladen von Energie. Unser Körper meldet durch Beschwerden, dass dieses Gleichgewicht gestört ist.

In jedem Organismus zirkuliert eine Form von Lebenskraft, die fein vernetzt jede lebende Zelle durchdringt. Sie wird auch Lebensenergie oder einfach Energie genannt. Seit den 1970er Jahren kann diese Jahrtausende alte Lehre mithilfe moderner Messverfahren nachgewiesen werden (Wagner 1994). Die Energie fließt in festliegenden Kanälen in bestimmte Richtungen – ähnlich dem Blut- und Lymphgefäßsystem. Es gibt einen inneren Kreislauf der Lebenskraft, der die inneren Organe und das Nervensystem verbindet und energetisch versorgt. Ein zweiter, äußerer Kreislauf fließt knapp unter der Hautoberfläche. Er ist bekannt unter dem Namen Meridiansystem. Diese beiden Kreisläufe sind miteinander verbunden. Das erklärt, warum durch Reizung bestimmter Bereiche der Meridiane – Akupunkturpunkte und Reflexzonen – auch innere Organe beeinflusst werden können.

Seelische Probleme, Umwelteinflüsse oder Krankheit stören den Energiefluss. Man fühlt sich kraftlos, schlapp und »nicht gut drauf« – der Akku ist leer.

Mit einer Aromamassage lässt sich der innere Akku aufladen: Das Massieren bringt die Energie wieder ins Fließen. Die ätherischen Öle beschleunigen dies.

Die Lymphe in Fluss bringen

Das Lymphgefäßsystem ist ein Abflusssystem des Körpers, das im lockeren Bindegewebe beginnt und zum venösen Blutgefäßsystem führt. Das Lymphgefäßsystem besteht aus …

- den netzförmig angeordneten Lymphkapillaren (haarfeine Gefäße),
- den größeren Lymphgefäßen, die in ihrem Aufbau den Venen ähnlich sind und zahlreiche Klappen besitzen,
- den dazwischengeschalteten Lymphknoten.

Haarfeine Blutgefäße geben aus dem Blut ständig Flüssigkeit in die Zellzwischenräume ab. Diese Flüssigkeit wird über die Lymphgefäße abtransportiert und mit ihr auch die darin enthaltenen Stoffe.

In die Lymphgefäße sind als biologische Filterstationen mehrfach hintereinander Lymphknoten eingeschaltet. Ihre Aufgabe ist es, die Lymphe zu reinigen, Fremdkörper und Bakterien durch Fresszellen unschädlich zu machen sowie weiße Blutkörperchen zu bilden. Wenn Lymphknoten geschwollen und schmerzhaft oder verhärtet sind, kann man auf einen krankhaften Prozess im Körper schließen. Die in den Lymphknoten gereinigte Lymphflüssigkeit wird in das Blutkreislaufsystem zurückgeführt.

Durch eine sanfte Massage wird das Lymphgefäßsystem angeregt und man erreicht damit zum Beispiel:
- Entstauung des Gewebes,
- Entgiftung durch beschleunigten Abtransport von Schlackenstoffen,
- Abwehrsteigerung durch Anregung der Antikörperbildung in den Lymphknoten,
- Beruhigung des vegetativen (belebenden) Nervensystems,
- Schmerzlinderung durch Ausschüttung von Endorphinen (körpereigene Hormone mit schmerzlindernder Wirkung),
- neuen Schwung für den Kreislauf durch verbesserte Durchblutung,
- Heilwirkung auf innere Organe.

➤ Spezielle Anwendungsbereiche

- **Für Frauen:** Gerade bei Frauenbeschwerden kann die Aromamassage von großer Hilfe sein – sowohl bei körperlichen als auch bei psychischen Beschwerden. Bei Menstruationsbeschwerden wirkt sie entspannend, entkrampfend und schmerzlindernd. In der Zeit der Schwangerschaft, zur Geburtsvorbereitung und bei der Geburt ist eine sanfte Aromamassage eine große Hilfe. In den Wechseljahren kann eine Bauch- und Rückenmassage im Lendenwirbelbereich hormonmodulierend wirken und Stimmungsschwankungen entgegenwirken.
- **Für Kinder:** Kinder brauchen viel Zuwendung. Gleichgültig in welchem Alter: Sie lieben es, gestreichelt oder massiert zu werden. Haben Kinder Kummer, so gibt es kein besseres Mittel, sie zu trösten, als eine liebevolle Aromamassage. Selbst der größte Zappelphilipp kommt zur Ruhe bei einer sanften Fuß-, Rücken- oder Bauchmassage vor dem Einschlafen.
- **Für Jugendliche:** In Pubertätskrisen haben manche Jugendliche Probleme, ihre Gefühle zu zeigen, und meiden daher jeden Körperkontakt. Eine Fuß- oder Rückenmassage mit ätherischen

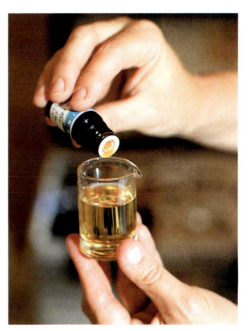

Der Synergieeffekt von manueller Behandlung und den Eigenschaften der fetten und ätherischen Öle macht die Aromamassage so wirkungsvoll.

Ölen – die sie selbst auswählen dürfen – kann Verhärtungen aufbrechen und entspannte Kommunikation wieder möglich machen.
- **Für Männer:** Sie geben sich manchmal nach außen hart, um das empfindsame Pflänzchen in ihrem Inneren zu schützen. Äußerst ungern geben sie Schwächen zu – und dazu gehören auch Krankheiten und Schmerzen. Bei einer Aromamassage können sie sich entspannen und öffnen – das ermöglicht ihnen, ihr wirkliches Problem zu erkennen und darüber zu sprechen.
- **Für alte Menschen:** Viele ältere Menschen fühlen sich einsam und verlassen, es fehlt ihnen an der nötigen Zuwendung. Eine liebevolle Aroma-Teilmassage kann Brücken bauen und das Gefühl von Wärme, Liebe und Nähe herstellen – und so zur Stimmungsaufhellung beitragen. Kleine Aromamassagen wirken nicht nur hier Wunder, sondern können auch eine Hilfe z. B. bei Schmerzen sein.
- **Für Behinderte:** Behinderung, egal welcher Art und in welchem Alter, fordert von allen Be-

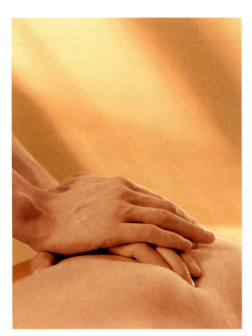

Da eine Massage immer auch der Entspannung dient, sollte die Atmosphäre entsprechend sein.

troffenen viel Geduld, Kraft, Energie und große Zuwendung. Aromamassagen helfen, Stress abzubauen, und verwandeln Mutlosigkeit in Zuversicht – sowohl bei den Behinderten als auch bei ihren Betreuern.

● **Im Krankenhaus und in der häuslichen Pflege** können kleine Teilmassagen bei Einschlafstörungen oder Schmerzen Wunder wirken. Bei Patienten, die diese Art der Zuwendung erhalten, kann der Verbrauch an Schmerz- und Schlafmitteln reduziert werden, wie uns viele Pflegekräfte berichten. Zudem lindern der angenehme Geruch und die Wirkkraft der ätherischen Öle Stress bei den Patienten ebenso wie beim Pflegepersonal.

➤ Grundlagen der Massagetechnik

Die Aromamassage bedient sich weniger, einfach zu erlernender Techniken: sanftes Streichen, Kneten, Drücken und Kreisen. Bevor Sie mit der Massage beginnen, sollten Sie sich mit ihnen und ihren Wirkungen vertraut machen.

Grundsätzlich zu beachten

● Der Raum sollte warm sein und der Patient bequem liegen. Körperbereiche, die nicht massiert werden, mit einem Badetuch oder einer Decke abdecken.
● Ihre Hände sollten warm sein und Ihre Haltung während der Massage entspannt.
● Das Öl nicht direkt auf den Körper des Patienten träufeln, sondern immer erst auf die eigenen Hände geben.
● Während der gesamten Massage den Kontakt zum Patienten mit den Händen halten.
● Auf Knochen oder Wirbelsäule nie mit Druck massieren.

Streichen/Ausstreichen

Weiträumiges, glattes Ausstreichen mit flachen Händen dient dazu, das Massageöl gleichmäßig zu verteilen und empfiehlt sich zu Beginn, als Zwischenschritt und am Ende jeder Massage.
● Mit etwas Druck über die Haut gleiten, wenn von peripher nach zentral – d. h. von herzfern in Richtung Herz – gearbeitet wird, um Gewebsflüssigkeiten zu verschieben. Drucklos von zentral nach peripher zurückgleiten. Auf diese Weise vermeidet man, die Flüssigkeiten, die gerade nach oben verschoben wurden, wieder mit zurückzunehmen.

Knetungen

● Knetungen werden in Form von Einhand-, Beidhand- und Wechselknetungen durchgeführt. Das Muskelgewebe und die Haut zwischen Daumen und den anderen Fingern fassen und mit rollenden Bewegungen wechselweise heben und verformen.

Kreisen/Drücken

● Dieser Griff kann mit einer Hand oder beiden Händen, mit den Daumen oder auch mit den Fingerspitzen von Zeige-, Mittel- und Ringfinger ausgeführt werden – mit unterschiedlichem Druck, auf der Stelle, aber auch mit weiteren oder engeren Spiralbewegungen, immer von innen nach außen.

Das Kreisen und Drücken eignet sich für Körperbereiche, bei denen Knetungen nicht möglich sind oder sogar falsch wären: Kopf, Gesicht, Hals, Dekolleté, Hände, Füße und der Bereich entlang der Wirbelsäule.

➤ Kurzanleitung Massagen

- **Massagen zum Pflegen und Wohlfühlen:** Ein Esslöffel Körperöl in beide Hände geben und am ganzen Körper leicht einmassieren – so lange und so oft, wie es angenehm ist.
- **Bauchmassage:** 1 Esslöffel Körperöl in beide Hände geben, auf dem Bauch verteilen und diesen 5 Minuten lang mit einer Hand sanft im Uhrzeigersinn ausstreichen. Bei Blähungen mit Zeige-, Mittel- und Ringfinger sanft auf der Stelle kreisen, so langsam im Uhrzeigersinn rund um den Bauchnabel weiterwandern, nur den Unterbauch auslassen. Bei Bedarf anwenden.
- **Rückenmassage:** 1 Esslöffel Körperöl in beide Hände geben, auf dem Rücken verteilen; beidseitig neben der Wirbelsäule mit den Daumen in kleinen kreisenden Bewegungen massieren – vom Lendenbereich aus langsam zum Nackenbereich hocharbeiten; oben angelangt, mit den Handflächen den Rücken (in großen Kreisen abwärts wandernd) ausstreichen. Diesen Ablauf mehrmals wiederholen. Nach 10 bis 15 Minuten beenden. Bei Bedarf anwenden.
- **Beinmassage:** 1 Esslöffel Körperöl in beide Hände geben, auf den Beinen verteilen; die Beine nacheinander von unten nach oben sanft massieren und ausstreichen. Vorsicht bei Krampfadern – dort keinen Druck ausüben! Mehrmals wiederholen, bei Bedarf anwenden.
- **Fußmassage:** 1 Esslöffel Körperöl in beide Hände geben, auf den Füßen verteilen; 5 bis 7 Minuten lang kräftig massieren und ausstreichen, auch die Zehen und Zehenzwischenräume. 1- bis 2-mal täglich oder bei Bedarf.
- **Einreibung der Brust:** 1 Esslöffel Öl auf Brust und Rücken verteilen und einreiben; danach warm anziehen. 3-mal täglich bis zum Abklingen der Beschwerden anwenden.

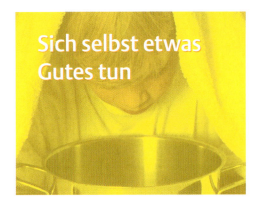

Sich selbst etwas Gutes tun

Wohlgefühl, gute Laune, im Gleichgewicht zwischen An- und Entspannung leben, das ist für viele Menschen eine Vision, die im Alltag keine Chance zu haben scheint. Vor allem Menschen, die den ganzen Tag für andere da sind, tun sich oft sehr schwer damit, sich selbst mal etwas Gutes zu tun, wirklich zu entspannen und der Seele die so wichtigen Streicheleinheiten zu geben. Dabei ist das nicht nur einfach wohltuend, sondern die beste Gesundheitsvorsorge, denn es ist erwiesen, dass seelisches Wohlbefinden das Immunsystem stärkt (Seite 10).

Wellness mit ätherischen Ölen

Mit den herrlich duftenden ätherischen Ölen können Sie auf einfache Weise dafür sorgen, sich rundum wohl zu fühlen. Die »Wellness-Anbieter« haben das längst entdeckt. Aber auch für die Wellness-Oase zu Hause sind ätherische Öle wie geschaffen.

Ihre vielseitigen körperlichen und geistig-seelischen Wirkungen unterstützen die Anwendungen optimal:
- bei Entspannung und Meditation – weil sie so entspannend, klärend und wohltuend wirken (Rezepturen Seite 282);
- bei Massagen – sie unterstützen in Massageölen die beabsichtigte Wirkung der Massage;
- im Bad, ob Voll- oder Teilbad, wirken sie entspannend, anregend, hautpflegend, heilsam, sinnlich – ganz nach Wunsch;

- in der Ernährung – zum köstlichen, appetitanregenden und heilsamen Würzen (Buchtipps Seite 309);
- zur Reinigung und Entschlackung – ob innerlich oder äußerlich angewendet;
- bei der Körperpflege – reine Naturprodukte, die die Regenerationskraft der Haut stärken und hautpflegend, reinigend, straffend wirken;
- für das Aussehen – zum Beispiel hilfreich bei der Behandlung von Akne oder Cellulite (Seite 257 und 269);
- in der Sauna – als gesunde, natürliche Zusätze in Aufgüssen;
- nach dem Sport – gegen Muskelkater und bei Verletzungen (Seite 267);
- und natürlich als Heilmittel – zur Vorbeugung, Linderung und Heilung vieler Beschwerden und Krankheiten (ab Seite 239).

➤ Körper und Seele verwöhnen

Gönnen Sie sich öfter mal ein duftendes Bad oder eine sanfte Selbst- oder Partnermassage. Verwöhnen Sie Ihren Körper mit Pflegeprodukten, die echte ätherische Öle enthalten, oder mischen Sie sich Ihr Körperöl selbst. Verzaubern Sie die Atmosphäre eines Raums mit einer Duftlampe. Es ist so einfach, Körper und Seele etwas Gutes zu tun! (Rezepte fürs Wohlbefinden siehe ab Seite 271 und Seite 281.)

Öle und Trägerstoffe von A bis Z

Über 100 ätherische Öle – jeweils:

- lateinischer Name, Volksname, Botanisches
- Herkunftsgebiet, Gewinnungsverfahren, Farbe, Duft
- Inhaltsstoff-Übersicht und -Grafik
- Wirkweisen
- Anwendungsbereiche, die sich in der Praxis bewährt haben
- Nebenwirkungen, Anmerkungen

Ab Seite 224 Informationen zu allen wichtigen fetten Ölen, Mazeraten und Hydrolaten.

Ätherische Öle von A bis Z

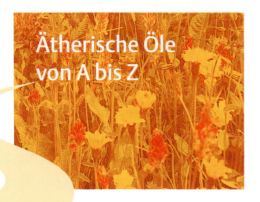

Agrumenöle (Zitrusöle)

Rautengewächse (Rutaceae)

Aus Blättern, Blüten und Früchten der Zitrusbäume lassen sich ätherische Öle gewinnen, aber nur die aus den Fruchtschalen durch Kaltpressung gewonnenen Öle werden als Agrumenöle gehandelt. Dieser Sammelbegriff hat sich inzwischen auch im Deutschen eingebürgert. »Agrumi« ist eine mittelalterliche Bezeichnung für verschiedene ölhaltige Früchte; sie stammt vom italienischen *agrume* ab und bedeutet »säuerliche Früchte«.

Zu den Agrumenölen gehören:
- Bergamotteöl (Seite 85)
- Grapefruitöl (Seite 106)
- Limettenöl (Seite 133)
- Mandarinenöl (Seite 139)
- Orangenöl (Seite 159)
- Zitronenöl (Seite 220)

Alle Zitrusarten werden heute im »Zitronengürtel« zwischen 35° nördlicher und 35° südlicher Breite kultiviert.

▶ Stärken Immunsystem und Psyche

Zitrusöle haben eine besonders lange Tradition als Heilmittel, als Duftstoffe in der Parfümerie und in der Lebensmittelindustrie. In der Aromatherapie gehören sie zu den beliebtesten ätherischen Ölen und sind typische »Einstiegsöle«.

In der chemischen Zusammensetzung sind sich die Agrumenöle – mit Ausnahme des Bergamotteöls – sehr ähnlich. Sie alle zeichnen sich durch eine stimulierende, belebende und geistig anregende Wirkung aus.

Ein gemeinsames Merkmal der Agrumenöle ist das rechtsdrehende (+)-Limonen (ein Monoterpen), das den typischen Grundcharakter des Duftes prägt. Die Leitsubstanz Limonen ist nachgewiesenermaßen stark antiviral, antibakteriell und immunstimulierend (Stahl-Biskup 2004). Dieser Inhaltsstoff fördert auch die Wahrnehmung, sorgt für klare Gedanken und stärkt den Geist, denn er regt die Hirndurchblutung an, indem er den Energiestoffwechsel erhöht.

In allen Zitrusölen sorgen geringe Mengen an Cumarinen für geistige Entspannung und Stimmungsaufhellung. Zitrusöle können die Endorphinausschüttung ein wenig mobilisieren und so Traurigkeit, Lustlosigkeit und schlechte Laune vertreiben. Daneben enthalten sie Furocumarine, die ebenfalls stimmungaufhellend wirken und »Licht ins Dunkel« bringen (Seite 41).

Die reichlich enthaltenen fettlöslichen Flavonoide sind wirkungsvolle Radikalenfänger und immunstärkend.

Obwohl ihr chemischer Aufbau so ähnlich ist, unterscheiden sich die Zitrusöle in Duft und Eigenschaften. Die Farben variieren von hellgelb und orange bis grün, der Duft ist frisch, fruchtig, spritzig bis exotisch (Limette). Die typischen Aromen und Wirkungen werden von Spurenkomponenten bestimmt, die bei den jeweiligen Ölen näher beschrieben sind.

▶ Anmerkung

Zitrusbäume sind sehr empfindlich gegen Befall von Parasiten. Deshalb werden sie meistens stark mit Herbiziden und Pestiziden behandelt. Da die Zitrusöle durch Kaltpressung aus den Fruchtschalen gewonnen werden, sollte man beim Einkauf darauf achten, dass die Öle nur von kontrolliert-biologisch angebauten Früchten stammen (Seite 7, Carrier-Funktion).

Amyris

Amyris balsamifera L.

Rautengewächse (Rutaceae)
Volksnamen: Westindisches Sandelholz, Balsambaum

Der Amyrisbaum wird auf den Westindischen Inseln, in Venezuela, Haiti und Jamaika angebaut und auch als »Westindisches Sandelholz« bezeichnet. Sein Holz – weiß mit grauer Rinde – unterscheidet sich deutlich vom echten, ostindischen Sandelholz (Seite 186). Die Bäume gehören verschiedenen Familien an. Amyris diente ebenfalls als Räuchermittel, erreichte aber nie die kultische Bedeutung von Sandelholz.

▶ Für mehr Gelassenheit und Würde

Auch das ätherische Amyrisöl, häufig entsprechend als »Westindisches Sandelholzöl« angeboten, hat andere Eigenschaften als Sandelholzöl – obwohl die Inhaltsstoffe eine gewisse Ähnlichkeit haben (Seite 186). Der sanfte, holzige Duft wirkt stark psychisch, schenkt Würde und Stärke, fördert Ruhe, Gelassenheit und inneres Gleichgewicht. Weniger bekannt ist das Öl für seine körperlich wirksamen Eigenschaften (s. u.).

▶ Bestimmung

Botanik: kräftiger Baum mit weißem, bitterem Holz und grauer Rinde.
Herkunft: Westindien.
Gewinnung: Wasserdampfdestillation des zerkleinerten Holzes.
Charakteristik: klar, leicht gelblich, zähflüssig (viskos); duftet balsamisch-holzig, zedernartig.

▶ Wirkung

Körperlich: entstauend auf Venen und Lymphsystem, hautpflegend, immunstimulierend.
Psychisch: ausgleichend, harmonisierend, seelisch stabilisierend, stresslösend.

▶ Bewährte Anwendungsbereiche

- Krampfadern, Hämorrhoiden
- Hautpflege
- Wundreiben (Intertrigo), Prophylaxe
- Wundliegen (Dekubitus), Prophylaxe
- geschwächtes Immunsystem
- Schlafstörungen
- nervöse Anspannungen, Erregbarkeit
- seelisches Ungleichgewicht

▶ Nebenwirkungen

Keine Nebenwirkungen bekannt.

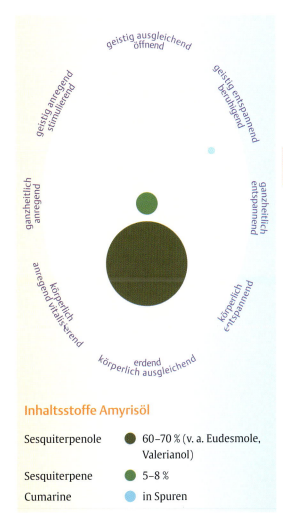

Inhaltsstoffe Amyrisöl

Sesquiterpenole	● 60–70 % (v. a. Eudesmole, Valerianol)
Sesquiterpene	● 5–8 %
Cumarine	● in Spuren

Angelikawurzel

Angelica archangelica L.
Doldengewächse (Apiaceae)

Volksnamen: Engelwurz, Erzengelwurz, Engelbrustwurz, Edle oder Zahme Angelika, Heiligenbitter, Gartenangelik, Giftwürze, Heiliger Geist, Heiliggeistwurz, Theriakwurzel.

Die Angelika ist eine der wenigen Ätherisch-Öl-Pflanzen, die nicht nur in südlichen Ländern, sondern auch in Nordeuropa und Nordindien beheimatet sind. Die imposante Pflanze hat eine beeindruckende, kraftvolle Ausstrahlung. Feine Längsrillen am fast armdicken Hauptstamm erinnern an griechische Tempelsäulen.

Der Legende nach soll die große Heilkraft dieser Pflanze den Menschen von einem Engel offenbart worden sein, daher auch der Name Angelika (lat. *angelus,* griech. *angelos* = Engel) und die volkstümlichen Bezeichnungen wie Erzengelwurz oder Heiliggeistwurz.

In alten Kräuterbüchern ist viel über die Heilwirkung der Angelikawurzel zu finden. Im Mittelalter galt sie als *das* Vorbeugemittel gegen Ansteckung und zugleich als großes Heilmittel für viele Krankheiten. Als die Pest das Leben vieler Menschen bedrohte und auslöschte, nahmen die Ärzte die Angelikawurzel mit zu den Patienten, um sie damit zu heilen und sich selbst zu schützen: Tief vermummt besuchten sie die Kranken und trugen dabei unter ihren Kutten, an einem Band um den Hals gehängt, eine Angelikawurzel, von der sie öfter ein Stück abbissen und als Schutz vor Ansteckung kauten.

Mönche bauten die Angelika in ihren Klostergärten an und bereiteten aus den Wurzeln heilkräftige Elixiere. Aus dieser Zeit stammen der heute noch bekannte Melissengeist der Karmeliterinnen ebenso wie der berühmte Chartreuse-Likör der Kartäusermönche des Klosters La Grande Chartreuse nahe Grenoble in Savoyen/Frankreich.

▶ Das Angst- und Kraftöl

Das ätherische Öl aus den Wurzeln ist wegen seiner großen Heilwirkung und seines umfangreichen Wirkungsspektrums sowohl auf der seelischen als auch auf der körperlichen Ebene viel-

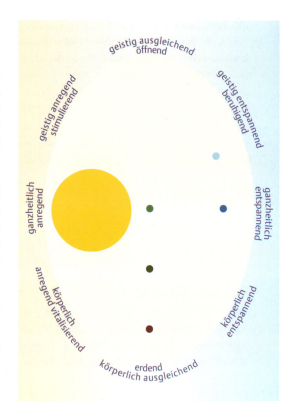

Inhaltsstoffe Angelikawurzelöl

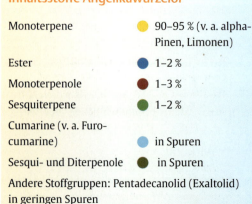

Monoterpene	90–95 % (v. a. alpha-Pinen, Limonen)
Ester	1–2 %
Monoterpenole	1–3 %
Sesquiterpene	1–2 %
Cumarine (v. a. Furocumarine)	in Spuren
Sesqui- und Diterpenole	in Spuren

Andere Stoffgruppen: Pentadecanolid (Exaltolid) in geringen Spuren

seitig einsetzbar. Seine besondere Stärke hat es als »Angst- und Kraftöl«: Es kann ängstlichen Menschen die Angst nehmen und ihnen wieder Kraft verleihen. Es erdet allzu kopflastige Menschen, die dazu neigen, in ihren Gedanken zu kreisen und »abzuheben«; ihnen hilft es, wieder festen Boden unter den Füßen zu bekommen und mehr innere Sicherheit zu spüren.

Eine Besonderheit des Angelikaöls ist, dass es den im Pflanzenreich selten vorkommenden, moschusartig-animalischen Riechstoff Pentadecanolid enthält, ein makrozyklisches Lacton. In der Parfümindustrie werden diese Riechstoffe oft verwendet, um Duftmischungen eine leicht erotisierende, animalische Note zu verleihen. Sie gehören zu den stärksten pflanzlichen Düften mit pheromonartigem Charakter (Seite 17 f.). Seelisch wirken sie stark ausgleichend, sind wirksam bei depressiven Verstimmungen und geben Mut und Zuversicht.

➤ Bestimmung

Botanik: Die Pflanze erreicht nach etwa 4 Jahren eine Höhe von 1,5 bis 2 m; der fast armdicke Hauptstamm, der sich nach oben verzweigt, trägt hellgrüne, sehr große Laubblätter, auf den Stängeln thronen ausladend große, 20- bis 40-strahlige grünlich-weiße Blütendolden; Blütezeit ist Juni und Juli.
Herkunft: Ungarn, Polen, Belgien, Frankreich, Deutschland, Niederlande, Nordindien; wildwachsend in ganz Europa, auf Wiesen und an Flussufern.
Gewinnung: Wasserdampfdestillation aus den Wurzeln. 300 kg ergeben 1 kg Öl.
Charakteristik: hellgelb bis bernsteinfarben; duftet stark erdig, würzig, krautig-pfeffrig, moschusartig.

➤ Wirkung

Körperlich: stark antiseptisch (desinfizierend), entzündungshemmend, abwehrsteigernd, mild schleimlösend, durchblutungsfördernd, magenstärkend, karminativ (verdauungsfördernd), entblähend, spasmolytisch (entkrampfend).
Psychisch: nervenberuhigend, aufbauend, stabilisierend, angstlösend, seelisch aufhellend.

➤ Bewährte Anwendungsbereiche

- Erkältungskrankheiten
- Kopfschmerzen
- arterielle Durchblutungsstörungen (Claudicatio intermittens)
- Appetitlosigkeit
- Magen-Darm-Beschwerden
- Gicht
- Schlafstörungen bei Kindern
- Burn-out-Syndrom
- große Empfindsamkeit, mangelndes Selbstvertrauen
- depressive Verstimmungen
- Winterdepression
- Reisefieber
- Ängste

➤ Nebenwirkungen

In physiologischer Dosierung keine Nebenwirkungen bekannt.

! *Wegen seiner Furocumarine erhöht Angelikaöl die Lichtempfindlichkeit der Haut; unter Einwirkung von UV-Strahlung kann dies zu Hautentzündungen führen. Vorsicht also mit Sonnenbädern nach der Anwendung von Hautölen, die Angelikaöl enthalten! Unter einer Dosierung von 0,78 % (etwa 16 Tropfen auf 100 ml fettes Öl) verursacht das Öl allerdings keine phototoxische Reaktion. (G. A. Novak 1990) Siehe auch Bergamotteöl (Seite 85).*

➤ Anmerkung

Das ätherische **Angelikasamenöl** ähnelt zwar in der Inhaltsstoffzusammensetzung und Wirkung dem Angelikawurzelöl, erfahrungsgemäß wirken Wurzelöle aber stärkender und erdender als Samenöle.

Anissamen

Pimpinella anisum L.

Doldengewächse (Apiaceae)
Volksnamen: Süßer Kümmel, Brotsame

Im 8. Jahrhundert kam Anis, das hochgeschätzte Gewürz des Altertums, mit den Benediktinermönchen nach Mitteleuropa. In der Klosterheilkunde galt es bald als wichtiges Heilmittel und Gewürz. Karl der Große ordnete den Anbau der Pflanze sogar per Gesetz ausdrücklich an.

Heute wird Anis häufig zum Würzen von Brot und Plätzchen verwendet. Dem Pastis der Franzosen und dem Ouzo der Griechen gibt das Gewürz den typischen Geschmack. Außerdem sind Anissamen neben Kümmel, Koriander und Fenchel wegen ihrer entkrampfenden Wirkung ein wichtiger Bestandteil der Vier-Winde-Teemischung.

➤ Hilfe für Atemwege und Bauch

Die Praxis hat gezeigt, dass das ätherische Öl der Anissamen sowohl eine verdauungsfördernde Wirkung hat, als auch stark entkrampfend auf die glatte Muskulatur des Magen-Darm-Traktes wirkt. Zusätzlich regt es die Darmmotorik bei Blähungen und Meteorismus (übermäßige Blähungen) an. Auf Grund seiner auswurffördernden Eigenschaften ist Anisöl bei Katarrhen der oberen Luftwege und Reizhusten wirksam. Wegen seiner hormonähnlichen Eigenschaft (Seite 13) ist es bei Frauenbeschwerden hilfreich.

➤ Bestimmung

Botanik: einjährige, bis zu 50 cm hohe Pflanze, mit 7- bis 15-strahligen Blüten, die in Dolden zusammengesetzt sind.
Herkunft: Italien, Südfrankreich, Türkei, Ungarn, Asien und Südamerika.
Gewinnung: Wasserdampfdestillation aus den Samen.
Charakteristik: farblos; duftet süß-würzig.

➤ Wirkung

Körperlich: antibakteriell, die Darmmotorik anregend, karminativ (verdauungsfördernd), spasmolytisch (entkrampfend), gallenflussanregend, sekretomotorisch (auswurffördernd), östrogenähnlich, milchflussfördernd.
Psychisch: stimmungsaufhellend, entspannend, beruhigend.

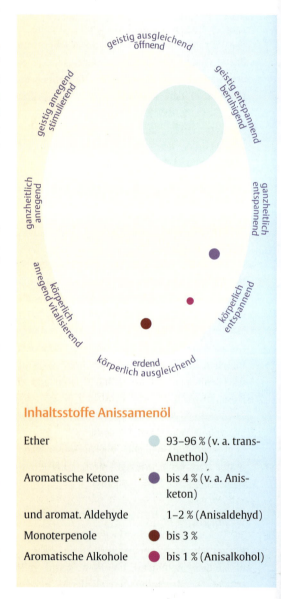

Inhaltsstoffe Anissamenöl

Ether		93–96 % (v. a. trans-Anethol)
Aromatische Ketone	●	bis 4 % (v. a. Anisketon)
und aromat. Aldehyde		1–2 % (Anisaldehyd)
Monoterpenole	●	bis 3 %
Aromatische Alkohole	●	bis 1 % (Anisalkohol)

> **Bewährte Anwendungsbereiche**

- Erkältungskrankheiten
- Reizhusten
- Verdauungsstörungen (Dyspepsie)
- Blähungen (Meteorismus)
- Verstopfung (Obstipation)
- spastische Bauchschmerzen
- Menstruationsbeschwerden
- verminderte Milchproduktion

> **Nebenwirkungen**

In physiologischer Dosierung (Kinder bis 0,5 %, Erwachsene 1 bis 2 % maximal, Seite 58) keine Nebenwirkungen bekannt.

Basilikum

Ocimum basilicum L. CT Linalool

Lippenblütengewächse (Lamiaceae)
Volksnamen: Basilienkraut, Königskraut, Krampfkräutl, Braunsilge, Deutscher Pfeffer, Gartenbasilikum

Die Heimat des Basilikums ist wahrscheinlich Indien; dort ist er dem Gott Vishnu geweiht. Noch heute wird seine Heilwirkung in der indischen Medizin sehr geschätzt.

Vermutlich über Persien kam Basilikum nach Ägypten, Griechenland und Rom. Dort galt die Pflanze im Altertum als Mittel gegen den bösen Blick. Auch eine die Fruchtbarkeit steigernde Wirkung schrieb man ihr zu. Basilikum war zudem ein begehrtes Schönheitsmittel.

Im alten Ägypten flocht man Kränze aus Basilikum – wahrscheinlich war die ausgezeichnete Heilwirkung des Basilikums auf den gesamten Kopfbereich den Menschen schon damals bekannt. Basilikum bedeutet in der Übersetzung »königlich« (griechisch *basileios*).

Seit dem 12. Jahrhundert wird es in Mitteleuropa angebaut. Heute ist Basilikum vor allem ein geschätztes Würzkraut, besonders typisch für die italienische Küche. Touristen aus allen Ländern nahmen es wegen seines durchdringenden, würzigen und appetitanregenden Aromas aus Italien mit in ihre heimischen Küchen; auch bei uns ist es inzwischen zu einem der beliebtesten Gewürze geworden.

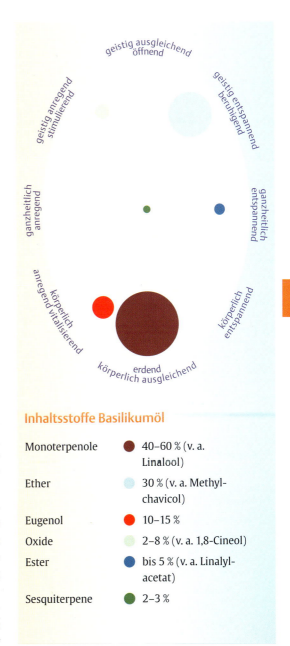

Inhaltsstoffe Basilikumöl

Monoterpenole	40–60 % (v. a. Linalool)
Ether	30 % (v. a. Methylchavicol)
Eugenol	10–15 %
Oxide	2–8 % (v. a. 1,8-Cineol)
Ester	bis 5 % (v. a. Linalylacetat)
Sesquiterpene	2–3 %

➤ Balsam für Leib und Seele

Seit dem 16. Jahrhundert gewinnt man das ätherische Öl aus Basilikum und wusste es vor allem bei Magen-Darm-Störungen einzusetzen. Leider ist die ausgezeichnete Heilwirkung des Öls etwas in Vergessenheit geraten. Im körperlichen Bereich wirkt es u. a. entkrampfend und beruhigend, im seelischen Bereich hilft es, zu entspannen und aufzumuntern – nicht umsonst nennt man das süße Basilikumöl auch »Balsam der Seele«. Der hohe Anteil an Linalool, das auch Lavendel- oder Rosenholzöl enthalten, wirkt zudem hautpflegend und stärkt das Immunsystem.

➤ Bestimmung

Botanik: einjährige Pflanze, die ca. 50 cm hoch wird, mit langstieligen, eiförmigen Blättern und weißen, rosa oder tiefroten Blüten.
Herkunft: wildwachsend im gesamten Mittelmeerraum, bei uns nur in Kulturen.
Gewinnung: Wasserdampfdestillation aus dem blühenden Kraut.
Charakteristik: hellgelb; duftet blumig, würzig.

➤ Wirkung

Körperlich: antiviral, antibakteriell, antiseptisch (desinfizierend), entkrampfend, beruhigend, hautpflegend, immunsystemstärkend, appetitanregend, verdauungs- und schlaffördernd.
Psychisch: entspannend, aufmunternd, nervenstärkend.

➤ Bewährte Anwendungsbereiche

- Erkältungskrankheiten
- Kopfschmerzen
- Verdauungsprobleme
- nervöser Magen
- Menstruationsbeschwerden
- Schlafstörungen und »seelisches Bauchweh« bei Kindern
- Ängste

➤ Nebenwirkungen

In physiologischer Dosierung (Seite 58) keine Nebenwirkungen bekannt.

➤ Anmerkungen

Etwa 100 verschiedene Basilikumarten sind bekannt. Aber nur einige finden wegen ihrer aromatischen Eigenschaften Verwendung: Ocimum basilicum L., O. canum Sims., O. gratissimum L., O. sanctum L., O. viride Wild. Die daraus gewonnenen ätherischen Öle haben unterschiedliche Wirkweisen. Deshalb ist die exakte botanische Bezeichnung wichtig. Für die Therapie wird Ocimum basilicum L. CT Linalool am häufigsten verwendet. (Siehe auch Tulsi, Seite 200.)

Bay

Pimenta racemosa (Miller) J. Moore

Myrtengewächse (Myrtaceae)
Volksnamen: Bay de St. Thomas, (Kron-)Piment

Der anspruchslose Pimentbaum gedeiht besonders gut auf den Karibischen Inseln. Die Ureinwohner Zentralamerikas nutzten Piment nicht nur als Heilpflanze, sondern auch zum Einbalsamieren ihrer Toten. Die konservierenden Eigenschaften sind so gut, dass man mit Piment Fisch und Fleisch haltbar machen kann.

➤ Stark belebend und erwärmend

Bayöl ist ein erwärmendes Öl, das intensiv belebt, anregt und seelisch sehr stärkt. Daneben zeichnet es sich durch sein großes Wirkspektrum im körperlichen Bereich aus.

In sinnlich duftenden Parfüms und Bädern ist Bayöl ein interessanter Zusatz. Das belebende Öl regt die Durchblutung der Kopfhaut intensiv an und soll den Haarwuchs fördern. In der Aromaküche dient Bayöl als Gewürz für Reisgerichte, Gemüse, Suppen und Soufflés.

▶ Bestimmung

Botanik: immergrüner Baum mit großen ledrigen Blättern.
Herkunft: Westindische Inseln, Zentralafrika und Mittelamerika.
Gewinnung: Wasserdampfdestillation aus den Blättern.
Charakteristik: farblos, dünnflüssig; duftet warm, würzig, ähnlich dem Nelkenduft, aber etwas sanfter.

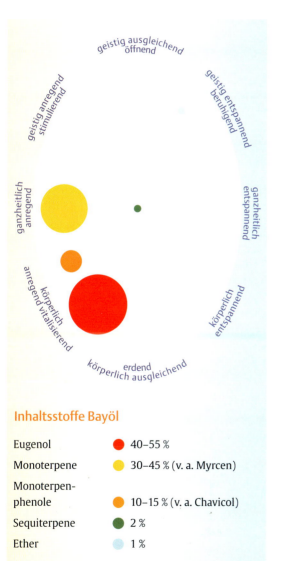

Inhaltsstoffe Bayöl

Eugenol	🔴 40–55 %
Monoterpene	🟡 30–45 % (v. a. Myrcen)
Monoterpen-phenole	🟠 10–15 % (v. a. Chavicol)
Sequiterpene	🟢 2 %
Ether	🔵 1 %

▶ Wirkung

Körperlich: stark antibakteriell und antiviral, antimykotisch, entzündungshemmend, verdauungsfördernd, entkrampfend, durchblutungsfördernd, anregend, erwärmend, schmerzstillend und stark immunstimulierend.
Psychisch: anregend, belebend.

▶ Bewährte Anwendungsbereiche

- Verdauungsstörungen (Dyspepsie)
- Verstopfung (Obstipation)
- Muskelverspannungen
- Gelenkschmerzen
- Fußpilz
- Haarshampoos, Haarwässer
- Raumluftdesinfektion

▶ Nebenwirkungen

In 1%iger Mischung (Seite 58) unproblematisch, in höherer Dosierung reizt es jedoch Haut und Schleimhaut.

Benzoe Siam

Styrax tonkinensis
Styraxbaumgewächse (Styraceae)
Volksnamen: Javanischer Weihrauch

Auf der südarabischen Halbinsel war Benzoe schon frühzeitig bekannt, obwohl sein natürliches Vorkommen Südostasien ist. Benzoe wurde auch »javanischer Weihrauch« genannt.

Im alten Ägypten wurde mit dem Harz des Benzoebaums gehandelt; man gebrauchte es zur Desinfektion, zum Heilen, als Räucherwerk sowie zur Herstellung von wohlriechenden Salben und Heilsalben. Pedanius Dioskorides, ein berühmter griechischer Arzt und Autor eines umfassenden Heilkräuterwerkes, beschrieb bereits um 50 n. Chr. die positive Wirkung auf Atemwege und Haut.

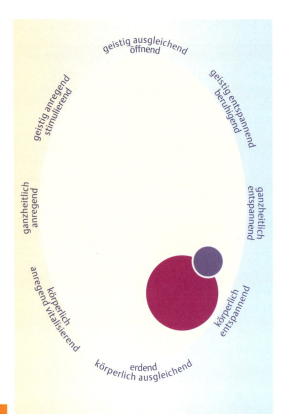

Inhaltsstoffe Benzoe-Siam-Resinoid

Aromatische Ester	● 60–80 % (v. a. Benzylbenzoat)
Aromatische Säuren	● 10–20 % (v. a. Benzoesäure)
und aromat. Aldehyde	1–2 % (Vanillin)

➤ Ein Duft, der Geborgenheit schenkt

Der balsamische Duft des Benzoe-Siam-Resinoids (siehe Gewinnung) kann auf besondere Weise ein Gefühl von Geborgenheit, Sicherheit, Wärme vermitteln – Erinnerungen an den vertrauten Teddybär der Kindheit werden wach.

Benzoe tut nicht nur der Seele gut, sondern auch der Haut. Es fördert den Hautstoffwechsel und somit die Regeneration von schlecht heilender Haut. Eine interessante Anwendungsmöglichkeit auf der Haut stellt das Aerosolspray dar: gegen Fissuren, Schrunden, zur Vorbeugung gegen Wundliegen, um die Haut unter Adhäsionspflastern (z. B. beim künstlichen Darmausgang, Seite 259 f.) unempfindlicher zu machen.

In der Naturkosmetik wird das Benzoe-Resinoid wegen seiner antimikrobiellen und entzündungshemmenden Eigenschaft besonders geschätzt. Durch handelsübliche Produkte zur Aknebehandlung wird die Hautflora stark geschädigt. Hier kann Benzoeöl regulierend wirken. Eine Eigenschaft, die es auch für die mykosenvorbeugende Hautpflege interessant macht.

➤ Bestimmung

Botanik: wild wachsender, immergrüner Baum, der bis zu 6 m hoch werden kann.
Herkunft: Malaysia, Indien, Thailand, Indonesien, Vietnam, Laos und Kambodscha.
Gewinnung: Nach Extraktion aus dem Harz der Baumrinde wird durch Lösung in Weingeist das Resinoid (Seite 21) gewonnen. 1,5 kg Harz ergeben 1 kg Benzoe-Siam-Resinoid.
Charakteristik: bräunlich, harzig; duftet balsamisch, sehr an Vanille erinnernd.

➤ Wirkung

Körperlich: antimikrobiell (v. a. gegen Hefe und Pilze, weniger gegen Bakterien), desodorierend, konservierend, antioxidativ, entkrampfend, ausgleichend, entzündungshemmend, wundheilend, epithelisierend, mild auswurffördernd.
Psychisch: Geborgenheit und Wärme vermittelnd, entspannend und angstlösend.

➤ Bewährte Anwendungsbereiche

- Husten
- Pflege strapazierter Haut und Schleimhaut
- Akne
- starker Schweißgeruch
- Bestrahlungsprophylaxe und -nachsorge
- Pilzerkrankung (Candida-albicans-Mykosen)
- Wundreiben (Intertrigo), Prophylaxe

- Wundliegen (Dekubitus), Prophylaxe
- künstlicher Darmausgang (Stomapflege)
- Kopfschmerzen
- Stress
- Ängste
- Wohlfühlmischungen

➤ Nebenwirkungen

Keine Nebenwirkungen bekannt.

Bergamotte

Citrus bergamia Risso u. Poiteau
Rautengewächse (Rutaceae)
Volksnamen: Bergamotte-Birne

Siehe auch Agrumenöle (Seite 76).

Die Heimat der Bergamotte ist nicht genau bekannt, dürfte aber in Indien liegen. Der sehr empfindliche Baum hat hohe Ansprüche an Klima und Boden. Die reifen Früchte der Bergamotte ähneln in Form und Farbe Quitten und werden, kandiert oder eingelegt, auf Sizilien als beliebte Beilage zu den Mahlzeiten angeboten.

Der Name »Bergamotte« kommt von dem Türkischen Beg-âr mû dî, was »Fürst der Birnen« bedeutet; er hat nichts zu tun mit der italienischen Stadt Bergamo (so steht es in dem 1693 in Lyon erschienenen Buch »Le Parfümeur François par le Sieur Barbe«).

➤ Lichtblick in trüben Stimmungen

Das Bergamotteöl ist wie ein »Lichtblick« in trüben Stimmungen. Vielen Duftmischungen gibt es eine wohltuend frische, aufhellende Note. Außerdem ist es wie ein Katalysator, ein Reaktionsbeschleuniger, der seine eigene Wirkung und die anderer Öle erst in der Mischung, im Zusammenwirken, zur vollen Entfaltung bringt.

Wissenschaftliche Untersuchungen des Aromatherapeuten Professor Paolo Rovesti an der Universität Mailand ergaben, dass Bergamotteöl

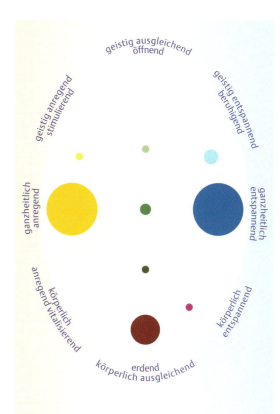

Inhaltsstoffe Bergamotteöl

Ester	🔵 30–45 % (v. a. Linalylacetat)
Monoterpene	🟡 30–45 % (v. a. (+)-Limonen)
Monoterpenole	🔴 10–25 % (v. a. Linalool)
Monoterpenaldehyde	🟡 bis 5 %
Cumarine (v. a. Furocumarine)	🔵 5 %
Sesquiterpenole	🟢 bis 1 %
Sesquiterpene	🟢 bis 1 %
Sesquiterpenketone und -aldehyde	🟢 in Spuren
Aromatische Ester	🔴 in Spuren (Methylanthranilat)

Andere Stoffgruppen (Jasmon, Indol) in geringen Spuren

angstlösend und nervenentspannend wirkt und deshalb bei depressiven Verstimmungen und Angstzuständen heilend und regulierend auf das Nervensystem einwirkt.

Bergamotteöl ist das einzige Agrumenöl (Seite 76), in dem nicht Limonen, sondern Linalylacetat und Linalool dominieren, die Leitsubstanzen des Lavendels. Überhaupt ist Bergamotteöl auf Grund seiner Inhaltsstoffe dem Lavendelöl sehr ähnlich, ebenso mild und hautfreundlich – aber wegen der Furocumarine (siehe Nebenwirkungen) doch nicht so vielseitig einsetzbar.

Die für den sinnlichen Duft verantwortlichen Inhaltsstoffe wie Jasmon, Indol und Methylanthranilat sind z. B. auch in Jasminöl enthalten (Seite 112). Sie wirken aufmunternd und fördern die Kommunikationsbereitschaft.

In der Parfümindustrie ist das Öl wegen seines spritzigen Duftes sehr beliebt und in vielen Duftkompositionen enthalten. Es gilt als ein »Edelstein« unter den ätherischen Ölen.

Der Earl-Grey-Tee erhält sein typisches Aroma durch Zusatz von Bergamotteöl.

▶ Bestimmung

Botanik: Der etwa 5 m hohe Zitrusbaum gehört wie die Orangen- und Zitronenbäume zu den Rautengewächsen, ist in seiner Gestalt jedoch etwas zarter. Er wird – ähnlich wie Zitronenbäume – durch Veredelung auf Stecklingen der bitteren Orange gezüchtet. Die reifen Früchte der Bergamotte ähneln Quitten.
Herkunft: Hauptanbaugebiet ist heute Reggio di Calabria in Italien.
Gewinnung: Kaltpressung der unreifen grünen Fruchtschalen. Erntezeit der unreifen Früchte von November bis Februar. Aus 200 kg Fruchtschalen gewinnt man 1 kg ätherisches Öl.
Charakteristik: hellgrün bis smaragdgrün, dünnflüssig; duftet klar, fruchtig, frisch, leicht süßlich.

▶ Wirkung

Körperlich: stark antibakteriell, antiseptisch (desinfizierend), antiviral, immunstimulierend, fiebersenkend, entkrampfend.
Psychisch: stimulierend-entspannend; angstlösend, stimmungsaufhellend.

▶ Bewährte Anwendungsbereiche

- Halsschmerzen
- Fieber
- Kopfschmerzen
- nervös bedingte Verdauungsbeschwerden
- Blasenentzündung
- Menstruationsbeschwerden
- klimakterisches Syndrom
- Lymphstau nach Brustamputation
- nervös bedingte Muskelverspannungen
- Konzentrationsschwierigkeiten
- Schlafstörungen, auch bei Kindern
- depressive Verstimmung, Winterdepression
- Angstzustände

▶ Nebenwirkungen

Da Bergamotteöl durch die enthaltenen Furocumarine (Seite 41) die Lichtempfindlichkeit der Haut stark erhöht (Photosensibilisierung), wurde es früher schnellbräunenden Sonnenschutzmitteln zugesetzt. Es stellte sich jedoch heraus, dass dies bei einigen Menschen zu starker Pigmentierung (Dunkelfärbung) und zu allergisch-entzündlichen Reaktionen der Haut führte.

! *Pigmentflecken können auch dann auftreten, wenn ein Parfüm, in dem Bergamotteöl enthalten ist, auf die bloße Haut aufgetragen wird; ebenso, wenn Bergamotte Bestandteil eines Hautöls ist. Vermeiden Sie deshalb starke Sonnenbestrahlung während der äußerlichen Anwendung von Bergamotteöl – jedoch stellen 4 bis 6 Tropfen in 100 ml Basisöl kein Problem dar.*

In einigen Aromatherapiebüchern steht, dass Bergamotteöl bei Herpes labialis (Lippenbläschen) anstelle von Melissenöl eingesetzt werden kann. Davon ist dringend abzuraten, da Herpes labialis sehr oft durch große körperliche Belastung zum Ausbruch kommen kann, etwa bei anstrengenden Bergtouren im Sommer oder Winter, bei denen die Lippen häufig starker Sonnenbestrahlung ausgesetzt sind. Wird dann Bergamotteöl angewendet, kann dies äußerst unschöne Pigmentierungen am Mund hinterlassen. Zur Behandlung von Herpes labialis sind andere ätherische Öle besser geeignet (Seite 262).

Bergamottminze

Mentha citrata L.

Lippenblütengewächse (Lamiaceae)
Volksnamen: Zitronenminze

Siehe auch Nanaminze Seite 151, Pfefferminze Seite 168.

Die Unübersichtlichkeit der taxonomischen Verhältnisse bei den Minzen mit ihren 15 bis 30 Arten wird noch verstärkt durch ihre große Fähigkeit, sich untereinander zu kreuzen. Dementsprechend zahlreiche Spielarten mit unterschiedlichen Eigenschaften und Verwendungsmöglichkeiten gibt es bei den Minzen.

Die Bergamottminze heißt bei uns gemäß ihrem botanischen Namen auch Zitronenminze. Früher galt sie als Hybride von Mentha aquatica L. und Mentha spicata L. Heute nimmt man an, dass sie allein durch Selektion aus der Mentha aquatica (Wasserminze) entstanden ist.

Die seltene Minzenspezialität ist Bestandteil des Kräuterlikörs »La Chartreuse«, der von den Kartäusermönchen hergestellt wird (Seite 78).

▶ **Besonders mild und entspannend**

Das Bergamott- oder Zitronenminzöl führt in der Aromatherapie leider noch ein Schattendasein. In unseren Augen aber ist es der »Lavendel« unter den Minzen: Mit ähnlichen Hauptinhaltsstoffen wie Lavendel bietet es sich als echte Alternative für alle »Lavendelmuffel« an. Seinen

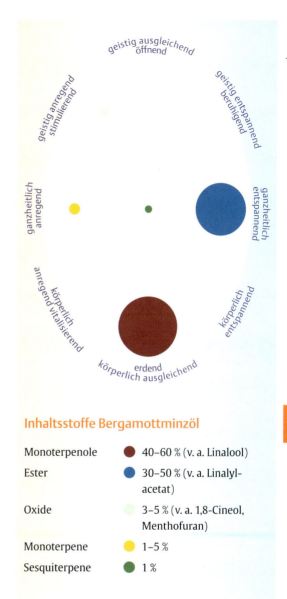

Inhaltsstoffe Bergamottminzöl

Monoterpenole	● 40–60 % (v. a. Linalool)
Ester	● 30–50 % (v. a. Linalylacetat)
Oxide	● 3–5 % (v. a. 1,8-Cineol, Menthofuran)
Monoterpene	● 1–5 %
Sesquiterpene	● 1 %

sanften, blumig-minzigen Duft mögen nicht nur Kinder gern, sondern er wird auch von alten Menschen gut angenommen.

Im Gegensatz zu den anderen Minzarten wie Pfefferminze oder Nanaminze enthält das ätherische Öl der Bergamottminze weder Menthol noch Monoterpenketone. Es ist ein besonders mildes Öl. Spuren von Menthofuran schenken ihm den frischen minzigen Duft.

➤ Bestimmung

Botanik: Pflanze mit ei- bis herzförmigen, fein behaarten Blättern und zarten Blüten.
Herkunft: Südfrankreich, Nordamerika.
Gewinnung: Wasserdampfdestillation der jungen, noch nicht blühenden Pflanzen.
Charakteristik: farblos; der Duft erinnert an Lavendel, mit einem leichten frisch-minzigen und zitronigen Unterton.

➤ Wirkung

Körperlich: antibakteriell, antiviral, antimykotisch, wundheilend, entzündungshemmend, fiebersenkend, schmerzlindernd, krampflösend, durchblutungsfördernd, immunsystemstärkend, hautpflegend, insektenabweisend.
Psychisch: ausgleichend, beruhigend, aufbauend, angstlösend, schlaffördernd, bei Erschöpfung anregend und erfrischend, aufhellend und entspannend.

➤ Bewährte Anwendungsbereiche

- Erkältungskrankheiten, v. a. bei Kindern
- Fieber
- Spannungskopfschmerzen
- Bluthochdruck (Hypertonie)
- Mundpflege
- Verdauungsprobleme
- Magenschmerzen, nervös bedingte
- Bestrahlungsprophylaxe
- Pilzerkrankung (Candida-albicans-Mykosen)
- Hautjucken
- Insektenabwehr
- Gürtelrose (Herpes zoster)
- Windpocken
- Wunden
- Narbenpflege
- Menstruationsbeschwerden
- klimakterisches Syndrom
- Blasenentzündung
- Schwangerschaftsstreifen
- Geburtsvorbereitung, Geburt
- Wochenfluss
- Brustdrüsenentzündung
- Stress
- Muskelverspannungen, nervös bedingte
- Schlafstörungen, auch bei Kindern
- depressive Verstimmungen
- Ängste

➤ Nebenwirkungen

Keine Nebenwirkungen bekannt.

➤ Anmerkung

Das sehr milde ätherische Öl der Bergamottminze kann – wie Lavendelöl – bei Bedarf auch pur auf die Haut aufgetragen werden.

Cajeput

Melaleuca cajeputi L.
syn. Melaleuca leucadendron L.

Myrtengewächse (Myrtaceae)
Volksnamen: Kayu-puthi

Der Cajeputbaum wächst auf den Molukken, im Osten Indonesiens und des malayischen Archipels, in Nordaustralien und auf den Philippinen. Im Frühsommer ist er übersät mit zauberhaften weißen Blüten. Blätter und Blüten verströmen einen schönen klaren, leicht eukalyptusartigen, warmen Duft. Seine Rinde lässt sich in langen Streifen abziehen und ist weißlich bis fahlgrau. Daher hat er seinen indonesischen Namen *kayu-puthi*, was »weißes Holz« bedeutet.

Wo dieser Baum wächst, gehen alle anderen Pflanzen ein. Er ist äußerst robust und zählebig, nicht einmal durch Niederbrennen kann man ihn ausrotten.

➤ Das Erkältungs- und Schmerzöl

Von jeher benutzten die Malaien und Javaner Cajeput als schweißtreibendes Mittel bei fieberhaften Infekten und Atemwegserkrankungen. Das Cajeputöl scheint erst Anfang des 17. Jahrhunderts nach Europa gelangt zu sein, als die Holländer die Molukken in Besitz nahmen. Seit etwa 1717 wurde es auch in Deutschland arzneilich genutzt, in Apotheken eingeführt und in Apothekertaxen und Arzneibüchern erwähnt. Es blieb indessen noch für längere Zeit selten und teuer, und erst um 1730 scheinen größere Mengen über Amsterdam in den europäischen Handel gelangt zu sein. In Deutschland kam das Cajeputöl zuerst unter dem Namen Oleum Wittnebianum in den Handel, genannt nach dem Kaufmann E. H. Wittneben aus Wolfenbüttel, der viele Jahre in Batavia gelebt und das Öl in deutschen Schriften als wertvolles Heilmittel empfohlen hatte. In Frankreich und England fand das Öl erst am Anfang des 19. Jahrhunderts besondere arzneiliche Verwendung.

Cajeputöl ist ein starkes Antiseptikum (keimtötendes Mittel), das heute vor allem in der Naturheilkunde bei der Behandlung von Erkältungskrankheiten eingesetzt wird. Besonders bewährt hat es sich bei Erkältungskrankheiten von Kindern – in Mischungen und für Hustensalben anstelle von Eukalyptus- und Pfefferminzöl, denn es ist verträglicher als diese Öle. Die Kombination von Cineol und Monoterpenolen macht das Öl stark antiviral. Auch bei Neuralgien, schmerzhaften Nervenentzündungen, die nur schwer zu behandeln sind, sowie bei Muskelschmerzen empfiehlt sich Cajeputöl.

➤ Bestimmung

Botanik: immergrüner Baum, der 25 m hoch werden kann, mit schmalen grau-grünen, ledrigen Blättern.
Herkunft: Nordaustralien, Indien, Philippinen, Malaysia und Molukken.
Gewinnung: Wasserdampfdestillation der Blätter und kleinen Zweigspitzen. 100 kg ergeben 1 kg ätherisches Öl.
Charakteristik: gelblich bis hellgrünlich; duftet ähnlich wie Eukalyptus, aber sanfter, mit einer feinen fruchtigen Note, die an Nelke erinnert.

➤ Wirkung

Körperlich: antiseptisch (desinfizierend), antibakteriell, stark antiviral, hustenreizmildernd, schleimlösend, auswurffördernd, durchblutungsfördernd auf die Atemwege, stark abwehrsteigernd, fiebersenkend, schmerzlindernd auf Nerven und Muskulatur.
Psychisch: belebend, nervenstärkend, konzentrationsfördernd.

Inhaltsstoffe Cajeputöl

Oxide	●	50–65 % (v. a. 1,8-Cineol)
Monoterpene	●	25–40 % (v. a. Pinene)
Monoterpenole	●	6–15 % (v. a. alpha-Terpineol)
Sesquiterpene	●	3–5 %
Sesquiterpenole	●	bis 3 %

▶ Bewährte Anwendungsbereiche

- Erkältungskrankheiten, v. a. bei Kindern
- Stirn- und Nasennebenhöhlenentzündung (Sinusitis)
- Bronchitis
- Fieber
- Nervenentzündungen
- Schmerzen
- Herpes labialis
- Gürtelrose (Herpes zoster)
- Herpes genitalis
- Muskelkater
- rheumatische Beschwerden
- Gicht
- Arthritis (Gelenkentzündung)

▶ Nebenwirkungen

Keine Nebenwirkungen bekannt.

Cassia

Cinnamomum cassia (Nees) syn. Cinnamomum aromaticum C. G. Nees

Lorbeergewächse (Lauraceae)
Volksnamen: Chinesischer Zimt, Zimtkassie, Englischer Zimt, Mutterzimt

Der immergrüne Strauch ist im Süden Chinas heimisch, wo er wild und in Kulturen wächst. Auch in Japan, Indonesien, Ceylon, Mexiko und Südamerika wird er angebaut. Durch regelmäßiges Zuschneiden werden die Bäume buschförmig gehalten, um so die Ernte zu erleichtern, mit der man bei vier- bis sechsjährigen Bäumen beginnt. Das qualitativ beste ätherische Öl erhält man durch Destillation der frischen Zweige und Blätter im Hochsommer und im Herbst.

▶ Stark gegen Keime

Cassiazimt ist sehr nah verwandt mit Ceylonzimt. Das ätherische Öl enthält die gleiche Leitsubstanz – Zimtaldehyd – wie das Ceylon-Zimtrindenöl. Cassiaöl enthält jedoch kein Eugenol, stattdessen den Waldmeisterriechstoff Cumarin in einem ungewöhnlich hohen Prozentsatz. Dadurch unterscheidet es sich von allen anderen Zimtölen (Seite 217 und 219).

In der chinesischen Kräutermedizin wird Cassia ähnlich wie Ceylonzimt angewendet. Es ist wichtiger Bestandteil des roten Tigerbalsams.

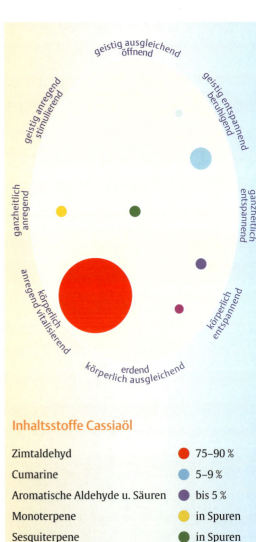

Inhaltsstoffe Cassiaöl

Zimtaldehyd	🔴	75–90 %
Cumarine	🔵	5–9 %
Aromatische Aldehyde u. Säuren	🟣	bis 5 %
Monoterpene	🟡	in Spuren
Sesquiterpene	🟢	in Spuren
Ether	⚪	in Spuren
Aromatische Ester u. Alkohole	🔴	in Spuren

Cassiaöl hat eine besonders hohe Wirksamkeit gegen alle Bakterien, Keime und Mykosen. Allerdings wirkt das ätherische Öl durch seinen hohen Zimtaldehyd-Anteil haut- und schleimhautreizend und ist deshalb nicht unproblematisch in der Anwendung (s. u.).

! *In höherer Dosierung reizt Cassiaöl Haut und Schleimhaut. Es gehört aus diesem Grund nur in die Hand von Therapeuten.*

▶ **Bestimmung**

Botanik: immergrüner Strauch; weiche, stark geäderte, lanzettenartig eiförmige Blätter.
Herkunft: Südchina.
Gewinnung: Wasserdampfdestillation aus frischen Blättern und jungen Zweigen.
Charakteristik: rötlich, braun; duftet süß, warm, würzig, zimtähnlich.

▶ **Wirkung**

Körperlich: antibakteriell (Streptococcus B u. D, Escherichia coli, Staphylococcus aureus, Staphylococcus epidermis), antimykotisch (Candida albicans), durchblutungsanregend, stark erwärmend, tonisierend, entkrampfend, schmerzlindernd, antirheumatisch.
Psychisch: seelisch stärkend, aphrodisierend.

▶ **Bewährte Anwendungsbereiche**

- Erkältungskrankheiten
- Pilzerkrankung (Candida-albicans-Mykosen)
- Arthritis
- rheumatische Beschwerden
- klimakterisches Syndrom
- prämenstruelles Syndrom
- Stress
- Muskelverspannungen, nervös bedingt

▶ **Nebenwirkungen**

In 1%iger Mischung unproblematisch: Unsere Erfahrungen haben gezeigt, dass 1 bis 2 Tropfen in einer 1%igen Körperölmischung (Seite 58) keine Probleme machen und bereits in dieser geringen Konzentration hochwirksam sind.

Champaca

Michelia champaca L.
Magnoliengewächse (Magnoliaceae)

Der Champacabaum wächst im tropischen Asien vor allem in vielen indischen Gärten und ist nicht nur als Schattenspender sehr beliebt. Während der Blütezeit verströmt er nämlich einen wunderbaren, sinnlichen Duft. Zu Girlanden verarbeitet, haben die Blüten in der Hindukultur große rituelle Bedeutung. Man findet sie in zahllosen hinduistischen und auch buddhistischen Tempeln. Im 7. Jahrhundert brachten buddhistische Mönche Champacapflanzen nach China. Dort sind die Blüten ähnlich beliebt wie Jasmin und werden wie dieser zum Aromatisieren von Tees verwendet.

In einer indischen Enzyklopädie (Manasollasa) aus dem 12. Jahrhundert wird Champacablütenöl als wichtige Ingredienz eines königlichen Massageöls erwähnt. Der kostbare Duft soll dem Lotosduft etwas ähnlich sein.

▶ **Seelisch erwärmend und aphrodisierend**

Echtes Champacablüten-Absolue ist selten und ähnlich teuer wie Jasmin- oder Rosenöl. Der üppige Duft erinnert ein wenig an Jasmin und Neroli. Die Schönheit und die Düfte der Jahreszeiten erscheinen vor dem inneren Auge: Frühling und Sommer mit Hyazinthe, Veilchen und Jasmin, Herbst und Winter mit Nelke und Anis.

Die Vielzahl der Inhaltsstoffe, die auch teilweise in Jasmin-, Veilchenblätter- oder Nelkenöl enthalten sind, ergibt ein aphrodisisches, seelisch erwärmendes Gemisch. Speziell die Kombination von Indol (Bestandteil menschlicher Exkremente) mit dem hohen Anteil an Methylanthranilat (aromatischer Ester) bewirkt die aphrodisierende Wirkung des Champacaöls. Diese Inhaltsstoffe imitieren Intimgerüche und vermitteln Geborgenheit. Der Duft entspannt eine grüblerische Seele, nimmt Härte gegen sich und andere und vermittelt eine zarte Sehnsucht nach Liebe, Lebensfreude und Sinnlichkeit.

Weniger bekannt ist, dass Champacaöl auch körperlich wirksam ist – insbesondere bei chronischen Schmerzen entfaltet es eine ganzheitlich wohltuende Wirkung.

▶ Bestimmung

Botanik: kegelförmiger Baum, der in seiner Heimat, den unteren Regionen des Himalaja, bis 30 m hoch wird, in Kulturen aber kaum 10 m erreicht. Im Spätsommer an den Astenden aufrecht sitzende, cremeorangefarbene Blüten.
Herkunft: tropisches und subtropisches Asien.
Gewinnung: Extraktion der Blüten mit chemischem Lösungsmittel (Hexan).
Charakteristik: bräunlich-gelblich, dickflüssig; exotisch-voller, schwerer Blütenduft.

▶ Wirkung

Körperlich: antibakteriell, entspannend, entkrampfend, schmerzlindernd, milchbildungsfördernd, immunstimulierend.
Psychisch: antidepressiv, seelisch erwärmend, die Sinnlichkeit fördernd, aphrodisierend.

▶ Bewährte Anwendungsbereiche

- Chronische Schmerzen
- verminderte Milchproduktion
- Burn-out-Syndrom
- depressive Verstimmung
- Gefühlskälte
- Libidoverlust

▶ Nebenwirkungen

Keine Nebenwirkungen bekannt.

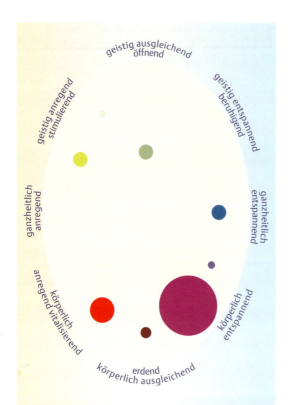

Inhaltsstoffe Champaka-Absolue

Aromatische Ester	●	35–40 % (v. a. Benzylbenzoat, Methylanthranilat 4 %, Phenylethylbenzoat)
und aromat. Alkohole		8 % (v. a. Benzylalkohol, Phenylethylalkohol)
Eugenol	●	10–16 %
Ester	●	bis 10 % (v. a. Methyllinoleat)
Monoterpenaldehyde	●	bis 8 %
Sesquiterpenketone	●	bis 6 % (v. a. alpha- und beta-Jonon)
Oxide	●	4,5 % (v. a. Linalooloxid)
Monoterpenole	●	3–5 %
Aromatische Aldehyde	●	in Spuren

Andere Stoffgruppen: Indol 2–5 %

Cistrose

Cistus ladaniferus L.

Cistrosengewächse (Cistaceae)
Volksnamen: Cistus, Felsenrose

Die Garrigue oder Macchia, typischer Standort der Cistrose, bestimmt mit ihrem wilden, schier undurchdringlichen Gesträuch über weite Flächen die mediterrane Landschaft. Wenn im Frühjahr Cistrosensträucher und Schopflavendel in voller Blüte stehen, ist die Luft von einem balsamischen, fast ambraartigen Duft erfüllt. Die zarten, duftigen Cistrosenblüten mit ihren verknitterten Blütenblättern wirken selbst wie die »verknitterten Seelchen«, denen das ätherische Cistrosenöl helfen kann.

Das Labdanumharz der Cistrose ist als Duftstoff schon seit der Antike sehr begehrt. Bei den alten Ägyptern und den Juden war es zudem wichtiger Bestandteil von Rauchopfern. Syrisch-phönizische Parfümeure nannten die Cistrose *ladan*, »klebriges Kraut«. Das Harz wurde zur Schönheitspflege sowie in Arzneimitteln und Salben verwendet. In Mischungen mit anderen ätherischen Ölen, Wein und Honigmet diente es der Wundheilung und als Schmerzmittel; außerdem war es ein bewährtes Hustenmittel.

Mit den Kreuzzügen des Mittelalters wurde das Labdanumharz ins Abendland gebracht.

Sein Duft spielt in der Parfümindustrie auch heute noch eine große Rolle.

▶ Balsamischer Duft für »verknitterte Seelchen«

Der etwas herbe, harzige Duft aus dem Fläschchen macht es nicht unbedingt leicht, sich mit diesem ätherischen Öl anzufreunden. Erst in der Verdünnung entfaltet es seinen warmen, ambraartigen Duft.

Cistrosenöl hat die Kraft, verschlossene Herzen zu öffnen und die Seele zu »erwärmen«. In der Praxis hat es sich sehr bewährt bei Menschen, die auf Grund früherer psychischer Ver-

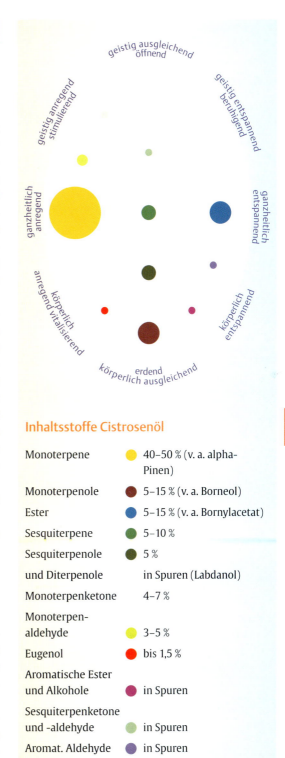

Inhaltsstoffe Cistrosenöl

Monoterpene	🟡	40–50 % (v. a. alpha-Pinen)
Monoterpenole	🔴	5–15 % (v. a. Borneol)
Ester	🔵	5–15 % (v. a. Bornylacetat)
Sesquiterpene	🟢	5–10 %
Sesquiterpenole und Diterpenole	🟢	5 % in Spuren (Labdanol)
Monoterpenketone		4–7 %
Monoterpenaldehyde	🟡	3–5 %
Eugenol	🔴	bis 1,5 %
Aromatische Ester und Alkohole	🟣	in Spuren
Sesquiterpenketone und -aldehyde	🟢	in Spuren
Aromat. Aldehyde	🟣	in Spuren

letzungen unter Gefühlskälte oder dadurch ausgelösten Krankheitssymptomen leiden.

Neben der wichtigen Wirkung bei seelischen Traumata zeigt das Cistrosenöl seine Stärke bei körperlichen Verletzungen wie stark blutenden Wunden – vor allem die Kombination Cistrose, Immortelle und Lavendel als Notfallmischung (Seite 266) bewirkt wahre Wunder. Außerdem ist das Öl ein wirksamer Schutz der Haut bei extremen Belastungen durch Hitze oder Kälte.

Das sehr komplexe Öl enthält viele Inhaltsstoffe von hoher Geruchsintensität, darunter auch das Diterpenol Labdanol mit seiner ambraartigen Note. Sie sind vermutlich verantwortlich für die starke psychische Wirkung.

▶ Bestimmung

Botanik: Die Cistrose ist nicht mit der Rose verwandt! Sie ist eine typische Pflanze der Mittelmeerlandschaft mit verschiedenen, auch rosa blühenden Unterarten. Der wild wachsende Strauch blüht im Frühling und Frühsommer. Ähnlich der Heckenrose bestehen die großen Blüten aus fünf Blütenblättern: Sie sind weiß, mit einem leuchtend gelben Sternchen und schwarzen Punkten in der Mitte, wirken zerbrechlich-zart und stets etwas zerknittert. Die dunkelgrünen, glänzenden Blätter und Zweige sondern große Mengen eines sehr würzig riechenden Harzes ab, das Gummi-Labdanum.
Herkunft: Südfrankreich, Spanien, Portugal, Italien, ehemaliges Jugoslawien, Türkei, Griechenland; ursprünglich vermutlich aus Kleinasien.
Gewinnung: Wasserdampfdestillation der Blätter und Zweige.
Charakteristik: goldgelb, dunkelt nach; riecht unverdünnt streng und stark, verdünnt jedoch warm, süß, amberartig, mit holzigem Unterton.

▶ Wirkung

Körperlich: desinfizierend, antimykotisch, entzündungshemmend, immunstimulierend, entkrampfend, entstauend, durchblutungsfördernd, stark blutstillend, hautregenerierend, narbenbildend, antiparasitär.
Psychisch: ausgleichend, stimmungsaufhellend, stärkend.

▶ Bewährte Anwendungsbereiche

- Verletzungen
- Bluterguss
- Wundreiben (Intertrigo), Prophylaxe
- Wundliegen (Dekubitus), Prophylaxe
- Juckreiz, nervös bedingter
- Schuppenflechte (Psoriasis)
- Pilzerkrankung (Candida-albicans-Mykosen)
- Neurodermitis
- Kopfläuse
- Kupferfinnen (Cuperose)
- Besenreiser
- Unterschenkelgeschwür (Ulcus cruris)
- Lymphstau nach Brustamputation
- Menstruationsbeschwerden
- seelisches Trauma
- große Empfindsamkeit, mangelndes Selbstvertrauen

▶ Nebenwirkungen

Keine Nebenwirkungen bekannt.

Eisenkraut

Lippia citriodora Kuntze

Eisenkrautgewächse (Verbenaceae)
Volksnamen: Verbene, Zitronenstrauch

Eisenkraut ist seit alters als Heilpflanze bekannt und wird in mittelalterlichen Kräuterbüchern als vielseitiges Mittel empfohlen, in erster Linie zur Wundbehandlung. Schon in der Antike war Eisenkraut bei den Griechen und Römern ebenso wie bei den Ägyptern beliebt. Aromatische Pflanzen galten stets als göttlichen Ursprungs. Die Römer brachten Diana, die Göttin der Jagd, mit dem Eisenkraut in Verbindung, die Ägypter hatten die Pflanze ihrer Göttin Isis geweiht. In der frühen römischen Kultur zierten Eisenkrautsträuße als Schutz vor dem gefürchteten »bösen Auge« viele Hauseingänge.

Die für das ätherische Öl verwendete Eisenkrautart wird auch Zitronenstrauch genannt. Aus seinen Blättern wird der Verbenen- oder Verveine-Tee gemacht.

➤ Herzerfrischend

Eisenkrautöl ist außerordentlich wirksam bei entzündlichen Prozessen.

Die nervenberuhigende Wirkung macht Eisenkrautöl auch wertvoll für die Therapie nervös bedingter, körperlicher Beschwerden.

Seine besondere Stärke zeigt das Öl bei Menschen, die in einem seelischen Tief gefangen sind. In Verbindung mit den ätherischen Ölen von Bergamotte und Römischer Kamille entsteht eine wertvolle Synergie, die besonders stimmungsaufhellend wirkt.

Dieses sehr teure Öl entfaltet seine Wirkung schon in niedriger Dosierung und gerade auch synergistisch in Kombination mit anderen (preiswerteren) ätherischen Ölen – was seinen hohen Preis relativiert.

➤ Bestimmung

Botanik: 1,5 bis 2 m hoher Strauch mit kleinen lanzettförmigen Blättern.
Herkunft: ursprünglich aus Chile und Peru, wird in Südfrankreich und Marokko angebaut.
Gewinnung: Wasserdampfdestillation aus den Blättern.
Charakteristik: hellgelb; duftet zitronenartig, leicht frisch mit angenehm krautiger Note.

➤ Wirkung

Körperlich: antiviral, antibakteriell, entzündungshemmend, immunstimulierend, herzstärkend-ausgleichend, nervenstärkend, verdauungsfördernd.

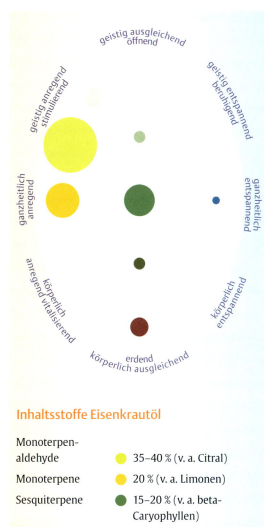

Inhaltsstoffe Eisenkrautöl

Monoterpenaldehyde	🟡	35–40 % (v. a. Citral)
Monoterpene	🟡	20 % (v. a. Limonen)
Sesquiterpene	🟢	15–20 % (v. a. beta-Caryophyllen)
Monoterpenole	🔴	8 %
Oxide	⚪	6–10 % (v. a. 1,8-Cineol)
Monoterpenketone		4 % (v. a. Methylheptanon)
Sesquiterpenoxide	🟢	2–4 %
Sesquiterpenole	🟢	2–3 %
Ester	🔵	1–3 %

Psychisch: geistig erfrischend, konzentrationsfördernd, inspirierend, seelisch aufhellend (vor allem bei »Herzangst«).

▶ Bewährte Anwendungsbereiche

- Hautpflege
- Akne
- Herzrhythmusstörungen, nervös bedingte
- Verdauungsstörungen, nervös bedingte
- Lustlosigkeit
- Schlaflosigkeit
- Winterdepression

▶ Nebenwirkungen

In physiologischer Dosierung keine Nebenwirkungen bekannt.

In vielen Büchern liest man immer wieder Warnhinweise, Eisenkrautöl dürfe nicht während der Schwangerschaft verwendet werden, da es die Wehentätigkeit anrege, was auf den Verbenalingehalt zurückzuführen sei. Hier wird jedoch die Wirkung der Gesamtpflanze auf das Destillat übertragen. Verbenalin, ein Iridoid-Glykosid, ist für die Gebärmutterkontraktion verantwortlich; dieser Stoff ist jedoch nicht flüchtig und deshalb im ätherischen Öl nicht enthalten.

Im Umgang mit ätherischen Ölen erfahrene Hebammen haben beobachtet, dass die gegen Ende der Schwangerschaft nachlassende Kraft durch dieses Öl wieder mobilisiert werden kann.

▶ Anmerkung

Das Eisenkrautöl hat einen ähnlich hohen Preis wie Rosen- oder Melissenöl. Deshalb werden auf dem Markt auch preiswertere Öle angeboten, die jedoch nicht die Wirkung eines 100%igen Eisenkrautöls besitzen. Verschiedene Varianten sind erhältlich, z. B. 10 % Eisenkraut plus 90 % Lemongrass (Handelsname »Eisenkraut Grasse«). Lemongrassöl (Seite 131) hat nur den Citralgehalt mit dem Eisenkrautöl gemeinsam, daher unterscheidet es sich sehr deutlich in seinem Duftprofil und ist weniger hautfreundlich.

Ein kritischer Blick auf die Herstellerangaben ist gerade bei teuren Ölen sehr zu empfehlen (Seite 59).

Elemi

Canarium luzonicum (Miq.) A.

Balsambaumgewächse (Burseraceae)
Volksname: Manila-Elemi, Elemibitter

Elemi (arabisch) ist ein Sammelbegriff für Harze tropischer Bäume der Balsambaumgewächse. Mit dem Balsam bzw. dem ätherischen Öl von

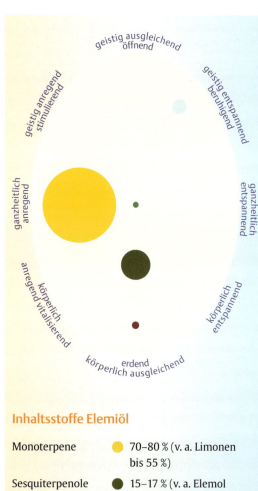

Inhaltsstoffe Elemiöl

Monoterpene	🟡	70–80 % (v. a. Limonen bis 55 %)
Sesquiterpenole	🟢	15–17 % (v. a. Elemol bis 16 %)
Ether	🔵	3–6 % (v. a. Elemicin)
Monoterpenole	🔴	bis 3 %
Sesquiterpene	🟢	in Spuren

Elemi ist speziell Manila-Elemi gemeint. Seit dem 15. Jahrhundert war es wichtiger Bestandteil von Wundsalben. Auch in China hat es eine alte Tradition, insbesondere als Räuchermittel.

Der Manila-Elemi-Baum wächst hauptsächlich auf den Philippinen. Er liefert ein Harz, das 20 bis 30 % ätherisches Elemiöl enthält. Auf dem Markt sind das Destillat und das Resinoid erhältlich. Hier ist das Destillat beschrieben.

➤ Hilfe bei schlecht heilenden Wunden

Das wichtigste Anwendungsgebiet ist die Haut: Elemiöl fördert die Wundheilung und stärkt die Funktionsfähigkeit der Haut. Außerdem ist es hilfreich bei seelischen Verletzungen.

➤ Bestimmung

Botanik: 15 bis 35 m hoher Baum, bis 1 m Umfang, mit großen, unpaarig gefiederten Blättern.
Herkunft: Philippinen, Molukken, trop. Asien.
Gewinnung: Wasserdampfdestillation oder Extraktion des Harzes mit Alkohol oder Benzol.
Charakteristik: hellgelb, viskos (zähflüssig); duftet zitronig-harzig.

➤ Wirkung

Körperlich: stark antibakteriell, antiviral, entzündungshemmend, immunstimulierend, wundheilend, epithelisierend, hautregenerierend.
Psychisch: seelisch stärkend, konzentrationsfördernd, stimmungsaufhellend.

➤ Bewährte Anwendungsbereiche

- Schlecht heilende Wunden
- Unterschenkelgeschwür (Ulcus cruris)
- Wundreiben (Intertrigo), Prophylaxe
- Wundliegen (Dekubitus), Prophylaxe
- Akne
- Hautpflege
- Konzentrationsschwäche
- Angstzustände

➤ Nebenwirkungen

In physiologischer Dosierung keine Nebenwirkungen – in höherer Konzentration (über 1 %, Seite 58) kann es zu Hautreizungen führen.

Estragon

Artemisia dracunculus L.

Korbblütengewächse (Asteraceae)
Volksnamen: Drachenkraut

Ursprünglich in Russland, Sibirien und der Mongolei beheimatet, wurde die Pflanze vermutlich durch die Mongolen nach Europa gebracht.

Wie viele duftende Heilkräuter war Estragon ein antidämonisches Mittel, es sollte gegen Zauberei und böse Mächte schützen.

Estragon war und ist ein beliebtes Küchengewürz, das Tomatengerichten, Fisch- oder Salatsoßen das gewisse Etwas gibt.

➤ Beruhigend für den Bauch

Der Duft des Estragonöls erinnert ein wenig an Basilikumöl. Das liegt an dem gemeinsamen Inhaltsstoff Methylchavicol, der das Estragonöl bei Magen-Darm-Störungen so wirksam macht. Denn geichgültig, aus welchem Grund es im Bauch zwickt – sei er psychisch oder physisch –, das ätherische Öl des Estragons beruhigt kleine und große »Drachen« – daher der Volksname.

➤ Bestimmung

Botanik: Staude, deren Stängel bis 1 m hoch werden können; die fast kugeligen Blütenkörbchen sind in lockeren Rispen angeordnet. Zwei Ernten pro Jahr.
Herkunft: Europa, Italien, Nordafrika und USA.
Gewinnung: Wasserdampfdestillation des blühenden Krauts. 110 kg ergeben 1 kg Öl.
Charakteristik: gelblich-grünlich, viskos (zähflüssig); duftet frisch, kräftig-würzig, anisartig.

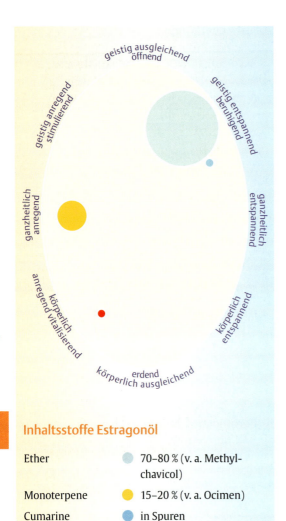

Inhaltsstoffe Estragonöl

Ether	70–80 % (v. a. Methylchavicol)
Monoterpene	15–20 % (v. a. Ocimen)
Cumarine	in Spuren
Eugenol	in Spuren

▶ Wirkung

Körperlich: antiviral, antibakteriell, abwehrsteigernd, stark muskelentkrampfend, appetitanregend, verdauungsfördernd, gallenflussanregend.
Psychisch: geistig entspannend, beruhigend.

▶ Bewährte Anwendungsbereiche

- Spastische Bauchschmerzen
- Blasenentzündung
- Muskelverspannungen
- prämenstruelles Syndrom
- Menstruationsstörungen
- Schlaflosigkeit, nervös bedingte

▶ Nebenwirkungen

In physiologischer Dosierung keine Nebenwirkungen bekannt. Als 0,5%iges Würzöl in der Aromaküche unproblematisch.

Eucalyptus citriodora

Eucalyptus citriodora Hook.
Myrtengewächse (Myrtaceae)
Volksname: Zitroneneukalyptus

Der sehr schöne Baum mit weiß-rosa Rinde hat Blätter in fünf verschiedenen Formen – je nach Alter. Die lanzettförmigen »erwachsenen« Blätter geben einen typisch zitronigen Duft von sich, wenn man daran reibt.

▶ Erfrischend und reinigend

Der Zitroneneukalyptus darf nicht mit dem »normalen« *Eucalyptus globulus* (Seite 99) oder mit *Eucalyptus radiata* (Seite 101) verwechselt werden, denn er hat eine andere Leitsubstanz und damit völlig andere Eigenschaften. Das Öl ist weder schleimlösend noch auswurffördernd, es ist also kein typisches Erkältungsöl.

Seine Stärke entfaltet es hauptsächlich bei Entzündungen im Urogenitalbereich und bei Blasenentzündungen.

Geprägt wird das Öl von dem zitronig-frischen Citronellal, das ähnliche Eigenschaften hat wie Lemongrassöl (Seite 131). Seine belebenden und geistig aktivierenden Inhaltsstoffe vertreiben Lustlosigkeit, wecken die Lebensgeister und fördern Konzentration und geistige Wachheit.

Zitroneneukalyptusöl kräftigt und stärkt den Organismus. Bei Müdigkeit, Mattigkeit und Ausgelaugtsein, auch nach schweren Erkrankungen, ist dieses Öl eine große Hilfe.

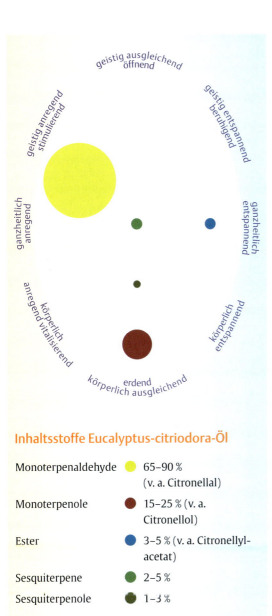

Inhaltsstoffe Eucalyptus-citriodora-Öl

Monoterpenaldehyde	🟡	65–90 % (v. a. Citronellal)
Monoterpenole	🔴	15–25 % (v. a. Citronellol)
Ester	🔵	3–5 % (v. a. Citronellylacetat)
Sesquiterpene	🟢	2–5 %
Sesquiterpenole	🟢	1–3 %

➤ Bestimmung

Botanik: 25 bis 40 m hoher Baum mit weiß-rosa Rinde und fünf unterschiedlichen Blattformen.
Herkunft: China, Brasilien und Madagaskar.
Gewinnung: Wasserdampfdestillation der Blätter und Zweigspitzen.
Charakteristik: farblos; duftet eukalyptusartig mit einem Hauch von Zitrone.

➤ Wirkung

Körperlich: stark antiviral und antibakteriell, entzündungshemmend, schmerzlindernd, stärkend, insektenabweisend.
Psychisch: konzentrationsfördernd, erfrischend, belebend, stärkend.

➤ Bewährte Anwendungsbereiche

- Vorbeugung von Erkältungskrankheiten
- Entzündungen im Urogenitalbereich
- Blasenentzündung
- rheumatische Beschwerden
- HWS-Syndrom
- Rekonvaleszenz
- Burn-out-Syndrom
- Konzentrationsstörungen
- Mückenabwehr

➤ Nebenwirkungen

In physiologischer Dosierung keine Nebenwirkungen. In höherer Dosierungen (über 1 %, Seite 58) kann es zu Hautreizungen kommen.

Eucalyptus globulus

Eucalyptus globulus Labillardière
Myrtengewächse (Myrtaceae)
Volksnamen: Fieberbaum

Siehe auch Eucalyptus citriodora (Seite 98) und Eucalyptus radiata (Seite 101).

Es gibt etwa 500 verschiedene Eukalyptusarten, die sich in ihren Inhaltsstoffen und damit in ihrer Wirkweise stark unterscheiden.

Der Eukalyptusbaum gehört zu den höchsten Bäumen der Welt. Er heißt übrigens im Volksmund nicht deshalb »Fieberbaum«, weil er etwa fiebersenkend wäre, sondern weil man den Baum häufig in malariaverseuchten Sumpfgebieten anbaute. Im Kampf gegen das Sumpffieber konnten mit ihm nämlich große Feuchtgebiete trockengelegt werden. Der Grund dafür: Eukalyptus wächst sehr rasch und nimmt dabei große Wassermengen auf, die über die Blätter schnell verdunstet werden.

Mitte des 19. Jahrhunderts wurden etwa 50 Eukalyptusarten zu diesem Zweck aus Australien, Tasmanien und Malaysia, der ursprünglichen Heimat, nach Südamerika, in andere tropische Gegenden und nach Südeuropa geholt.

▶ Das bekannteste Erkältungsöl

In der Medizin findet das ätherische Öl von Eucalyptus globulus seine häufigste Anwendung bei Erkrankungen im Atemwegsbereich.

Die Wirkung erklärt sich hauptsächlich durch den hohen Anteil an 1,8-Cineol, unterstützt von einem geringen Anteil des hochwirksamen, schleimlösenden Monoterpenketons Pinocarvon. Diese Kombination macht den Einsatz des Öls aber auch problematischer als den des ketonfreien Eucalyptus-radiata-Öls.

▶ Bestimmung

Botanik: etwa 50 m hoher Baum mit schmalen, länglichen, grau-grünen Blättern, die bei starker Sonnenbestrahlung intensiv duften.
Herkunft: beheimatet im südlichen Australien und Tasmanien, kultiviert im Mittelmeergebiet und in Portugal.
Gewinnung: Wasserdampfdestillation der Blätter und Zweige. 50 kg ergeben 1 kg Öl.
Charakteristik: farblos; duftet frisch, kampferartig.

▶ Wirkung

Körperlich: antiviral, schleimlösend, sekretomotorisch (auswurffördernd), fiebersenkend, durchblutungsfördernd.
Psychisch: erfrischend, belebend.

▶ Bewährte Anwendungsbereiche

- Erkältungskrankheiten
- Bronchitis
- Stirn- und Nasennebenhöhlenentzündung (Sinusitis)
- Angina
- Mittelohrentzündung (Otitis media)
- Fieber

Inhaltsstoffe Eucalyptus-globulus-Öl

Oxide		65–75 % (v. a. 1,8-Cineol)
Monoterpene		15–20 % (v. a. alpha-Pinen)
Monoterpenole		bis 5 % (v. a. alpha-Terpineol)
Sesquiterpenole		4 % (v. a. Globulol)
Sesquiterpene		bis 3 %
Monoterpenketone		1–2,5 % (v. a. Pinocarvon)

▶ Nebenwirkungen

❗ *Bei Säuglingen und Kleinkindern bis sechs Jahren kann es bei äußerlicher Anwendung im Nasenbereich zum Glottiskrampf mit Atemnot bis hin zur Erstickung kommen. Für Kinder ist deshalb Eucalyptus-radiata-Öl besser geeignet.*

▶ Anmerkung

Eucalyptus-globulus-Öl wird häufig rektifiziert, um den natürlichen Duft zu modifizieren, der vielfach als unangenehm stechend und stark empfunden wird. Das Ziel ist, die stark reizenden Inhaltsstoffe (alpha-, beta-Pinen und Camphen sowie Aromadendren und Globulol) zu vermindern. Dafür wird Eucalyptus traditionell bei Unterdruck nachdestilliert. Der anfängliche Cineolgehalt wird dadurch auf 80 bis 85 % standardisiert; daher die Handelsbezeichnung »Eukalyptus 85 %«. Leider gehen aber durch diese Behandlung therapeutisch wertvolle Inhaltsstoffe verloren. Die wesentlichen Eigenschaften hängen nicht nur vom 1,8-Cineol ab, sondern vom synergetischen Zusammenspiel aller seiner Inhaltsstoffe. Aus diesem Grund ist ein nicht rektifiziertes Öl für die Therapie unverzichtbar.

Eucalyptus radiata

Eucalyptus radiata Siebold

Myrtengewächse (Myrtaceae)

Siehe auch Eucalyptus citriodora (Seite 98) und Eucalyptus globulus (Seite 99).

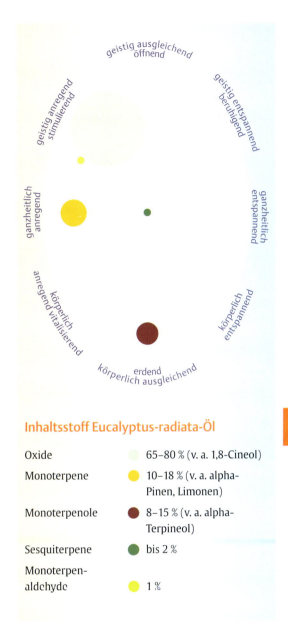

Inhaltsstoff Eucalyptus-radiata-Öl

Oxide	65–80 % (v. a. 1,8-Cineol)
Monoterpene	10–18 % (v. a. alpha-Pinen, Limonen)
Monoterpenole	8–15 % (v. a. alpha-Terpineol)
Sesquiterpene	bis 2 %
Monoterpenaldehyde	1 %

▶ Für Hals, Nase und Ohren

Erkältungen und viele grippale Infekte sind primär viralen Ursprungs. Eucalyptus radiata wirkt stärker antiviral und antibakteriell als Eucalyptus-globulus-Öl, bedingt durch die spezielle Kombination von Cineol und Monoterpenolen. Auch auf Grund seiner hervorragenden auswurffördernden und abschwellenden Eigenschaften ist das Öl ein heilsamer Allrounder bei allen Hals-Nasen-Ohren-Erkrankungen.

Eucalyptus-radiata-Öl enthält keine Monoterpenketone wie das Eucalyptus-globulus-Öl und ist daher sehr viel milder und verträglicher. So ist es besonders für Kleinkinder geeignet (ähnlich wie Cajeputöl, Seite 88).

▶ Bestimmung

Botanik: immergrüner Baum, bis zu 25 m hoch; wird zur leichteren Ernte als Strauch kultiviert.
Herkunft: Australien.
Gewinnung: Wasserdampfdestillation der Blätter und Zweigspitzen.
Charakteristik: farblos; duftet frisch, spritzig.

▶ Wirkung

Körperlich: stark antibakteriell und antiviral, antimykotisch, entzündungshemmend, schleimlösend, sekretomotorisch (auswurffördernd), fiebersenkend, durchblutungsfördernd, schwach entkrampfend.
Psychisch: erfrischend, belebend, konzentrationsfördernd.

▶ Bewährte Anwendungsbereiche

- Erkältungskrankheiten, auch bei Kleinkindern
- Bronchitis
- Angina
- Mittelohrentzündung (Otitis media)
- Fieber
- Konzentrationsschwäche

▶ Nebenwirkungen

Keine Nebenwirkungen bekannt.

Fenchel süß

Foeniculum vulgare Miller ssp. vulgare Miller var. dulce

Doldengewächse (Apiaceae)
Volksnamen: Römisches Fenchelöl, Frauenfenchel, Kinderfenchel, Brotsamen, Brotanis, Fenikel

Fenchel war schon in der Antike eine bedeutende Heilpflanze, die vor allem bei Magen-Darm-Problemen und Atemwegserkrankungen verwendet wurde. Karl der Große ließ sie in den Klostergärten anpflanzen. Bis heute hat der Fenchel nicht an Bedeutung verloren.

▶ Entspannung für den Darm

Leider werden auf dem Markt der ätherischen Öle und auch in der Pharmazie die Varianten des bitteren und des süßen Fenchelöls und deren Wirkungen häufig durcheinander gebracht.

Bitter-Fenchelöl wird in großen Mengen hergestellt und hauptsächlich in Hustensäften und anderen pharmazeutischen Präparaten, in Bonbons, Kosmetika, Parfüms und zum Aromatisieren von Tabak verwendet. Das Bitter-Fenchelöl hat einen hohen Fenchongehalt (Keton, Seite 35) und ist deshalb bei Husten wirksamer als das hier beschriebene süße Fenchelöl.

In der Aromatherapie und Aromapflege verwenden wir jedoch das ätherische Öl des süßen Fenchels, weil es nur geringe Mengen Fenchon enthält und daher gut verträglich ist. Vor allem bei Verdauungsbeschwerden mit Krämpfen zeigt es eine große schmerzlindernde Wirkung, die sich in der Praxis insbesondere bei äußerlichen Anwendungen bestätigt hat. Es ist deshalb ein wichtiges Öl in Mischungen für Bauchmassagen.

Psychisch wirkt es beruhigend und löst den Stress, vor allem, wenn sich dieser auf Magen und Darm geschlagen hat. Auf Grund seiner hormonähnlichen Eigenschaft ist es von Nutzen bei der Behandlung von Frauenbeschwerden.

▶ Bestimmung

Botanik: einjährige, bis zu 2 m hohe Pflanze mit rübenförmiger Wurzel und gelben Doldenblüten; die feinen Blätter sitzen im oberen Teil der Stängel und sehen aus wie Gras an Stielen.
Herkunft: Spanien, Frankreich, Italien, Marokko und Mazedonien.
Gewinnung: Wasserdampfdestillation der zerstoßenen Samen. 50 kg ergeben 1 kg Öl.
Charakteristik: farblos; duftet warm, würzig, süß, anisartig.

➤ Wirkung

Körperlich: antibakteriell, entzündungshemmend, sanft schleimlösend, auswurffördernd, entkrampfend, schmerzstillend, Magen-Darm-Tätigkeit fördernd, galleflussanregend, stärkend, belebend, östrogenähnlich, milchflussfördernd.
Psychisch: beruhigend, entspannend.

➤ Bewährte Anwendungsbereiche

- Atemwegserkrankungen
- Magen-Darm-Beschwerden (Völlegefühl, Darmkrämpfe, Blähungen, Verstopfung)
- Menstruationsbeschwerden
- verminderte Milchproduktion
- Stress

➤ Nebenwirkungen

Bei äußerlicher Anwendung in 1%igen Mischungen (Seite 58) keine Nebenwirkungen bekannt.

Häufig wird gewarnt, dieses Öl wegen einer östrogenähnlichen Wirkung nicht bei Schwangeren und bei östrogenabhängigen Krebserkrankungen anzuwenden. Die Leitsubstanz Anethol (Ether) wirkt zwar östrogenartig aufgrund ihrer hormonmodulierenden Eigenschaft, ist jedoch kein Östrogen (keine Substitution) und hat nicht die Nebenwirkung östrogenhaltiger Präparate. Ebenso wie Kiefernnadelöl cortisonähnlich wirkt, ohne ein Cortison zu sein.

Fichtennadel sibirisch

Abies sibirica L.
Kieferngewächse (Pinaceae)
Volksnamen: Sibirische Tanne

Siehe auch Kiefernnadel (S. 119), Latschenkiefer (S. 123), Riesentanne (S. 173), Weißtanne (S. 209).

Weltweit wird ätherisches Öl aus diversen Nadelbäumen gewonnen. Das hier vorgestellte Öl der Abies sibirica zeichnet sich durch seinen hohen Estergehalt aus.

➤ Sanftes Nadelöl mit großer Kraft

Der Estergehalt verleiht dem Fichtennadelöl seinen wunderschönen Tannennadelduft. Dieses ausgesprochen sanfte und hautverträgliche Öl ist auch für Kinder und alte Menschen sehr hilfreich. Der besonders hohe Anteil an belebenden

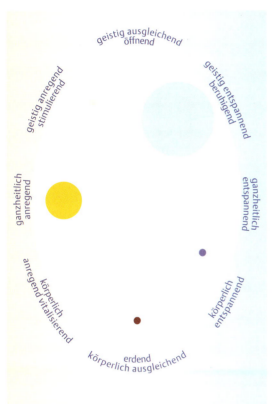

Inhaltsstoffe Fenchelöl süß

Ether		55–85 % (v. a. trans-Anethol)
Monoterpene	🟡	15–30 % (v. a. alpha-Pinen, Limonen)
Monoterpenketone		0,5–5 % (v. a. Fenchon)
Monoterpenole	🔴	1–3 % (v. a. Fenchol)
Oxide		bis 4 % (v. a. 1,8-Cineol)
Aromatische Aldehyde, Ketone und Säuren	🟣	0,5–1,5 %

und entspannenden Inhaltsstoffen wirkt ausgesprochen stresslösend – insbesondere bei Stress, der sich auf die Atemwegsorgane auswirkt.

▶ Bestimmung

Botanik: immergrüner, bis 60 m hoher Baum; leicht herabhängende Zweige und hängende, reife Zapfen (Unterscheidung zur Tanne).
Herkunft: Russland.
Gewinnung: Wasserdampfdestillation aus den Zweigen.

Inhaltsstoffe Fichtennadelöl sibirisch

Monoterpene	🟡	45–60 % (v. a. Camphen, alpha-Pinen)
Ester	🔵	32–44 % (v. a. Bornylacetat)
Monoterpenole	🔴	in Spuren
Sesquiterpenole	🟢	in Spuren

Charakteristik: farblos; duftet waldig, frisch, holzig, balsamisch.

▶ Wirkung

Körperlich: antibakteriell, entzündungshemmend, schleimverdünnend und -lösend, sekretomotorisch (auswurffördernd), stark entkrampfend, nervenstärkend.
Psychisch: stresslösend, ausgleichend.

▶ Bewährte Anwendungsbereiche

- Schnupfen
- Husten
- Bronchitis, auch bei Kindern
- Muskelverspannungen
- Hautpflege, Prophylaxe
- seelisches Ungleichgewicht
- Stress, der sich auf die Atmungsorgane schlägt

▶ Nebenwirkungen

In physiologischer Dosierung keine Nebenwirkungen bekannt.

Frangipani

Plumeria acutifolia Poir
Hundsgiftgewächse (Apocynaceae)

Prachtvolle Frangipanibüsche zieren in Australien Vorgärten in wohlhabenderen Wohngegenden. Ihr berauschender Duft lässt den Vorbeigehenden innehalten. In ihrer Heimat Asien gilt die Pflanze als Tempel- und Opferpflanze, in Japan säumt sie häufig Friedhöfe – eine Kultpflanze mit betörendem Duft also.

▶ Kostbares Wohlfühlöl

Das Blütenabsolue ist eine kostbare Rarität. Es wird vor allem von aromatischen Estern be-

Inhaltsstoffe Frangipani-Absolue

Wenig erforscht, v. a. aromatische Ester wie Benzylbenzoat, Benzylsalicylat, Geranylbenzoat.

stimmt (Seite 42). Duftmischungen verleiht es eine sinnliche, exotische Note.

➤ Bestimmung

Botanik: Busch, der bis 3 m hoch werden kann, mit einer üppigen weißgelben Blütenpracht.
Herkunft: Indien.
Gewinnung: Hexanextraktion der Blüten, im Handel 50 % in Alkohol gelöst.
Charakteristik: farblos; duftet süß-blumig mit exotischer Note.

➤ Wirkung

Körperlich: entspannend.
Psychisch: ausgleichend, inspirierend, euphorisierend, erotisierend.

➤ Bewährte Anwendungsbereiche

- Libidoverlust
- Wohlfühlmischungen

➤ Nebenwirkungen

Keine Nebenwirkungen bekannt.

Ginster

Spartium junceum L.

Schmetterlingsblütengewächse (Fabaceae)
Volksnamen: Besenginster, Spanischer Ginster

Der Ginster wächst wild im gesamten Mittelmeerraum und verwandelt die typische Buschlandschaft im Frühling und im Frühsommer in ein gelbgeflecktes Blütenmeer. Die großen, goldgelben Blüten verströmen einen betörenden, blumigen Duft, der das Herz im wahrsten Sinne weit öffnet. Blühender Ginster gilt deshalb als Sinnbild der prallen Lebensfreude.

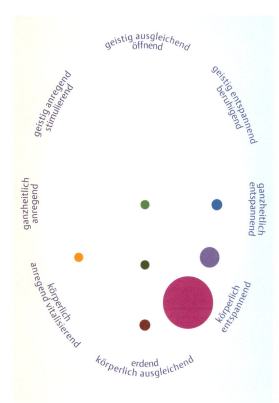

Inhaltsstoffe Ginster-Absolue

Aromatische Ester	●	bis 40 % (v. a. Methylanthranilat 32 %)
und aromat. Alkohole		bis 3 % (v. a. Phenylethylalkohol)
Aromat. Aldehyde	●	bis 11 % (v. a. Aminobenzaldehyd)
Monoterpenole	●	in Spuren
Diterpenole	●	in Spuren
Ester	●	in Spuren
Monoterpenphenole	●	in Spuren
Sesquiterpene	●	in Spuren
Andere Stoffgruppen: Indol 5 %		

▶ Sinnlichkeit pur

Der Duft des Öls ist kostbar und verführerisch. Er erinnert ein wenig an Jasmin, ohne so süß und schwer zu sein, lässt an Neroli denken und hat dazu eine kräftige Honignote. Diesen exquisiten Duft schätzten bereits die sinnesfrohen Kreter vor 4 000 Jahren. Sie stellten Parfüms und duftende Salben her, die ein Exportschlager für die »oberen Zehntausend« im Mittelmeerraum waren. Der Ginsterduft ist unübertroffen, wenn es um Anregung der Sinnlichkeit und Verführung zum Leben geht.

▶ Bestimmung

Botanik: immergrüner, fast blattloser Strauch mit unzähligen großen, goldgelben, intensiv duftenden Blüten.
Herkunft: gesamter Mittelmeerraum.
Gewinnung: Hexanextraktion der Blüten, in Weingeist gelöst.
Charakteristik: bräunlich-gelb; duftet honigartig, süß, blumig, krautig.

▶ Wirkung

Körperlich: entspannend, hautpflegend.
Psychisch: seelisch stark aufhellend, euphorisierend.

▶ Bewährte Anwendungsbereiche

- Gereizte, empfindliche Haut
- Hautpflege
- Stress
- Unruhe, Gereiztheit
- seelische Kälte
- mangelndes Selbstvertrauen
- depressive Verstimmung
- Winterdepression

▶ Nebenwirkungen

Keine Nebenwirkungen bekannt.

Grapefruit

Citrus paradisi Macfayden, J.
Rautengewächse (Rutaceae)
Volksnamen: Pampelmuse

Siehe auch Agrumenöle (Seite 76).

▶ Für Fröhlichkeit und Heiterkeit

Das typische, spritzig-frische Aroma mit der fruchtigen Kopfnote wird primär durch ein Sesquiterpenketon geprägt. Grapefruitöl sorgt für Lebenslust und Leichtigkeit, wenn man lustlos, müde, schlecht gelaunt ist. Es kann wohl die Endorphinausschüttung, das »Joggerglück«, mit am besten mobilisieren bzw. regulieren. Seine große Wirkung zeigt es bei vielen körperlichen Beschwerden.

▶ Bestimmung

Botanik: immergrüner Baum mit eiförmigen, ledrigen Blättern.
Herkunft: Israel, USA.
Gewinnung: Kaltpressung der Schalen.
Charakteristik: hell grünlich, gelb, sehr dünnflüssig; duftet frisch, leicht fruchtig.

▶ Wirkung

Körperlich: antiseptisch (desinfizierend), immunstimulierend, fiebersenkend, entkrampfend, belebend, durchblutungsfördernd, hautstoffwechselanregend, luftreinigend.
Psychisch: anregend, konzentrationsfördernd, stimmungsaufhellend.

▶ Bewährte Anwendungsbereiche

- Husten und Bronchitis
- Keuchhusten
- Raumluftdesinfektion
- Kopfschmerzen
- Krampfadern

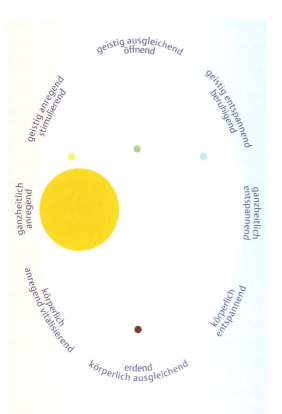

Inhaltsstoffe Grapefruitöl

Monoterpene	🟡	90–98 % (v. a. (+)-Limonen; Merkaptan in Spuren)
Sesquiterpenketone	🟢	0,5–1,8 % (Nootkaton)
Monoterpenaldehyde	🟡	bis 1,5 %
Monoterpenole	🟤	bis 1,4 %
Cumarine und Furocumarine	🔵	in Spuren

Ester und Sesquiterpene (v. a. Valencen) in Spuren

- Cellulite
- Menstruationsbeschwerden
- Übelkeit während der Schwangerschaft
- Geburtsbegleitung
- Pubertätskrisen
- depressive Verstimmungen
- Ängste
- Suchterkrankungen

➤ Nebenwirkungen

In physiologischer Dosierung keine Nebenwirkungen bekannt.

➤ Anmerkung

Merkaptan (1-p-Menthen-8-thiol) kommt im Grapefruitöl in geringsten Spuren vor und verleiht dem Öl eine spezielle fruchtig-frische Note. Dieser Inhaltsstoff ist eine vom Limonen abstammende Schwefelverbindung, die zu den stärksten Riechstoffen gehört, die bisher in der Natur gefunden wurden. Die Geruchswahrnehmung liegt bei 0,004 ppb; das heißt, 4 g des pampelmusenartigen Riechstoffs in einer Billion Liter Wasser gelöst, kann unsere Nase gerade noch wahrnehmen.

Es wird angenommen, dass Riechstoffe mit hoher Geruchsintensität auch eine starke psychische Wirkung ausüben.

Immortelle

Helichrysum italicum G. Don.

Korbblütengewächse (Asteraceae)
Volksnamen: Gelbe Strohblume, Sonnengold, Unsterbelein, Currykraut

Wenn im Juni die Hitze des Sommers die Regionen um das Mittelmeer immer mehr durchdringt, öffnet eine Pflanze ihre aromatischen Blütenstände, die auf Französisch ebenso wie auf Deutsch Immortelle heißt, die »Unsterbliche«; für Botaniker Helichrysum, von altgriechisch *helios,* »Sonne«, und *chrysos,* »Gold«.

Sie wächst auf trockenen, steinigen Böden zwischen Felsen und Sand, teilweise in Küstennähe, aber auch in den Hügeln und Bergen des Inlandes. Manchmal sind die bis zu 50 cm hohen Halbbüsche bestandsbildend, färben zur Blütezeit ganze Hänge goldgelb und erfüllen sie mit einem würzigen Duft nach Honig, Heu und Blütenpollen. (Rose 2002)

➤ Wirkt Wunder bei Wunden und Blutergüssen

Bei allen Verletzungsformen ist das ätherische Immortellenöl das Mittel der Wahl. Anfangs pur angewendet, später in verdünnter Form, bewirkt es wahre Wunder. Seine wund- und hautregenerierenden Eigenschaften rufen immer wieder Erstaunen hervor: Die Hämatome lösen sich sehr schnell auf, der Lymphabfluss wird stark angeregt, das Gewebe schwillt ab. Gegenwärtig ist kein anderes ätherisches Öl bekannt, das derart wirkungsvoll ist bei Hämatomen – inneren und äußeren, frischen und alten. Gleichzeitig hilft es, Traumen psychisch schneller zu verarbeiten.

Der französische Aromatherapeut Dr. D. Pénoël spricht vom »Superarnika« der Aromatherapie – dies hat sich in der Praxis vielfach bestätigt. Für die erstaunliche hämolysierende Eigenschaft sind die Sesquiterpenketone (Diketone, Seite 36), vor allem Italidione, verantwortlich.

➤ Bestimmung

Botanik: Halbstrauch, der bis zu 50 cm hoch werden kann, mit sonnengelben Blütenständen.
Herkunft: gesamter Mittelmeerraum, vor allem Korsika, Italien und Kroatien.
Gewinnung: Wasserdampfdestillation der Blütenstände. 100 kg ergeben 1 kg Öl.
Charakteristik: goldgelb, manchmal leicht rötlich; duftet voll und würzig, honigartig.

➤ Wirkung

Körperlich: Hämatome (Blutergüsse) auflösend, wundheilend, zellregenerierend, lymphabflussfördernd, entstauend, entzündungshemmend, schleimlösend, krampflösend.
Psychisch: ausgleichend, beruhigend, entspannend.

➤ Bewährte Anwendungsbereiche

- Schnupfen und Husten
- Keuchhusten
- Venenentzündung (Phlebitis)
- Lymphstau, z. B. nach Mammaamputation
- Bluterguss (Hämatom)
- Wunden
- Verbrennungen
- Narben, frische und alte

Inhaltsstoffe Immortellenöl

Ester	45–70 % (v. a. Nerylacetat)
Sesquiterpenketone und Sesquiterpenoxide	10–15 % (v. a. Italidione) bis 1,5 %
Monoterpenole	5–12 % (v. a. Nerol)
Monoterpene	5–15 % (v. a. Limonen)
Sesquiterpene	5–10 %
Sesqiterpenole	3–5 %
Oxide	bis 3 % (v. a. 1,8-Cineol)

- Akne
- Cellulite
- Muskelfaserriss
- Arthritis
- seelische Verletzungen

➤ **Nebenwirkungen**

Keine Nebenwirkungen bekannt.

➤ **Anmerkung**

Immortellenöl gehört zu den wenigen ätherischen Ölen, die auch pur auf die Haut aufgetragen werden können. Schon in geringer Dosierung ist es hochwirksam.

Ingwer

Zingiber officinalis Roscoe

Ingwergewächse (Zingiberaceae)
Volksnamen: Echter Ingwer, Imber, Immerwurzel, Schnapswurzel

Die Familie der Ingwergewächse umfasst ungefähr 60 Arten, die ursprünglich fast ausschließlich aus Indien stammen.

Seit dem Altertum gehört Ingwer zu den typisch indischen Gewürzen und Heilmitteln. Der aromatische, scharfe Wurzelstock wird in Indien als »vishwabhesaj« bezeichnet, das heißt als »Breitbandmedizin«. Die Ingwerwurzel enthält neben ätherischen Ölen Scharfstoffe, die Gingerole, die bei der Wasserdampfdestillation nicht ins ätherische Öl übergehen. Leider wird häufig die Wirkung der Ingwerwurzel mit der des ätherischen Öls gleichgesetzt – Falschaussagen zu dessen Wirkung sind die Folge.

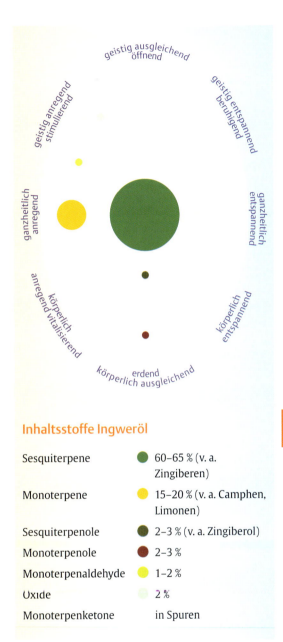

Inhaltsstoffe Ingweröl

Sesquiterpene	60–65 % (v. a. Zingiberen)
Monoterpene	15–20 % (v. a. Camphen, Limonen)
Sesquiterpenole	2–3 % (v. a. Zingiberol)
Monoterpenole	2–3 %
Monoterpenaldehyde	1–2 %
Oxide	2 %
Monoterpenketone	in Spuren

➤ **Die sanfte Essenz der scharfen Wurzel**

Das ätherische Öl der Ingwerwurzel mit seinem ausgeprägten würzigen, fruchtigen Duft ist sehr mild und hautfreundlich. In der Naturparfümerie hat es sowohl in Damen- als auch in Herrenparfüms einen festen Platz.

In therapeutischen Mischungen entfaltet es eine ausgleichende, seelisch stabilisierende Wirkung. Sowohl bei Erwachsenen als auch bei Kindern hilft es gegen Bauchbeschwerden, die psychosomatisch bedingt sind.

➤ Bestimmung

Botanik: bis zu 1,20 m hohe, schilfartige Staude mit orchideenähnlichen Blüten.
Herkunft: tropisches Asien, v. a. Indien.
Gewinnung: Wasserdampfdestillation der Wurzeln (Rhizome).
Charakteristik: hellgelb; duftet würzig-fruchtig, aromatisch, ohne die Schärfe der Wurzel.

➤ Wirkung

Körperlich: mild entzündungshemmend, antiviral, schwach auswurffördernd, schmerzstillend, nerventonisierend, hautpflegend, vitalisierend.
Psychisch: stimmungsaufhellend, ausgleichend, stabilisierend, regenerierend, entspannend und aphrodisierend.

➤ Bewährte Anwendungsbereiche

- Neurovegetative Dystonie
- Darmkrämpfe, nervös bedingte
- Bauchschmerz bei Kindern
- prämenstruelles Syndrom
- klimakterisches Syndrom
- Intimpflege
- Hautpflege
- Stress
- Libidoverlust

➤ Nebenwirkungen

Keine Nebenwirkungen bekannt.

➤ Anmerkung

Die Scharfstoffe der Wurzel gelangen bei der Wasserdampfdestillation nicht ins ätherische Öl! Daher sind Warnhinweise, das Öl rufe Irritationen und Entzündungen der Haut hervor, nicht relevant. Auch liest man häufig, wegen der Scharfstoffe sei das Öl wirksam bei bakterieller Dyspepsie (Verdauungsstörungen) und Rheumatismus; das ist jedoch nicht der Fall.

Iris

Iris pallida Lamks var. florentina L., Iris germanica

Schwertliliengewächse (Iridaceae)
Volksnamen: Schwertlilie, Himmelsblüh

Schon im antiken Griechenland, zur Zeit des Hippokrates, verglich man die schillernde Farbenpracht der Schwertlilien mit den Farben des Regenbogens und nannte sie deshalb Iris, nach der griechischen Göttin des Regenbogens.

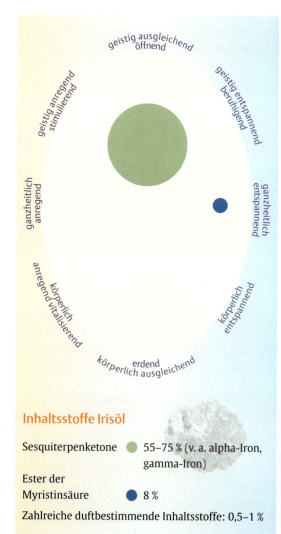

Inhaltsstoffe Irisöl

| Sesquiterpenketone | ● 55–75 % (v. a. alpha-Iron, gamma-Iron) |
| Ester der Myristinsäure | ● 8 % |

Zahlreiche duftbestimmende Inhaltsstoffe: 0,5–1 %

In Deutschland ist die Iris kaum noch anzutreffen. In südlichen Ländern dagegen gibt es große Felder, auf denen Tausende von Irispflanzen in allen Farben blühen. Die Blasse Schwertlilie blüht hellblau, die Florentiner Schwertlilie hat weiße Blüten mit schwach blauem Schimmer, die Deutsche Schwertlilie violette Blüten. Der Kelchgrund aller Arten erstrahlt in sonnigem Gelb. Durch Kreuzungen gibt es heute auch Irisblüten in den Farben Blau, Weiß, Gelb und Hellbraun. Blütezeit ist zwischen Ostern und Pfingsten.

Die Iris hat erstaunliche Fähigkeiten, sich ihrer jeweiligen Umgebung anzupassen. Häufig wächst sie an sonnigen Wasserstellen, man kann sie jedoch ebenso in trockenen, heißen Gegenden oder sogar im Schatten von Bäumen finden. Ungewöhnlich ist auch ihre Fortpflanzung: Sie vermehrt sich sowohl durch ihre starken Wurzeln als auch durch Samen.

Kleinen Kindern gibt man bei uns noch heute »Veilchenwurzeln« als Zahnungshilfe. Diese wunderbar nach Veilchen duftenden Wurzelstückchen sind aber Iriswurzeln, die durch eine spezielle Behandlung nicht mehr bitter, sondern süßlich schmecken. Durch kräftiges Beißen auf der Wurzel bildet sich – zusammen mit dem Speichel – ein milder Schleim, der auf das Zahnfleisch eine kühlende, beruhigende und abschwellende Wirkung hat.

➤ Ein Juwel unter den Ölen

Irisöl ist etwas Besonderes – ein Juwel unter den ätherischen Ölen. Entsprechend kostspielig ist es auch. Sein herrlicher Duft entfaltet sich allerdings erst in hoher Verdünnung, dann erst verströmt es seinen besonders schönen, veilchenartigen Duft, der an erste warme Frühlingstage erinnert. Als Fixativ in Parfüms verwendet, lassen sich mit ihm wunderbar blumige und erotisierende Duftkompositionen herstellen, die jeden verzaubern können und sich zudem sehr lange auf der Haut halten. Man mag sich immer wieder selbst gerne riechen.

Das Öl fördert außerdem die Narbenbildung und heilt auch alte Verletzungen – körperlich wie seelisch.

➤ Bestimmung

Botanik: 30 bis 100 cm hohe Pflanze; die langen, dicken und festen Wurzeln (Rhizome) sind häufig an der Erdoberfläche zu sehen; ihre schwertförmigen Blätter stehen parallel zum Blütenstängel.
Herkunft: Italien (Umgebung von Florenz), Marokko (Atlasgebirge), Russland, Südfrankreich; wildwachsend in ganz Europa.
Gewinnung: Wasserdampfdestillation aus den geschälten und getrockneten Wurzeln. 100 kg ergeben etwa 100 g Irisbutter (Beurre d'Iris). Durch »Ausfrieren«, also durch Abkühlen der Irisbutter, können die Pflanzenwachse getrennt und durch Zugabe von hochprozentigem Trinkbranntwein herausgelöst werden. Der Trinkbranntwein wird anschließend vollständig abgedampft.
Charakteristik: gold-bernsteinfarben; der Duft erinnert an Veilchen, mit leicht herb-würzigen, süßen, fruchtig-blumigen Nuancen bis hin zu einem warm-holzigen Ton.

➤ Wirkung

Körperlich: schleimlösend, hautregenerierend und -pflegend, wundheilend.
Psychisch: ausgleichend, beruhigend, erotisierend.

➤ Bewährte Anwendungsbereiche

- Bronchitis
- Hautprobleme
- Narbenbehandlung
- Wohlfühlmischungen

➤ Nebenwirkungen

Keine Nebenwirkungen bekannt.

▶ Anmerkung

Die äußerst aufwändige Pflege der Irispflanzungen, die anschließende dreijährige Lagerung der Wurzeln, aus denen das Irisöl gewonnen wird, sowie die komplizierte Verarbeitung machen es zu einem der teuersten ätherischen Öle überhaupt. Es ist erfreulich, dass einige Firmen mit Alkohol verdünntes Irisöl 1%ig anbieten und so dem Verbraucher zu einem erschwinglichen Preis zur Verfügung stellen.

Jasmin

Jasminum grandiflorum L.
Ölbaumgewächse (Oleaceae)
Volksnamen: Spanischer Jasmin, Jasmin à grande fleur, Jasmin royal

Überlieferungen zufolge ist die Heimat des Jasmins wahrscheinlich das indische Himalajagebiet. Dort wird er seit uralter Zeit wegen seiner weißen Blüten und seines bezaubernden Duftes angebaut. Durch die Mauren kam der Jasmin im 16. Jahrhundert nach Spanien; bereits im 17. Jahrhundert hatte die Pflanze den gesamten Mittelmeerraum erobert. Spanische Seeleute bauten den Jasmin in der Provence – in der Gegend von Grasse – an. Hier veredelte man den kleinblütigen, robusten Jasminum officinalis mit dem großblumigen Jasmin (Jasminum grandiflorum), um ihn dem Klima besser anzupassen.

Die außerordentlich erotisierende Wirkung des Jasmins war schon in früheren Zeiten bei Indern und Arabern beliebt. Die Inder nannten den Jasmin »König der Blüten« und »Mondlicht im Hain«. Es war ihnen bekannt, dass der Jasminduft die Gefühlsebene auf besondere Weise beeinflusst, indem er Ängste besänftigt, euphorisch stimmt und überdies hilft, verlorenes Selbstvertrauen wiederzugewinnen. In der ayurvedischen Medizin Indiens wird Jasmin von alters her auch bei depressiven Verstimmungen eingesetzt.

▶ Ein betörender, tief berührender Duft

Das Jasmin-Absolue gehört zu den kostbarsten ätherischen Ölen und ist in vielen berühmten Parfüms enthalten. Nicht nur Frauen, sondern auch Männer lieben diesen betörenden Duft, der tiefste Gefühlsebenen zu berühren vermag.

Die Erfahrung hat gezeigt, dass Jasminöl auf ganzheitliche Art wirkt – im geistig-seelischen und körperlichen Bereich durch seine krampflösenden, tonisierenden und harmonisierenden Eigenschaften. Seine erotisierende Kraft hilft, Hemmungen aufzulösen und heiter zu stimmen, es beflügelt die Phantasie und hilft, aus sich herauszugehen, sich hinzugeben. Deshalb wird Jasminöl oft bei jenen Patienten verwendet, die ihre Gefühle nur schwer leben können; dieses ätherische Öl hilft ihnen, ihre Fähigkeit zu lieben (wieder) zu entdecken und Vertrauen und Hingabe zu entwickeln.

▶ Bestimmung

Botanik: Strauch mit zarten weißen Blüten, blüht von Anfang August bis Ende Oktober.
Herkunft: Marokko, Ägypten, Libanon, Syrien, Israel, Tarragona (Spanien), Kalabrien (Sizilien), Grasse (Südfrankreich), Indien (Punjab, Mysore und Uttar), Schwarzes Meer und Georgien; in China und Taiwan wird Jasmin ebenfalls angebaut und auch zur Parfümierung von Tees verwendet.
Gewinnung: Das ätherische Öl gewinnt man durch zwei Verfahren: zum einen durch Enfleurage (Seite 20), die aber nur noch selten eingesetzt wird, da sie sehr arbeitsintensiv und das Öl dadurch sehr teuer ist; zum anderen durch Extraktion mit einem Lösungsmittel (Seite 21), die häufiger angewendet wird, weil es ein kostengünstigeres Verfahren ist: Aus 1000 kg Jasminblüten (etwa 8 Millionen Blüten des Jasminum grandiflorum) gewinnt man 1 kg Absolue. Es gehört damit zu den kostbarsten Ölen.
Charakteristik: orange-braun; duftet betörend, schwer, süß, erotisierend, leicht fruchtig.

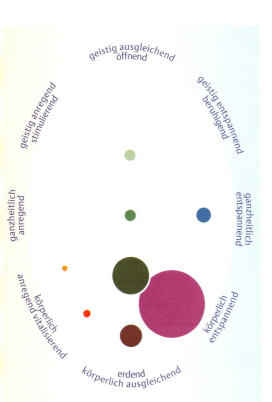

Inhaltsstoffe Jasmin-Absolue

Aromatische Ester	🟣	40–60 % (v. a. Benzylbenzoat, Benzylacetat, Methylanthranilat in Spuren)
und aromatische Alkohole		5 % (v. a. Benzylalkohol)
Diterpenole	🟢	15–45 % (v. a. Phytol)
u. Sesquiterpenole		2–8 % (v. a. Farnesol)
Ester	🔵	8–10 % (v. a. Phytylacetat)
Monoterpenole	🟤	5–15 % (v. a. Linalool, Geraniol)
Sesquiterpene	🟢	bis 3 %
Eugenol	🔴	bis 3 %
Sesquiterpenketone	🟢	bis 1 %
Monoterpenphenole	🟠	bis 1 % (p-Cresol)

Andere Stoffgruppen: Jasmon, Indol, Jasminlacton, Methyljasmonat in Spuren

▶ Wirkung

Körperlich: krampflösend, hautregenerierend, hormonmodulierend.

Psychisch: stimmungsaufhellend, angstlösend, tonisierend, harmonisierend, aphrodisierend.

▶ Bewährte Anwendungsbereiche

- Menstruationsbeschwerden
- klimakterisches Syndrom
- Geburtsvorbereitung
- Geburt
- Stress
- Schlafstörungen
- depressive Verstimmungen
- Libidoverlust

▶ Nebenwirkungen

In physiologischer Dosierung keine Nebenwirkungen bekannt.

▶ Anmerkung

Jasminriechstoffe, z. B. Jasminlacton, Methyljasmonat und Indol (an Fäkalien erinnernder Riechstoff, in hoher Verdünnung kräftig blumig), bestimmen den typischen Jasminduft und haben einen ausgeprägten Pheromoncharakter. Methylanthranilat und Indol sollen zudem eine aphrodisierende Wirkung aufweisen (Jelllinek 1994).

Neben dem aus Ägypten und Marokko stammenden Jasminum-grandiflorum-Öl ist ein weiteres Jasminöl erhältlich: das von *Jasminum sambac* aus Indien. Hauptinhaltsstoffe und Wirkungen der beiden Öle sind ähnlich, der Unterschied liegt primär im Duft. Das Öl von Jasminum grandiflorum aus Marokko hat einen besonders feinen Duft, das des Jasminum sambac ist etwas schwerer mit leicht krautiger Note.

! *Da der Duft in zu hoher Konzentration betäubend und ekelerregend wirken kann, ist bei der Anwendung von Jasminöl auf niedrigste Dosierung zu achten!*

Kamille blau (Echte Kamille)

Matricaria recutita (L.) Rauschert

Korbblütengewächse (Asteraceae)
Volksnamen: Deutsche Kamille, Echte Kamille; Feldkamille, Mägdeblume, Hermel, Kummerblume, Garmille

Siehe auch Kamille römisch (Seite 115).

Für die nordischen Völker symbolisierte die gelbe Blütenscheibe der Kamille die Sonne; sie verglichen sie mit dem Sonnengott Baldur und sahen sie als heilig an.

Die Kamille wächst häufig an Wegrändern und Feldrainen zusammen mit Mohnblumen – in der Blütezeit ein Farbenspiel, das immer wieder bezaubert: das Weiß und Gelb der Kamille gemischt mit dem leuchtenden Rot des Mohns inmitten des frischen Frühsommergrüns.

Es gibt wohl keinen Menschen, der Kamillentee nicht kennt. Kamille hilft gegen vieles und sollte in keinem Haushalt fehlen – in der Volksmedizin ist die heilende Wirkung der Kamille seit Jahrhunderten bekannt. Sie gehört zu den am besten erforschten Heilpflanzen. Ihre große Heilwirkung kommt immer dann zum Tragen, wenn es gilt, »Wundsein« zu heilen.

▶ Das Öl gegen »Wundsein«

Das Öl der Deutschen Kamille ist in vielen pharmazeutischen Präparaten enthalten, die vor allem entzündungshemmend und entkrampfend wirken. In Krankenhäusern wird es häufig in Spülungen, Bädern, Kompressen, Inhalationen und Salben genutzt.

Der Inhaltsstoff Chamazulen gibt dem Öl seine außerordentlich entzündungshemmende Eigenschaft.

Durch seine beruhigende und ausgleichende Wirkung kann Kamillenöl auch auf seelischer Ebene hilfreich sein. Allerdings verbinden viele Menschen mit Kamillenduft Kindheitserinnerungen, die mit Kranksein zu tun haben. Wegen der oft sehr ambivalenten Geruchsempfindungen empfiehlt es sich, Kamillenöl mit anderen ätherischen Ölen zu mischen.

▶ Bestimmung

Botanik: Aus einer kurzen Wurzel treibt die Pflanze einen 25 bis 50 cm hohen Stängel mit

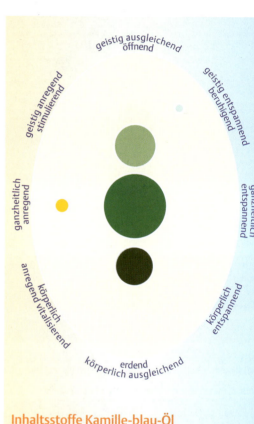

Inhaltsstoffe Kamille-blau-Öl

Sesquiterpene	45–70 % (v. a. Farnesene, Chamazulen, Bisabolen)
Sesquiterpenoxide	16–45 % (v. a. alpha-Bisabololoxid)
u. Sesquiterpenketone	1,5 % (Artemisiaketon)
Sesquiterpenole	5–30 % (v. a. alpha-Bisabolol)
Monoterpene	5 %
Ether	1,5 % (v. a. Spiroether)

zwei- bis dreifach gefiederten Blättern. Charakteristisch ist das hohe Blütenköpfchen; es sitzt am Ende der Triebspitzen, die aus einem Kranz weißer Strahlenblüten und vielen gelben, röhrenförmigen Scheibenblüten bestehen.
Herkunft: Ägypten, Ungarn und Balkanraum.
Gewinnung: Wasserdampfdestillation aus den Blüten. 500 kg ergeben 1 kg ätherisches Öl.
Charakteristik: tief blau; duftet stark krautig.

➤ Wirkung

Körperlich: stark entzündungshemmend, antibakteriell (insbesondere gegen Staphylococcus aureus und Streptokokken), bakterientoxinhemmend (Staphylokokken, Streptokokken), antimykotisch, antiviral, entkrampfend, venentonisierend, wundheilungsfördernd, hautstoffwechselanregend.
Psychisch: beruhigend, entspannend-ausgleichend.

➤ Bewährte Anwendungsbereiche

- Husten und Bronchitis
- Hautentzündungen
- Schleimhautentzündungen
- Geschwüre, Wundbehandlung
- Narbenpflege
- Akne
- Neurodermitis
- Hämorrhoiden
- Blasenentzündung

➤ Nebenwirkungen

Keine Nebenwirkungen bekannt.

➤ Anmerkung

In der Homöopathie gilt Kamillenöl – wie der Kamillentee – als Antidot (Gegenmittel, das die Wirkung aufheben kann). Während der langjährigen praktischen Erfahrung mit Kamillenöl wurde diese Wirkung allerdings nicht bestätigt.

Kamille römisch

Chamaemelum nobile (L.) Allioni

Korbblütengewächse (Asteraceae)
Volksnamen: Englische Kamille, Rasenkamille, Mutterkraut

Siehe auch Kamille blau (Seite 114).

Die Römische Kamille ist ein zartes und doch sehr robustes Pflänzchen, das sich auch wunderbar als Bodendecker eignet, daher ihr Volksname »Rasenkamille«. Geht man im Sommer mit nackten Füßen über einen Teppich dieser zarten, weißen, gefüllten Blüten, dann ist das eine Wohltat für die Sinne, und der balsamische, zart krautige Duft, der aufsteigt, lässt die Hektik des Alltags für eine Weile vergessen.

➤ Rundum beruhigend

Das ätherische Öl der Römischen Kamille unterscheidet sich von dem der Echten Kamille (Kamille blau, Seite 114) nicht nur durch die völlig andere Zusammensetzung seiner Inhaltsstoffe, sondern auch durch Farbe und Duft.

Im Gegensatz zum Öl der Deutschen Kamille, das einen hohen Anteil an Sesquiterpenen enthält, besteht das Öl der Römischen Kamille primär aus extrem entspannenden Estern. Diese langkettigen Ester kommen in ätherischen Ölen selten vor. Sie verleihen dem Öl die außergewöhnlich stark entspannenden Eigenschaften.

Es ist ein kostbares Öl mit einem hohen Preis, aber schon kleine Mengen haben eine große Wirkung sowohl im körperlichen als auch im seelischen Bereich.

Besonders gut geeignet ist es für Menschen mit »zarten« Nerven und zarter Haut. Vor allem kleine Kinder werden getröstet, und ein schmerzendes Bäuchlein entspannt sich. Ein Tropfen Kamille-römisch-Öl pur über das Sonnengeflecht gegeben, löst Schreck und seelischen Schock, es beruhigt und stärkt das Nervensystem. Aber nicht nur die Kleinen werden getröstet. Auch bei Erwachsenen, die innerlich unruhig und rastlos sind oder keine Lösung für ihre Probleme finden, wirkt das Öl »bemutternd« (Mutterkraut) und beschützend.

➤ Bestimmung

Botanik: 20 cm hohe Pflanze mit behaarten zarten Stängeln und gefüllten weißen Blüten.
Herkunft: Italien, England, Frankreich, Ägypten.
Gewinnung: Wasserdampfdestillation der Blüten. 60 kg ergeben 1 kg Öl.
Charakteristik: klar, blassgelb; duftet warm, sanft krautig, mit einem trocken-blumigen Effekt.

➤ Wirkung

Körperlich: antimykotisch, entzündungshemmend, stark krampflösend und schmerzlindernd, entspannend, hautpflegend, schlaffördernd.
Psychisch: stark beruhigend und entkrampfend, stresslösend, stärkend, antidepressiv.

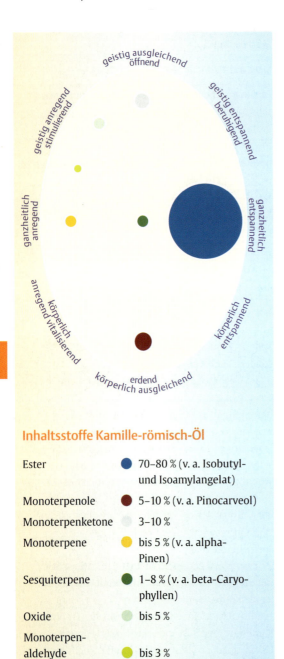

➤ Bewährte Anwendungsbereiche

- Hautpflege, insbesondere bei empfindlicher Haut
- prämenstruelles Syndrom
- klimakterisches Syndrom
- Bauchschmerz bei Kindern
- seelisches Trauma
- Stress
- Burn-out-Syndrom
- Schlaflosigkeit
- Nervosität und Unruhe
- Ängste

Inhaltsstoffe Kamille-römisch-Öl

Ester	70–80 % (v. a. Isobutyl- und Isoamylangelat)
Monoterpenole	5–10 % (v. a. Pinocarveol)
Monoterpenketone	3–10 %
Monoterpene	bis 5 % (v. a. alpha-Pinen)
Sesquiterpene	1–8 % (v. a. beta-Caryophyllen)
Oxide	bis 5 %
Monoterpenaldehyde	bis 3 %

➤ Nebenwirkungen

In physiologischer Dosierung keine Nebenwirkungen bekannt.

In wenigen Fällen wurde von Kontaktallergien berichtet. Man geht davon aus, dass diese allergischen Reaktionen durch verschnittene Öle hervorgerufen werden. Der hohe Preis verleitet dazu, dieses Öl mit billigeren Ölen aus anderen Kamillearten zu mischen, die unerwünschte Reizstoffe enthalten können.

Kardamom

Elettaria cardamomum L.
Ingwergewächse (Zingiberaceae)

Kardamom ist eines der ältesten Gewürze. Alte Aufzeichnungen belegen, dass die Babylonier es bereits 700 v. Chr. kannten. Auch in Indien wird es seit Jahrtausenden genutzt: In der ayurvedischen Medizin verwendet man Kardamom, um *Agni* (Verdauungsfeuer, Lebensfeuer) zu entfachen. Auch heute ist er unentbehrlich für die Küche im Nahen und Fernen Osten. Die bestimmenden Inhaltsstoffe sind die ätherischen Öle.

➤ Ein harmonischer Duft zum Wohlfühlen und Heilen

Die Kombination seiner Inhaltsstoffe macht das Kardamomöl zu einem idealen Helfer bei der Behandlung jeder Art von spastischen und entzündlichen Beschwerden. Sein feiner Duft und seine äußerst gute Verträglichkeit machen es auch zu einem wertvollen Bestandteil in vielen Wohlfühlmischungen.

➤ Bestimmung

Botanik: Rhizomstaude, deren Früchte unreif geerntet werden.
Herkunft: Indien, Guatemala, Java und Sri Lanka.
Gewinnung: Wasserdampfdestillation aus den Samen.
Charakteristik: farblos; duftet würzig, an Ingwer erinnernd.

➤ Wirkung

Körperlich: stark antibakteriell und antiviral, antimykotisch, antiseptisch (desinfizierend), entzündungshemmend, entkrampfend, schleimlösend, auswurffördernd, verdauungsfördernd, belebend, herzstärkend.
Psychisch: stimulierend, belebend, beruhigend, ausgleichend.

➤ Bewährte Anwendungsbereiche

- Bronchitis
- Asthma
- Herzbeschwerden ohne organische Ursachen
- Darmkrämpfe
- Muskelverspannungen
- Hautpflege

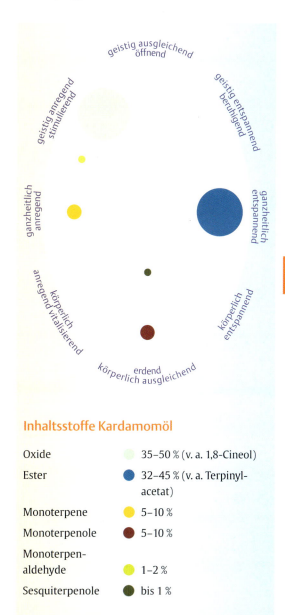

Inhaltsstoffe Kardamomöl

Oxide		35–50 % (v. a. 1,8-Cineol)
Ester		32–45 % (v. a. Terpinylacetat)
Monoterpene		5–10 %
Monoterpenole		5–10 %
Monoterpenaldehyde		1–2 %
Sesquiterpenole		bis 1 %

Kardamom

- prämenstruelles Syndrom
- klimakterisches Syndrom
- Wohlfühlmischungen

▶ **Nebenwirkungen**

Keine Nebenwirkungen bekannt.

Karottensamen

Daucus carota L.
Doldengewächse (Apiaceae)
Volksnamen: Möhre, Mohrrübe, Gelbe Rübe

Die Karotte wird seit 2000 Jahren in Europa kultiviert, bis ins 19. Jahrhundert galt sie als Gemüse der Armen. In vielen antiken und mittelalterlichen Schriften wird die Karotte als Heilmittel erwähnt. Während in der Heilkunde primär die Rübe (Wurzel) verwendet wird, setzt man in der Aromatherapie das ätherische Öl der Samen ein.

▶ **Gutes für die Haut**

Es gibt wohl kaum ein anderes ätherisches Öl, das so wohltuend auf die Haut wirkt wie Karottensamenöl. Es fördert die Regeneration der Hautzellen, insbesondere bei trockener Haut, vitalisiert die Subkutis (Unterhaut) und wirkt allgemein verjüngend auf unterschiedliche Hautbilder. Karottensamenöl stärkt das Immunsystem der Haut nachhaltig.

▶ **Bestimmung**

Botanik: Pflanze mit weißen Doldenblüten; wächst auf feuchten Wiesen und ist in fast ganz Europa heimisch.
Herkunft: Frankreich, Marokko.
Gewinnung: Wasserdampfdestillation aus den Samen.
Charakteristik: klar, zähflüssig; duftet waldig, warm und erdig, in höherer Dosierung etwas schweißig.

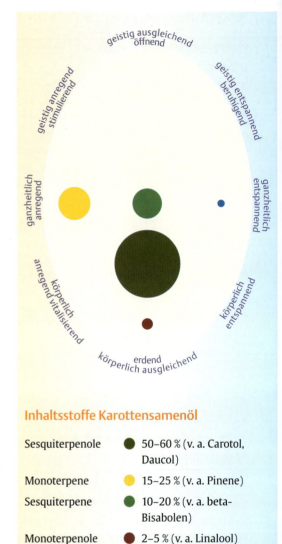

Inhaltsstoffe Karottensamenöl

Sesquiterpenole	● 50–60 % (v. a. Carotol, Daucol)
Monoterpene	● 15–25 % (v. a. Pinene)
Sesquiterpene	● 10–20 % (v. a. beta-Bisabolen)
Monoterpenole	● 2–5 % (v. a. Linalool)
Ester	● 3 % (v. a. Geranylacetat)

▶ **Wirkung**

Körperlich: entzündungshemmend, hautzellregenerierend, hautpflegend und -schützend, venentonisierend, stoffwechselanregend, hormonmodulierend.
Psychisch: ausgleichend, stärkend.

➤ **Bewährte Anwendungsbereiche**

- Trockene, entzündete, strapazierte Haut
- Sonnenschutz
- Narbenpflege nach schweren Verbrennungen
- Schuppenflechte (Psoriasis)
- Wundreiben (Intertrigo), Prophylaxe
- Wundliegen (Dekubitus), Prophylaxe
- künstlicher Darmausgang (Stomapflege)
- Säuglings- und Kinderpflege

➤ **Nebenwirkungen**

Keine Nebenwirkungen bekannt.

Kiefernnadel

Pinus silvestris L.

Kieferngewächse (Pinaceae)
Volksnamen: Gemeine Kiefer, Föhre, Waldkiefer

Siehe auch Fichtennadel (S. 103), Latschenkiefer (S. 123), Riesentanne (S. 173), Weißtanne (S. 209)

Die Waldkiefer hat nur geringe Ansprüche an Boden und Wasserbedarf und kommt auch auf Sandboden gut zurecht. Mit ihrem Pfahlwurzelsystem kann sie in tiefer liegende Wasserschichten vordringen. Der Nadelbaum bevorzugt lockere, sandig-lehmige Böden in Nord-, Mittel- und Osteuropa. Bereits im Altertum wurde die Kiefer medizinisch eingesetzt.

➤ **Tief durchatmen**

Das Kiefernnadelöl ist durch seine Hauptinhaltsstoffgruppe, die cortisonähnliche Eigenschaften besitzt (ohne ein Cortison zu sein, Seite 103), ein Spezialist bei Entzündungen, Schmerzen und allergischen Reaktionen wie Fließschnupfen.
Der herbe, kraftvolle Duft lässt tief durchatmen. Er ist besonders hilfreich in der kalten Jahreszeit für Menschen, die kraftlos frösteln und dann ein leichtes Opfer für Bakterien und Viren sind. Das Öl mobilisiert neben den körperlichen Abwehrkräften auch die notwendige seelische Kraft, um leere Batterien wieder aufzuladen.

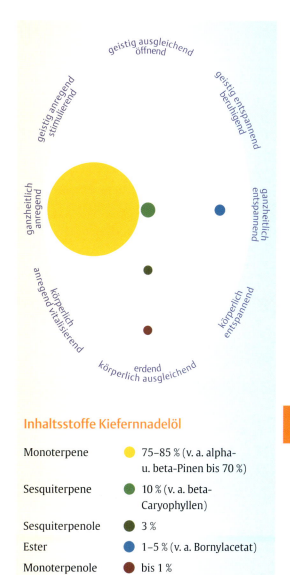

Inhaltsstoffe Kiefernnadelöl

Monoterpene	🟡	75–85 % (v. a. alpha- u. beta-Pinen bis 70 %)
Sesquiterpene	🟢	10 % (v. a. beta-Caryophyllen)
Sesquiterpenole	🟢	3 %
Ester	🔵	1–5 % (v. a. Bornylacetat)
Monoterpenole	🟤	bis 1 %

➤ **Bestimmung**

Botanik: Immergrüner, 25 bis 35 m hoher Nadelbaum, an dessen Kurztrieben je zwei Nadeln wachsen.
Herkunft: Russland, Skandinavien, Finnland, Baltikum, Nordamerika.

Gewinnung: Wasserdampfdestillation aus den Zweigen.
Charakteristik: farblos bis blassgelb; duftet harzig-frisch.

➤ Wirkung

Körperlich: cortisonähnlich, entzündungshemmend, antiallergisch, schmerzstillend, entkrampfend, kreislaufanregend, nervenstärkend.
Psychisch: stärkend.

➤ Bewährte Anwendungsbereiche

- Husten und Bronchitis
- allergischer Schnupfen (Heuschnupfen)
- Gelenkentzündungen
- Muskelschmerzen
- Erschöpfungszustände
- Rekonvaleszenz

➤ Nebenwirkungen

In physiologischer Dosierung keine Nebenwirkungen bekannt.

Koriandersamen

Coriandrum sativum L.

Doldengewächse (Apiaceae)
Volksnamen: Wanzenkraut, Wanzendill, -kümmel, Schwindelkorn, Arabische Petersilie

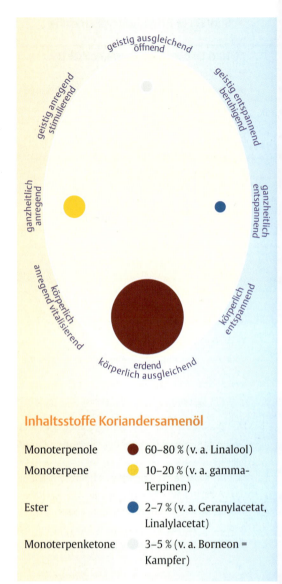

Inhaltsstoffe Koriandersamenöl

Monoterpenole	● 60–80 % (v. a. Linalool)
Monoterpene	● 10–20 % (v. a. gamma-Terpinen)
Ester	● 2–7 % (v. a. Geranylacetat, Linalylacetat)
Monoterpenketone	○ 3–5 % (v. a. Borneon = Kampfer)

Koriander war schon vor 3 000 Jahren in Griechenland und Ägypten als wichtige Gewürz- und Heilpflanze bekannt, in Europa seit dem 9. Jahrhundert. Der Name des Koriander, u. a. auch Wanzenkraut genannt, kommt aus dem Griechischen und bedeutet »Bettwanze« – die zerquetschten unreifen Früchte riechen ähnlich penetrant unangenehm wie das Verteidigungssekret der Wanzen. Mit zunehmender Reife entwickeln die pfefferkornartigen Samen einen blumig-warmen und würzigen Duft.

Als heilkräftig gelten vor allem die vollständig ausgereiften Samen. Wichtigster Inhaltsstoff ist das ätherische Öl.

In der indischen und orientalischen Küche ist Koriander Bestandteil vieler Würzmischungen, u. a. von Curry. Bei uns wird Koriandersamen hauptsächlich als Brotgewürz verwendet. In der mexikanischen und asiatischen Küche sind vor allem die frischen Korianderblätter, die ganz anders als die Samen schmecken, sehr beliebt.

➤ Wohltat für Magen und Darm

Das Koriandersamenöl ist sehr mild und verträglich – ein Spezialist bei Magen-Darm-Verstimmungen. Es entkrampft die glatte Muskulatur, löst Darmkrämpfe, und durch Anregung der Darmmobilität ist es verdauungsfördernd. Aufgrund seiner stark entblähenden und beruhigenden Eigenschaften ist das Öl bestens geeignet für Bauchmassagen, auch bei kleinen Kindern oder alten Menschen. Es zählt außerdem zu den stärksten antibakteriellen Ölen.

➤ Bestimmung

Botanik: einjährige Pflanze mit einem unangenehm wanzenartigen Geruch, den die jungen Korianderblätter nicht besitzen.
Herkunft: Frankreich, Mittelmeerländer, Russland, Bulgarien und Rumänien.
Gewinnung: Wasserdampfdestillation aus den Samen. 100 kg ergeben 1 kg ätherisches Öl.
Charakteristik: farblos; duftet anisartig, würzigwarm.

➤ Wirkung

Körperlich: stark antibakteriell, antiviral, antimykotisch, entblähend, verdauungsfördernd, entzündungshemmend, schmerzlindernd, hautpflegend, stärkend, beruhigend.
Psychisch: belebend-ausgleichend, kräftigend.

➤ Bewährte Anwendungsbereiche

- Angina, bakterielle
- Bronchitis, bakterielle
- Blähungen (Meteorismus)
- Bauchkrämpfe
- Verstopfung (Obstipation)
- Entzündungen der Verdauungsorgane
- empfindliche, irritierte Haut
- Wundreiben (Intertrigo), Prophylaxe
- Wundliegen (Dekubitus), Prophylaxe
- Pilzerkrankung (Candida-albicans-Mykosen)
- Arthrose
- Schwäche
- Müdigkeit

➤ Nebenwirkungen

In physiologischer Dosierung keine Nebenwirkungen bekannt.

Kreuzkümmel

Cuminum cyminum L.

Doldengewächse (Apiaceae)
Volksnamen: Mutterkümmel, Römischer Kümmel, Wanzenkümmel, Cumin

Kreuzkümmel stammt ursprünglich aus Asien. Bereits die Ägypter gaben den Pharaonen Kreuzkümmel mit in die Pyramiden, er galt als Heilmittel und Aphrodisiakum. Die Römer verwendeten gemahlenen Kreuzkümmel als Brotaufstrich.

In der indischen und orientalischen Küche ist er eines der wichtigsten Gewürze, das zu allen exotischen Gerichten passt. Er ist wichtiger Bestandteil des Currys.

➤ Besondere orientalische Note mit sinnlichem Touch

Parfümeure geben vielen ihrer sinnlichen Kreationen, speziell maskulinen Parfüms, durch einen Hauch ätherischen Kreuzkümmelöls das gewisse Etwas. Dem Duft haftet ein leicht wanzenartiger Geruch an, der ein wenig an Frauenschweiß erinnert. Mit steigender Verdünnung wird aus dem penetranten Geruch ein angenehmer, warmer, würzig-krautiger Duft.

Seit alters gilt Kreuzkümmelöl als Aphrodisiakum. Die Vermutung liegt nahe, dass die pheromonartigen Inhaltsstoffe (vor allem Cuminaldehyd) nicht nur in Liebesangelegenheiten wirksam sind, sondern allgemein als Signalstoffe für zwischenmenschliche Beziehungen dienen. Durch seine mild angstlösende Eigenschaft vermittelt das Öl Sicherheit und Geborgenheit. In durchblutungsfördernden und erwärmenden Massageölmischungen hat es einen festen Platz.

➤ Bestimmung

Botanik: einjährige, bis 30 cm hohe Pflanze mit gefiederten Blättern und rosa oder weißen Doldenblüten, deren Ursprung im Niltal vermutet wird.
Herkunft: Türkei, China, Nord- und Südamerika, Indien.
Gewinnung: Wasserdampfdestillation aus den Samen. 33 kg ergeben 1 kg ätherisches Öl.
Charakteristik: gelb bis bräunlich; duftet anisartig, warm, würzig.

➤ Wirkung

Körperlich: antimykotisch, entzündungshemmend, immunstimulierend, stoffwechselanregend, verdauungsfördernd, entblähend, entkrampfend, schmerzstillend, beruhigend.
Psychisch: stimmungsaufhellend, belebend, ausgleichend, aphrodisierend.

➤ Bewährte Anwendungsbereiche

- Verdauungsstörungen
- Bauchkrämpfe
- Blähungen (Meteorismus)
- Mykosen
- Muskelverspannungen
- prämenstruelles Syndrom
- klimakterisches Syndrom
- Gefühlskälte

➤ Nebenwirkungen

In physiologischer Dosierung keine Nebenwirkungen bekannt.

➤ Anmerkung

Kreuzkümmelöl darf nicht mit dem normalen **Kümmelöl (Carum carvi)** verwechselt werden, das bis zu 60 % Monoterpenketone (v. a. Carvon, Seite 35) enthält. Kümmelöl hat eine ausgeprägte Wirkung bei Magen-Darm-Problemen, speziell bei Blähungen, ist aber wegen seines hohen Ketongehaltes mit Vorsicht anzuwenden. In physiologischer Dosierung (1 %) äußerlich angewendet, sind keine Nebenwirkungen bekannt.

Inhaltsstoffe Kreuzkümmelöl

Monoterpene	🟡	30–60 % (v. a. gamma-Terpinen, beta-Pinen)
Monoterpenaldehyde	🟡	30–40 % (v. a. p-Mentha-1,3-dien-7-al)
Aromatische Aldehyde	🟣	20–30 % (v. a. Cuminaldehyd)
Monoterpenole	🔴	bis 4 % (v. a. Carveol)
Cumarine	🔵	in Spuren (Scopoletin)

Latschenkiefer

Pinus pumilionis syn. Pinus mugo var. mughus

Kieferngewächse (Pinaceae)
Volksnamen: Bergkiefer, Bergföhre, Krummholzkiefer

Siehe auch Fichtennadel (S. 103), Kiefernnadel (S. 119), Riesentanne (S. 173), Weißtanne (S. 209).

In seiner Heimat, den Gebirgen Europas, wird der kleine, langsam wachsende Baum 3,50 m hoch und sieht meistens sturmgepeitscht aus. Das aus Nadeln und Zweigspitzen gewonnene Öl ist sehr wertvoll. Die meisten Latschenkiefernprodukte, die es auf dem Markt gibt, werden mit synthetischen Ölen hergestellt.

▶ Stark gegen Rheuma

Latschenkiefernöl ist hochwirksam gegen rheumatische Beschwerden, wichtiger Bestandteil von Franzbranntwein und hilfreich bei Atemwegserkrankungen. Da es ähnliche Inhaltsstoffe und Eigenschaften wie Kiefernnadelöl hat, kann es alternativ verwendet werden. Durch seinen hohen Pinen- und delta-3-Caren-Anteil hat es cortisonähnliche Eigenschaften.

▶ Bestimmung

Botanik: immergrüner Nadelbaum mit paarweise angeordneten, bis 5 cm langen Nadeln.
Herkunft: Alpenregion.
Gewinnung: Wasserdampfdestillation aus Nadeln und Zweigspitzen.
Charakteristik: farblos; duftet frisch, grün, nach Wald.

▶ Wirkung

Körperlich: cortisonähnlich, entzündungshemmend, antiallergisch, schmerzstillend, entkrampfend, kreislaufanregend, nervenstärkend.
Psychisch: stärkend.

▶ Bewährte Anwendungsbereiche

- Husten und Bronchitis
- allergischer Schnupfen (Heuschnupfen)
- Gelenkentzündungen
- Muskelschmerzen
- Erschöpfungszustände
- Rekonvaleszenz

▶ Nebenwirkungen

In physiologischer Dosierung keine Nebenwirkungen bekannt.

Inhaltsstoffe Latschenkiefernöl

Monoterpene	🟡	75–85 % (v. a. Pinene bis 35 %, delta-3-Caren 18 %, (−)-Limonen)
Ester	🔵	4–10 % (v. a. Bornylacetat)
Sesquiterpene	🟢	2–5 %

Lavandin super

Lavandula burnati Briquet

Lippenblütengewächse (Lamiaceae)

Siehe auch Lavendel fein (Seite 125), Schopflavendel (Seite 128) und Speiklavendel (Seite 129).

Der Lavandin ist ein Hybrid (eine Kreuzung) des echten Lavendels und des Speiklavendels – ursprünglich durch Insektenbestäubung. Im Wildwuchs erkennt man ihn daran, dass er buschiger ist und seine Blüten von intensiverem Blau sind als die des Wildlavendels. Nachdem das Phänomen der Kreuzung erkannt worden war, hat sich in Frankreich der Anbau von Lavandin-Setzlingen rasant entwickelt.

Für den Großanbau verwendet man diese besonders blütenreiche Lavendelsorte – eine dankbare Nutzpflanze (im Gegensatz zum wilden Berglavendel), die in Höhenlagen zwischen 300 und 600 Metern gedeiht: Sie ist sehr ertragreich, leicht mit Maschinen abzuernten und an Behandlung mit Pestiziden gewöhnt. Die jährliche Produktion von Lavandinöl übersteigt die des Lavendelöls um fast das Zehnfache und ist um die Hälfte billiger. Es wurden unterschiedliche Lavandinsorten gezüchtet:

● Der **Lavandin abrialis** ähnelt dem Speiklavendel am meisten. Dieses ätherische Öl ist leider nur schwer zu bekommen und deshalb auch teuer.

● Der **Lavandin super** (siehe Grafik) ist dem Echten Lavendel am ähnlichsten. Aufgrund der mengenmäßigen Zusammensetzung seiner Inhaltsstoffe (hoher Estergehalt, geringe Cineol- und Keton-Konzentration) steht seine entspannende Wirkung im Vordergrund. Das ätherische Öl eignet sich auch ausgezeichnet für Kinder.

● Vom **Lavandin grosso** erhält man die höchste Ausbeute an ätherischem Öl. In der Zusammensetzung der Inhaltsstoffe liegt er zwischen den beiden zuvor beschriebenen Lavandinsorten.

▶ Das unterschätzte Öl

Lavandinöl wird häufig in der Literatur als der »minderwertige kleine Bruder« des Echten Lavendels beschrieben. Durch das Studium seiner Inhaltsstoffe wird man jedoch eines Besseren belehrt. Es ist ein interessantes Öl, das sich gut zur Wunddesinfektion und Wundheilung eignet. Seine schmerzlindernde Wirkung wurde wissenschaftlich bestätigt. Seine entspannende Wirkung auf die Muskulatur macht es zu einem in-

Inhaltsstoffe Lavandin-super-Öl

Ester	●	35–45 % (v. a. Linalylacetat)
Monoterpenole	●	30–40 % (v. a. Linalool)
Monoterpene	●	5–10 % (v. a. Ocimene)
Monoterpenketone	●	4,5–5,5 % (v. a. Borneon = Kampfer!)
Oxide	●	2,5–3,5 % (v. a. 1,8-Cineol)
Sesquiterpene	●	2 %

teressanten Öl für Sportler. Im Gegensatz zum ätherischen Öl des Echten Lavendels ist Lavandinöl ein gutes Herz-Kreislauf-Tonikum; es reguliert niedrigen Blutdruck und stärkt das Herz.

Erst kürzlich wurde an der Universität von Parma zum ersten Mal die Thrombose- und blutplättchenaggregationshemmende Wirkung des ätherischen Öls verschiedener Lavendelhybriden im Tierversuch nachgewiesen. (Ballabani et al. 2004)

▶ Bestimmung

Botanik: etwa 60 cm hoher Halbstrauch mit schmalen, länglichen, grau-grünen Blättern; er trägt auf häufig zweigeteilten Rispen viele blauviolette Blüten; Blütezeit von Juli bis August.
Herkunft: Frankreich, Spanien und Bulgarien.
Gewinnung: Wasserdampfdestillation der blühenden, angetrockneten Rispen. 70 bis 100 kg ergeben 1 kg ätherisches Öl.
Charakteristik: klar bis gelbgrünlich, flüssig; duftet von frisch-krautig bis blumig-krautig, ohne das Bouquet des Echten Lavendels.

▶ Wirkung

Körperlich: antibakteriell, antiviral, entzündungshemmend, zellregenerierend, wundheilend, immunstimulierend, vitalisierend, leicht kreislaufregulierend, muskelentspannend, aber auch -tonisierend.
Psychisch: vitalisierend, ausgleichend, beruhigend.

▶ Bewährte Anwendungsbereiche

- Erkältungskrankheiten
- Kreislaufschwäche
- Unterschenkelgeschwür (Ulcus cruris)
- Hämorrhoiden
- Verletzungen, Wunden
- Verbrennungen
- Hautpflege
- Insektenabwehr
- Bestrahlungsprophylaxe
- Wundliegen (Dekubitus), Prophylaxe
- künstlicher Darmausgang (Stomapflege)
- Muskelverspannungen
- Nervosität

▶ Nebenwirkungen

Keine Nebenwirkungen bekannt.

▶ Anmerkung

Am besten verwendet man ein Lavandinöl aus biologischem Anbau ohne Pestizidbehandlung.

Lavendel fein

Lavandula angustifolia P. Miller
syn. Lavandula vera

Lippenblütengewächse (Lamiaceae)
Volksnamen: Echter Lavendel

Siehe auch Lavandin (Seite 124), Schopflavendel (Seite 128) und Speiklavendel (Seite 129).

Lavendel wird seit Jahrtausenden in vielfältiger Weise genutzt. Schon Perser, Griechen und Römer verbrannten die stark duftenden Lavendelzweige als Abwehrmittel gegen »schlechte Dünste« in Krankenzimmern und beim Ausbruch von Epidemien. Die Römer verwendeten Lavendel auch als wohlduftenden Badezusatz, von ihnen hat »Lavendel« seinen Namen bekommen: lateinisch *lavare* bedeutet »waschen«.

Auch im nördlichen Europa wurden dem Lavendel große Heilkräfte zugeschrieben. Zusammen mit anderen Kräutern wie Rosmarin, Angelika oder Zitrone verwendete man Lavendelzweige zum Ausräuchern von Pesthäusern. Als Schutz vor Ansteckung stellte man auch einen Kräuteressig her, der Lavendel enthielt; damit tränkte man Tücher und Schwämme, die vor Mund und Nase gehalten wurden. Zu Pestzeiten im 17. Jahrhundert gab es in London das erste Lavendelwasser, das sich bis zum heutigen Tag als »nationale Duftmarke« Englands erhalten hat. In den 1930er Jahren wurde es schließlich auch bei uns zu einem Modeparfum.

In der Provence färben groß angelegte Lavendelfelder mit ihren Blüten Täler und Berghänge – ein typisches Provence-Motiv auf Ansichtskarten. Hier ist aus der ursprünglich wilden Gebirgspflanze eine Nutzpflanze geworden. Allerdings handelt es sich oft um Lavandinfelder (Seite 124).

In etwas höherer Lage gibt es Lavendelfelder, die weiß und grün getupft sind von Wildkräutern, deren Wachstum von keinem Vertilgungsmittel gebremst wird. So sieht ökologischer Anbau aus. Er ist sehr arbeitsintensiv: Allein das Jäten der Beikräuter (nicht »Unkräuter«!) kostet im ersten Jahr der Anpflanzung 250 Stunden Arbeitszeit pro Hektar, im zweiten Jahr immerhin noch 150 Stunden. Die Pflanzen müssen zudem regelmäßig geschnitten werden; geerntet wird in der Mittagshitze – bei 35 °C und mehr in der felsigen, schattenlosen Umgebung.

➤ Das Öl mit dem größten Wirkungsspektrum

Das ätherische Lavendelöl ist das wichtigste und beliebteste Öl in der Aromatherapie und -pflege. Wegen seiner umfangreichen Wirkweise gilt es als ein Öl, das alles und alle zu heilen und zu pflegen imstande ist.

Es gibt eine scheinbar paradoxe Wirkung des Lavendelöls: Es kann sowohl anregen als auch entspannen, bei Abgeschlagenheit erfrischen und bei Stress beruhigen. Grund dafür ist die große ausgleichende Kraft dieses Öls, das körperlich wie seelisch hilft, Extreme zu besänftigen und wieder ins Gleichgewicht zu kommen.

Unter anderem ist es die beste erste Hilfe bei Verbrennungen und Verbrühungen. Neben seiner körperlichen Heilkraft hat es auf der seelischen Ebene eine beruhigende Wirkung, vor allem bei dem mit jeder Verbrennung verbundenen Schock. Es wird unverdünnt direkt auf die Haut aufgetragen. Die Kunde von der großartigen Heilwirkung bei Verbrennungen hat sich mittlerweile in der ganzen Welt verbreitet. Dem französischen Chemiker Dr. Gattefossé sei gedankt für die Wiederentdeckung dieses Öls.

Die Gesamtheit der Inhaltsstoffe des Echten Lavendelöls mit ihrer teilweise hohen Geruchsintensität wirkt mild regulierend auf zahlreiche Neurotransmitter, insbesondere auf Serotonin (Seite 13). So ist es hilfreich bei akuten und chronischen Schmerzen sowie bei von Ängsten begleiteten depressiven Verstimmungen. Bei Herzbeschwerden ohne organische Ursache wirkt es harmonisierend auf das Herz-Kreislauf-System. Es fördert zudem die Schlafbereitschaft und beruhigt die Nerven, ohne zu sedieren.

Lavendelöl wirkt wie ein Katalysator. Gibt man es in Mischungen, entsteht oft ein synergistischer Effekt.

! *Lavendelöl ist nicht gleich Lavendelöl. In der Aromatherapie müssen wir unterscheiden zwischen dem Echten Lavendelöl, bekannt als Lavendel fein oder Lavendel extra, dem Lavandinöl, dem Speiklavendelöl und dem Schopflavendelöl, die neben ihren Gemeinsamkeiten auch einige ganz unterschiedliche Eigenschaften aufweisen.*

➤ Bestimmung

Botanik: etwa 60 cm hoher Halbstrauch mit schmalen, länglichen, graugrünen Blättern; blauviolette Blüten, die zu langstieligen, quirlartigen Blütenständen zusammengefasst sind; Blütezeit von Juli bis August.

Herkunft: vor allem französische Seealpen (in Höhen von 800–1200 m) und Provence, außerdem Spanien, Marokko, Italien, Kroatien, England, Tasmanien und Argentinien. Wilder Lavendel wächst im gesamten Mittelmeergebiet auf kargen, kalkhaltigen Böden.

Gewinnung: Wasserdampfdestillation der frisch geschnittenen, blühenden Rispen. 120 kg ergeben 1 kg ätherisches Öl.

Charakteristik: klar bis gelblich-grün; stark duftend, süß balsamisch, würzig mit Blüten- und Holz-Basisnoten.

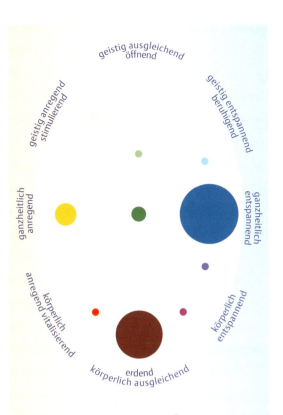

Inhaltsstoffe Lavendel-fein-Öl

Ester	🔵 40–50 % (v. a. Linalylacetat)
Monoterpenole	🟤 30–40 % (v. a. Linalool)
Monoterpene	🟡 7–13 % (v. a. Ocimene)
Sesquiterpene	🟢 bis 8 % (v. a. beta-Caryophyllen)
Oxide	⚪ bis 1,5 % (v. a. 1,8-Cineol, Linalooloxid)
Sesquiterpen-ketone u. -oxide	🟢 in Spuren
Cumarine	🔵 in Spuren
Eugenol	🔴 in Spuren
Aromatische Säuren und Aldehyde	🟣 in Spuren
Aromatische Ester und Alkohole	🟣 in Spuren
Monoterpenketone	in Spuren
Sesquiterpenole in geringen Spuren	

▶ Wirkung

Körperlich: antibakteriell, antiviral, antiseptisch (desinfizierend), antimykotisch, fiebersenkend, stark immunstimulierend, zellregenerierend, wundheilend, entzündungshemmend, schmerzlindernd, krampflösend, durchblutungsfördernd, blutdruckregulierend, schlaffördernd, insektenabweisend.

Psychisch: ausgleichend, beruhigend, aufbauend, angstlösend und antidepressiv, bei Erschöpfung anregend und erfrischend.

▶ Bewährte Anwendungsbereiche

- Vorbeugung und Behandlung von Erkältungskrankheiten
- Bronchitis
- Ohrenschmerzen
- Mittelohrentzündung (Otitis media)
- Fieber
- Keuchhusten
- Kopfschmerzen
- Nervenentzündungen
- erhöhter Blutdruck
- Durchblutungsstörungen
- Krampfadern
- Unterschenkelgeschwür (Ulcus cruris)
- Hämorrhoiden
- Lymphstau nach Brustamputation
- Mundpflege
- Bauchkrämpfe
- Magenschmerzen, nervöse
- Hautjucken
- Insektenabwehr
- Akne
- Fußschweiß
- Verletzungen
- Wunden
- Verbrennungen, Sonnenbrand
- Narbenpflege
- Wundliegen (Dekubitus), Prophylaxe
- Bestrahlungsprophylaxe und -nachsorge
- künstlicher Darmausgang (Stomapflege)
- Gürtelrose (Herpes zoster)

- Windpocken
- Pilzerkrankung (Candida-albicans-Mykosen)
- Muskelverspannungen
- Krampfanfälle
- Gicht
- Gelenkentzündungen
- Menstruationsbeschwerden
- klimakterisches Syndrom
- Blasenentzündung
- Wasseransammlung in den Beinen
- Schwangerschaftsstreifen
- Geburtsvorbereitung und Geburt
- Wochenfluss
- Brustdrüsenentzündungen
- Muskelverspannungen, nervös bedingte
- Schlafstörungen, auch bei Kindern
- Pubertätskrisen
- depressive Verstimmungen
- Ängste

▶ Nebenwirkungen

Keine Nebenwirkungen bekannt.

▶ Anmerkung

Die Güte des Lavendelöls wird nach seinem Estergehalt (Seite 37) bemessen: Je höher die Gebirgslage, in der Lavendel wächst, desto größer ist sein Gehalt an Ester und desto besser die Qualität. Deshalb gilt das Öl des **Lavendel »extra«** als das beste unter den ätherischen Lavendelölen. In der Wirkweise von Lavendel »extra« und Lavendel »fein« bestehen jedoch nur geringe Unterschiede.

Leider wird Lavendelöl durch Zusatz synthetischer Ester oder durch Zugabe von Rosmarin- oder Lavandinöl häufig verfälscht. Achten Sie also beim Einkauf darauf, nur wirklich reines Lavendelöl zu bekommen (Leitfaden für den richtigen Einkauf, Seite 59).

In Reaktion auf die zunehmenden Importe aus östlichen Ländern und das sich verbreitende Klonen von Lavendeln wurde in Frankreich die kontrollierte Herkunftsbezeichnung AOC auch für Lavendel eingerichtet. Nur das Öl des Lavandula angustifolia aus genau definierten Anbaugebieten mit streng vorgeschriebenen Produktionsmethoden erhält dieses Zertifikat (»AOC« ist auf den Fläschchen angegeben).

Lavendel: Schopflavendel

Lavandula stoechas L.

Lippenblütengewächse (Lamiaceae)
Volksnamen: Heiliger Rosmarin (Spanisch: Romero Santo), Welscher Lavendel

Siehe auch Lavandin (Seite 124), Lavendel fein (Seite 125) und Speiklavendel (Seite 129).

Die Frühjahrsfarben der Garrigue, der südfranzösischen Strauchheide, sind das violette Blau des wildwachsenden Schopflavendels, das zarte Rosa und Weiß der Cistrose und das leuchtende Gelb der Immortelle, die hier beieinander stehen. Im Gegensatz zu den anderen Lavendelarten, die kalkhaltige Böden bevorzugen, ist Schopflavendel als Wildpflanze in den mediterranen Küstenländern auch auf sandigen Böden zu finden.

Man nimmt an, dass diese Pflanze im Altertum durch griechische Kolonisten aus Kleinasien nach Südfrankreich eingeführt wurde.

▶ Stark schleimlösend und zellerneuernd

Das Charakteristische des Schopflavendelöls ist sein hoher Monoterpenketongehalt (bis 80 %). Dadurch hat das Öl eine ausgezeichnete mukolytische (schleimverflüssigende) Wirkung und ist bei Otitis media (Mittelohrentzündung) mit Erguss hinter dem Trommelfell, bei Bronchitis und Erkältungskrankheiten hochwirksam.

Außerdem ist der hohe Ketongehalt verantwortlich für seine starke zellerneuernde Eigenschaft und fördert somit Wundheilung und Narbenbildung.

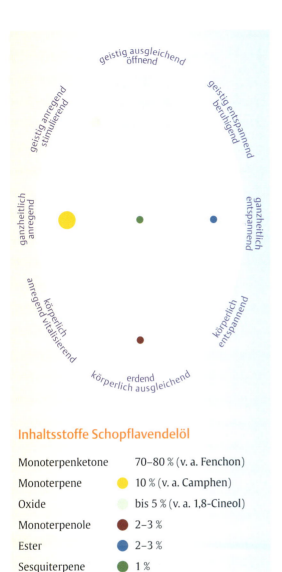

Inhaltsstoffe Schopflavendelöl

Monoterpenketone	70–80 % (v. a. Fenchon)
Monoterpene	10 % (v. a. Camphen)
Oxide	bis 5 % (v. a. 1,8-Cineol)
Monoterpenole	2–3 %
Ester	2–3 %
Sesquiterpene	1 %

▶ Bestimmung

Botanik: 20 bis 40 cm hoher Halbstrauch mit größerem violett-rosa Blütenstand, ähnlich kleinen Trauben, an deren Spitzen Blütenblätter wie kleine Schöpfchen sitzen.
Herkunft: Frankreich.
Gewinnung: Wasserdampfdestillation des blühenden Krautes.
Charakteristik: farblos; duftet etwas dumpfmuffig nach Lavendel.

▶ Wirkung

Körperlich: antibakteriell (Pseudomonas), entzündungshemmend, schleimverflüssigend und -lösend, zellregenerierend.
Psychisch: stimulierend, geistig anregend.

▶ Bewährte Anwendungsbereiche

- Erkältungskrankheiten
- Mittelohrentzündung (Otitis media) mit Trommelfellerguss
- Bronchitis
- schlecht heilende Wunden
- Narbenpflege
- Bestrahlungsprophylaxe

▶ Nebenwirkungen

In physiologischer Dosierung (höchstens 0,5 %, Seite 58) keine Nebenwirkungen bekannt.

Schopflavendelöl hat schon in geringer Dosierung, insbesondere in Mischungen, eine ausgezeichnete Wirkung. 2 bis 3 Tropfen in 50 ml Basisöl sind unproblematisch.

! *Wie alle Öle mit einem hohen Monoterpenketongehalt (Seite 35) ist wegen der neurotoxischen und abortiven Eigenschaft (Seite 27) Vorsicht geboten. Das Schopflavendelöl gehört nur in die Hand erfahrener Therapeuten.*

Lavendel: Speiklavendel

Lavandula latifolia L. Medikus
syn. Lavandula spica

Lippenblütengewächse (Lamiaceae)
Volksnamen: Italienische Narde

Siehe auch Lavandin (Seite 124), Lavendel fein (Seite 125) und Schopflavendel (Seite 128).

Im 12. Jahrhundert beschrieb Matthaeus Platearius in seinem Buch »Über die einfachen Heilmittel« den Speiklavendel als warm und trocken. Blüten und Samen besäßen harntreibende Kraft

– und der Wein aus den Samen helfe vorzüglich auch gegen Ischiasschmerz, so Platearius.

Schon lange vor der Erfindung der Serumimpfung gegen Vergiftung wurde der Speiklavendel eingesetzt, um Hunde zu retten, die von einer Viper gebissen worden waren; die Bissstelle wurde mit einer Handvoll zerriebener Speiklavendelblätter eingerieben. Im Französischen heißt Speiklavendel *lavande aspic,* und *aspic* bedeutet »ägyptische Brillenschlange«.

Der Speiklavendel ist weitaus wärmebedürftiger als der Echte Lavendel (Seite 125). Er ist im Gebirge bis höchstens 1000 Meter Höhe anzutreffen. Als mediterrane Pflanze liebt er trockene Böden. In Südfrankreich gedeiht er in der als Garrigue bezeichneten Strauchheide und an regenarmen Küsten. In Spanien und Portugal ist er sehr verbreitet, sein Gehalt an Kampfer ist bei diesen Sorten höher als bei den französischen.

Der Speiklavendel blüht im Spätsommer und wird – je nachdem, wie sonnenreich der Sommer war – zwischen Mitte und Ende August geerntet, drei bis vier Wochen später als der Echte Lavendel. Der größte Teil der Ernte stammt vom wilden Speiklavendel, der mit der Sichel geschnitten wird. Da dieser Lavendel kleinere Blütenstände besitzt, ist die Ausbeute wesentlich geringer als bei kultiviertem Lavendel.

In der südostfranzösischen Landschaft der Corbières, am Rande der Pyrenäen, ist der wilde Speiklavendel auf großen Flächen heimisch; bis 1930 bevorzugten europäische Parfümhersteller das ätherische Öl aus dieser Region wegen seiner besonderen Duftqualität und Feinheit. Zurzeit gibt es Versuche, die Wildernte wieder zu reaktivieren.

▶ Stark gegen Bakterien, Viren und Pilze

Im Folgenden wird das cineolreiche Öl des französischen Speiklavendels beschrieben (siehe »Nebenwirkungen«, Seite 131). Vergleicht man die Inhaltsstoffe dieses Speiklavendelöls mit denen des Echten Lavendelöls (Seite 125), stellt man fest, dass beide wenig gemeinsam haben.

Das Speiklavendelöl ist anregend und belebend. Es aktiviert die Gehirntätigkeit, fördert logisches Denken und die Gedächtnisleistung.

Von allen Lavendelarten hat der Speiklavendel die stärkste antibakterielle Wirkung, ohne die natürliche Haut- und Darmflora zu schädigen. Es ist inzwischen wissenschaftlich belegt, dass Speiklavendelöl das Wachstum der Tuberkulosebakterien hemmt. (Häringer 1996) Das

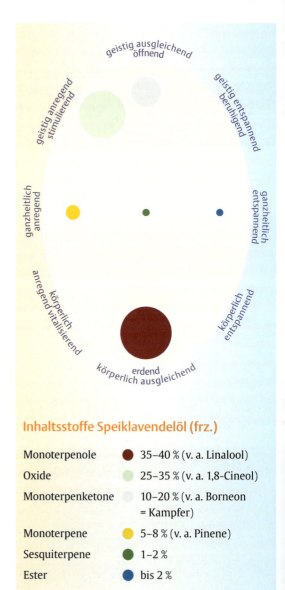

Inhaltsstoffe Speiklavendelöl (frz.)

Monoterpenole	● 35–40 % (v. a. Linalool)
Oxide	● 25–35 % (v. a. 1,8-Cineol)
Monoterpenketone	● 10–20 % (v. a. Borneon = Kampfer)
Monoterpene	● 5–8 % (v. a. Pinene)
Sesquiterpene	● 1–2 %
Ester	● bis 2 %

Interesse der Mediziner dürfte gerade auf diesem Gebiet wachsen, da es immer mehr Tuberkuloseerreger gibt, die gegen viele Antibiotika resistent sind.

Speiklavendelöl ist außerdem hilfreich bei Erkältungskrankheiten, Bronchitis und als Begleittherapie bei chronischer Bronchitis und Lungenentzündung. Ähnlich wie Rosmarinöl stärkt es durch seinen Kampferanteil das Herz.

➤ Bestimmung

Botanik: Halbstrauch; treibt in langen Büscheln mit wesentlich weniger Blüten als der Echte Lavendel; die Blätter sind 4- bis 5-mal länger als breit; der verästelte, häufig dreigeteilte Schaft trägt an seinen Enden die blauvioletten Blüten, die nicht leicht abzureißen sind.
Herkunft: Frankreich. Das Öl aus Spanien und Portugal hat in der Regel einen wesentlich höheren Kampferanteil (siehe »Nebenwirkungen«).
Gewinnung: Wasserdampfdestillation der blühenden Rispen.
Charakteristik: klar; duftet wie Lavendel fein, mit einer frischen Note.

➤ Wirkung

Körperlich: stark antibakteriell, antiviral, antimykotisch, schleimverflüssigend und -lösend, auswurffördernd, krampflösend, schmerzlindernd, herz- und kreislaufanregend, hautstoffwechselanregend, hautregenerierend.
Psychisch: belebend, ausgleichend, konzentrationsfördernd.

➤ Bewährte Anwendungsbereiche

- Schnupfen (Rhinitis)
- Bronchitis (viral und bakteriell)
- Lungenentzündung (Pneumonie)
- Angina
- Herz-Kreislauf-Schwäche
- niedriger Blutdruck (Hypotonie)
- Hautpflege
- Akne
- Verbrennungen
- Bestrahlungsprophylaxe
- Pilzerkrankung (Candida-albicans-Mykosen)
- Gelenkschmerzen
- Konzentrationsschwäche
- Erschöpfung

➤ Nebenwirkungen

In physiologischer Dosierung (bis 0,5 %) keine Nebenwirkungen bekannt.

In vielen Veröffentlichungen wird pauschal vor der Anwendung des ätherischen Speiklavendelöls vor allem bei Kindern gewarnt – zu Unrecht. Gerade dieses Öl verlangt einen genauen Blick auf die Inhaltsstoffe, damit man seine Wirkung differenziert beurteilen kann. Das prozentuale Verhältnis von Cineol und Kampfer kann je nach Herkunft des Öls stark variieren:

! *Bei Ölen aus Portugal oder aus einigen spanischen Regionen kann der Gehalt an Kampfer, im Gegensatz zum französischen Öl, bis zu 50 % ausmachen. Speiklavendelöl dieser Herkunft ist wegen des Ketongehalts (Seite 35) für Kinder und Schwangere nicht zu empfehlen. Und es sollten nur erfahrene Therapeuten damit arbeiten.*

Deshalb ist es wichtig, bei der Verwendung des Speiklavendelöls sowohl auf die exakte lateinische botanische Bezeichnung als auch auf das Herkunftsland zu achten.

Lemongrass

Cymbopogon flexuosus (Nees) Stapf
Süßgräser (Poaceae)
Volksnamen: Indisches Zitronengras

Lemongrass ist ein dicht wurzelndes, tropisches Gras – begehrt in der Lebensmittel-, Pharma- und Parfümindustrie wegen seines Duftstoffes Citral, der auch den typischen Geruch des ätherischen Öls prägt.

Es gibt zwei Arten von Lemongrassöl: ostindisches *(Cymbopogon flexuosus)* und westindisches *(Cymbopogon citratus)* – beide enthalten mindestens 70 % Citral. In ihrer therapeutischen Wirkung sind sich die beiden Öle sehr ähnlich.

▶ Stärkt Lebensgeister und Abwehrkraft

Die aktivierenden Inhaltsstoffe von Lemongrass vertreiben Lustlosigkeit, wecken die Lebensgeister und fördern Kreativität und logisches Denken. Sie wirken modulierend auf die Dopaminausschüttung (Seite 13) und können bei chronischer Erschöpfung, in der Rekonvaleszenz und bei schwächenden Erkrankungen dem Patienten aus Lethargie und Mutlosigkeit helfen.

Die drei Hauptinhaltsstoffgruppen stärken in hohem Maße das Immunsystem und sind sehr wirksam gegen Viren und Bakterien. Vor allem in der Duftlampe hilft das Öl ausgezeichnet bei Infektionserkrankungen und grippalen Infekten.

▶ Bestimmung

Botanik: Weltweit in den Tropen kultiviertes ausdauerndes Gras, das bis zu 1,50 m hoch wird.
Herkunft: Bhutan, China, Indien, Afrika, Mittel- und Südamerika.
Gewinnung: Wasserdampfdestillation des Grases. 50 kg ergeben 1 kg ätherisches Öl.
Charakteristik: hellgelb; duftet zitronig herb.

▶ Wirkung

Körperlich: antibakteriell, antiviral, antiseptisch, entzündungshemmend, stark immunstärkend, verdauungsfördernd, aktivierend, insektenabweisend.
Psychisch: erfrischend, belebend, konzentrationsfördernd.

▶ Bewährte Anwendungsbereiche

- Vorbeugung und Behandlung von Erkältungskrankheiten
- Raumluftdesinfektion
- Insektenabwehr
- Rekonvaleszenz
- chronische Erschöpfung
- Konzentrationsstörungen
- Antriebsschwäche

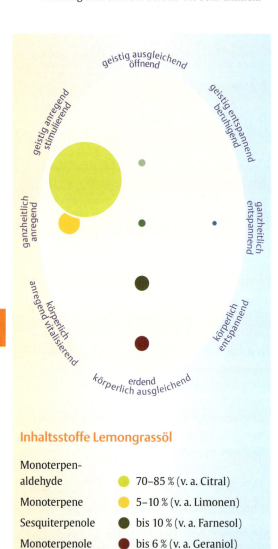

Inhaltsstoffe Lemongrassöl

Monoterpenaldehyde	70–85 % (v. a. Citral)
Monoterpene	5–10 % (v. a. Limonen)
Sesquiterpenole	bis 10 % (v. a. Farnesol)
Monoterpenole	bis 6 % (v. a. Geraniol)
Sesquiterpenaldehyde	3 % (v. a. Farnesal)
Sesquiterpene	in Spuren
Ester	in Spuren

➤ Nebenwirkungen

In physiologischer Dosierung keine Nebenwirkungen bekannt.

! *Bei sensibler, trockener und gestresster Haut und bei Babys oder Kleinkindern kann das Öl zu Irritationen führen.*

Limette

Citrus medica L.

Rautengewächse (Rutaceae)
Volksnamen: Limone

Siehe auch Agrumenöle (Seite 76) und Grapefruitöl (Seite 106).

Der Saft der »grünen Schwester« der Zitrone ist leicht bitter und somit geeignet zur Herstellung von Chutneys und Pickles. In vielen alkoholischen und nichtalkoholischen Mixgetränken ist Limettensaft eine wichtige Zutat.

➤ Spritzige Frische

Auf dem Markt werden zwei verschiedene ätherische Limettenöle angeboten: ein durch Wasserdampfdestillation und ein durch Kaltpressung gewonnenes Öl. Bei der Wasserdampfdestillation wird das Öl aus der gesamten Frucht gewonnen; diesem Öl fehlt das natürliche Bouquet des kaltgepressten ätherischen Öls.

Das hier beschriebene, durch Kaltpressung der Fruchtschalen gewonnene Öl ist in Inhaltsstoffen und Anwendungsgebieten dem Grapefruitöl ähnlich (Seite 106).

Der charakteristische Duft dieses Limettenöls lässt sich nur schwer imitieren; er wird durch den Inhaltsstoff 1-Methyl-1,3-hexadien erzeugt, der nur in Spuren enthalten ist. Limettenöl verleiht einer Mischung eine lebendig spritzige, exotisch frische Note – klarer und origineller als Zitronenöl und Grapefruitöl. Es ist wunderbar dazu geeignet, einen grauen Tag bunter und lebendiger wirken zu lassen.

➤ Bestimmung

Botanik: bis zu 5 m hoher Baum; trägt ganzjährig duftende, weiße, fünfblättrige Blüten und zugleich Früchte in verschiedenen Reifegraden; seine immergrünen, eiförmigen Blätter sind ledrig, glatt, dunkelgrün mit welligem Rand.
Herkunft: Mexiko, Mittelamerika, Westindien.
Gewinnung: Kaltpressung der Fruchtschalen.
Charakteristik: grünlich; duftet spritzig, frisch, strahlend, exotisch.

➤ Wirkung

Körperlich: antiseptisch (desinfizierend), entzündungshemmend, fiebersenkend, durchblutungsfördernd, hautstoffwechselanregend, luftreinigend.
Psychisch: stimmungsaufhellend, aktivierend, konzentrationsfördernd.

➤ Bewährte Anwendungsbereiche

- Erkältungskrankheiten
- Bronchitis
- Fieber
- geschwächtes Immunsystem
- Raumluftdesinfektion
- niedriger Blutdruck (Hypotonie)
- Cellulite
- Übelkeit während der Schwangerschaft
- Rekonvaleszenz
- Konzentrationsschwäche
- Antriebsschwäche
- depressive Verstimmungen

Inhaltsstoffe Limettenöl

Monoterpene	●	85 % (v. a. (+)-Limonen bis 65 %)
Sesquiterpene	●	8 %
Monoterpenaldehyde	●	4,5–9 % (v. a. Citral)

➤ Nebenwirkungen

In physiologischer Dosierung keine Nebenwirkungen bekannt. In geringer Dosierung (0,5 %, Seite 58) ist Limettenöl gut hautverträglich.

Linaloeholz

Bursera delpechiana
Balsambaumgewächse (Burseraceae)

Der bis zu 20 Meter hohe Linaloebaum wächst vor allem am Ufer des Rio Balsa in Mexiko. Aus seinem Holz wird ein holzig-blumig-fruchtig duftendes Öl gewonnen, das dem Rosenholzöl ähnelt und häufig als Ersatz angeboten wird. Dem Rosenholzöl fehlen jedoch die für Linaloeholzöl charakteristischen entspannenden Ester.

➤ Stärkt Haut und Abwehrsystem

Linaloeholzöl ist besonders erfolgreich in der Kinderheilkunde einzusetzen. Kinder mögen im Allgemeinen den sanften, unaufdringlichen Duft. In der Anwendung ist das Öl unkompliziert, selbst zarte Kinderhaut verträgt es gut. Bei Infektionskrankheiten hilft es, das Abwehrsystem von Kindern und Erwachsenen zu stärken.

Der blumig-holzige Duft dieses Öls aus dem tropischen Urwaldbaum wirkt samtig-weich, vermittelt aber auch die Festigkeit des Holzes. Wenn die Seele »angeknackst« ist, dann ist Linaloeholzöl eine ausgezeichnete Hilfe, denn es glättet sehr schnell Emotionen und stärkt bei seelischer Erschöpfung.

Linaloeholzöl ist besonders wertvoll in der ganzheitlichen Hautpflege. Es stärkt nachhaltig das Immunsystem der Haut, schützt die natürliche Hautflora und stimuliert den Reparaturmechanismus der Zellen. Neuere Untersuchungen haben gezeigt, dass Linaloeholzöl wie die meisten ätherischen Öle antioxidativ wirkt, also ein Radikalenfänger ist, und damit einem vorzeitigen Alterungsprozess der Haut entgegenwirkt.

➤ Bestimmung

Botanik: bis zu 20 m hoher, immergrüner Baum mit gelblich-weißem Holz, das nach Rose duftet.
Herkunft: Mexiko.
Gewinnung: Wasserdampfdestillation aus den Holzspänen.
Charakteristik: gelblich; duftet blumig, rosig, holzig.

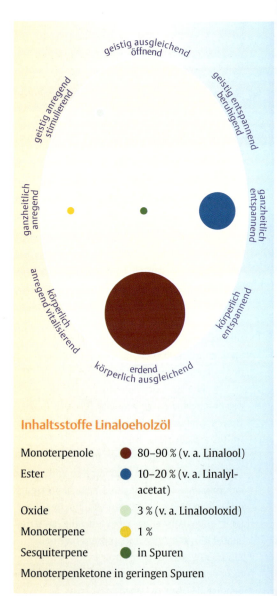

Inhaltsstoffe Linaloeholzöl

Monoterpenole	🔴	80–90 % (v. a. Linalool)
Ester	🔵	10–20 % (v. a. Linalylacetat)
Oxide	🟢	3 % (v. a. Linalooloxid)
Monoterpene	🟡	1 %
Sesquiterpene	🟢	in Spuren

Monoterpenketone in geringen Spuren

➤ Wirkung

Körperlich: stark antibakteriell, antiviral und antimykotisch, entkrampfend, stark immunmodulierend, hautpflegend und -stärkend, hautfloraregulierend.
Psychisch: entspannend, entkrampfend, ausgleichend, stärkend.

➤ Bewährte Anwendungsbereiche

- Vorbeugung und Behandlung von Erkältungskrankheiten, auch bei Kindern
- Angina
- Hautpflege
- Wundliegen (Dekubitus), Prophylaxe
- Verspannungen, körperlich wie seelisch
- seelische Erschöpfung
- Prüfungsangst

➤ Nebenwirkungen

Keine Nebenwirkungen bekannt.

Litsea

Litsea cubeba Persoon

Lorbeergewächse (Lauraceae)
Volksnamen: Tropische Verbena, Cubebenpfeffer

Der Litseabaum ist ein kleiner Baum, der wild in China und Taiwan wächst. Seine Früchte in Form von Pfefferkörnern standen Pate für den Namen Cubebenpfeffer.

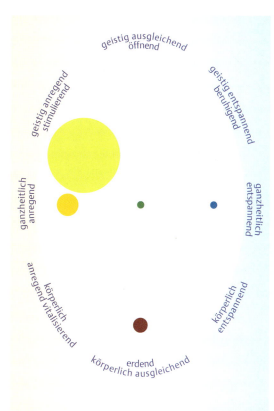

Inhaltsstoffe Litseaöl

Monoterpenaldehyde	🟡	70–80 % (v. a. Citral)
Monoterpene	🟡	10–15 % (v. a. Limonen)
Monoterpenole	🔴	5–10 % (v. a. Linalool, Geraniol, Nerol)
Monoterpenketone		bis 4,5 % (v. a. Methylheptenon)
Sesquiterpene	🟢	in Spuren
Ester	🔵	in Spuren

➤ Immunstärkend und erfrischend

Litseaöl ist in seiner Wirkung dem Lemongrassöl ähnlich (Seite 131), gewinnt im Vergleich aber durch seinen frischen, zitrusähnlichen Duft.

Dieses ätherische Öl ist die bedeutendste Quelle zur Gewinnung von natürlichem Citral (Seite 34 u. 221). Nicht von ungefähr hat es deshalb eine sehr große Bedeutung für die Kosmetik- und die Waschmittelindustrie.

➤ Bestimmung

Botanik: kleiner Baum mit pfefferkornförmigen Früchten.
Herkunft: China, Taiwan.

Gewinnung: Wasserdampfdestillation aus den Früchten.
Charakteristik: hellgelb; duftet frisch, zitronig.

▶ Wirkung

Körperlich: antibakteriell, antiviral, antimykotisch, entzündungshemmend, immunmodulierend, durchblutungsfördernd, entkrampfend, beruhigend, hautpflegend, hautstoffwechselanregend, verdauungsfördernd.
Psychisch: erfrischend, belebend, konzentrationsfördernd.

▶ Bewährte Anwendungsbereiche

- Erkältungskrankheiten
- Hautpflege
- Cellulite
- klimakterisches Syndrom
- Rekonvaleszenz

▶ Nebenwirkungen

In physiologischer Dosierung keine Nebenwirkungen bekannt.

! *Das Öl kann bei einer sensiblen, trockenen und gestressten Haut und bei Babys oder kleinen Kindern zu Irritationen führen. Eine 0,5%ige Mischung, d. h. 10 Tropfen auf 100 ml Pflanzenöl, ist unproblematisch.*

Lorbeer

Laurus nobilis L.

Lorbeergewächse (Lauraceae)
Volksnamen: Gewürzlorbeer, Apollolorbeer

In der Antike war der Lorbeerbaum dem Apollo geweiht, einem siegreichen Gott des Lichtes, der Heilkraft, der Künste. Der Lorbeerkranz galt als Auszeichnung für geistige und sportliche Größen sowie Kriegshelden. Auch Äskulap, der Gott der Medizin, war lorbeerbekränzt.

Der *Laurus nobilis* ist der einzige europäische Vertreter der Familie der Lorbeergewächse, von denen schon im Altertum verschiedene Arten in unseren Regionen verbreitet waren, z. B. Zimt, Kampfer und Sassafras. Nur er überlebte in den südlichen Gebieten Europas. Heute ist er ein beliebter Zierstrauch in südeuropäischen Gärten, selten findet man ihn wildwachsend, dann handelt es sich meist um Überreste verlassener Anpflanzungen. Der »echte Lorbeer« (*Laurus nobilis*) darf nicht verwechselt werden mit »falschem Lorbeer«, z. B. dem Oleander, einem beliebten, aber giftigen Zierstrauch. Ist es Zufall, dass wir vom Lorbeer, der selbst die Kälte fürchtet, ein ätherisches Öl gewinnen, das gegen Erkältungskrankheiten einen guten Schutz bietet?

▶ Sanfte und edle Stärke

Lorbeeröl ist ein wichtiges ätherisches Öl der Aromatherapie, das wegen seines feinen Duftes und seiner stärkenden Wirkung auf Körper (vor allem Haut und Schleimhaut), Geist und Seele immer beliebter wird. Es ist ein sehr vielseitiges Öl mit dem Vorteil, dass es auch in schwacher Dosierung wirkungsvoll ist mit langanhaltendem Effekt. Sein starker, warmer Duft wirkt geistig anregend und nervenstärkend, vor allem auf Menschen, die an Selbstzweifeln leiden.

▶ Bestimmung

Botanik: immergrüner, bis zu 15 m hoher Baum, der in Kulturen meist strauchartig gehalten wird.
Herkunft: gesamtes Mittelmeergebiet.
Gewinnung: Wasserdampfdestillation aus den Blättern.
Charakteristik: farblos; duftet blumig-würzig, frisch.

▶ Wirkung

Körperlich: antibakteriell (Staphylo-, Strepto-, Entero-, Gonokokken, Escherichia coli, Klebsiellabakterien), antiviral, antimykotisch (Candida

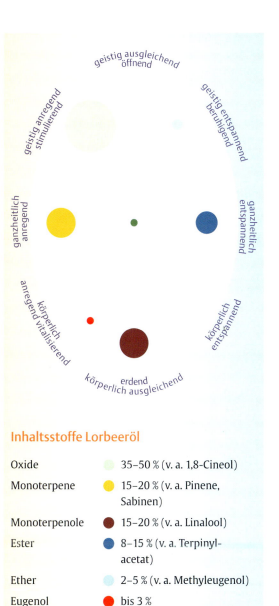

➤ **Bewährte Anwendungsbereiche**

- Erkältungskrankheiten
- Stirn- und Nasennebenhöhlenentzündung (Sinusitis)
- Angina
- Mittelohrentzündung (Otitis media)
- Mundschleimhautentzündung (Stomatitis)
- Aphthen
- Zahnschmerz
- Bauchkrämpfe
- Geschwüre (Ulzera)
- Akne
- Grind, Schorf
- Pilzerkrankung (Candida-albicans-Mykosen)
- Arthritis
- Polyarthritis
- Neurovegetative Dystonie
- Burn-out-Syndrom
- Ängste, Prüfungsangst

➤ **Nebenwirkungen**

Keine Nebenwirkungen bekannt.

Inhaltsstoffe Lorbeeröl

Oxide	35–50 % (v. a. 1,8-Cineol)
Monoterpene	15–20 % (v. a. Pinene, Sabinen)
Monoterpenole	15–20 % (v. a. Linalool)
Ester	8–15 % (v. a. Terpinylacetat)
Ether	2–5 % (v. a. Methyleugenol)
Eugenol	bis 3 %
Sesquiterpene	3 %

Majoran

Origanum majorana L.

Lippenblütengewächse (Lamiaceae)
Volksnamen: Gartenmajoran, Süßer Majoran, Gartendost, Bratenkräutel, Wurstkraut, Pflänzchen Wohlgemuth

albicans, C. tropicalis und C. pseudotropicalis), schleimlösend, stark auswurffördernd, entkrampfend, ausgleichend, schmerzstillend, entzündungshemmend, hautregenerierend, hautzellerneuernd.
Psychisch: stärkend, vitalisierend, ausgleichend, stimmungsaufhellend.

Majoran gehört zu den ältesten Kulturpflanzen, er wurde bereits 1000 v. Chr. in Ägypten angebaut und als Gewürz, Heilmittel und Parfümrohstoff genutzt. Bei den Griechen galt der Majoran wegen seines Wohlgeruchs neben anderen Lippenblütlern (Minze, Thymian, Rosmarin) als Pflanze der Liebesgöttin Aphrodite. Auf Zypern soll sie ihren Liebling Amarakos (= Majoran) in diese Pflanze verwandelt haben. In der Antike wurde der schwere Wein mit Majoran gewürzt, um Liebeskräfte und Liebesverlangen zu wecken. Völlig anders jedoch wirkt das ätherische Öl; ihm wird sogar eine anaphrodisische Wirkung zugeschrieben.

Nach Deutschland kam das Kraut im frühen Mittelalter. Als verdauungsförderndes Gewürz wurde es fetten Speisen zugegeben. Auch zum Haltbarmachen von Wurstwaren (»Wurstkraut«) gewann es zunehmend an Bedeutung.

▶ Das »Pflänzchen Wohlgemuth«

Neben seinen körperlichen Wirkungen ist Majoranöl in der Lage, überreizte Nerven zu beruhigen. Deshalb ist es ein interessantes Öl zur Behandlung von neurovegetativen Dystonien mit Herz-, Kreislauf- und Verdauungsbeschwerden sowie Angst und Schlafstörungen.

▶ Bestimmung

Botanik: bis 50 cm hoher Halbstrauch mit graubehaarten, ovalen Blättern; weißliche oder purpurne Blütenstände in den oberen Blattachseln.
Herkunft: Zypern und Südtürkei; heute im gesamten Mittelmeerraum bis Vorderindien.
Gewinnung: Wasserdampfdestillation aus dem Kraut.
Charakteristik: farblos; duftet warm, würzig, krautig.

▶ Wirkung

Körperlich: antibakteriell, antiseptisch (desinfizierend), schmerzstillend, nerventonisierend (Parasympathikus), beruhigend.
Psychisch: stärkend, beruhigend, harmonisierend, ausgleichend.

▶ Bewährte Anwendungsbereiche

- Schnupfen
- Stirn- und Nasennebenhöhlenentzündung (Sinusitis)
- Mittelohrentzündung (Otitis media)
- Bronchitis
- Nervenentzündungen (Neuralgien)
- Muskelrheumatismus
- Arthrose
- Neurovegetative Dystonie

▶ Nebenwirkungen

In physiologischer Dosierung keine Nebenwirkungen bekannt.

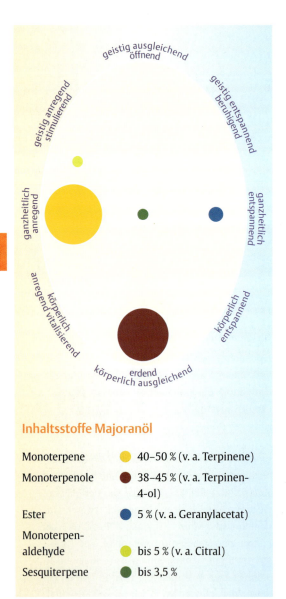

Inhaltsstoffe Majoranöl

Monoterpene	🟡	40–50 % (v. a. Terpinene)
Monoterpenole	🔴	38–45 % (v. a. Terpinen-4-ol)
Ester	🔵	5 % (v. a. Geranylacetat)
Monoterpenaldehyde	🟢	bis 5 % (v. a. Citral)
Sesquiterpene	🟢	bis 3,5 %

▶ Anmerkung

»Spanisches Majoranöl« ist eine Thymianart (Thymus mastichina, Seite 194), die völlig andere Eigenschaften besitzt.

Mandarine

Citrus reticulata Blanco
Rautengewächse (Rutaceae)
Volksnamen: Clementine, Satsuma (Unterarten der Mandarine)

Siehe auch Agrumenöle (Seite 76).

Die Heimat der Mandarine liegt vermutlich im Süden Chinas, von wo sie sich über ganz Südasien bis nach Japan ausbreitete. Erst zu Beginn des 19. Jhs. gelangte die Frucht nach England und von dort in den Mittelmeerraum.

In der Provinz Kanton wird der Mandarinenbaum »yao qian shu« genannt, was so viel bedeutet wie »der Baum, den man nur zu schütteln braucht, damit das Glück kommt«. Neben der Orange ist die Mandarine die am häufigsten den Gottheiten geweihte Frucht.

▶ Süße Geborgenheit

Mandarinenöl wird oft auch »Kinderöl« genannt, denn es ist das Lieblingsöl von kleinen Kindern. Sein weicher, sanfter und süßer Duft vermittelt aber auch Erwachsenen ein Gefühl von Geborgenheit und Zärtlichkeit. Der Duft wird durch den stark entspannenden, aromatischen Ester Methylanthranilat geprägt. Er ist so verführerisch, dass das Öl schnell überdosiert wird – dann aber kommt es zum Umkehreffekt (siehe Nebenwirkungen, Seite 140).

In der Aromatherapie und -pflege wird das Öl auch wegen seiner vielfältigen körperlichen Wirkungen sehr geschätzt.

Das **rote Mandarinenöl** wird aus den reifen Mandarinen gewonnen. Im Handel zu finden ist auch **grünes Mandarinenöl**, das von unreifen

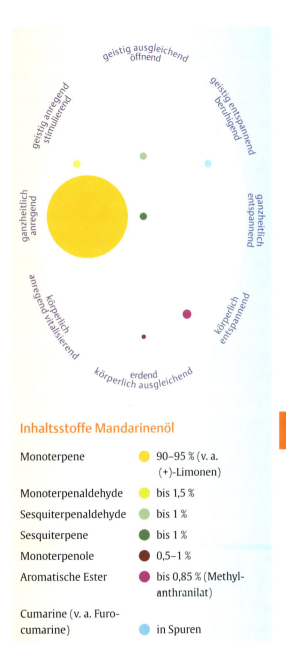

Inhaltsstoffe Mandarinenöl

Monoterpene	🟡	90–95 % (v. a. (+)-Limonen)
Monoterpenaldehyde	🟡	bis 1,5 %
Sesquiterpenaldehyde	🟢	bis 1 %
Sesquiterpene	🟢	bis 1 %
Monoterpenole	🔴	0,5–1 %
Aromatische Ester	🟣	bis 0,85 % (Methylanthranilat)
Cumarine (v. a. Furocumarine)	🔵	in Spuren

Früchten stammt. Beide Öle haben gleiche therapeutische Eigenschaften.

▶ Bestimmung

Botanik: bis zu 5 m hoher immergrüner Baum. Er trägt das ganze Jahr über duftende, weiße,

fünfblättrige Blüten und zugleich Früchte in verschiedenen Reifegraden; die Blätter sind eiförmig, ledrig, glatt, dunkelgrün mit welligem Rand.
Herkunft: Mittelmeergebiete, Nordamerika, Südamerika, Asien.
Gewinnung: Kaltpressung der Schalen.
Charakteristik: orange; duftet fruchtig süß.

▶ Wirkung

Körperlich: antiseptisch (desinfizierend), entkrampfend, belebend, immunstimulierend, hautstoffwechselanregend, durchblutungsfördernd, lymphabflussfördernd.
Psychisch: stimmungsaufhellend, in physiologischer Dosierung schlaffördernd, angstlösend.

▶ Bewährte Anwendungsbereiche

- Erkältungskrankheiten
- Lymphstau
- rheumatische Beschwerden
- Blasenentzündung (Zystitis)
- Cellulite
- Übelkeit während der Schwangerschaft
- Burn-out-Syndrom
- Schlafstörungen bei Kindern
- Ängste bei Kindern
- Empfindsamkeit, mangelndes Selbstvertrauen
- depressive Verstimmung

▶ Nebenwirkungen

In physiologischer Dosierung (Seite 58) keine Nebenwirkungen bekannt.

! *In höherer Dosierung wirkt das Öl belebend und anregend (Umkehreffekt), deshalb Vorsicht auch in der Duftlampe, denn es kann Kinder unruhig und nervös machen.*
Die kleinen, stark lipophilen Monoterpene durchdringen blitzschnell die Zellmembranen – so kann es bei Überdosierung zu Hautreizungen bis hin zu allergischen Reaktionen kommen. Gerade die Baby- und Kinderhaut ist extrem empfindlich!

▶ Anmerkung

Aus den jungen Zweigen und Blättern des Mandarinenbaums wird das Petit-grain-Öl Mandarine destilliert (Seite 165).

Manuka

Leptospermum scoparium

Myrtengewächse (Myrtaceae)
Volksnamen: Südseemyrte, Neuseeländischer Teebaum, Kahikatoa (in Maori)

Riesige Manukawälder besiedeln große Teile von Neuseeland. Wie Unkraut wuchern diese Überlebenskünstler auf nährstoffarmen Böden in großer Höhe, auf Meereshöhe und selbst in aktiven Vulkangebieten. Obwohl die kleinen und zähen Manukabäume ursprünglich aus Australien kommen, gelten sie bei den neuseeländischen Maoris als heilige Bäume. So wird ein neugeborener Sohn folgendermaßen begrüßt: »Willkommen, oh Sohn, willkommen in dieser Welt des Lebens, rituell wirst du gestärkt mit den Kräften des Manukabaums.«

Ein Sprichwort sagt: »Unterschätze keinen Mann von kleiner Statur – er könnte so stark und zäh sein wie der Manukabaum.«

▶ Schutzschild für Haut und Nerven

Besser kann man die Wirkung des Öls auf die Seele nicht beschreiben: Es ist ein regelrechtes Schutzöl, insbesondere, wenn man durch die Belastungen der Umwelt, durch Hektik und Reizüberflutung immer »dünnhäutiger« reagiert. Mit seinen beruhigenden und zugleich psychisch anregenden Eigenschaften übt es einen positiven Einfluss auf das seelische Gleichgewicht aus und stärkt nachhaltig die seelischen Abwehrkräfte.

Manukaöl ist ausgesprochen hautverträglich und schon in geringen Dosierungen bei vielen Haut- und Schleimhautproblemen sehr wirksam. Es macht Haut und Schleimhaut widerstandsfähiger, wirkt zellaktivierend und regenerierend: Die Haut reagiert nicht ständig überempfindlich und »schlägt nicht so schnell aus«.

➤ Bestimmung

Botanik: bis zu 8 m hoher Strauch oder Baum mit kleinen spitzen, starren Blättchen; im Frühling voller kleiner, weißer oder rosa Blüten.
Herkunft: gilt als einheimische Pflanze von Neuseeland; ursprünglich kommt sie aus Australien und breitete sich über Tasmanien, Neuseeland, Neuguinea und Südostasien aus.
Gewinnung: Wasserdampfdestillation der Blätter und Zweige. 150 kg ergeben 1 kg Öl.
Charakteristik: gelblich; duftet krautig, erdig, tief, etwas animalisch – in großer Verdünnung warm, würzig, holzig.

➤ Wirkung

Körperlich: stark antibakteriell und antimykotisch, antiviral, entzündungshemmend, juckreizstillend, antiallergisch, stark haut- und schleimhautregenerierend, wundheilend, granulationsfördernd, epithelisierend, hämatomauflösend.
Psychisch: seelisch stabilisierend, stressabbauend, nervenstärkend und -schützend.

➤ Bewährte Anwendungsbereiche

- Mundschleimhautentzündung (Stomatitis)
- juckende Kopfhaut
- Hautjucken
- schlecht heilende Haut
- Bluterguss (Hämatom)
- Schuppenflechte (Psoriasis)
- Wundreiben (Intertrigo), Prophylaxe
- Wundliegen (Dekubitus), Prophylaxe
- Pilzerkrankung (Candida-albicans-Mykosen)
- Gürtelrose (Herpes zoster)
- Unterschenkelgeschwür (Ulcus cruris)
- allergischer Schnupfen (Heuschnupfen)
- Nervosität, Unruhe
- seelisches Ungleichgewicht

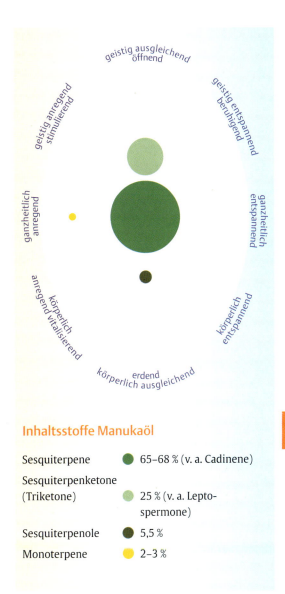

Inhaltsstoffe Manukaöl

Sesquiterpene	●	65–68 % (v. a. Cadinene)
Sesquiterpenketone (Triketone)	●	25 % (v. a. Leptospermone)
Sesquiterpenole	●	5,5 %
Monoterpene	●	2–3 %

➤ Nebenwirkungen

Keine Nebenwirkungen bekannt.

➤ Anmerkung

Manukaöl hat in hoher Konzentration einen unangenehmen Geruch mit ausgeprägtem Pheromoncharakter (Seite 17 f.). Erst in großer Verdünnung entfaltet es seinen angenehmen Duft.

Melisse

Melissa officinalis L.

Lippenblütengewächse (Lamiaceae)
Volksnamen: Zitronenmelisse, Bienenkraut, Herztrost, Frauenkraut

Die Melisse verdankt ihren Namen den Bienen, die ihren Duft besonders lieben (griechisch *melissa* = Honigbiene). Ihres Duftes wegen wurde die Melisse schon in der Antike von Griechen, Römern und Arabern angebaut. Bald galt sie als wichtige Heil- und Gewürzpflanze.

Benediktinermönche brachten sie über die Alpen zu uns und bauten sie in den Klostergärten an. In der Volksmedizin galt sie bald als Allheilmittel gegen vielerlei Beschwerden wie Magen-, Darm- und Leberleiden, Herzbeschwerden, Menstruationsproblemen, Schlaflosigkeit und Nervosität. Deshalb befahl Karl der Große seinen Untertanen um das Jahr 810, die Melisse weitläufig anzubauen.

Auch heute noch finden sich in vielen Gärten ein paar Stauden dieser robusten und dankbaren Pflanze. So kann man sich bei Bedarf (Schlafstörung, Nervosität) aus frischen Melissenblättern einen beruhigenden Tee zubereiten. Die Ernte der Melissenblätter sollte allerdings vor der Blütezeit geschehen, denn während der Blüte riechen und schmecken Melissenblätter nicht sonderlich angenehm.

Im berühmten Karmelitergeist (Spiritus Melissae compositus) – von Mönchen des Karmeliterordens im 17. Jahrhundert erstmals hergestellt – ist die wichtigste Zutat ein Melissenauszug, der zusammen mit Gewürznelken, Muskat und Zimt in Alkohol (!) angesetzt wird. Schon mancher ältere Mensch, der Karmelitergeist als Allheilmittel regelmäßig einnahm, wurde – ohne es zu bemerken – davon abhängig.

Die moderne Wissenschaft hat die beruhigende, krampflösende, galletreibende, appetitanregende und entblähende Wirkung der Melisse längst bestätigt; 1988 wurde sie zur Heilpflanze des Jahres gewählt.

➤ Gegen Unruhe und Stress

Das frische, zitronig duftende Melissenöl ist Balsam für nervöse Kinder und zeigt gute Erfolge bei der Behandlung von Hyperaktivität. Ebenso hilft es Erwachsenen, wenn die Nerven überstrapaziert sind. Melissenöl weist einen ungewöhnlich hohen Anteil an herzwirksamem beta-

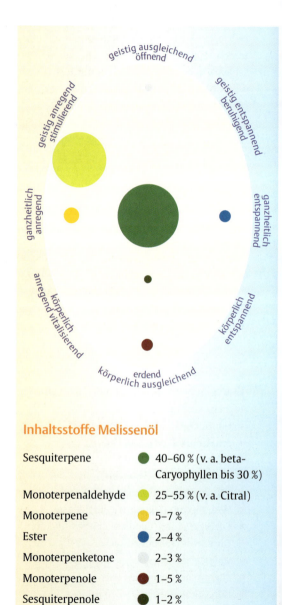

Inhaltsstoffe Melissenöl

Sesquiterpene	●	40–60 % (v. a. beta-Caryophyllen bis 30 %)
Monoterpenaldehyde	●	25–55 % (v. a. Citral)
Monoterpene	●	5–7 %
Ester	●	2–4 %
Monoterpenketone	○	2–3 %
Monoterpenole	●	1–5 %
Sesquiterpenole	●	1–2 %

Caryophyllen (Sesquiterpen) auf und hilft nicht nur bei nervlicher Überlastung und Schlaflosigkeit, sondern auch bei Herzbeschwerden wie Herzklopfen, Blutdruckschwankungen oder Herzrasen ohne organische Ursache. Schon Avicenna, ein berühmter arabischer Arzt und Philosoph (980 bis 1037), schrieb: »Melisse macht das Herz froh und stärkt die Lebensgeister.« Fünfhundert Jahre später sagte Paracelsus, ebenfalls ein bedeutender Arzt (1493 bis 1541): »Unter all den Dingen, die die Erde hervorbringt, ist die Melisse das beste Kraut für das Herz.«

Außerdem hat es sich bei der Behandlung der sehr schmerzhaften Gürtelrose (Zoster) und anderer Herpeserkrankungen bestens bewährt.

➤ Bestimmung

Botanik: 30 bis 70 cm hohe Staude mit vierkantigem Stängel und herz- bis eiförmigen, gezahnten Blättern; in den Blattachsen stehen weiße oder weiß-gelbliche Blüten. Blütezeit: Juni bis August.
Herkunft: Frankreich, Spanien, Deutschland, Italien, Balkanländer, Nordamerika; wildwachsend vor allem im Mittelmeergebiet und im Orient.
Gewinnung: Wasserdampfdestillation des Krautes. 6 bis 8 Tonnen ergeben 1 kg ätherisches Öl.
Charakteristik: klar; duftet frisch, zitronenartig, krautig.

➤ Wirkung

Körperlich: antiviral, antibakteriell, entzündungshemmend, schmerzlindernd und -stillend, entkrampfend, beruhigend, herzstärkend, blutdruckregulierend, entblähend, appetitanregend, ausgleichend, antiallergisch.
Psychisch: ausgleichend, belebend-beruhigend, stärkend, schützend.

➤ Bewährte Anwendungsbereiche

- Allergischer Schnupfen (Heuschnupfen)
- Nervenentzündungen
- Herzbeschwerden ohne organische Ursache
- Leberschwäche
- nervöses Hautjucken
- Lippenbläschen (Herpes labialis)
- Gürtelrose (Herpes zoster)
- Herpes genitalis
- Windpocken (Varizellen)
- Blasenentzündung
- klimakterisches Syndrom
- Nervosität
- Hyperaktivität
- nervös bedingte Einschlafstörungen
- Schlafstörungen und »seelisches Bauchweh« bei Kindern
- Angstzustände (Herzangst)

➤ Nebenwirkungen

Keine Nebenwirkungen bekannt.

➤ Anmerkung

100 % reines Melissenöl gehört zu den kostbarsten und teuersten ätherischen Ölen. Man braucht sehr große Mengen, um 1 kg ätherisches Öl zu gewinnen. Leider wird deshalb von vielen Händlern *Oleum melissae indicum* – ein Citronellagrasöl, das mit Melissenblättern destilliert wird – fälschlicherweise als Melissenöl verkauft. Citronellagrasöl ist zwar viel billiger, hat jedoch keinesfalls die gleiche Heilwirkung wie reines Melissenöl.

! *Beim Kauf von Melissenöl sollte man genau auf die Angaben des Herstellers achten! Auf dem Fläschchen muss entweder »100 % Melisse« stehen oder – wenn es gemischt ist – z. B. »30 % Melisse mit 70 % Citronellagras«, was natürlich eine andere Wirkung hat als das 100%ige Melissenöl.*

Eine gute und preiswerte Kombination, wie sie ein Hersteller als »Melissenöl 30 %« anbietet, enthält 30 % Melisse und 70 % Lavendel fein. Diese beiden ätherischen Öle bilden eine gute und wirkungsvolle Synergie.

Mimose

Acacia dealbata

Schmetterlingsblütengewächse (Fabaceae)

Der Mimosenbaum ist in Südeuropa der erste Frühlingsbote. Seine prachtvoll leuchtenden, sonnengelben Blütenstände wirken wie die wärmende Frühlingssonne.

➤ Rarität mit zauberhaftem Duft

Das ätherische Öl der Mimose mit seinem zauberhaften Duft ist etwas Besonderes unter den ätherischen Ölen und bei uns noch weitgehend unbekannt. Durch seine nur sehr geringe Ausbeute (0,8 %) ist echtes Mimosenöl eine Rarität und dazu nicht ganz billig. Häufig wird es deshalb auf synthetischem Weg hergestellt.

»Empfindsam wie eine Mimose« – die Praxis hat gezeigt, dass der sehr zarte Duft des Mimosenöls in Körperölmischungen vor allem von zarten, empfindsamen, ängstlichen Menschen als angenehm umhüllend empfunden wird.

➤ Bestimmung

Botanik: etwa 5 m hoher Baum mit zart gefiederten, bläulich-grünen Blättern und sonnengelben Blütenständen, die sich traubenförmig wie winzige Wattebällchen aneinanderreihen.
Herkunft: Norditalien, Marokko, Südfrankreich.
Gewinnung: Hexanextraktion der Blüten.
Charakteristik: farblos bis hellgelb; duftet bezaubernd warm, einhüllend, süß, zart.

Inhaltsstoffe Mimosenöl

Vorrangig: ● aromatische Ester
            ● aromatische Aldehyde und aromatische Ketone

Andere Stoffgruppen: Jasmonlacton, Heptadecan, Heptadecen, Nonadecan, Palmitinsäure

---

➤ Wirkung

Körperlich: entspannend, hautpflegend.
Psychisch: stimmungsaufhellend, ausgleichend, ermutigend.

➤ Bewährte Anwendungsbereiche

- Mangelndes Selbstvertauen
- Wohlfühlmischungen
- Körperpflege für jeden Hauttyp

➤ Nebenwirkungen

In physiologischen Dosierungen keine Nebenwirkungen bekannt.

Muskatellersalbei

Salvia sclarea L.

Lippenblütengewächse (Lamiaceae)

Muskatellersalbei, im Mittelmeerraum und in Vorderasien heimisch, wird heute wegen seines ätherischen Öls in Frankreich und Russland angebaut. Er gilt einerseits als die mildere Art des Gartensalbei (Salvia officinalis), andererseits als Arzneipflanze mit eigenem Wirkungsspektrum. Der englische Botaniker Nicholas Culpeper beschrieb schon 1652 die entspannende Wirkung der Pflanze. Früher wurde Muskatellersalbei übrigens von den Weinbauern zwischen die Reben gepflanzt und zum Aromatisieren und Veredeln der Weine genutzt.

➤ Für die inspirierte Entspannung

Muskatellersalbeiöl gilt vor allem bei stressbedingten Erkrankungen und Störungen als eines der am stärksten entspannenden ätherischen Öle der Aromatherapie. Diese Eigenschaft macht das Öl u. a. zu einem wertvollen Helfer bei geburtsvorbereitenden Dammmassagen – der Damm wird weicher und dehnfähiger.

Seine entspannende Wirkung lindert krampfartig auftretende Schmerzen bei Hämorrhoiden. Durch seine antymkotische Eigenschaft ist dieses Öl auch interessant für die Behandlung von Vaginalpilzerkrankungen.

Auf seelischer Ebene löst Muskatellersalbeiöl Verkrampfungen, setzt neue Energien frei, regt die Phantasie an und aktiviert die kreativen Kräfte – auf diese Weise kann es z. B. »neue Farben« in eine Paarbeziehung bringen.

! **Wichtig:** *Muskatellersalbei ist botanisch mit dem gewöhnlichen (Garten-)Salbei (Salvia officinalis) verwandt, die ätherischen Öle der beiden sind jedoch sehr verschieden und dürfen nicht verwechselt werden: Salvia-officinalis-Öl (Seite 185) enthält bis zu 45 % Thujon (ein Monoterpenketon, Seite 35), das bei nicht sachgerechtem Umgang neurotoxisch und abortiv wirken kann.*

➤ Bestimmung

Botanik: etwa 1 m hohe Staude mit großen rauen, grau-grünen Blättern, die auf der Erde eine Rosette bilden; daraus wächst ein kräftiger Stängel, der sich in mehrere Seitentriebe verzweigt; Blütezeit von Mai bis September; die Blütenfarben reichen vom zartesten Rosa über Violett und Lila bis zu Magenta und Blau. Sowohl die Blüten als auch die Blätter verströmen einen starken Duft. Auf den Blattoberseiten sind die empfindlichen Ölzellen zu erkennen.
Herkunft: Frankreich, Italien, ehemaliges Jugoslawien und Spanien.
Gewinnung: Wasserdampfdestillation des blühenden Krauts. 100 kg ergeben 1 kg Öl.
Charakteristik: farblos; duftet warm, würzig, frisch, leicht harzig.

➤ Wirkung

Körperlich: antibakteriell, antimykotisch, hormonmodulierend, entkrampfend, entspannend.
Psychisch: entspannend, ausgleichend, vitalisierend, inspirierend, aphrodisierend.

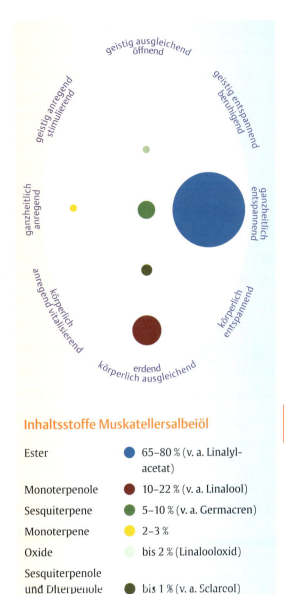

Inhaltsstoffe Muskatellersalbeiöl

Ester	●	65–80 % (v. a. Linalylacetat)
Monoterpenole	●	10–22 % (v. a. Linalool)
Sesquiterpene	●	5–10 % (v. a. Germacren)
Monoterpene	●	2–3 %
Oxide	●	bis 2 % (Linalooloxid)
Sesquiterpenole und Diterpenole	●	bis 1 % (v. a. Sclareol)
Sesquiterpenoxide	●	0,4 %

➤ Bewährte Anwendungsbereiche

- Bluthochdruck (Hypertonie)
- Hämorrhoiden
- Vaginalpilz (genitale Kandidose)
- Muskelverspannungen
- klimakterisches Syndrom

- prämenstruelles Syndrom
- schmerzhafte Regelblutung (Dysmenorrhöe)
- ausbleibende Regelblutung (Amenorrhöe)
- Geburtsvorbereitung (Dammmassage)
- Stress

➤ Nebenwirkungen

In physiologischer Dosierung keine Nebenwirkungen bekannt.

Die Warnung, Muskatellersalbeiöl bei östrogenabhängigen Karzinomen nicht anzuwenden, ist sachlich unrichtig. Für die hormonartige Wirkung des Muskatellersalbeiöls ist nicht ein einzelner Inhaltsstoff oder ein Östrogen verantwortlich, sondern dessen ganzheitlich regulierende Wirkung auf die Hypophyse als oberste Schaltzentrale der innersekretorischen Drüsen und somit auf das gesamte Hormonsystem (Stressabbau).

Neuere Untersuchungen haben ergeben, dass es durchaus möglich ist, mit extrem hochdosiertem Muskatellersalbei (der *Pflanze,* nicht dem ätherischen Öl!) einen epileptischen Anfall zu provozieren. Diese Tatsache hat jedoch leider zu Missverständnissen geführt; in manchen Aromatherapiebüchern wird davor gewarnt, ätherisches Muskatellersalbeiöl bei Menschen mit Veranlagung zur Epilepsie anzuwenden. Richtig dosiert aber wirkt es – im seelischen wie im körperlichen Bereich – vor allem entspannend und entkrampfend.

Sehr häufig findet sich in der Literatur auch der Warnhinweis auf eine berauschende Wirkung des Muskatellersalbeiöls in Verbindung mit Alkohol. Diese Ansicht mag daher rühren, dass früher mancher Winzer einen minderwertigen Wein mit Muskatellersalbei geschmacklich aufzuwerten versuchte, sodass von diesem Wein mehr konsumiert wurde. Für den Rausch war also der Wein und nicht der Muskatellersalbei verantwortlich.

Myrrhe

Commiphora myrrha Nees
syn. *Commiphora molmol*

Balsambaumgewächse (Burseraceae)
Volksnamen: Heerabolmyrrhe, Echte Myrrhe

Das Harz des Myrrhenbaums war schon im frühen Altertum bei den Babyloniern, Ägyptern und Hebräern sehr begehrt. Sie schätzten die psychische Wirkung des Duftes bei religiösen Zeremonien. Man verwendete das Harz zur Einbalsamierung der Toten, es galt auch als vielseitiges Heilmittel und wurde zudem in Parfüms und Schönheitssalben eingesetzt. Die babylonischen Salben standen im Altertum in hohem Ansehen; sie gehörten zu den wichtigsten Exportartikeln Mesopotamiens. Vor allem die hebräischen Frauen griffen gern zu Myrrhe, um sinnlicher und verführerischer zu wirken.

➤ Stärkt unseren Schutzschild Haut

Myrrhenöl stabilisiert und schützt das Nervensystem – man fühlt sich wieder »wohl in seiner Haut«. Schon in geringer Dosierung entfaltet das Öl im psychischen Bereich seine volle Wirkung und verwöhnt die Sinne.

In der Kosmetik hat es sich über die Jahrtausende bewährt. Es stärkt und stabilisiert die Haut und macht sie widerstandsfähiger. Seine zellregenerierende und heilende Wirkung lässt sich bei vielen Hautproblemen einsetzen. So ist es z. B. sehr hilfreich für empfindliche Haut und Altershaut, aber auch um Wundliegen vorzubeugen (Dekubitusprophylaxe).

➤ Bestimmung

Botanik: gedrungener, bis zu 3 m hoher, dornenreicher Baum mit spärlichem Blattwerk, der schwierigen klimatischen Bedingungen (Wüstenklima) trotzt.
Herkunft: Somalia, Libyen, Äthiopien, Jemen, Südwestasien.

Gewinnung: Wasserdampfdestillation aus dem Harz.

Charakteristik: gelblich-grünlich, viskos (dickflüssig); duftet aromatisch, exotisch-tief mit würzigem Unterton.

➤ Wirkung

Körperlich: antibakteriell, stark antiviral, entzündungshemmend, wundheilend, zellregenerierend, adstringierend, hormonell ausgleichend.

Psychisch: stabilisierend, heilt seelische Wunden, sanft aufrichtend, inspirierend.

➤ Bewährte Anwendungsbereiche

- Hautpflege
- Akne
- Wundreiben (Intertrigo), Prophylaxe
- Wundliegen (Dekubitus), Prophylaxe
- Mundpflege
- Unruhe, nervöse Anspannung

➤ Nebenwirkungen

Keine Nebenwirkungen bekannt.

Myrte

Myrtus communis L.

Myrtengewächse (Myrtaceae)

Siehe Myrte Anden (Seite 148), Myrte Marokko (Seite 148) und Myrte Türkei (Seite 150).

Myrtus communis ist die einzige Art aus der großen Myrtenfamilie, die am Mittelmeer heimisch ist. Bei starker Sonnenbestrahlung verströmt sie einen erfrischenden Duft, der ein wenig an Kölnisch Wasser erinnert. Hält man einen Zweig gegen das Licht, kann man in den zarten Blättern die feinen, ölhaltigen Drüsen erkennen.

Bei vielen Völkern hat die Myrte eine besondere kultische Bedeutung. In unserem Kulturkreis gilt sie als Symbol für Jungfräulichkeit, Jugend und Schönheit – daher der alte Brauch, zur Hochzeit ein Myrtenkränzchen zu tragen.

In den Mittelmeerländern wird Myrtenöl in großen Mengen produziert, denn der Bedarf sowohl in der Pharmazie als auch in der Parfümindustrie ist sehr groß. Um ihn decken zu können, werden je nach Herkunftsland bzw. Region viele Chemotypen verwendet. Sie unterscheiden sich in zahlreichen Inhaltsstoffen. Allen gemeinsam ist ein mehr oder weniger hoher Cineolgehalt.

Inhaltsstoffe Myrrhenöl

Sesquiterpenoxide	●	bis 60 % (v. a. Furanosesquiterpene)
Sesquiterpene	●	20–45 % (v. a. Elemene, Copaen)

Sesquiterpenketone (v. a. Curcerenon), Monoterpenole, Monoterpene, Zimtaldehyd und Eugenol in geringen Spuren

Myrte Anden

Myrtus communis L.

Myrtengewächse (Myrtaceae)

➤ Bei Schmerzen und Verspannungen

Dieses Myrtenöl ist eine Spezialität und kommt aus Peru, der Heimat der Inkas. Es unterscheidet sich von den anderen Myrtenölen durch seinen hohen Monoterpengehalt, außerdem hat es nur einen geringen Oxidanteil und keine Ester. Seine therapeutische Stärke beweist es vor allem bei der Behandlung von entzündlichen Prozessen.

➤ Bestimmung

Botanik: großer Strauch mit weißen Blüten, der in einer Höhe von 2000 bis 4000 m wächst.
Herkunft: Peru (Anden).
Gewinnung: Wasserdampfdestillation der Blätter und Zweige.
Charakteristik: farblos; duftet warm balsamisch.

➤ Wirkung

Körperlich: schmerzstillend, cortisonähnlich, antirheumatisch, durchblutungsfördernd, immunstimulierend, leicht schleimlösend und expektorierend (auswurffördernd).
Psychisch: stärkend, aufbauend.

➤ Bewährte Anwendungsbereiche

- Rücken- und Gelenkschmerzen
- rheumatische Beschwerden
- Muskelverspannungen
- Erschöpfung

➤ Nebenwirkungen

In physiologischer Dosierung keine Nebenwirkungen bekannt.

Inhaltsstoffe Myrtenöl Anden

Monoterpene	🟡	70–75 % (v. a. alpha-Pinen bis 64 %)
Oxide	🟢	10 % (v. a. 1,8-Cineol)
Monoterpenole	🔴	7 % (v. a. Linalool, Myrtenol)
Sesquiterpene	🟢	1–1,5 %

Myrte Marokko

Myrtus communis L. CT Myrtenylacetat

Myrtengewächse (Myrtaceae)
Volksnamen: Marokkanische Myrte, Myrte Rot

➤ Einzigartige Inhaltsstoffkombination

Die marokkanische Myrte ist das Lieblingsmyrtenöl vieler Therapeuten. Seine Milde beruht auf dem relativ hohen Estergehalt. Sein Duft vermittelt uns, dass wir ein besonderes Öl mit be-

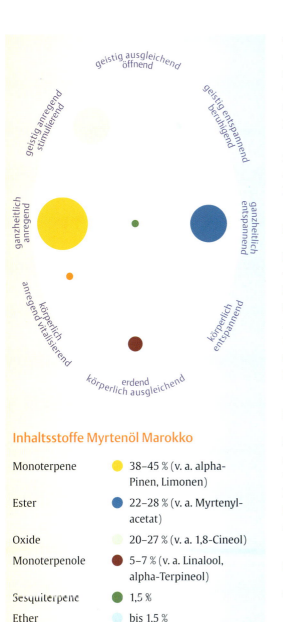

Inhaltsstoffe Myrtenöl Marokko

Monoterpene	🟡	38–45 % (v. a. alpha-Pinen, Limonen)
Ester	🔵	22–28 % (v. a. Myrtenylacetat)
Oxide	⚪	20–27 % (v. a. 1,8-Cineol)
Monoterpenole	🟤	5–7 % (v. a. Linalool, alpha-Terpineol)
Sesquiterpene	🟢	1,5 %
Ether	🔵	bis 1,5 %
Monoterpen-phenole	🟠	bis 1 %

merkenswerter Zusammensetzung vor uns haben: Monoterpene und Oxide, kombiniert mit entspannenden Estern – das ist einzigartig.

Das Öl löst Unausgeglichenheit, stärkt und entspannt gleichzeitig das Nervensystem. Es ist ein hervorragendes Hautpflegemittel. Wie alle oxidhaltigen Öle fördert es den Hautstoffwechsel und trägt somit zu einer besseren Sauerstoffversorgung und Durchblutung bei. Das Öl tonisiert und beruhigt die Haut und unterstützt ihre Funktionsfähigkeit.

Seine stark antibakteriellen und entkrampfenden Eigenschaften machen es zu einem großartigen Helfer bei Atemwegs- und Harnwegserkrankungen, vor allem bei Kindern.

➤ Bestimmung

Botanik: Busch bzw. kleiner Baum mit zarten weißen Blüten.
Herkunft: vorwiegend Marokko.
Gewinnung: Wasserdampfdestillation der leicht angetrockneten Blätter und Zweige. 150 kg ergeben 1 kg ätherisches Öl.
Charakteristik: rötlich; duftet balsamisch-warm, klar, süß-krautig.

➤ Wirkung

Körperlich: stark antibakteriell, mukolytisch (schleimverflüssigend) u. expektorierend (auswurffördernd), krampflösend, lymphentstauend, hauttonisierend, hautstoffwechselanregend.
Psychisch: stimmungsaufhellend, stärkend, entspannend, ausgleichend.

➤ Bewährte Anwendungsbereiche

- Atemwegserkrankungen, v. a. bei Kindern
- Bronchitis
- Hämorrhoiden
- schwere Beine
- Hautpflege
- Cellulite
- Blasenentzündung
- Menstruationsbeschwerden
- Schlafstörungen
- Erschöpfung mit Unruhe
- depressive Verstimmung

➤ Nebenwirkungen

Keine Nebenwirkungen bekannt.

Myrte Türkei

Myrtus communis L. CT Cineol
Myrtengewächse (Myrtaceae)
Volksnamen: Myrte Grün

➤ Das Husten- und Schnupfenöl

Aus der Türkei kommt dieses Myrtenöl mit einem eukalyptusartigen Duft und dem höchsten Cineolgehalt aller Myrtenöle. Es ist eines der klassischen Öle gegen Erkältungskrankheiten und dem Cajeputöl (Seite 88) sehr ähnlich.

➤ Bestimmung

Botanik: Busch bzw. kleiner Baum mit zarten weißen Blüten.
Herkunft: Südfrankreich, Korsika, Türkei.
Gewinnung: Wasserdampfdestillation der frischen Zweige. 150 kg ergeben 1 kg Öl.
Charakteristik: hellgrünlich, sehr dünnflüssig; duftet krautig, frisch, eukalyptusartig.

➤ Wirkung

Körperlich: stark antiviral, antiseptisch (desinfizierend), schleimlösend, auswurffördernd, hustenreizmildernd, stark abwehrsteigernd, fiebersenkend, Durchblutung der Atemwege fördernd, schmerzlindernd auf Nerven und Muskulatur, nervenstärkend, hautstoffwechselanregend.
Psychisch: belebend, konzentrationsfördernd, schlaffördernd.

➤ Bewährte Anwendungsbereiche

- Erkältungskrankheiten, auch bei Kindern
- Bronchitis

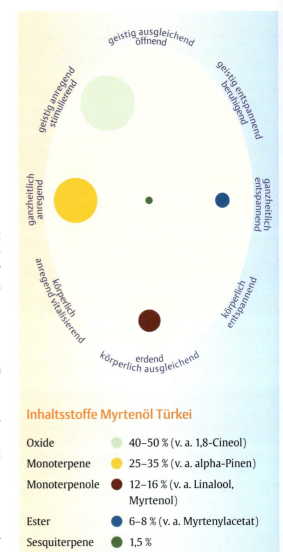

Inhaltsstoffe Myrtenöl Türkei

Oxide	●	40–50 % (v. a. 1,8-Cineol)
Monoterpene	●	25–35 % (v. a. alpha-Pinen)
Monoterpenole	●	12–16 % (v. a. Linalool, Myrtenol)
Ester	●	6–8 % (v. a. Myrtenylacetat)
Sesquiterpene	●	1,5 %

- Fieber
- Nervenentzündungen
- Herpes labialis
- Gürtelrose (Herpes zoster)
- Herpes genitalis
- Muskelkater
- rheumatische Beschwerden
- Gicht
- Arthritis (Gelenkentzündung)
- Schlaflosigkeit

Nebenwirkungen

In physiologischer Dosierung keine Nebenwirkungen bekannt.

Nanaminze

Mentha viridis var. nanah

Lippenblütengewächse (Lamiaceae)
Volksnamen: Marokkanische Minze, Grüne Minze

Siehe auch Bergamottminze (Seite 87) und Pfefferminze (Seite 168).

Die Nanaminze kennen sicher viele aus einem Urlaub in Nordafrika; getrocknet und mit grünem Tee gemischt, wird diese Pflanze dort als »Berbertee« angeboten.

Sanfter Duft mit Powerstoffen

Das Öl der Nanaminze wird von einem hohen Prozentsatz an Monoterpenketonen geprägt. Der Duft ist so verführerisch sanft, minzig und weich, dass man das Öl leicht überdosiert. Die Problematik der Monoterpenketone in höherer Dosierung ist jedoch zu beachten (Seite 35).

Das Öl wirkt psychisch stimulierend, mobilisiert die ermatteten Lebensgeister, fördert Konzentration, Wahrnehmung und Wachsamkeit. Auch körperlich wirkt das Öl belebend und (kreislauf-)anregend und kann den Schlaf behindern. Es ist sehr hautfreundlich und ein Spezialist bei Vaginalpilz (Candida albicans), ohne die natürliche Flora der Vaginalschleimhaut anzugreifen. Daneben ist es hochwirksam gegen neurotrope (auf Nerven einwirkende) Viren, z. B. bei Herpes zoster.

Bestimmung

Botanik: niedrig wachsende, mehrjährige Pflanze mit länglichen, runzligen Blättern.
Herkunft: Marokko.

Gewinnung: Wasserdampfdestillation aus dem Kraut.
Charakteristik: farblos, duftet lieblich-minzig und frisch.

Wirkung

Körperlich: antiseptisch, antimykotisch, antiviral, stark entzündungshemmend, schleimverdünnend und -lösend, auswurffördernd, kreislaufanregend, appetitanregend, verdauungsför-

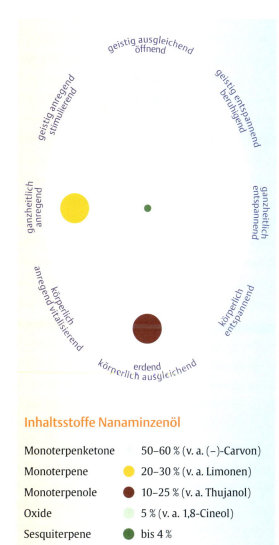

Inhaltsstoffe Nanaminzenöl

Monoterpenketone		50–60 % (v. a. (−)-Carvon)
Monoterpene	🟡	20–30 % (v. a. Limonen)
Monoterpenole	🔴	10–25 % (v. a. Thujanol)
Oxide		5 % (v. a. 1,8-Cineol)
Sesquiterpene	🟢	bis 4 %

dernd, stark haut- und schleimhautregenerierend, epithelisierend, wundheilungsfördernd.
Psychisch: geistig anregend, belebend, klärend, konzentrationsfördernd.

▶ Bewährte Anwendungsbereiche

- Erkältungskrankheiten
- nervöse Verdauungsbeschwerden
- Gürtelrose (Herpes zoster)
- Pilzerkrankung (Candida-albicans-Mykosen)
- Wunden
- Narben
- geistige Müdigkeit
- Erschöpfung

▶ Nebenwirkungen

In physiologischer Dosierung keine Nebenwirkungen bekannt.

! *Bei längerer Anwendung in hoher Dosierung ist bei Nanaminzenöl wegen des hohen Monoterpenketongehaltes (Seite 35) Vorsicht geboten. Es gehört wegen seiner neurotoxischen Eigenschaft nur in die Hand erfahrener Therapeuten. Nicht in der Schwangerschaft oder bei Babys und kleinen Kindern anwenden!*

Narde

Nardostachys jatamansi DC.

Baldriangewächse (Valerianaceae)
Volksname: Spikenarde

Die Heimat der Narde ist der Himalaja, wo sie in einer Höhe von 3000 bis 4000 Metern wächst. Die Wurzeln (Rhizome) werden von Juni bis Oktober gesammelt, getrocknet und im Dezember an Verarbeitungsbetriebe verkauft.

Die nepalesisch-indische Heilkunde nennt eine Vielzahl von Anwendungsbereichen für die Wurzel, vor allem Störungen des Verdauungssystems und der Atmungsorgane. Fernöstliche Mediziner sehen in ihr auch ein Nerventonikum.

Der eigenartige Wohlgeruch der Narde, schwach an Moschus, stark an Patchouli erinnernd, war sehr willkommen bei der Herstellung parfümierter Fette, Salben und Öle.

▶ Seelenführer zur eigenen Mitte

Das ätherische Öl der Narde gilt wegen seiner besonderen Heileigenschaft als die Königin unter den ätherischen Ölen. Es besteht überwiegend aus harmonisierend wirkenden Inhaltsstoffen. Der Duft gilt als vermittelndes Medium für seelische und geistige Sammlung und für die Meditation. Das Öl verleiht seelische Stabilität in Situationen, die Standhaftigkeit erfordern. Auch bei körperlichen Beschwerden ist es hilfreich, vor allem im Bereich von Haut und Schleimhaut.

▶ Bestimmung

Botanik: mehrjähriges Kraut mit 10 bis 60 cm langem Spross und kräftiger holziger Wurzel.
Herkunft: Nepal, Bhutan, Tibet, Indien, China.
Gewinnung: Wasserdampfdestillation der zerkleinerten Wurzeln (Rhizome).
Charakteristik: blassgelb bis bernsteinfarben; duftet schwer, süß-holzig, würzig-animalisch, an Baldrian erinnernd.

▶ Wirkung

Körperlich: antibakteriell (Staphylokokken), entzündungshemmend, sanft schleimlösend, antiallergisch, juckreizstillend, hautregenerierend, schmerzstillend, durchblutungsfördernd, venentonisierend, hormonmodulierend, entspannend.
Psychisch: stimmungsaufhellend, beruhigend, stabilisierend, stresslösend, schlaffördernd.

▶ Bewährte Anwendungsbereiche

- Nervöse Herzrhythmusstörungen
- Krampfadern (Varizen)
- Hämorrhoiden
- Hautjucken

- Schuppenflechte (Psoriasis)
- neurovegetative Dystonie
- klimakterisches Syndrom
- schmerzhafte Regelblutung (Dysmenorrhöe)
- Burn-out-Syndrom
- Schlafstörungen
- Suchterkrankungen

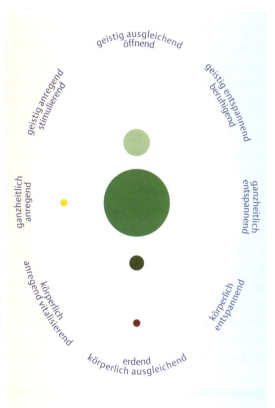

Inhaltsstoffe Nardenöl

Sesquiterpene	60–66 % (v. a. Patchoulene, Gurjunen)
Sesquiterpenketone	8–15 % (v. a. Valeranon, beta-Jonon)
und Sesquiterpenaldehyde	in Spuren (v. a. Valerianal)
Sesquiterpenole	6–8 % (v. a. Patchoulialkohol, Valerianol)
Monoterpene	bis 3 %
Monoterpenole	bis 3 %

▶ Nebenwirkungen

Keine Nebenwirkungen bekannt.

Nelkenknospen

Syzygium aromaticum (L.) Merr. et L. M. Perry
syn. *Eugenia caryophyllus (Sprengel) Bullock et S. Harrison*

Myrtengewächse (Myrtaceae)
Volksnamen: Nelke, Nägelein, Nelkenköpfchen

Heimat des Gewürznelkenbaums sind die Molukken, die Gewürzinseln. Alle Teile des Baumes liefern ätherische Öle – Blätter, Stiele und Blütenknospen, letztere das therapeutisch wertvollere Öl.

Die Gewürznelken, also die getrockneten Blütenknospen, gehören zu den bekanntesten Gewürzen. Die ältesten Beschreibungen der Gewürznelke findet man in der chinesischen und indischen Literatur. In der römischen Literatur erwähnt Plinius im ersten nachchristlichen Jahrhundert erstmals die Einfuhr von Nelken aus Indien. Im frühen Mittelalter waren sie so kostbar wie Gold und Ursache von Gewürzkriegen. Spätestens seit dem 13. Jahrhundert sind Gewürznelken fester Bestandteil der Klosterheilkunde.

In Tibet nennt man die Gewürznelkenknospen »Blüten der Götter«. Gewürz und ätherische Öl sind in der tibetanischen Medizin ein wichtiges Heilmittel, das dort wegen seiner stark keimtötenden, schmerzstillenden und verdauungsfördernden Eigenschaften hoch geschätzt wird. Es gilt auch als starkes Energietonikum.

Die Gewürznelke hat nichts mit der Blume zu tun, die bei uns in Gärten wächst und in vielen Farben in Blumenläden steht. Ihr Name leitet sich ab vom mittelhochdeutschen »Negellin«, was so viel bedeutet wie »Näglein« oder »kleiner Nagel« und die Form des Gewürzes beschreibt. Auch im Schlaflied ist die Gewürznelke gemeint, wenn es heißt: »... mit Näglein bedeckt, schlupf unter die Deck'.«

➤ »Blüten der Götter«

Das ätherische Öl der Gewürznelke – das Nelkenknospenöl – stellt eine Ausnahme dar: Die pharmakologischen Eigenschaften der Nelkenknospen sind nahezu identisch mit denen ihres ätherischen Öls, auf das alle beschriebenen Eigenschaften zutreffen. Die psychische Hilfe, die das Nelkenknospenöl vermitteln kann, ist besonders schön: Es kräftigt bei Schwächezuständen und Energielosigkeit den gesamten Organismus. Bei Unterleibskrämpfen wirkt es erwärmend und somit entkrampfend. So kann es auch Verdauungsbeschwerden wie Krämpfe und Völlegefühl lindern. Es hat ein breites Wirkungsspektrum gegen Keime und Viren. Seit Generationen wird es von Zahnärzten zur Desinfektion und zum Schmerzstillen verwendet.

Das stark erwärmende und schmerzstillende Öl ist überdies ein ausgezeichneter Geburtshelfer – physisch wie psychisch. Es stimuliert den Uterus, fördert die Wehen und vermindert die Angst vor der Geburt.

! *Auf Grund seiner uterustonisierenden und hautreizenden Eigenschaften verlangt dieses Öl fachliche Kompetenz bei der Anwendung.*

Inhaltsstoffe Nelkenknospenöl

Eugenol	●	70–80 %
Aromatische Ester	●	10–18 % (v. a. Eugenylacetat)
Sesquiterpene	●	5–15 % (v. a. beta-Caryophyllen)
Monoterpene	●	2 %
Monoterpenole	●	1 %
Sesquiterpenoxide	●	1 %

➤ Bestimmung

Botanik: großer, schlanker, bis zu 20 m hoher, stark belaubter, immergrüner Baum mit ledrigen, eiförmigen Blättern.
Herkunft: Indonesien, Madagaskar, Tansania, Sri Lanka, Malaysia.
Gewinnung: Wasserdampfdestillation der getrockneten Blütenknospen.
Charakteristik: gelb; duftet, kräftig würzig, fein pudrig, samtig.

➤ Wirkung

Körperlich: stark antibakteriell mit breitem Spektrum, antiviral, antimykotisch, entzündungshemmend, erwärmend, durchblutungsfördernd, stark muskelentkrampfend und schmerzstillend, anästhesierend, immunstimulierend, allgemein tonisierend, uterustonisierend, verdauungsfördernd.
Psychisch: anregend, stärkend, stimmungsaufhellend.

➤ Bewährte Anwendungsbereiche

- Erkältungskrankheiten
- Bronchitis
- Angina
- Mundschleimhautentzündung (Stomatitis)
- Zahnschmerzen
- Verdauungsprobleme wie Bauchkrämpfe und Völlegefühl
- Muskelverhärtungen (Myogelosen)
- Arthritis, Gelenkschmerzen
- rheumatische Beschwerden
- Schwächezustände
- Menstruationsbeschwerden
- Geburtsvorbereitung

➤ Nebenwirkungen

Bei Nelkenknospenöl ist auf eine korrekte Dosierung zu achten. Häufig wird von einer hepatotoxischen Wirkung berichtet, die jedoch nur bei längerer Einnahme in höherer Dosierung auftritt. Bei äußerlicher Anwendung in niedriger Dosierung (bis 0,5 %, Seite 58) ist das Öl sehr gut verträglich und hat nur ein geringes Allergisierungspotenzial. In konzentrierter Form ist es allerdings haut- und schleimhautreizend.

! *Dieses Öl sollte wegen seiner uterustonisierenden Eigenschaft nicht während der Schwangerschaft angewendet werden. 1 bis 2 Tropfen in einer Körperölmischung sind jedoch kein Problem.*

➤ Anmerkung

Durch seinen hohen Anteil an Eugenylacetat (aromatischer Ester) ist Nelkenknospenöl verträglicher als das preiswertere **Nelkenblätteröl**, das auch im Handel erhältlich ist. Dieses trägt den gleichen lateinischen Namen, wird aber aus den Blättern gewonnen. Es weist einen hohen Eugenolgehalt von ca. 80–92 % auf (Seite 40).

Neroli

Citrus aurantium L. ssp. amara
Rautengewächse (Rutaceae)
Volksnamen: Pomeranze, Bitterorange

Der vielseitige Bitterorangenbaum liefert verschiedene ätherische Öle: Aus den Blüten wird das Neroliöl hergestellt, aus Blättern, kleinen Zweigen und unreifen Früchten gewinnt man das Petit-grain-Öl (Seite 164) und aus den Fruchtschalen Bitterorangenöl (Seite 159).

Der Baum blüht während des ganzen Jahres. Erst nach zwanzig Jahren trägt er die besten Blüten zur Herstellung des Neroliöls. Diese ist sehr arbeitsaufwändig, da jede Blüte sorgfältig von Hand gepflückt werden muss – und zwar nur diejenigen, die sich gerade öffnen.

➤ Duftöl mit langer Tradition

Im alten China war man vom Duft der Blüten so fasziniert, dass man ihn bereits damals mit einer einfachen Methode »einfing« – die Blüten wurden in fettes Öl gelegt, das man dann zum Parfümieren von Bädern nutzte. Im 12. Jahrhundert n. Chr. berichtet Chang Shin-nan von der Gewinnung des ätherischen Öls durch Wasserdampfdestillation der Blüten.

Bei uns ist das Blütenöl der Bitterorange seit dem 16. Jahrhundert bekannt und beliebt. Ein Jahrhundert später wurde es als »Neroli« zum Modeparfüm dieser Zeit – benannt nach der Herzogin Flavia Orsini, Prinzessin von Neroli, deren Lieblingsduft es war.

Neroliöl gehört seither zu den wichtigsten ätherischen Ölen in der Parfümherstellung. So bildet es z. B. die Grundlage für den typischen Duft des »Eau de Cologne« (Kölnisch Wasser 4711), das seit 1763 in unveränderter Weise hergestellt wird. Kaiser Napoleon liebte das Eau de Cologne, führte es in großen Mengen auf seinen Feldzügen mit sich und gebrauchte es verschwenderisch. Auch Goethe war ein großer Liebhaber dieses besonderen Duftwassers.

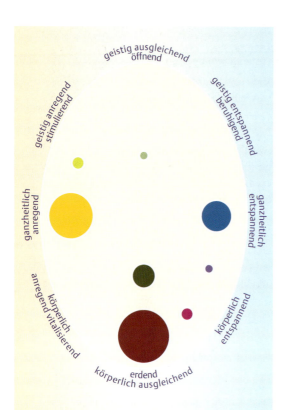

Inhaltsstoffe Neroliöl

Monoterpenole	● 35–45 % (v. a. Linalool)
Monoterpene	● 20–30 % (v. a. (+)-Limonen, Pinene)
Ester	● 10–18 % (v. a. Linalylacetat)
Sesquiterpenole	● 6–10 %
Monoterpenaldehyde	● 2–5 % (div. Aldehyde)
Aromatische Aldehyde	● in Spuren
Aromatische Ester und Alkohole	● in Spuren (v. a. Methylanthranilat)
Sesquiterpenketone und -aldehyde	● in Spuren

Indol, Jasmon und weitere den Duft bestimmende, stickstoffhaltige Verbindungen in Spuren

Interessanterweise enthält das Neroliöl – im Gegensatz zum Petit-grain-Öl – Jasminriechstoffe wie Indol und Jasmon (Seite 113), welche die Duftqualität entscheidend mitbestimmen. Methylanthranilat (aromatische Ester) und Indol geben dem Duft das Sinnliche.

Von großem Wert ist Neroliöl mit seiner antibakteriellen, antiviralen, fiebersenkenden und beruhigenden Wirkung bei grippalen Infekten. Es wirkt ebenso stark antibakteriell wie beispielsweise Thymian-Thymol-Öl (Seite 195), ist aber viel milder. Deshalb ist es für die Behandlung von Kindern – auch in Form von Suppositorien (Zäpfchen) – besonders gut geeignet.

Es erstaunt immer wieder, dass ein so wundervoll duftendes Öl so stark antibakteriell wirken kann. Mit mehr als 400 verschiedenen Inhaltsstoffen ist es sehr komplex – seine Wirkung lässt sich somit schwerlich einzelnen Inhaltsstoffen zuordnen. Die Gesamtheit macht es!

Das Spannungsfeld von beruhigenden, anregenden und ausgleichenden Inhaltsstoffen scheint überall dort zu wirken, wo ein Mangel besteht. Auf Grund seiner außergewöhnlich stimmungsaufhellenden Wirkung ist Neroliöl vor allem dann eine große Hilfe, wenn es gilt, Ängste abzubauen, die durch seelische Verletzungen – etwa Schock – ausgelöst wurden.

▶ Bestimmung

Botanik: bis 5 m hoher Baum mit Dornen, lederartigen Blättern und weißen, kräftigen Blüten.
Herkunft: Italien, Marokko, Tunesien, Algerien, Ägypten und Frankreich.
Gewinnung: Wasserdampfdestillation der Blüten. 1000 kg Blüten ergeben 1 kg ätherisches Öl.
Charakteristik: zartgelb; duftet lieblich, kraftvoll-frisch.

▶ Wirkung

Körperlich: stark antibakteriell, antiviral, fiebersenkend, entkrampfend, juckreizstillend, energetisch ausgleichend.

Psychisch: beruhigend, entspannend, stimmungsaufhellend, ausgleichend.

➤ Bewährte Anwendungsbereiche

- Erkältungskrankheiten, auch bei Kindern
- Fieber, v. a. bei Kindern
- Bauchschmerz bei Kindern
- Migräne
- Hautpflege
- Hautjucken
- neurovegetative Dystonie
- Schwangerschaftsstreifen
- Übelkeit während der Schwangerschaft
- Geburtsvorbereitung
- Stress
- depressive Verstimmung
- Ängste
- seelisches Trauma
- Suchterkrankungen

➤ Nebenwirkungen

Keine Nebenwirkungen bekannt.

Niaouli

Melaleuca viridiflora Solander ex Gaertner
Myrtengewächse (Myrtaceae)
Volksnamen: Goménol (in Frankreich)

Typisch für Neukaledonien, eine Inselgruppe vor der Nordostküste Australiens, sind große Niaouliwälder – sie nehmen fast zwei Fünftel des Landes ein. Die Bevölkerung dort ist von der großen Heilkraft dieser Pflanze überzeugt. Dass es in den feuchtheißen, teilweise sumpfigen Gebieten keine Malaria gibt, führt man auf das ätherische Öl zurück, das die Niaouliblätter abgeben – was durchaus möglich ist, denn einige Inhaltsstoffe wirken ausgesprochen insektenabweisend.

Wie alle Melaleuka-Arten, zeichnet sich auch der Niaoulibaum durch seine ungeheure Robustheit und Anpassungsfähigkeit aus. Seine Rinde verleiht ihm eine gewisse »Eigenschaft gegen das Feuer«.

Auch auf Madagaskar wächst der anspruchslose Baum in großen Plantagen, nachdem er dort eingeführt wurde und sich vorzüglich entwickelte. Seit einigen Jahren gibt es madagassisches Niaouliöl mit dem Gütezeichen BIO als Garantie für umweltschonende Gewinnung und Verarbeitung. Dieses Öl hat eine gleichbleibende Qualität, der Gehalt an Sesquiterpenolen (Globol, Viridiflorol und Nerolidol) ist höher als bei den Ölen aus Neukaledonien.

➤ Allrounder für Haut und Schleimhaut

Um 1853 wurde das ätherische Öl erstmals nach Europa exportiert. In Frankreich wird es Goménol genannt, da es früher hauptsächlich aus der Region Gomène in Neukaledonien stammte (Goménol ist ein gesetzlich geschütztes Markenzeichen). Für die Franzosen war dieses ätherische Öl lange Zeit ein wichtiges Heilmittel gegen viele verschiedene Erkrankungen. Mit dem Aufkommen von Antibiotika sind der Export und die Anwendung ständig zurückgegangen. Die heute angebotenen Niaouliöle kommen entweder aus Madagaskar oder aus Neukaledonien.

Seine besondere Wirksamkeit entfaltet Niaouliöl gegen die Bakterien im Atemtrakt und gegen Bakterien und Pilze im Urogenitalbereich. Es hat zudem hervorragende immunstimulierende Eigenschaften. Daneben wirkt es auf ein schwaches Bindegewebe straffend und entzündungshemmend, vor allem im venösen Bereich. In der Praxis hat sich gezeigt, dass das Öl insbesondere bei Krampfadern, Hämorrhoiden und Venenentzündungen lindernd wirkt. Niaouliöl ist sehr hautfreundlich und hautschützend, deshalb bietet es vorbeugenden Schutz vor Hautschäden, die durch Strahlenbehandlung entstehen können. Niaouliöl hilft bei Entzündungen im Mundraum und stärkt zugleich das Zahnfleisch. Bei einer Nagelbettentzündung oder -vereiterung pur aufgetragen, wirkt es schneller als eine Zugsalbe. Spuren von Schwefelverbindungen verursachen seinen typischen Geruch und wirken – mit der Vielzahl der Inhaltsstoffe – so stark antibakteriell.

▶ Bestimmung

Botanik: bis zu 15 m hoher Baum mit graugrünen, schmalen, lanzettenförmigen Blättern und einer dicken, leicht ablösbaren, weißen Rinde.

Inhaltsstoffe Niaouliöl

Oxide	●	40–60 % (v. a. 1,8-Cineol)
Monoterpene	●	15–20 % (v. a. alpha-Pinen)
Sesquiterpenole	●	10–15 % (v. a. Viridiflorol)
Monoterpenole	●	7–15 % (v. a. alpha-Terpineol)
Sesquiterpene	●	1–3 %

Andere Stoffgruppen: Schwefelverbindungen in Spuren

Herkunft: Madagaskar, Neukaledonien.
Gewinnung: Wasserdampfdestillation der Blätter und Zweige. 70 kg ergeben etwa 1 kg Öl.
Charakteristik: farblos; duftet krautig-kampfrig, leicht medizinisch, an Eukalyptus erinnernd, mit einem dezent blumigen Unterton.

▶ Wirkung

Körperlich: antibakteriell (grampositive Kokken, Staphylococcus aureus, Streptokokken der Gruppe A und B), antiseptisch (desinfizierend), antiviral, antimykotisch, entzündungshemmend, schmerzstillend, schleimlösend, auswurffördernd, zellregenerierend, hautschützend, hautstoffwechselanregend, bindegewebsstabilisierend, insektenabweisend (v. a. Mücken).
Psychisch: stärkend, klärend, belebend.

▶ Bewährte Anwendungsbereiche

- Stirn- und Nasennebenhöhlenentzündung (Sinusitis)
- Bronchitis
- Keuchhusten (Pertussis)
- Krampfadern
- Venenentzündung (Phlebitis)
- Unterschenkelgeschwür (Ulcus cruris)
- Hämorrhoiden
- Mundpflege
- Mundschleimhautentzündung (Stomatitis)
- Nagelbettentzündung/-vereiterung
- Insektenabwehr
- Wundreiben (Intertrigo), Prophylaxe
- Wundliegen (Dekubitus), Prophylaxe
- Bestrahlungsprophylaxe und -nachsorge
- Künstlicher Darmausgang (Stomapflege)
- Pilzerkrankung (Candida-albicans-Mykosen)
- Windpocken
- Blasenentzündung

▶ Nebenwirkungen

Keine Nebenwirkungen bekannt.

Orange

Citrus sinensis ssp. dulcis (L.) Persoon

Rautengewächse (Rutaceae)
Volksnamen: Apfelsine

Siehe auch Agrumenöle (Seite 76).

Der Orangenbaum gehört zur Gattung der Zitruspflanzen und stammt ursprünglich aus dem mittleren Asien. In Europa wurde er erstmals im 16. Jahrhundert angepflanzt.

Man unterscheidet zwischen dem Süß-Orangenbaum *(Citrus sinensis ssp. dulcis)* und dem Bitter-Orangenbaum (Pomeranze – *Citrus aurantium ssp. amara,* Seite 155). Das ätherische Öl aus den Bitterorangenschalen unterscheidet sich von dem der Süßorangenschalen durch seinen niedrigeren Aldehyd- und höheren Estergehalt. Beide ätherischen Öle sind einander jedoch in ihren therapeutischen Eigenschaften ähnlich.

➤ Lieblingsöl mit süßem Duft

Der Duft des süßen Orangenöls ist voller Heiterkeit. Sanft und weich umschmeichelt er die Sinne. Nicht von ungefähr gehört das Orangenöl zu den beliebtesten ätherischen Ölen.

Den typischen Apfelsinencharakter erhält das Öl durch alpha-Sinensal, ein Sesquiterpenaldehyd. Sein Anteil beträgt nur 0,03 %, es weist aber einen außergewöhnlichen niedrigen Geruchsschwellenwert von 0,05 ppb auf. Das heißt, 5 g alpha-Sinensal sind noch in 100 Milliarden Liter Wasser wahrnehmbar. Der Inhaltsstoff Valencen (ein Sesquiterpen) kommt nur im Orangen- und Grapefruitöl vor.

Nicht nur bei psychischen, sondern auch bei körperlichen Beschwerden hat sich Orangenöl bewährt. Es fördert den Lymphfluss und wirkt somit entstauend. Diese Eigenschaft macht man sich unter anderem bei Behandlung von Lymphstau und Cellulite zunutze. Seine immunstimulierende und entzündungshemmende Eigenschaft macht es interessant zur Vorbeugung in Zeiten von Erkältungskrankheiten.

➤ Bestimmung

Botanik: kleiner, immergrüner Baum mit weißen, wunderbar duftenden Blüten.
Herkunft: Mittelmeerländer, USA, Südamerika, Israel, China.
Gewinnung: Kaltpressung aus den Schalen.

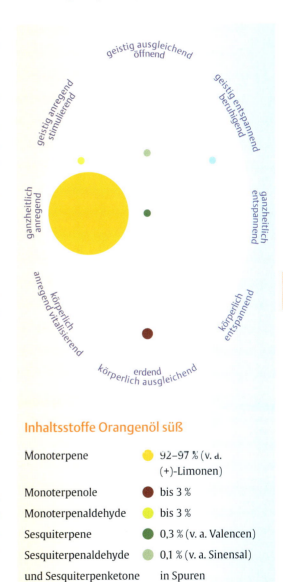

Inhaltsstoffe Orangenöl süß

Monoterpene	92–97 % (v. a. (+)-Limonen)
Monoterpenole	bis 3 %
Monoterpenaldehyde	bis 3 %
Sesquiterpene	0,3 % (v. a. Valencen)
Sesquiterpenaldehyde	0,1 % (v. a. Sinensal)
und Sesquiterpenketone	in Spuren
Cumarine (v. a. Furocumarine)	in Spuren

Charakteristik: klar, dünnflüssig; duftet frisch, fruchtig, süß.

➤ Wirkung

Körperlich: antibakteriell, antiviral, immunstimulierend, entzündungshemmend, durchblutungsfördernd, kreislaufbelebend, lymphflussanregend, entkrampfend.
Psychisch: belebend, entspannend, aufhellend.

➤ Bewährte Anwendungsbereiche

- Erkältungskrankheiten
- Lymphstau
- rheumatische Beschwerden
- Blasenentzündung (Zystitis)
- Cellulite
- Übelkeit während der Schwangerschaft
- Burn-out-Syndrom
- depressive Verstimmungen

➤ Nebenwirkungen

In physiologischer Dosierung keine Nebenwirkungen bekannt.

! *Trotz seines sanften Duftes ist Orangenöl ein Poweröl (hoher Monoterpengehalt!, Seite 30) und kann in zu hoher Dosierung (mehr als 1%ig, Seite 58) die Haut reizen: Das ist insbesondere bei kleinen Kindern, alten Menschen und bei empfindlicher Haut zu beachten!*

Osmanthus

Osmanthus fragrans

Ölbaumgewächse (Oleaceae)
Volksnamen: Sweet Osmanthus

Die Chinesen, Spezialisten für exotische Düfte (Hongkong ist die Bezeichnung für »Dufthafen«), erfreuen sich seit über zwei Jahrtausenden an dem exquisiten Osmanthusduft. Die Blüten werden seit dem 14. Jahrhundert zur Parfümierung von Tees und in der gehobenen Küche für köstlich schmeckende Desserts verwendet. Nur die chinesische High Society konnte sich die wohlriechenden Extrakte leisten, sei es in Hautpflegemitteln, Bädern oder in Form von Duftbeuteln. Der Osmanthusduft sollte auch die Vervollkommnung von Geist und Seele unterstützen.

Dem Osmanthus sind in China sogar zwei Gedichte der klassischen Literatur gewidmet. In ihnen geht es darum, dass der Mensch ohne Zeitdruck von der Natur lernen und mit ihr leben soll, um sich am Leben zu erfreuen und zu lächelnder Weisheit zu gelangen.

Das klingt nach Lebenslust und Fröhlichkeit. Dieser an sich harmlose Duft zog deshalb den Zorn der Rotchinesen auf sich, denn er schien die Menschen auf Abwege zu locken und zu dekadenten Gedanken zu verführen. Der Ärger der Kommunisten auf diesen Duft ging so weit, dass Mao Tse Tung den Duft in den 1960er Jahren für »bürgerlich« erklärte und die Osmanthusbäume kurzerhand abholzen ließ.

➤ Lebenslust und Inspiration

Das Osmanthus-Absolue entfaltet erst in großer Verdünnung seinen leichten, fruchtigen, zart blumigen Duft, der an Pflaume, Veilchen und vieles mehr erinnert.

Die Inhaltsstoffe variieren je nach Herkunft der Pflanze, konstant dabei ist jedoch der ungewöhnlich hohe Anteil an Jononen, die dem Duft in Verdünnung die typische, fruchtartige Veilchennote geben (unverdünnt riechen sie nach Zedernholz und Bleistift). Der Osmanthusduft ähnelt auch ein wenig dem Irisöl. Veilchenblüten und Iriswurzel waren Lieblingsdüfte der Griechen und Römer – sie galten als Sinnbild für geistige Inspiration und innere Harmonie und sollten schöpferische Kräfte wecken.

Auch der Osmanthusduft kann geistig und seelisch stark berühren, die Kreativität und Inspiration fördern. Das Öl wirkt zudem regulierend auf viele Botenstoffe und stärkt so unspezifisch Körper und Psyche.

➤ Bestimmung

Botanik: kleiner, immergrüner Baum mit winzigen, stark duftenden Blüten.
Herkunft: China, Indien.
Gewinnung: Hexanextraktion der Blüten.
Charakteristik: gelblich, bräunlich, viskos (zähflüssig); duftet süß, fruchtig, veilchenartig.

➤ Wirkung

Körperlich: entzündungshemmend, schmerzlindernd, schleimlösend, sehr hautpflegend, -regenerierend, -stoffwechselanregend, wundheilend.
Psychisch: angstlösend, ausgleichend, stimmungshebend, stabilisierend, inspirierend.

➤ Bewährte Anwendungsbereiche

- Gesichtspflege
- Hautpflege (v. a. strapazierte Haut)
- Stress
- Stimmungsschwankungen
- Kummer, Trauer
- Prüfungsangst
- seelisches Trauma

➤ Nebenwirkungen

In physiologischer Dosierung keine Nebenwirkungen bekannt.

➤ Anmerkung

Osmanthusöl riecht besonders angenehm in einer im Handel erhältlichen 5%igen Verdünnung in Weingeist.

Inhaltsstoffe Osmathus-Absolue

Sesquiterpenketone	🟢	25 % (v. a. alpha- und beta-Jonon)
Monoterpene	🟡	9–20 % (v. a. Ocimen)
Oxide	🟢	12–16 % (v. a. Linalooloxid)
Monoterpenole	🔴	2–25 % (v. a. Linalool)

und viele weitere den Duft bestimmende Inhaltsstoffe

Palmarosa

Cymbopogon martinii (Roxb.) Will. Watson var. motia

Süßgräser (Poaceae)
Volksnamen: Ostindisches Geranium, Indische Geranie, Türkische Geranie

Zur Familie der Süßgräser gehören mindestens 50 Arten. Ein Merkmal vieler Arten sind die aromatischen Blätter. Das Palmarosaöl wird aus dem drei Meter hohen indischen Süßgras gewonnen. Es wird auch »Ostindisches Geraniumöl« genannt und ist für rosenähnliche Duftkompositionen ausgesprochen gut geeignet.

▶ Entspannt und schützt Herz, Nerven und Haut

Körperlich wirkt Palmarosaöl stärkend auf das Immunsystem und ausgleichend auf Herz-Kreislauf- und Nervensystem. Es hilft, Stress abzubauen, da es regulierend auf eine übermäßige Stresshormonproduktion einwirkt.

Palmarosaöl ist eines der hautfreundlichsten Öle, die wir kennen, auch in höherer Konzentration. Es ist ideal für empfindliche Haut, die zu unterschiedlichen Problemen neigt, weil es die körpereigene Hautflora wieder aufbaut. Das Öl ist hochwirksam gegen Viren, Bakterien und ein Spezialist zur Behandlung von Pilzinfektionen.

Auch die psychische Wirkung ist beachtlich. Nur wenige Öle haben eine ähnlich stimulierende Kraft bei psychischer Müdigkeit, Lustlosigkeit und depressiven Verstimmungen.

Auf Grund seiner guten Verträglichkeit kann das Öl bei Menschen jeden Alters, auch bei Kleinkindern, angewendet werden.

▶ Bestimmung

Botanik: bis zu 3 m hohes Gras mit meist langen, abgeflachten Blättern; die Blütenrispen bilden dichte Horste.
Herkunft: Indien, Nepal, Brasilien, Guatemala.
Gewinnung: Wasserdampfdestillation aus dem wildwachsenden oder kultivierten Gras während der Blüte.
Charakteristik: farblos; duftet rosenähnlich, grasig, krautig.

▶ Wirkung

Körperlich: stark antimykotisch, stark antibakteriell, antiviral, herz- und kreislaufschützend, nervensystemtonisierend, besonders hautpflegend und hautregenerierend, immunsystemausgleichend, insektenabweisend.
Psychisch: tröstend, emotional ausgleichend, stressabbauend, stimulierend.

▶ Bewährte Anwendungsbereiche

- Bronchitis
- Stirn- und Nasennebenhöhlenentzündung (Sinusitis)
- Mittelohrentzündung (Otitis media)
- geschwächtes oder überschießendes Immunsystem
- nervös bedingte Herzbeschwerden
- gereizte, empfindliche Haut

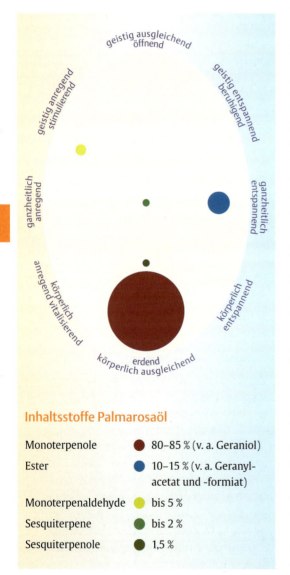

Inhaltsstoffe Palmarosaöl

Monoterpenole	●	80–85 % (v. a. Geraniol)
Ester	●	10–15 % (v. a. Geranylacetat und -formiat)
Monoterpenaldehyde	●	bis 5 %
Sesquiterpene	●	bis 2 %
Sesquiterpenole	●	1,5 %

- gestörte Hautflora
- Akne
- Wundreiben (Intertrigo), Prophylaxe
- Wundliegen (Dekubitus), Prophylaxe
- Fußpilz
- Fußpflege bei Diabetes
- Soor
- Vaginalpilz (genitale Kandidose)
- Windeldermatitis
- Insektenabwehr
- Baby- und Kinderpflege
- depressive Verstimmung
- Trauer, Kummer, der ans Herz geht

▶ **Nebenwirkungen**

Keine Nebenwirkungen bekannt.

Patchouli

Pogostemon cablin (Blanco) Bentham
Lippenblütengewächse (Lamiacea)

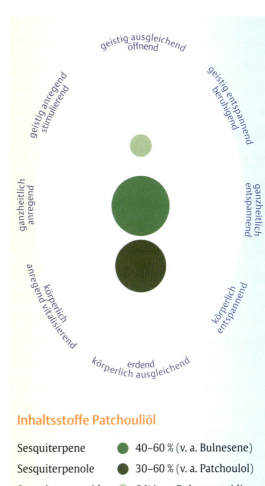

Inhaltsstoffe Patchouliöl

Sesquiterpene	●	40–60 % (v. a. Bulnesene)
Sesquiterpenole	●	30–60 % (v. a. Patchoulol)
Sesquiterpenoxide	●	6 % (v. a. Bulnesenoxid)
und Sesquiterpenketone		3,5 % (v. a. Patchoulenon)

Patchouli ist ein Lippenblütler von pfefferminzähnlichem Aussehen. Aus diesem Grund trägt er auch die synonyme Bezeichnung *Mentha cablin*. An seinem unnachahmlichen Duft scheiden sich die Geister: Viele Menschen lieben ihn, andere können ihn im wahrsten Sinne des Wortes »nicht riechen«.

Patchouli-Duft – das ist Indien. Mit seinem sinnlichen Touch wurde Patchouli der Duft einer ganzen Generation, der »68er«, der Blumenkinder und Hippies, die ihn von ihren Indienreisen mitbrachten. Dort schätzt man Patchouli wegen der stark insektenabweisenden Wirkung und beduftet damit Wäsche, Kleidung und Teppiche.

▶ **Rauchig-zarter Duft zur Hautpflege**

Patchouliöl gehört zu den ätherischen Ölen, die erst mit den Jahren der Reife ihre volle Duftqualität erreichen. Es ist einer der wichtigsten Duftstoffe der Parfümindustrie – mit seinem Pheromoncharakter gehört es zu den sinnlichsten Düften, die wir kennen. Das Öl besteht fast ausschließlich aus seltenen Sesquiterpenen und Patchoulialkohol. In keinem anderen Naturstoff finden wir eine annähernd so hohe Konzentration. Diese Inhaltsstoffe verleihen ihm den unnachahmlichen Duft.

Die Erfahrung hat gezeigt, dass der pure Duft entweder begeistert oder abgelehnt wird, jedoch in Kombination mit Blüten- und Agrumenölen eine wunderbare Synergie bildet, die auch »Gegner« überzeugt.

Nervöse Störungen äußern sich häufig in Irritationen der Haut. Hier ist der Hauptwirkungsbereich von Patchouliöl, das die Haut sehr gut pflegt und zugleich in der Lage ist, das Nervensystem zu schützen und die Psyche zu stärken.

▶ Bestimmung

Botanik: 60 bis 90 cm hoher Strauch mit breiten, weichen, pelzartigen Blättern.
Herkunft: Indien, Indonesien, nördliches Sumatra, China, Brasilien und Afrika
Gewinnung: Wasserdampfdestillation der fermentierten getrockneten Blätter. 33 kg ergeben 1 kg ätherisches Öl.
Charakteristik: orangebraun, viskos (zähflüssig); duftet intensiv erdig, rauchig, exotisch.

▶ Wirkung

Körperlich: entspannend, entkrampfend, hautpflegend und -regenerierend, venentonisierend, schwach antimykotisch, insektenabweisend, parasitenabweisend.
Psychisch: stimmungsaufhellend, ausgleichend, stärkend, aphrodisierend.

▶ Bewährte Anwendungsbereiche

- Krampfadern (Varizen)
- Hämorrhoiden
- Akne
- gereizte Haut
- Neurodermitis
- Insektenabwehr
- Hautparasiten wie Krätzmilben
- neurovegetative Dystonie
- Nervosität, Erregbarkeit
- Stress
- Suchterkrankungen

▶ Nebenwirkungen

Keine Nebenwirkungen bekannt.

Petit grain Bitterorange

Citrus aurantium L. ssp. amara var. pumilia
Rautengewächse (Rutaceae)
Volksnamen: Pomeranze, Bigarade

»Petit grain« (französisch: kleines Korn) ist der Oberbegriff für ätherische Öle, die aus Blättern und Zweigen, manchmal auch aus den unreifen Früchten vieler Zitrusarten destilliert werden – mit »Agrumen« (Seite 76) dagegen bezeichnet man die aus den reifen Früchten der Zitrusarten durch Pressung oder Destillation gewonnenen ätherischen Öle. Obwohl sich die Duftnoten der verschiedenen Petit-grain-Öle sehr ähneln, haben sie völlig unterschiedliche Inhaltsstoffe und entsprechend andere Eigenschaften.

Das im Handel am meisten verbreitete Petit-grain-Öl wird aus der Bitterorange (Petit grain Bigarade) gewonnen. Sein Duft ähnelt dem Neroliöl, ist jedoch viel kräftiger und herber. Erst in Verdünnung entfaltet er seine süß-holzig-blumige Note. Das Öl wird in der Parfümindustrie als Basis für naturidentisches Neroliöl und für Eau de Cologne eingesetzt.

▶ Öffnet das Herz

Das relativ preiswerte Petit-grain-Öl der Bitterorange wird in der Aromatherapie leider nicht angemessen geschätzt. Dabei besitzt es die gleichen Leitsubstanzen wie Lavendelöl und hat ähnlich wie Neroliöl über 400 Inhaltsstoffe.

Es ist ein psychisch hochwirksames Öl, beruhigt bei Reizbarkeit, Unruhe und Nervosität, aber belebt bei Traurigkeit und Mutlosigkeit. Man nimmt an, dass die vielen Inhaltsstoffe von hoher Duftintensität, die nur in Spuren vorkommen, mit verantwortlich sind für die starke wohltuende Wirkung auf die Psyche.

Aufgrund der großen Ähnlichkeit der Inhaltsstoffe von Petit-grain-Öl und Lavendel-fein-Öl und der therapeutischen Erfahrung ist es gerechtfertigt, beiden Ölen ähnliche Eigenschaften – auch im körperlichen Bereich – zuzuschreiben.

➤ **Bestimmung**

Botanik: kleiner, immergrüner Baum mit weißen, duftenden Blüten

Herkunft: ursprünglich China und Indien, das beste Öl kommt aus Paraguay.
Gewinnung: Wasserdampfdestillation der jungen Blätter, Zweige und grünen Fruchtansätze.
Charakteristik: blassgelb; duftet kraftvoll, frisch, krautig mit einer spitzen Note.

➤ **Wirkung**

Körperlich: antibakteriell, antimykotisch, entzündungshemmend, schmerzstillend, entspannend, entkrampfend, ausgleichend, blutdruckregulierend, schlaffördernd.
Psychisch: ausgleichend, stärkend, stark stimmungsaufhellend, entspannend.

➤ **Bewährte Anwendungsbereiche**

- Akne
- Pilzerkrankung (Candida-albicans-Mykosen)
- Bauchkrämpfe, Magenschmerzen
- Bluthochdruck (Hypertonie)
- Hämorrhoiden
- Schlafstörungen
- Nervosität, Reizbarkeit
- Trauer, Mutlosigkeit
- extreme Stimmungsschwankungen
- Ängste

➤ **Nebenwirkungen**

Keine Nebenwirkungen bekannt.

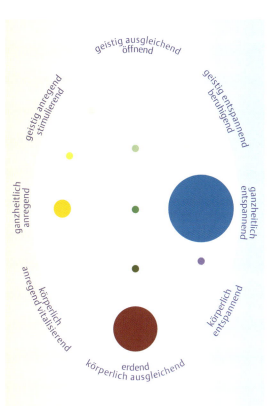

Inhaltsstoffe Petit-grain-Bitterorangenöl

Ester	60 % (v. a. Linalylacetat)
Monoterpenole	25–35 % (v. a. Linalool)
Monoterpene	5–10 % (v. a. Ocimen, (+)-Limonen)
Monoterpenaldehyde	bis 3 %
Sesquiterpene	bis 3 %
Sesquiterpenole	bis 2 % (v. a. Spathuleol)
Sesquiterpenketone	1 % (beta-Damascenon, beta-Jonon)
Oxide	in Spuren
Aromatische Aldehyde	in Spuren

Weitere den Duft bestimmende Stoffe in Spuren

Petit grain Mandarine

Citrus reticulata Blanco

Rautengewächse (Rutaceae)

Der Mandarinenbaum liefert das wertvollste Petit-grain-Öl. Die Blüten verströmen wie alle Zitrusblüten einen wunderbaren Duft, ebenso intensiv duften das Fruchtfleisch und die Schale der Mandarine. Selbst die Blätter duften leicht, wenn man an ihnen reibt.

➤ Seelisch und körperlich im Gleichgewicht

Das ätherische Petit-grain-Mandarinenöl ist etwas ganz Besonderes. Es lohnt sich, einen Blick auf die Inhaltsstoffe zu werfen, um das ungewöhnliche Öl besser zu erfassen. Es enthält als einziges ätherisches Öl etwa 50 % Methylanthranilat. Dieser aromatische Ester ist einer der entspannendsten Inhaltsstoffe, die wir kennen. Petit grain Mandarine gehört daher zu den stresslösendsten Ölen überhaupt und ist besonders hilfreich bei stressbedingten Erkrankungen, Herzproblemen ohne organische Ursache oder Schlafstörungen. Die Kombination zweier in ihrer Wirkung gegensätzlicher Inhaltsstoffe (aromatische Ester und Monoterpene) ermöglicht es, regulierend auf viele Funktionsabläufe des menschlichen Organismus einzuwirken. Der Erschöpfte fühlt sich frischer und der Nervöse wird ruhiger.

➤ Bestimmung

Botanik: kleiner, immergrüner Baum mit weißen, intensiv duftenden Blüten.
Herkunft: Algerien, Spanien, Frankreich und Sizilien.
Gewinnung: Wasserdampfdestillation der jungen Zweige und Blättchen.
Charakteristik: farblos; duftet herb-frisch, zart blumig und zitronig.

➤ Wirkung

Körperlich: entzündungshemmend, harmonisierend, entspannend, entkrampfend, belebend.
Psychisch: modulierend, anregend-beruhigend, stresslösend, schlaffördernd.

➤ Bewährte Anwendungsbereiche

- Erhöhter Blutdruck (Hypertonie)
- Herzbeschwerden, nervös bedingt
- Tinnitus (Begleittherapie)
- Stress
- Unruhezustände
- Burn-out-Syndrom
- Schlafstörungen, nervös bedingt

➤ Nebenwirkungen

Keine Nebenwirkungen bekannt.

Inhaltsstoffe Petit-grain-Mandarinenöl

Aromatische Ester	●	50 % (v. a. Methylanthranilat)
Monoterpene	●	45–50 % (v. a. gamma-Terpinen)
Sesquiterpene	●	bis 3 % (v. a. beta-Caryophyllen)
Sesquiterpenoxide	●	bis 0,5 %
Ether	●	bis 0,5 %

Pfeffer schwarz

Piper nigrum L.
Pfeffergewächse (Piperaceae)

Der Pfeffer, ein tropischer Kletterstrauch, ist in Indien beheimatet und wird dort schon lange als Heil- und Würzmittel genutzt. Sein Name stammt vom altindischen Wort *pippali*, das zum lateinischen *piper* wurde. Der Inhaltsstoff Piperin gibt den Pfefferfrüchten (-körnern) die Schärfe – sie fördert die Sekretion der Verdauungssäfte, der Enzyme und regt den Gallefluss an.

Seit dem Altertum wird Pfeffer als Gewürz- und Arzneipflanze angebaut und war schon immer weltweit ein wichtiges Handelsobjekt.

➤ Überraschend mild

Das ätherische Öl hat nicht die Schärfe der Pfefferkörner, da das Piperin bei der Destillation nicht ins Öl übergeht. Es ist deshalb, was Duft und Inhaltsstoffe betrifft, ein sehr mildes und hautverträgliches Öl.

Es empfiehlt sich für Mischungen zur Erwärmung, Entspannung, um den Stoffwechsel der Haut anzuregen, wenn es gilt, innere und äußere Kälte aufzulösen. Es wirkt ganzheitlich entkrampfend auf die Muskulatur – indirekt über die Psyche und direkt über die bessere Durchblutung der Haut.

Nach unseren Erfahrungen hilft es besonders gut, wenn man es »im Kreuz hat«, wenn Stress sich auf den Rücken schlägt, Mutlosigkeit und Traurigkeit bestehen oder wenn man sich überfordert fühlt.

➤ Bestimmung

Botanik: Kletterrebe mit dunkelgrünen Blättern, weißen Blüten und roten Früchten.
Herkunft: tropische Länder, v. a. Madagaskar, Ceylon, Indien, Malaysia und Singapur.
Gewinnung: Wasserdampfdestillation der reifen Früchte. 500 kg ergeben 1 kg ätherisches Öl.
Charakteristik: farblos; duftet würzig, warm.

➤ Wirkung

Körperlich: entzündungshemmend, durchblutungsfördernd, erwärmend, schmerzstillend, entkrampfend, belebend, sanft schleimlösend, hautstoffwechselanregend.
Psychisch: stimmungsaufhellend, belebend, erdend, aufbauend.

Inhaltsstoffe Pfeffer-schwarz-Öl

Monoterpene	🟡	70–80 % (v. a. Limonen, Pinene)
Sesquiterpene	🟢	20–30 % (v. a. beta-Caryophyllen 10–25 %)
Monoterpenole	🔴	bis 3 %
Sesquiterpenoxide	🟢	in Spuren

▶ Bewährte Anwendungsbereiche

- Fettige Haut, Akne
- Muskelverspannungen
- rheumatische Beschwerden
- Hexenschuss (Ischialgie)
- prämenstruelles Syndrom
- klimakterisches Syndrom
- Libidoverlust
- Antriebsschwäche

▶ Nebenwirkungen

In physiologischer Dosierung keine Nebenwirkungen bekannt.

▶ Anmerkung

Aus den unreifen Früchten wird das **Pfeffergrün-Öl** gewonnen. Geruch und Geschmack differieren leicht und der alpha-Pinen-Anteil ist etwas höher als beim schwarzen Pfeffer, der therapeutische Nutzen ist aber gleichzusetzen.

Pfefferminze

Mentha piperita L.

Lippenblütengewächse (Lamiaceae)
Volksnamen: Echte Pfefferminze, Aderminze, Edelminze, Gartenminze, Teeminze, Englische Minze

Siehe auch Bergamottminze (Seite 87) und Nanaminze (Seite 151).

Die große verdauungsfördernde Heilkraft der Pfefferminze war schon den alten Griechen, Römern und Ägyptern bekannt.

Erste genaue botanische Beschreibungen der Pfefferminze stammen aus dem 17. Jahrhundert aus England. Im Herbarium des British Museum in London sind Jahrhunderte alte konservierte Exemplare der Echten Pfefferminze zu sehen.

Es gibt viele verschiedene Minzarten, die sich häufig untereinander kreuzen und deshalb nur schwer voneinander zu unterscheiden sind. Die bekannteste und für die Aromatherapie wichtigste Minze ist die Echte Pfefferminze, eine Kreuzung, die zum ersten Mal vor 300 Jahren in England gezüchtet wurde.

Weil der weltweite Bedarf an Menthol wächst, ist der Anbau von Pfefferminze hauptsächlich in Billiglohn-Ländern gestiegen. Nur noch ein kleines privates Museum erinnert daran, dass der Anbau von Pfefferminze einst ein wichtiger Wirtschaftsfaktor in Eichenau im Dachauer Moos war, wenige Kilometer westlich von München. Bis in die 1950er Jahre wurde hier auf 400 000 Quadratmetern hochwertige Pfefferminze in Plantagen angebaut.

▶ Gesundheit und Frische

Die Pfefferminze ist eine der wenigen Pflanzen, deren Heilkräfte ausschließlich in ihrem ätherischen Öl liegen. Ihr frischer Duft wird vom Menthol bestimmt, mit einem Anteil zwischen 50 und 90 %. Dieses ätherische Öl entfaltet die beste therapeutische Wirkung, wenn seine Komponenten in ausgeglichenen Mengenverhältnissen enthalten sind. Deshalb sollte die Pfefferminze zu dem Zeitpunkt geerntet werden, da sich daraus etwa 40 % an Menthol und anderen Monoterpenolen und etwa 20 % Menthon (ein Keton) gewinnen lassen. Tatsächlich ernten und gewinnen die meisten Anbauer zweimal im Jahr, einmal im Juni und noch einmal im August. Das aus der Juni-Ernte gewonnene Pfefferminzöl kann bis über 40 % Menthon enthalten, während im Augustöl grundsätzlich die Monoterpenole (Menthol) dominieren. Deshalb müssen sich Therapeuten genau über die inhaltliche Zusammensetzung des Pfefferminzöls informieren, das sie verwenden wollen.

Pfefferminzöl ist ein ausgezeichnetes Mittel vor allem bei Verdauungsbeschwerden wie Koliken, Durchfall und Erbrechen, denn es entspannt und beruhigt die glatte Muskulatur des Magen-Darm-Trakts. Langjährige Erfahrung hat gezeigt, dass Pfefferminzöl eine ausgezeichnete Wirkung bei Kopfschmerzen und Migräne besitzt. Dies wurde durch eine wissenschaftliche Studie in Deutschland bestätigt. Außerdem ist dieses Öl sowohl bei Wunden und Verbrennungen als auch zur Vorbeugung und zur Behandlung von Erkältungskrankheiten sehr hilfreich.

➤ Bestimmung

Botanik: Staude mit oberirdischen Ausläufern, deren glatte Blätter mit Öldrüsenschuppen versehen sind; während der Blütezeit von Juni bis August trägt sie kleine lilafarbene Blüten.
Herkunft: USA, Japan, Brasilien, Spanien, Italien, England, Frankreich, Marokko, China, Paraguay, Indien und Australien. Das Pfefferminzöl aus England und Italien gilt als das qualitativ beste und lässt sich aufgrund seiner Milde wunderbar in der Aromatherapie verwenden.
Gewinnung: Wasserdampfdestillation des leicht angetrockneten Krauts. 100 kg ergeben 1 kg Öl.
Charakteristik: klar, flüssig; frisch duftend.

➤ Wirkung

Körperlich: antibakteriell (v. a. Staphylococcus aureus), antiviral, antimykotisch, entzündungshemmend, abwehrsteigernd, entkrampfend, entblähend, verdauungsfördernd, entgiftend, reinigend, zellerneuernd, epithelisierend, granulationsfördernd, schmerzstillend, durchblutungsfördernd, fiebersenkend, schweißtreibend, erwärmend und kühlend.
Psychisch: erfrischend und klärend, konzentrationsfördernd.

➤ Bewährte Anwendungsbereiche

- Erkältungskrankheiten
- Bronchitis
- Fieber
- Kopfschmerzen
- Migräne
- Akne und unreine Haut
- Sportverletzungen
- Wunden
- Verbrennungen
- Mundpflege
- Magen- und Darmkrämpfe
- Übelkeit
- postoperative Übelkeit
- Übelkeit während der Schwangerschaft
- körperliche und geistige Erschöpfung
- Müdigkeit und Antriebsschwäche
- Konzentrationsschwierigkeiten

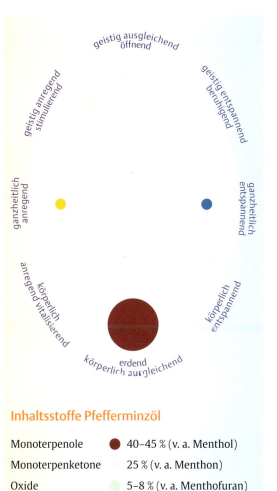

Inhaltsstoffe Pfefferminzöl

Monoterpenole	40–45 % (v. a. Menthol)
Monoterpenketone	25 % (v. a. Menthon)
Oxide	5–8 % (v. a. Menthofuran)
Ester	bis 8 % (v. a. Menthylacetat)
Monoterpene	3–5 %

➤ Nebenwirkungen

In physiologischer Dosierung keine Nebenwirkungen bekannt.

! Bei Kindern unter drei Jahren darf das Öl nicht im Bereich des Gesichtes aufgetragen werden, da dies zu einem Glottiskrampf mit möglicher Todesfolge führen kann. Der Gehalt an neurotoxischen Ketonen (20–25 %) verpflichtet den Therapeuten zu kluger Beschränkung in der Anwendung bei Schwangeren, das heißt: keine orale Gabe.
Pfefferminöl sollte nicht als Badezusatz verwendet werden, da sich eine Kältewirkung (fröstelnder Effekt) auf dem ganzen Körper ausbreitet, die nur schwer beherrschbar ist – bei besonders sensiblen Menschen genügen dafür schon 1 bis 2 Tropfen.

➤ Anmerkung

Manche Homöopathen lehnen die gleichzeitige Behandlung mit Pfefferminzöl ab, weil es als Gegenmittel, das die Wirkung aufheben kann, (Antidot) wirke – eine Auffassung, die den Erfahrungen einer langjährigen phyto-aromatherapeutischen Praxis nicht standhalten kann.

Ravintsara

Cinnamomum camphora CT 1,8-Cineol

Lorbeergewächse (Lauraceae)
Volksnamen: Gutes Blatt

Der Ravintsarabaum stammt aus Japan und Formosa (heute Taiwan) und wurde in Madagaskar von den Kolonialherren vor etwa zwei bis drei Jahrhunderten eingeführt. Er wächst auf den Hochebenen in ziemlich kalten Regionen. In den letzten Jahren wurden größere Plantagen angelegt. Ein Teil der Blätter kommt frisch zur Destillation, ein anderer Teil wird für Tees getrocknet.

Auf Madagassisch bedeutet Ravintsara »das gute Blatt«. In der madagassischen Volksmedizin werden die Teeaufgüsse zur Stärkung der Immunabwehr bei vielen Infektionen genutzt.

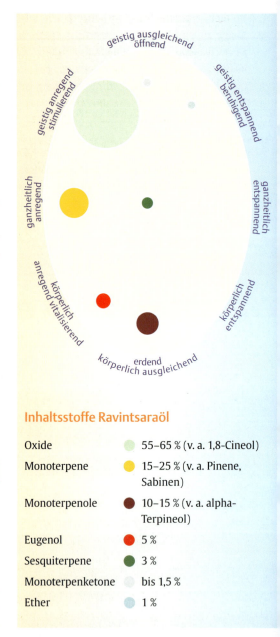

Inhaltsstoffe Ravintsaraöl

Oxide	●	55–65 % (v. a. 1,8-Cineol)
Monoterpene	●	15–25 % (v. a. Pinene, Sabinen)
Monoterpenole	●	10–15 % (v. a. alpha-Terpineol)
Eugenol	●	5 %
Sesquiterpene	●	3 %
Monoterpenketone	●	bis 1,5 %
Ether	●	1 %

➤ Stark gegen Viren

In Frankreich und mittlerweile auch in Deutschland hat das Ravintsaraöl in der Aromatherapie eine große Bedeutung.

Echtes Ravintsaraöl wird nur aus den Blättern von *Cinnamomum camphora* gewonnen und stammt ausschließlich aus Madagaskar. Im Gegensatz zu allen anderen Ölen von *Cinnamomum camphora* (siehe Anmerkung) hat es nur einen ganz geringen Anteil an Kampfer.

Es ist ein sehr hautfreundliches ätherisches Öl mit einem großen Wirkspektrum. Eine wertvolle therapeutische Hilfe ist es immer dann, wenn die Immunabwehr geschwächt ist und Unterstützung braucht – insbesondere bei allen Viruserkrankungen. Auf Intensivstationen diffundiert, kann Ravintsaraöl die durch resistente Keime verursachten Atemwegsinfektionen um ein Vielfaches reduzieren.

➤ Bestimmung

Botanik: Baum mit rötlicher Rinde, der bis zu 20 m hoch werden kann, mit zarten grünen Blättern.
Herkunft: Madagaskar.
Gewinnung: Wasserdampfdestillation der frischen Blätter.
Charakteristik: klar; duftet frisch, balsamisch, an Eukalyptus erinnernd.

➤ Wirkung

Körperlich: antiviral, antibakteriell, entzündungshemmend, mukolytisch (schleimverflüssigend), expektorierend (auswurffördernd), nerven- und muskeltonisierend, immunstimulierend, hautstoffwechselanregend.
Psychisch: belebend, stärkend.

➤ Bewährte Anwendungsbereiche

- Vorbeugung und Behandlung von Erkältungskrankheiten
- Bronchitis
- Herpes labialis
- Gürtelrose (Herpes zoster)
- Windpocken (Varizellen)
- Herpes genitalis
- Erschöpfung
- Raumluftdesinfektion

➤ Nebenwirkungen

Keine Nebenwirkungen bekannt.

➤ Anmerkung

Ravintsaraöl wurde bisher fälschlicherweise als Ravensara-(aromatica-)Öl gehandelt. Unter dem Namen **Ravensara** wird nun das Öl von *Ravensara anisata* angeboten, das aufgrund seines hohen Methylchavicolgehalts nicht unproblematisch ist.

Neben Ravintsara gibt es weitere ätherische Öle mit der lateinischen Bezeichnung *Cinnamomum camphora* im Handel. Deshalb ist der Blick auf den Chemotyp und destillierten Pflanzenteil hier besonders wichtig: Cinnamomum camphora CT Linalool (**Ho-Blätter-Öl**), Cinnamomum camphora CT Kampfer (**Kampferöl**), Cinnamomum camphora CT Safrol (**Chinesisches Sassafrasöl**) unterscheiden sich erheblich durch ihre Inhaltsstoffe. (Der Verkauf ätherischer Öle mit hohem Safrolgehalt ist in Europa stark reglementiert, da Safrol als Vorstufe zur Herstellung von Amphetaminen missbraucht werden kann.)

Rhododendron

Rhododendron anthopogon
Heidekrautgewächse (Ericaceae)

Der gelbblühende *Rhododendron anthopogon* ist eine typische Pflanze der Himalajaregion. Er wächst in einer Höhe zwischen 3000 und 4800 Metern. Seine Blätter, die beim Zerreiben einen frischen, klaren, kraftvollen Duft verströmen, werden seit langer Zeit als traditionelle Räuchermittel verwendet. Ähnlich dem Wacholder werden dem Rhododendron reinigende, klärende und kräftigende Eigenschaften zugesprochen.

➤ Kraftvoller Duft aus dem Himalaja

Das Rhododendronöl wird hauptsächlich von belebenden, durchblutungsfördernden und geistig stimulierenden Monoterpenen gebildet. In seiner Zusammensetzung mit dem hohen Anteil an Pinenen erinnert es an Nadelholzöle. Es wirkt ebenso wie diese entzündungshemmend und schmerzstillend.

Rhododendronöl hat corticomimetische (cortisonähnliche) Eigenschaften und ist ein ausgezeichnetes Öl bei rheumatischen Beschwerden. Es eignet sich auch hervorragend für Mischungen bei grippalen Infekten.

Die große Bedeutung des Rhododendronöls liegt nach unseren Erfahrungen im psychischen Bereich. Es mobilisiert neben den körperlichen Abwehrkräften auch seelische Widerstandskräfte. Es hilft, leere Batterien aufzufüllen, richtet kraftvoll wieder auf, wenn der »Rücken gebeugt« ist und die »Schultern hängen«, und schenkt Durchhaltevermögen. Das Öl wirkt klärend und reinigend. Festgefahrene Gedankenmuster, die oft zu körperlichen und seelischen Verhärtungen führen, werden gelockert, man ist wieder offen für neue Ideen.

In Bädern und Massageölen wirkt es besonders gut in der kalten Jahreszeit, wenn man fröstelt und sich kraftlos fühlt.

▶ Bestimmung

Botanik: gelbblühender Busch – eine typische Pflanze der Bergregionen Nordasiens.
Herkunft: Nepal, Butan, Kaschmir.
Gewinnung: Wasserdampfdestillation aus den Blättern.
Charakteristik: hell; duftet frisch, herb, klar, leicht fruchtig.

▶ Wirkung

Körperlich: entzündungshemmend, durchblutungsfördernd, schmerzstillend, cortisonähnlich, antirheumatisch, immunstimulierend.
Psychisch: kräftigend, aufbauend, klärend.

▶ Bewährte Anwendungsbereiche

- Rückenschmerzen
- Gelenkschmerzen
- rheumatische Beschwerden
- Muskelverspannungen
- Rekonvaleszenz
- Erschöpfung

▶ Nebenwirkungen

Keine Nebenwirkungen bekannt.

Inhaltsstoffe Rhododendronöl

Monoterpene	64 % (v. a. Pinene bis 40 %, Limonen 10 %)
Sesquiterpene	12 % (v. a. beta-Caryophyllen, Cadinene)
Sesquiterpenole	2 %
Monoterpenole	2 %

Riesentanne

Abies grandis L.
Kiefergewächse (Pinaceae)

Siehe Fichtennadel (S. 103), Kiefernnadel (S. 119), Latschenkiefer (S. 123), Weißtanne (S. 209).

Der schnellwüchsige Baum aus dem Westen Nordamerikas, eine der größten Koniferen der Erde, ist inzwischen auch in Europa heimisch.

➤ Sich groß und stark fühlen

Der ausdrucksstarke, balsamische, erfrischende Duft des ätherischen Öls der Riesentanne hat überraschenderweise einen leicht zitrusartigen Unterton. Mild entspannend und angstlösend, stärkend und kräftigend, hilft das wunderbare Öl, kalte Jahreszeiten gesund zu überstehen. Es ist milder als das Kiefernnadelöl, denn es hat einen geringeren Anteil an hautreizenden Monoterpenen. Überdies schenkt das Öl auf sanfte Weise die Aufrichtekraft des Baumes.

Ein kleiner, zarter Junge beschrieb die Wirkung des Riesentannenöls so: »Jetzt bin ich richtig stark und fühle mich riesig groß« – und stellte sich dabei strahlend auf die Zehenspitzen.

➤ Bestimmung

Botanik: bis zu 90 m hoher, immergrüner Baum; flache Nadeln, oft mit zwei hellen Streifen auf der Unterseite; aufrecht sitzende Zapfen.
Herkunft: Nordamerika, Frankreich
Gewinnung: Wasserdampfdestillation aus den Nadeln und Zweigen.
Charakteristik: hell; duftet frisch, waldig und fruchtig.

➤ Wirkung

Körperlich: stark antibakteriell, antiviral, immunstimulierend, entzündungshemmend, cortisonähnlich, schmerzstillend, entkrampfend.
Psychisch: aufrichtend, aufhellend, angstlösend.

➤ Bewährte Anwendungsbereiche

- Erkältungskrankheiten, Bronchitis
- Immunschwäche
- Muskelverspannung
- Raumluftdesinfektion
- Prüfungsangst
- mangelndes Selbstvertrauen

➤ Nebenwirkungen

In physiologischer Dosierung keine bekannt.

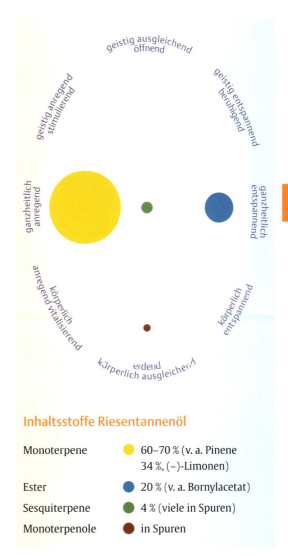

Inhaltsstoffe Riesentannenöl

Monoterpene	🟡	60–70 % (v. a. Pinene 34 %, (−)-Limonen)
Ester	🔵	20 % (v. a. Bornylacetat)
Sesquiterpene	🟢	4 % (viele in Spuren)
Monoterpenole	🟤	in Spuren

Rose

Siehe Rosen-Destillat (rechts), Rosen-Absolue (Seite 176) und Rosenwasser (Seite 237).

Sie ist der Inbegriff von Schönheit, Harmonie und Vollendung – die Königin der Blumen. Es heißt, dass kein anderer Duft unser Herz so stark berührt wie der Duft der Rose, die schließlich auch als Symbol der Liebe gilt. Eine türkische Legende erzählt, dass aus der Liebe einer Nachtigall zu einer weißen Rose die rote Rose entsprang: Der Vogel drückte sich in verzehrender Sehnsucht nach dem Duft so fest an einen Rosenbusch, dass er sich an den Dornen verletzte und sein Blut die weißen Blüten rot färbte …

Früher glaubte man, Kranke würden geheilt, wenn man sie unter einem Rosenbogen durchtrüge. So ist es wohl kein Zufall, dass in alten Krankenhausgärten und Sanatorien wunderbare Laubengänge mit Rosenbögen zu finden sind.

➤ Rosenernte im Morgengrauen

Am Fuße des Balkangebirges in Bulgarien liegt das größte Rosenanbaugebiet der Welt, am Rande des Taurusgebirges in der Türkei das zweitgrößte. Seit Jahrhunderten baut man dort die *Rosa damascena* an, einen heckenrosenähnlichen Strauch mit rosafarbenen, vollen Blüten, der besonders gut im Schutz von Gebirgsketten auf sandigem, steinigem Boden gedeiht. Die Haupterntezeit der Rosenblüten ist mit nur 30 bis 40 Tagen im Mai und Juni sehr kurz.

Die ganze Familie der Rosenbauern muss beim Pflücken helfen; schon in der Morgendämmerung sind alle unterwegs, um nach alter Tradition jede einzelne Rosenblüte mit der Hand zu ernten. Die Luft ist geschwängert vom betörenden Rosenduft. Das Pflücken ist stets ein Wettlauf mit der Zeit, denn mit zunehmender Erwärmung verflüchtigen sich die ätherischen Öle. Deshalb sehen es die Bauern auch am liebsten, wenn der Himmel zur Erntezeit bedeckt ist und nur wenig Wind geht, dann nämlich ist der Ertrag an Rosenöl optimal. Die Blüten werden sofort in großen Kupferkesseln mit einem Fassungsvermögen von 20 bis 75 kg und Holzbefeuerung nach alter Tradition destilliert. Die beste Ausbeute habe man bei Vollmond, sagen die Bauern. Am geringsten ist sie zu Saisonbeginn.

Auf dem Weltmarkt wird echtes Rosenöl mit ca. 7 500 Euro pro Kilogramm gehandelt. Wenn die Bulgaren etwas als besonders wertvoll ansehen, sagen sie, es sei »teuer wie Rosenöl«.

Rosen-Destillat

Rosa damascena P. Miller

Rosengewächse (Rosaceae)

Es heißt, dass der große arabische Arzt und Philosoph Avicenna (980 bis 1037) die Destillation der Rosenblüten entwickelt habe. In der arabischen und fernöstlichen Medizin sind Rosenöl und Rosenwasser noch heute wichtige Heilmittel. Bulgarischen und russischen Forschungsarbeiten über die Wirksamkeit des Rosenöls ist es zu verdanken, dass sowohl Aromatherapeuten als auch die moderne Schulmedizin dieses wertvolle Öl wiederentdeckt haben.

➤ Der Duft, der Herzen öffnet

Rosenöl ist eines der komplexesten Öle und enthält mehr als 400 chemische Verbindungen, die noch längst nicht alle identifiziert sind.

Es hat eine stark harmonisierende, ausgleichende Wirkung, da es das Hormonsystem reguliert, und zählt zu den erotisierendsten Ölen. »Der Duft der Liebe« (Avicenna) vermag Verhärtungen aufzubrechen und das Herz zu öffnen – für sich selbst und für andere. Rosenöl ist besonders hautfreundlich und für jeden Hauttyp und jede Altersstufe geeignet. Man kann damit wunderbar duftende Gesichtscremes und Körperöle selbst herstellen. Das ätherische Rosenöl ist eine der wichtigsten Grundlagen bei der Herstellung von Kosmetika und kostbaren Parfüms.

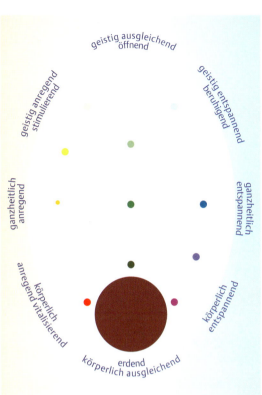

Inhaltsstoffe Rosenöl (Destillat)

Monoterpenole	🟤	65–75 % (v. a. Citronellol, Geraniol)
Ester	🔵	bis 4 % (v. a. Citronellylacetat, Geranylacetat)
Aromatische Alkohole	🟢	2–3 % (v. a. Phenylethylalkohol)
Ether	⚪	2–3 % (Methyleugenol)
Sesquiterpene	🟢	1,5–3 %
Sesquiterpenole	🟢	1,5 %
Oxide	⚪	bis 1 % (Rosenoxide)
Sesquiterpenketone	🟠	bis 1 % (Rosenketone)
Eugenol	🔴	in Spuren
Monoterpenaldehyde	🟡	in Spuren
Monoterpene	🟡	in Spuren
Aromatische Säuren	🟣	in Spuren

Weitere Stoffgruppen: in Spuren

In der Heilkunde werden auch die Hagebutten, die Vitamin-C-reichen Früchte der Wildrose (Rosa rubiginosa), und das aus den Kernen gewonnene, wertvolle fette Öl genutzt (Seite 229).

➤ Bestimmung

Botanik: Strauch mit rosafarbenen, vollen Blüten; Hauptblütezeit Mai und Juni.
Herkunft: Bulgarien, Türkei, Marokko, Indien und Russland (Krimrose).
Gewinnung: Wasserdampfdestillation der Blüten. Etwa 3500 bis 5000 kg Rosenblüten ergeben 1 kg Rosenöl. Aus 30 Rosenblüten gewinnt man nur einen einzigen Tropfen Rosenöl.
Charakteristik: hell und klar; beginnt bei Kälte zu gelieren; duftet blumig, warm und betörend.

➤ Wirkung

Körperlich: stark antibakteriell, antiviral, antimykotisch, antiseptisch (desinfizierend), immunstimulierend, entzündungshemmend, lymphflussanregend, wundheilend, hautregenerierend, entkrampfend, beruhigend, nerven- und herzstärkend, hormonmodulierend.
Psychisch: stärkend, ausgleichend, harmonisierend, stressreduzierend, öffnend, aphrodisierend.

➤ Bewährte Anwendungsbereiche

- Kreislaufbeschwerden
- Herzbeschwerden, nervös bedingte
- Kopfschmerzen
- Nervenentzündungen
- Lymphstau nach Brustamputation
- Mundpflege
- Hautpflege
- Hautentzündungen
- Herpes labialis
- Windpocken
- Gürtelrose (Herpes zoster)
- Pilzerkrankung (Candida-albicans-Mykosen)
- prämenstruelles Syndrom
- klimakterisches Syndrom

- Entzündungen im Vaginalbereich
- Schwangerschaftsstreifen
- Geburtsvorbereitung und Geburt
- Brustdrüsenentzündung
- Babymassage
- Stress
- Muskelverspannungen, nervös bedingt
- Schlafstörungen, auch bei Kindern
- depressive Verstimmungen
- Ängste
- Suchterkrankungen
- Sterbebegleitung

▶ **Nebenwirkungen**

Keine Nebenwirkungen bekannt.

▶ **Anmerkung**

Rosenöl reift wie guter Wein weiter und bildet blumig-fruchtig-süß duftende Verbindungen. Bei richtiger Lagerung (Seite 60) gewinnt der Duft im Lauf der Zeit an Tiefe und Schwere.

Rosen-Absolue

Rosa damascena P. Miller

Rosengewächse (Rosaceae)

Die Gegend von Grasse (Südfrankreich) war berühmt für den Anbau der *Rosa centifolia* und die Gewinnung der kostbaren »Essence concrète« und des »Absolue« aus dieser Rosenart. Anbau und Ernte wurden hauptsächlich von Familienbetrieben durchgeführt. Da sich die notwendige Handarbeit heutzutage kaum noch lohnt, sind diese Unternehmen fast verschwunden.

Lange Zeit wurde das Rosen-Absolue auch aus der Mairose, einem Hybrid aus *Rosa centifolia* (die »Hundertblättrige«) und *Rosa gallica* gewonnen und war unter diesem Namen im Handel. Heute aber wird das auf dem Weltmarkt angebotene Rosen-Absolue überwiegend aus der *Rosa damascena* gewonnen.

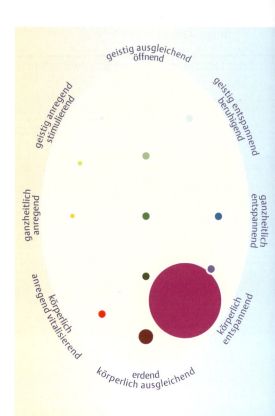

Inhaltsstoffe Rosen-Absolue

Aromatische Alkohole	●	60–75 % (v. a. Phenylethylalkohol)
und aromatische Ester		5 % (v. a. Phenylethylacetat)
Monoterpenole	●	8–10 % (v. a. Citronellol)
Ether	●	0,4–3 % (Methyleugenol)
Eugenol	●	bis 2 %
Sesquiterpene	●	0,5–1,5 %
Sesquiterpenole	●	bis 1,5 %
Ester	●	bis 1,5 %
Oxide	●	in Spuren (v. a. Rosenoxide)
Sesquiterpenketone	●	in Spuren (v. a. Rosenketone)
Aromatische Säuren	●	in Spuren
Monoterpene	●	in Spuren
Monoterpenaldehyde	●	in Spuren

➤ Berauschend sinnlich

Der Duft des mittels Extraktion aus den Rosenblüten gewonnenen Absolues ist zarter, lieblicher und blumiger als der des destillierten Rosenöls, auch dessen Inhaltsstoffe unterscheiden sich ausgesprochen stark vom Rosendestillat. Charakteristisch für das Absolue ist der hohe Anteil eines aromatischen Alkohols. Dieses kleine Molekül ist für den berauschenden Duft verantwortlich. Er hat eine leicht euphorisierende und schmerzstillende Wirkung. Rosen-Absolue ist die Kostbarkeit in einer Wohlfühl-Mischung – mit nur einem Tropfen dieses typischen balsamischen Rosenduftes gewinnt eine Körperölmischung die besondere Herznote.

➤ Bestimmung

Botanik: Strauch mit rosafarbenen, vollen Blüten; Hauptblütezeit Mai und Juni.
Herkunft: Marokko.
Gewinnung: Hexanextraktion der Blüten. 1 bis 2 Tonnen Blütenmaterial ergeben ca. 600 ml Absolue.
Charakteristik: orange, viskos (zähflüssig); duftet lieblich, süß, fruchtig, typisch nach Rose.

➤ Wirkung

Körperlich: schmerzlindernd, entkrampfend, tonisierend.
Psychisch: stark stimmungsaufhellend, harmonisierend, ausgleichend, euphorisierend.

➤ Bewährte Anwendungsbereiche

- Bauchschmerzen
- Muskelverspannungen
- klimakterisches Syndrom
- Wochenbettdepression
- Stress
- Ängste
- Sterbebegleitung

➤ Nebenwirkungen

In physiologischer Dosierung keine Nebenwirkungen bekannt.

Rosengeranie

Pelargonium x asperum Ehrhart ex Willdenow
Typ Bourbon
Storchenschnabelgewächse (Geraniaceae)
Volksnamen: Duftgeranie

Es gibt sehr viele verschiedene Geranienarten, zu denen auch unsere Zierpflanzen-Geranie und die Pelargonie zählen. Aber nur wenige Arten können zur Gewinnung des ätherischen Öls verwendet werden. Die wichtigsten Vertreter sind *Pelargonium asperum, P. graveolens, P. roseum,* und *P. odoratissimum.* Nach unseren Erfahrungen haben diese vier Öle, entsprechend ihren sehr ähnlichen Inhaltsstoffen, auch sehr ähnliche Eigenschaften. Aus diesem Grund wird *Pelargonium asperum Typ Bourbon,* die bekannteste Art, stellvertretend beschrieben.

Von allen Geraniumölen ist der Typ »Bourbon Bio« aus Madagaskar das antiviral wirksamste und das feinste. Der biologische Anbau der Geranie in Madagaskar ist mit harter Arbeit verbunden, deshalb ist das Öl nicht eben preiswert.

➤ Erfreut Herz, Haut und Hormonsystem

Rosengeranienöl ist ein sehr komplexes Öl mit mehr als 200 Inhaltsstoffen. Es erinnert mit seinem hohen Anteil an Citronellol und Geraniol ein wenig an Rosenöl (Seite 174).

Dieses Öl entwickelt seine Stärke vor allem auf der Haut. Es ist sehr hautfreundlich, kann auch pur aufgetragen werden, heilt und desinfiziert wunde Haut, lindert Schmerzen, lässt Gürtelrose verschwinden und blaue Flecken abklingen. Seine vielseitigen regulativen Eigenschaften helfen, negative Folgen von Stress zu bekämpfen. Dabei wirkt es mild harmonisierend auf die

Botenstoffe im Gehirn, sodass eine übermäßige Stresshormonbildung (Catecholamine, Seite 38) reguliert wird. Darauf beruht höchstwahrscheinlich die nachgewiesene Wirksamkeit des Rosengeranienöls bei Herz-Kreislauf-Beschwerden ohne organische Ursache, z. B. bei Blutdruckschwankungen oder Herzklopfen. Insgesamt ist Rosengeranienöl ein großartiges hormonelles Balanceöl, d. h. es zeigt hormonregulative Wirkungen, ohne ein Hormon zu sein.

▶ Bestimmung

Botanik: buschähnliches, bis 80 cm hohes Kraut mit kleinen, zarten, unterschiedlich rosa gefärbten Blüten.
Herkunft: Ägypten, Nordafrika, Réunion und Madagaskar, China.
Gewinnung: Wasserdampfdestillation der grünen Blätter mit ihren Blüten. 300 bis 500 kg ergeben 1 kg ätherisches Öl.
Charakteristik: gelblich bis grünlich; duftet blumig mit grüner, balsamischer, an Rose erinnernder Note.

▶ Wirkung

Körperlich: stark antiviral, antibakteriell, antimykotisch, antiseptisch (desinfizierend), immunmodulierend, lymphflussanregend, hormonmodulierend, blutdruckregulierend, herz-kreislaufregulierend u. -stärkend, beruhigend, entkrampfend, schmerzlindernd, hautpflegend, wundheilend, Hämatome auflösend, haut- und schleimhautfloraregulierend, insektenabweisend.
Psychisch: stärkend, harmonisierend, ausgleichend, »herztröstend«.

▶ Bewährte Anwendungsbereiche

- Geschwächtes Immunsystem
- Herz- und Kreislauf-Beschwerden ohne organische Ursache
- Hämorrhoiden
- Lymphstau
- Strapazierte Haut, Stresshaut
- Akne
- Wundreiben (Intertrigo), Prophylaxe
- Wundliegen (Dekubitus), Prophylaxe

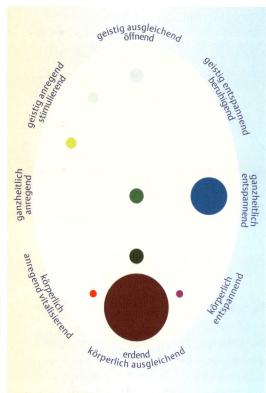

Inhaltsstoffe Rosengeranienöl

Monoterpenole	50–65 % (v. a. Citronellol, Geraniol)
Ester	15–30 % (v. a. Geranylacetat)
Monoterpenketone	5–10 % (v. a. Iso-Menthon)
Sesquiterpene	5–8 %
Sesquiterpenole	5–7 %
Monoterpenaldehyde	5 % (v. a. Citral)
Oxide	3–5 % (v. a. Rosenoxide)
Aromatische Ester	in Spuren
Eugenol	in Spuren

- Bestrahlungsprophylaxe
- Künstlicher Darmausgang (Stomapflege)
- Bluterguss (Hämatom)
- Insekten- und Parasitenabwehr (v. a. Mücken und Läuse)
- Fußpilz
- »Diabetischer Fuß«
- Windpocken
- Gürtelrose (Herpes zoster)
- Vaginalpilz (genitale Kandidose)
- Narbenpflege nach Brustamputation
- klimakterisches Syndrom
- Hormonelles Ungleichgewicht
- Stress
- Sterbebegleitung

▶ Nebenwirkungen

Keine Nebenwirkungen bekannt.

Rosenholz

Aniba parviflora (Meissner) Mez.
syn. *Aniba rosaeodora*

Lorbeergewächse (Lauraceae)

Die alten Chinesen liebten Duftpflanzen über alles. Für sie waren diese besonderen Pflanzen eine Art »Nahrung für die Seele«. Obwohl China selbst reich an aromatischen Pflanzen ist, bevorzugten die Chinesen Produkte aus fremden Ländern, die über den Seeweg nach Hongkong, zum »Dufthafen«, kamen. In der Tang-Zeit (um 930 n. Chr.), so wird berichtet, hat ein Herrscher in seinem Palast eine Miniaturstadt aus aromatischen Pflanzen aufgebaut. Die Gebäude wurden aus dem Holz eines Lorbeerbaums geschnitzt; da dessen hartes, rosafarbenes Holz einen zarten, blumigen, rosenartigen Duft verströmt, wurde es »Rosenholz« genannt.

Ein aromatisches Keton verleiht dem Rosenholz den zarten, lilienartigen Duft – der auch ein wenig an Mimose und Weißdorn erinnert – und einen Hauch von Sinnlichkeit.

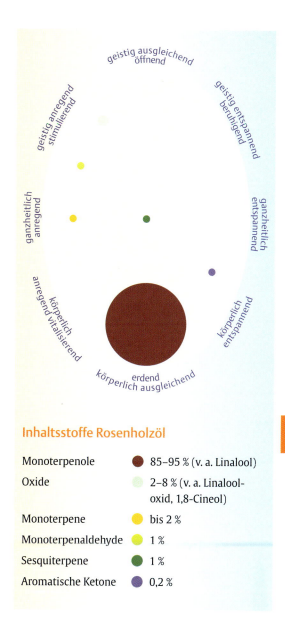

Inhaltsstoffe Rosenholzöl

Monoterpenole	● 85–95 % (v. a. Linalool)
Oxide	● 2–8 % (v. a. Linalooloxid, 1,8-Cineol)
Monoterpene	● bis 2 %
Monoterpenaldehyde	● 1 %
Sesquiterpene	● 1 %
Aromatische Ketone	● 0,2 %

▶ Blumiger Duft mit der Kraft des Baumes

Rosenholzöl ist ein sanftes, sehr verträgliches Öl mit einem wunderbaren zarten Duft, das uns trotzdem die Kraft des Baumes schenkt. Bei übermäßiger Nervosität und Hektik wirkt es beruhigend und entspannend, insbesondere in gefühlsbeladenen Situationen. Das Öl reduziert rasch eine übermäßig starke Produktion der Stresshormone (Catecholamine, Seite 38). Es beruhigt gleichermaßen Haut und Nervensystem. Das milde Öl reizt weder Haut noch Schleimhaut, vielmehr fördert es die Regeneration der Hautzellen und ist deshalb universell und in jedem Alter anwendbar.

In Frankreich wird Rosenholzöl als Heilmittel vor allem in der Kinderheilkunde (bei Atemwegserkrankungen, fiebrigen Infekten) und in der Frauenheilkunde eingesetzt.

➤ Bestimmung

Botanik: bis 40 m hoher, tropischer, immergrüner Baum; Holz und Rinde von rötlicher Farbe.
Herkunft: Brasilien, Peru.
Gewinnung: Wasserdampfdestillation aus dem zerkleinerten und zerhackten Stammholz.
Charakteristik: farblos; duftet blumig-fruchtig mit einem Hauch von Rose.

➤ Wirkung

Körperlich: antiviral, antibakteriell, antimykotisch, fiebersenkend, immunmodulierend, nerven- und herzstärkend, hautpflegend.
Psychisch: entspannend, ausgleichend, sanft aufrichtend.

➤ Bewährte Anwendungsbereiche

- Erkältungskrankheiten, auch bei Kindern
- Stirn- und Nasennebenhöhlenentzündung (Sinusitis)
- Mittelohrentzündung (Otitis media)
- Angina
- nervös bedingtes Hautjucken
- Wundreiben (Intertrigo), Prophylaxe
- Wundliegen (Dekubitus), Prophylaxe
- Pilzerkrankung (Candida-albicans-Mykosen)
- Windeldermatitis
- prämenstruelles Syndrom
- klimakterisches Syndrom
- Geburtsvorbereitung
- Geburt
- Stress
- depressive Verstimmungen

➤ Nebenwirkungen

Keine Nebenwirkungen bekannt.

Rosmarin

Rosmarinus officinalis L.

Lippenblütengewächse (Lamiaceae)
Volksnamen: Meerestau, Antonskraut, Kranzenkraut, Hochzeitsblümchen, Weihrauchkraut

Siehe Rosmarin Cineol (Seite 181), Rosmarin Kampfer (Seite 182) und Rosmarin Verbenon (Seite 184).

Seinen Namen verdankt der Rosmarin wohl den Römern, die ihn als *ros maris* (= Meerestau) bezeichneten. Sie glaubten, dass der Tau, der sich nachts auf den Pflanzen niederschlägt, den würzigen Duft hervorrufe. In der Literatur finden sich allerdings noch einige andere Erklärungsversuche zur Herkunft des Namens.

Die Pflanze mit ihren an Koniferen erinnernden, nadelförmigen Blättern wächst in mehreren Arten rund um das Mittelmeer. Je nach Lage und Subklima bildet sie wiederum verschiedene Chemotypen aus, die sich in Inhaltsstoffen, Duft und Wirkung deutlich voneinander unterscheiden. Drei Typen sind hier weit verbreitet: Rosmarin CT 1,8-Cineol, Rosmarin CT Kampfer, Rosmarin CT Verbenon.

Seit Jahrtausenden gilt der Rosmarin als starkes Heilmittel und als magisches Kraut. Während die Pflanze eher herb, majestätisch-kühl wirkt mit ihren überraschend kleinen, luftigen, elfenhaft zarten Blüten, ist der Duft des ätherischen Öls heiß und feurig.

In ägyptischen Pharaonengräbern fand man Rosmarinzweige als Grabbeigaben. Im antiken

Griechenland nannte man den intensiv duftenden Rosmarin »Libanotis« oder »Dendrolibanon«, was dem Wort »Weihrauch« entspricht. Er war der Göttin Aphrodite geweiht; für religiöse Riten verbrannte die ärmere Bevölkerung seine Zweige anstelle von echtem Weihrauch, der damals nur der Oberschicht zugänglich war. Rosmarin galt demgemäß als »Weihrauch der Armen«.

Die Römer schmückten nicht nur ihre Götterstatuen mit Rosmarinzweigen, sondern sie flochten sie auch in die Siegerkränze der Gladiatoren. Zugleich war der Rosmarin in diesen Ländern schon damals eine der wichtigsten Heilpflanzen.

Benediktinermönche brachten ihn im Mittelalter über die Alpen nach Deutschland. Bald entdeckte man seine überragende desinfizierende Wirkung und räucherte Krankenstuben damit aus: Im Pestjahr 1348 nutzten die Ärzte den Rosmarin – wie auch Angelika, Lavendel und Zitrone – zum Schutz vor Ansteckung und zur Desinfektion der Kranken. Die Menschen glaubten, Rosmarin könne die Lebenden und auch die Toten vor bösen Geistern schützen.

Noch heute werden Rosmarinzweige traditionell bei Hochzeiten (im Brautstrauß) und bei Beerdigungen verwendet – als Symbol für Liebe, Treue und Vergänglichkeit.

In der Küche verwendet man ihn zur Aromatisierung und Konservierung.

▶ Anmerkung

Rosmarinöl bietet ein gutes Beispiel dafür, wie wichtig die richtige Anwendung ätherischer Öle ist. So warnt etwa der bekannte französische Aromatherapeut Jean Valnet davor, Rosmarinöl hochdosiert bei Epileptikern anzuwenden, da dies einen epileptischen Anfall auslösen könne. (Valnet 1991) In geringer Dosierung dagegen wirkt es entkrampfend und wird gerade deshalb zur Behandlung der Epilepsie eingesetzt. Dies ist keinesfalls ein Widerspruch – hier zeigt sich vielmehr, wie sorgsam man mit der Dosierung ätherischer Öle umgehen muss.

Rosmarin Cineol

Rosmarinus officinalis L. CT 1,8-Cineol
Lippenblütengewächse (Lamiaceae)

▶ Der Duft, der die Lebensgeister weckt

Die Hauptwirkstoffgruppen des Rosmarin-Chemotyps 1,8-Cineol sind das belebende Cineol (Oxid) und Kampfer (Monoterpenketon). Beide Stoffe wirken, äußerlich angewendet, hemmend und schmerzstillend auf Entzündungsvorgänge (Rheuma); sie lösen den Schleim und fördern das Abhusten, die Atmungsorgane schwellen ab.

Rosmarinöl ist ein stark anregend wirkendes ätherisches Öl – eine ideale Hilfe für viele Menschen, die unter niedrigem Blutdruck leiden oder als »Morgenmuffel« den Tag nur mühsam beginnen können. Bewährt hat sich die Anwendung auch bei Erschöpfungszuständen und in der Rekonvaleszenz.

▶ Bestimmung

Botanik: immergrüner Strauch an kargen, felsigen, trockenen, sonnigen Plätzen; schmale, längliche, ledrig-grüne Blätter, die an Tannennadeln erinnern; zwischen den Blättern sitzen dicht gedrängt zarte hellblaue Blüten; Hauptblütezeit ist von März bis Juni, bereits im Dezember zeigen sich die ersten Blüten. Bei starker Sonneneinwirkung oder bei Berührung verströmt der Strauch einen balsamisch kampferartigen Duft.
Herkunft: gesamter Mittelmeerraum.
Gewinnung: Wasserdampfdestillation der blühenden Zweigspitzen. 80 kg ergeben 1 kg ätherisches Öl.
Charakteristik: farblos bis schwach gelblich; duftet frisch und aufsteigend, den oberen Teil unserer Atemwege durchdringend.

▶ Wirkung

Körperlich: antibakteriell (Staphylococcus aureus und epidermis), antiviral, stark antiseptisch

(desinfizierend), antimykotisch, entzündungshemmend, schleimlösend und auswurffördernd, schmerzlindernd, durchblutungsfördernd, kreislauf- und stoffwechselanregend, hautstoffwechselanregend.
Psychisch: anregend, gedächtnisstärkend und konzentrationsfördernd.

▶ Bewährte Anwendungsbereiche

- Erkältungskrankheiten
- Mittelohrentzündung (Otitis media)
- bakterielle Bronchitis
- niedriger Blutdruck (Hypotonie)
- rheumatische Beschwerden
- Pilzerkrankung (Candida-albicans-Mykosen)
- Cellulite
- Menstruationsbeschwerden
- Übelkeit während der Schwangerschaft
- körperliche und geistige Erschöpfung
- Rekonvaleszenz

▶ Nebenwirkungen

In physiologischer Dosierung keine Nebenwirkungen bekannt.

! Menschen mit einer Hypertonie (Bluthochdruck) sollten Rosmarinöl CT 1,8-Cineol wegen seiner anregenden Wirkung nicht als Badezusatz verwenden, da diese Wirkung durch die Wärme des Badewassers verstärkt wird.

Rosmarin Kampfer

Rosmarinus officinalis L. CT Kampfer
Lippenblütengewächse (Lamiaceae)

▶ Das Herz-Schmerz-Muskel-Öl

Bei der Anwendung dieses Öls gilt es, eine besondere Wirkung zu beachten: In physiologischer Dosierung (Seite 58) wirkt es anregend, bei einer Erhöhung der Dosierung kann es plötzlich zu einem Umkehreffekt kommen, in dessen Folge z. B. der Blutdruck nach starkem Anstieg überraschend abfällt.

In niedriger Dosierung eingeatmet und auch in Köperölmischungen aufgetragen, stimuliert das Öl dank seiner Kombination von Kampfer und 1,8-Cineol das zentrale Nervensystem sowie Herz, Kreislauf und Atmung – vor allem in der Kombination mit Lavendel fein. In höherer Do-

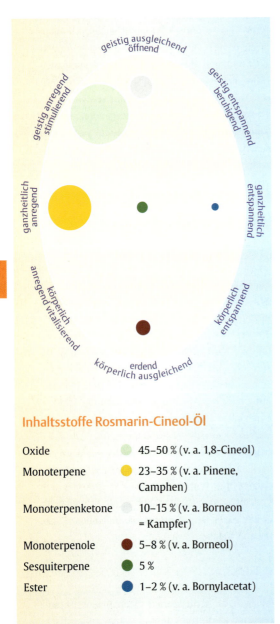

Inhaltsstoffe Rosmarin-Cineol-Öl

Oxide	45–50 % (v. a. 1,8-Cineol)
Monoterpene	23–35 % (v. a. Pinene, Camphen)
Monoterpenketone	10–15 % (v. a. Borneon = Kampfer)
Monoterpenole	5–8 % (v. a. Borneol)
Sesquiterpene	5 %
Ester	1–2 % (v. a. Bornylacetat)

sierung zeigt es seine Stärken bei Entzündungen von Gelenken und Muskeln: Es entspannt das Muskelgewebe und wirkt schmerzstillend.

➤ Bestimmung

Botanik: immergrüner Strauch mit schmalen, ledrig-grünen Blättern und zarten hellblauen Blüten (s. a. Seite 181).
Herkunft: gesamter Mittelmeerraum.
Gewinnung: Wasserdampfdestillation der blühenden Zweigspitzen. 80 kg ergeben 1 kg ätherisches Öl.
Charakteristik: farblos; duftet kampferartig, erfrischend, medizinisch.

➤ Wirkung

Körperlich: in niedriger Dosierung stimulierend, anregend; in höherer Dosierung entzündungshemmend, entkrampfend, schmerzstillend.
Psychisch: in niedriger Dosierung anregend, konzentrationsfördernd.

➤ Bewährte Anwendungsbereiche

- Niedriger Blutdruck (Hypotonie)
- Herz-Kreislauf-Schwäche
- Muskelverhärtungen (Myogelosen)
- Muskelverspannungen
- Muskelkater
- Muskelschwäche
- Hexenschuss
- Arthritis
- Sportverletzungen
- Sehnenscheidenentzündung (Tendinitis)
- Stress
- Erschöpfungszustände

➤ Nebenwirkungen

In physiologischer Dosierung keine Nebenwirkungen bekannt. Dennoch:

! Mit diesem ätherischen Öl sollten nur erfahrene Therapeuten arbeiten.

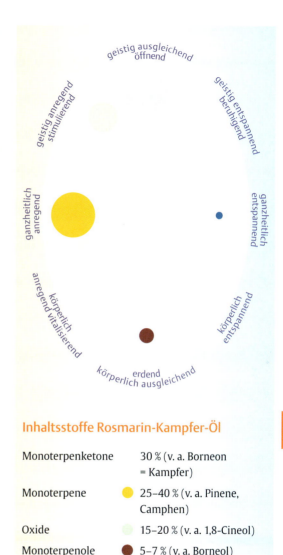

Inhaltsstoffe Rosmarin-Kampfer-Öl

Monoterpenketone	30 % (v. a. Borneon = Kampfer)
Monoterpene	25–40 % (v. a. Pinene, Camphen)
Oxide	15–20 % (v. a. 1,8-Cineol)
Monoterpenole	5–7 % (v. a. Borneol)
Ester	2 % (v. a. Bornylacetat)

Bei geringer Dosierung (0,5%ig, Seite 58) und äußerlicher Anwendung ist das Öl unbedenklich und deshalb zu empfehlen – allerdings nicht für Kinder und Schwangere (wegen des hohen Anteils an Monoterpenketonen, Seite 35).

Menschen mit einer Hypertonie (Bluthochdruck) sollten Rosmarinöl CT Kampfer wegen seiner anregenden Wirkung nicht als Badezusatz verwenden, da diese Wirkung durch die Wärme des Badewassers verstärkt wird.

Rosmarin Verbenon

Rosmarinus officinalis L. CT Verbenon
Lippenblütengewächse (Lamiaceae)

➤ Gutes für die Leber

Wie die Erfahrung gezeigt hat, entfaltet Rosmarin-Verbenon-Öl seine hervorragende Wirkung am besten bei der äußerlichen Anwendung in Form von Einreibungen sowie Leber- und Bauchwickeln. Speziell nach leberbelastenden Behandlungen und Fastenkuren steigert es die Effektivität eines Leberwickels. Es fördert die Gallesekretion der Leberzellen und entgiftet die Leber. Des weiteren hat dieses Öl eine krampflösende Wirkung auf die Gallenblase. Außerdem fördert es die Darmperistaltik. Auf Grund des Zusammenspiels seiner Inhaltsstoffe ist es *der* Spezialist, um Leber und Galle funktionstüchtig zu halten.

Störungen von Leber und Galle – verursacht durch Veranlagung, Stress, Ernährung oder Toxine – führen zu seelischen Verstimmungen. Die Chinesen sagen, dass die Leber das »Haus der Seele« ist. Deshalb wirkt Rosmarin-Verbenon-Öl auch gegen Migräne, depressive Verstimmungen, körperliche und psychische Müdigkeit, die auf Leberproblemen beruhen.

➤ Bestimmung

Botanik: immergrüner Strauch mit schmalen, ledrig-grünen Blättern und zarten, hellblauen Blüten (s. a. Seite 181).
Herkunft: gesamter Mittelmeerraum.
Gewinnung: Wasserdampfdestillation der blühenden Zweigspitzen. 80 kg ergeben 1 kg ätherisches Öl.
Charakteristik: farblos bis schwach gelblich; duftet blumig, zart und würzig.

➤ Wirkung

Körperlich: antibakteriell, antiviral, schleimlösend und auswurffördernd, gallesekretionsfördernd, verdauungsfördernd, entgiftend, krampflösend.
Psychisch: stimmungsaufhellend, belebend.

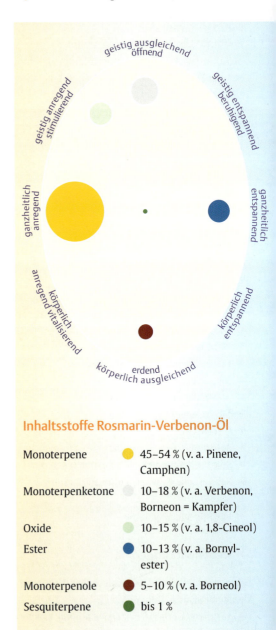

Inhaltsstoffe Rosmarin-Verbenon-Öl

Monoterpene	● 45–54 % (v. a. Pinene, Camphen)
Monoterpenketone	● 10–18 % (v. a. Verbenon, Borneon = Kampfer)
Oxide	● 10–15 % (v. a. 1,8-Cineol)
Ester	● 10–13 % (v. a. Bornylester)
Monoterpenole	● 5–10 % (v. a. Borneol)
Sesquiterpene	● bis 1 %

➤ **Bewährte Anwendungsbereiche**

- Bronchitis
- Migräne
- Leberbelastung
- Leberschwäche
- Gallenblasenkolik
- Bauchkrämpfe
- leberbedingte Müdigkeit, körperlich und psychisch

➤ **Nebenwirkungen**

In physiologischer Dosierung keine Nebenwirkungen bekannt.

Salbei

Salvia officinalis L.

Lippenblütengewächse (Lamiaceae)
Volksnamen: Gartensalbei, Edelsalbei, Königskraut, Mutterkraut, Götterspeise, Griechischer Tee, Königssalbei

Zur Gattung Salvia gehören ungefähr 900 Arten, die weltweit verbreitet sind. Sie bilden ganz unterschiedliche Düfte; einige verströmen einen Ananasduft, andere duften nach Schwarzer Johannisbeere.

Seit der Antike galten Salbeiblätter als Sinnbild für ewiges Leben. »Wer auf Salbei baut – den Tod kaum schaut«, heißt es in alten Büchern. Entsprechend vielfältig wurden die Blätter eingesetzt. Der Name Salvia leitet sich vom lateinischen *salvare* (retten, heilen) ab.

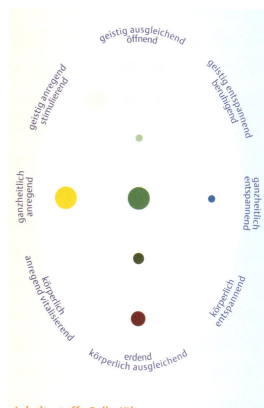

Inhaltsstoffe Salbeiöl

Monoterpenketone		30–60 % (v. a. Thujon!)
Oxide		8–15 % (v. a. 1,8-Cineol)
Monoterpene		5–15 % (v. a. Pinene, Camphen)
Sesquiterpene		5–15 %
Monoterpenole		5–10 % (v. a. Borneol)
Sesquiterpenole und Diterpenole		1–4 % in Spuren (Salviol)
Ester		2 %
Sesquiterpenoxide		bis 2 %

➤ **Stärkt das Gehirn**

Während Salbeitee relativ gut vertragen wird, ist das ätherische Salbeiöl mit seinem hohen Thujonanteil ein sehr problematisches Öl (Seite 186)! Salbeiöl ist ein Spezialist bei Wunden, hilfreich bei Entzündungen der Mund- und Rachenschleimhaut sowie bei Husten und Bronchitis. Es aktiviert den Gehirnstoffwechsel und somit die Gehirnleistung. Untersuchungen haben gezeigt, dass die Lern- und Merkfähigkeit durch die olfaktorische Anwendung von Salbeiöl zunimmt. Es aktiviert bzw. moduliert die Ausschüttung des Neurotransmitters Acetylcholin, dem Botenstoff der Vernunft, der für Logik und Gedächtnis »zuständig« ist und für eine bessere Informationsverarbeitung sorgt.

▶ Bestimmung

Botanik: strauchartiger, immergrüner, mehrjähriger Halbstrauch mit vielfach verzweigten Stielen und samtigen grau-grünen Blättern.
Herkunft: Frankreich, Italien.
Gewinnung: Wasserdampfdestillation aus dem Kraut.
Charakteristik: farblos; duftet würzig-krautig mit blumiger Note.

▶ Wirkung

Körperlich: stark antiviral, antibakteriell, antimykotisch, schleimverflüssigend und -lösend, fiebersenkend, lymph- und gallenflussanregend, östrogenähnlich, entblähend, wundheilend, zellregenerierend, gute Narbenbildung fördernd.
Psychisch: entspannend und klärend, konzentrationsfördernd, gedächtnisstärkend.

▶ Bewährte Anwendungsbereiche

- Husten und Bronchitis
- Mundschleimhautentzündung (Aphthen)
- Wundbehandlung
- Gürtelrose (Herpes zoster)
- Herpes labialis
- Fußschweiß
- klimakterisches Syndrom
- Konzentrationsstörungen

▶ Nebenwirkungen

In physiologischer Dosierung (höchstens 0,5 %, Seite 58) keine Nebenwirkungen bekannt.

! *Wie alle Öle mit einem hohen Monoterpenketongehalt (Seite 35) ist wegen der neurotoxischen und abortiven Eigenschaft Vorsicht geboten. Das Salbeiöl gehört nur in die Hand erfahrener Therapeuten.*

Salbeiöl hat jedoch schon in geringen Dosierungen, insbesondere in Mischungen, eine ausgezeichnete Wirkung. 2 bis 3 Tropfen z. B. in einer 5-ml-Grundmischung oder in einer 50-ml-Körperölmischung sind unproblematisch.

Sandelholz

Santalum album L.

Sandelholzgewächse (Santalaceae)

Sandelholz wird in Indien, Tibet und China für Schnitzereien, Tempeldekorationen und als Räucherwerk verwendet. Zudem ist es ein bedeutender Duftstoff in der Parfümindustrie.

Die Gesamtfläche der indischen Sandelholzvorkommen ist rund 12 000 Quadratkilometer groß. Um Raubbau an der Natur und Schmuggel zu vermeiden, hat die indische Regierung Gesetze erlassen und Lizenzen vergeben, die jährlichen Kontrollen unterliegen. Der Schmuggel von Sandelholz wird streng bestraft.

Viele aromatisch duftende Hölzer von verschiedenen Baumarten werden als »Sandelholz« bezeichnet, aber nur *Santalum album,* das »Ostindische Sandelholz«, gilt als echtes Sandelholz (vgl. Amyris, Seite 77).

▶ Für Seelenfrieden und Ausstrahlung

Der Gebrauch von Sandelholzöl lässt sich anhand alter Aufzeichnungen bis 3 500 v. Chr. zurückverfolgen. Heute ist es wegen seines angenehm süßen, balsamischen Holzduftes und seiner wertvollen Fixiereigenschaft in über 80 Prozent aller Parfüms enthalten.

Der Sandelholzduft ist wohl der indischste aller Düfte. Sandelholz wird in der ältesten Sanskrit-Literatur als »königlich« gepriesen. Die ayurvedische Ansicht, dass der milde Duft zu größerem Seelenfrieden verhelfe, bestätigt die Erfahrung ebenso wie ein Blick auf die Inhaltsstoffe. Sandelholzöl wirkt neurologisch reizmindernd – ähnlich wie ein Neuroleptikum, aber

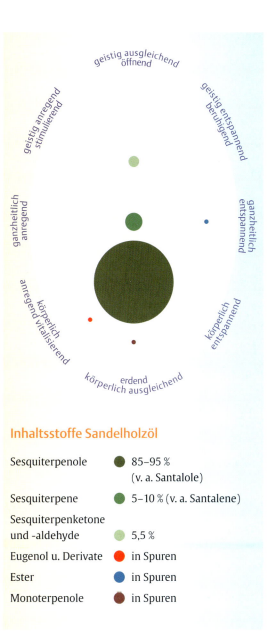

Inhaltsstoffe Sandelholzöl

Sesquiterpenole	●	85–95 % (v. a. Santalole)
Sesquiterpene	●	5–10 % (v. a. Santalene)
Sesquiterpenketone und -aldehyde	●	5,5 %
Eugenol u. Derivate	●	in Spuren
Ester	●	in Spuren
Monoterpenole	●	in Spuren

Hier wirkt das Öl mild regulierend sowohl auf Sexual- als auch auf Stresshormone. Hieran ist der starke Pheromoncharakter des Duftes nicht ganz unschuldig. Er imitiert ein wenig den Intimgeruch von Mann und Frau sowie den Achselschweiß des Mannes. Diese duftenden Botschafter der Intimität scheinen Menschen aller Altersstufen und unabhängig vom Geschlecht tief zu berühren.

In der Aromatherapie ist das Sandelholzöl zudem bedeutsam wegen seiner desinfizierenden Wirkung auf das Zahnfleisch und auf die Schleimhäute des Urogenitalsystems. Daneben ist es ein sehr wirksames Hautpflegeöl.

Bei Sandelholzöl zeigt sich besonders deutlich, dass der Übergang vom körperlich und psychisch wirkenden Heilmittel zu den Kosmetika, Parfüms und Aphrodisiaka durchaus fließend sein kann.

▶ Bestimmung

Botanik: bis zu 4,50 m hoher immergrüner Baum, der in den Monaten März, April und September, Oktober üppig blüht. Als Halbschmarotzer nimmt er seine Nährstoffe über die Wurzeln anderer Pflanzen auf, deshalb ist es schwierig, ihn zu kultivieren.
Herkunft: Ostindien.
Gewinnung: Wasserdampfdestillation des Kernholzes reifer, über 30-jähriger Bäume mit Wurzeln; 20 kg ergeben 1 kg ätherisches Öl.
Charakteristik: farblos bis hellgelb, viskos (zähflüssig); duftet süß balsamisch, holzig, mit leicht urinösem Unterton.

▶ Wirkung

Körperlich: antibakteriell, schwach antimykotisch, antiseptisch (desinfizierend), entzündungshemmend, stoffwechselanregend, lymphflussanregend, venentonisierend, hormonmodulierend, hautregenerierend, ausgleichend.
Psychisch: stärkend, aufrichtend, harmonisierend, reizmindernd, aphrodisierend.

ohne Nebenwirkungen. Nicht nur in der ayurvedischen, sondern auch in der tibetischen Medizin wurde Sandelholz bei mentalen Störungen und emotionaler Instabilität eingesetzt. Es diente auch der Unterstützung sinnlicher Reize und der Erotik. Die seltenen Santalole haben wohl einen direkten Angriffspunkt auf die Hypophyse (die Steuerzentrale der Hormondrüsen, Seite 12).

➤ Bewährte Anwendungsbereiche

- Kopfschmerzen
- Lymphstau
- Zahnfleischentzündung
- Hautpflege
- Pilzerkrankung (Candida-albicans-Mykosen)
- Intimpflege
- prämenstruelles Syndrom
- schmerzhafte Regelblutung (Dysmenorrhöe)
- klimakterisches Syndrom
- Libidoverlust
- Stress
- Schlafstörungen
- Hyperaktivität
- Stimmungsschwankungen

➤ Nebenwirkungen

Keine Nebenwirkungen bekannt.

Schafgarbe

Achillea millefolium L.

Doldengewächse (Apiaceae)
Volksnamen: Grillenkraut, Gänsezungen, Tausendblatt, Schafrippl, Kachelkraut, Venusbraue, Bauchwehkraut, Heil aller Schäden

Anspruchslos und widerstandsfähig, wächst die Schafgarbe in ganz Europa auf Wiesen, an Weg- und Feldrändern.

Sie ist eine wichtige Heilpflanze in der Volksmedizin. Ihr Name leitet sich vom althochdeutschen *garwe* ab, was so viel wie »Gesundmacher« bedeutet. Als »Tausendblättriges Soldatenkraut« *(Herba militaris)* wird sie bereits um 50 n. Chr. von Pedanius Dioskorides erwähnt, einem griechischen Arzt und Autor eines fünfbändigen Heilkräuterwerks. Denn wegen der wundheilenden und blutstillenden Wirkung wurde diese Heilpflanze bei Kriegern und Soldaten zur Wundbehandlung eingesetzt. In mittelalterlichen Schriften wird die Schafgarbe auch bei Zahnschmerzen, Verdauungsbeschwerden, Koliken und Frauenleiden empfohlen.

Die Pflanze enthält neben den ätherischen Ölen vor allem Bitterstoffe, ist also ein aromati-

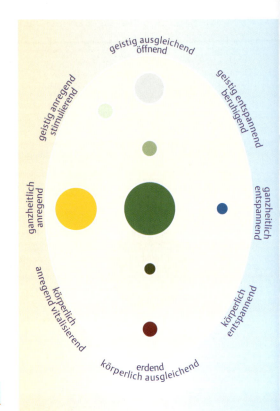

Inhaltsstoffe Schafgarbenöl

Sesquiterpene	30–50 % (v. a. Chamazulen)
Monoterpene	20–30 % (v. a. Pinene, Sabinen)
Monoterpenketone	10–20 % (v. a. Borneon = Kampfer)
Sesquiterpenketone	bis 9 % (v. a. Artemisiaketon)
Monoterpenole	8 % (v. a. Terpinen-4-ol)
Oxide	4–10 % (v. a. 1,8-Cineol)
Sesquiterpenole	5 % (v. a. Nerolidol)
Ester	3 %

sches Bittermittel (Aromaticum amarum) mit einer großen Wirksamkeit auf den Verdauungstrakt. Daher der Volksname »Bauchwehkraut«. Das ätherische Öl hat diese Wirkungen nicht!

➤ »Heil aller Schäden«

Die große Stärke des Schafgarbenöls liegt in seiner entzündungshemmenden Wirkung. Es hat eine ungewöhnliche Inhaltsstoffkombination, die es zu einem ausgezeichneten Heil- und Hautöl macht.

Sein hoher Gehalt an Chamazulen gibt diesem Öl die tiefblaue Farbe, ähnlich wie bei der Kamille blau (Seite 114).

➤ Bestimmung

Botanik: Pflanze mit zart gefiederten Blättern, deren Form an Augenbrauen erinnern; die Farbe ihrer Doldenblüten variiert von weiß bis zu einem kräftigen Rosa.
Herkunft: Ungarn.
Gewinnung: Wasserdampfdestillation des blühenden Krautes. 600 kg ergeben 1 kg ätherisches Öl.
Charakteristik: blau; duftet krautig, leicht muffig, an Kamille erinnernd.

➤ Wirkung

Körperlich: entzündungshemmend, antiseptisch (desinfizierend), wundheilend, narbenbildend, entkrampfend, entspannend.
Psychisch: anregend, stärkend.

➤ Bewährte Anwendungsbereiche

- Schnupfen
- Nervenentzündung
- Nervenschmerzen
- Sehnenscheidenentzündung (Tendinitis)
- Verstauchungen, Verrenkungen
- frische und schlecht heilende Wunden

➤ Nebenwirkungen

In geringer Dosierung (0,5%ig) und bei äußerlicher Anwendung keine Nebenwirkungen bekannt.

Styrax

Liquidambar orientalis Pococke

Zaubernussgewächse (Hamamelidaceae)
Volksnamen: Orientalischer Amberbaum, Storax, Christholz

Das Harz des ebenholzartigen Baumes Styrax (oder Storax) war im alten Ägypten einer der begehrtesten Duftstoffe – die Ägypter glaubten, dass er göttlichen Ursprungs sei. Styrax gehörte angeblich zu den acht Räucherdüften, die Moses beim Auszug aus Ägypten mitnahm. In der orthodoxen Kirche werden Borke und Holz des Styraxbaumes als »Christholz« (öltränkte Holzkohle) zu rituellen Räucherungen verwendet.

Das Harz hat auch in unserer Zeit als Ingredienz von Räucherwerken nichts von seiner Beliebtheit verloren.

➤ Heilsamer Wohlgeruch

Styrax-Balsam wirkt stark antiseptisch, er fördert die Regeneration von verletztem Gewebe und ist ausgesprochen hautpflegend. Am häufigsten verwendet man ihn bei Erkältungskrankheiten und Bronchitis. In China setzt man Styrax-Balsam ein, um zähen Schleim und Schmerzen in der Brust zu lösen.

Die Stärke des Öls liegt auch in seinem wunderbaren Duft begründet: Er macht jede Husten- und Erkältungsmischung zu einem wohlriechenden Heilmittel. Kinder reagieren besonders positiv auf Hustenmischungen mit Styrax-Balsam, da sie ein Gefühl von Geborgenheit und Sicherheit vermitteln. Dieser Duft »zum Verlieben« ist Balsam für die Seele – und für die Haut jeden Alters ein gutes Pflegeöl.

▶ Bestimmung

Botanik: bis zu 20 m hoher Baum mit kräftiger Rinde. Wird die Rinde verletzt, tritt ein Sekret von honigartiger Konsistenz aus, das in getrockneter Form auch als Räucherwerk begehrt ist.
Herkunft: Honduras, Türkei.
Gewinnung: Wasserdampfdestillation aus dem Harz.
Charakteristik: farblos; duftet harzig, balsamisch, zart-blumig, an Narzissen und Flieder erinnernd.

▶ Wirkung

Körperlich: antiseptisch (desinfizierend), entzündungshemmend, epithelisierend, granulationsfördernd, wundheilend, auswurffördernd, mild schleimlösend, antiparasitär (bei Krätzmilben).
Psychisch: entspannend, angstlösend.

▶ Bewährte Anwendungsbereiche

- Erkältungskrankheiten
- Husten und Bronchitis, v. a. bei Kindern
- infizierte und schlecht heilende Wunden
- Unterschenkelgeschwür (Ulcus cruris)
- Hautpflege
- Wundliegen (Dekubitus), Prophylaxe
- Akne
- Frostbeulen
- Krätzmilben (Skabies)
- Stress
- Kummer, Trauer

▶ Nebenwirkungen

Keine Nebenwirkungen bekannt.

Tea-Tree

Melaleuca alternifolia Maiden
Myrtengewächse (Myrtaceae)
Volksnamen: Teebaum, Paper bark tree

Der Teebaum stammt ursprünglich aus dem sumpfigen Buschland von New South Wales in Australien. Er ist ein sehr widerstandsfähiger Baum, der wirksame Inhaltsstoffe gegen seine natürlichen Feinde entwickelt hat.

Um den Weltmarktbedarf an ätherischen Ölen zu decken, wurden große Plantagen angelegt, in denen der Baum strauchartig gehalten wird, um die maschinelle Ernte zu erleichtern.

Die australischen Ureinwohner, die Aborigines, haben eine jahrtausendealte naturheilkundliche Tradition. Ihr großes Wissen um die Heilwirkung der Blätter des Melaleucabaumes gaben sie in Erzählungen und Gesängen weiter. Auch Captain James Cook und seine Mannschaft, die während einer ihrer Forschungsreisen nach Australien kamen, profitierten von diesem Wissen und nannten den Baum einfach – gemäß seiner Verwendung – *tea tree* (Teebaum).

▶ Öl für alle Fälle

Wie bei vielen ätherischen Ölen kann auch beim Tea-Tree-Öl die chemische Zusammensetzung und damit die jeweilige Wirkung variieren. Die Schwankung der Inhaltsstoffe hängt von Standort und Erntezeit ab: Mal enthält Tea-Tree-Öl bis zu 60 %, mal nur 3 % Cineol (Oxid), im australischen Winter geerntete Blätter und Zweige enthalten mehr Cineol als im Sommer geerntete.

Inhaltsstoffe Styrax-Balsam

Vorrangig:

Aromatische Ester	● z. B. Benzylester, Zimtsäureester
und aromat. Alkohole	z. B. Zimtalkohol, Benzylalkohol
Aromatische Aldehyde	● z. B. Vanillin
und aromat. Säuren	z. B. Benzoesäure

Inzwischen ist Tea-Tree-Öl eines der am längsten und besten erforschten ätherischen Öle. Dass seine antibakteriellen Eigenschaften besonders gut dokumentiert sind, hat viel zur Popularität dieses Öls beigetragen – die therapeutische Wirkung ist zweifellos ausgezeichnet, sollte jedoch nicht überbewertet werden.

In diesem Steckbrief wird die Wirkungsweise eines cineolarmen und Terpinen-4-ol-reichen Melaleuka-alternifolia-Öls beschrieben. Es hat sich sehr bewährt bei unkomplizierten Infekten der Harnwege und als Begleittherapie zur Antibiotikabehandlung. Dafür verantwortlich ist die Kombination aus Monoterpenolen und Monoterpenen im Verhältnis von ungefähr 1:1.

Durch seine antibakteriellen und hautregenerierenden Eigenschaften ist Tea-Tree-Öl sehr wirksam bei schlecht heilenden Wunden, da es den Heilungsprozess fördert und das gesunde Gewebe nicht schädigt. Die Praxis hat gezeigt, dass sich zur erfolgreichen Behandlung von Pilz- und Viruserkrankungen mit Tea-Tree-Öl Mischungen mit anderen ätherischen Ölen empfehlen, die ihre spezifischen Stärken einbringen.

Bei Mückenstichen pur punktuell aufgetragen, bewirkt das Öl wahre Wunder: Der Juckreiz lässt sehr schnell nach.

Tea-Tree-Öl wird meist nur von der medizinisch-körperlichen Seite betrachtet. Ein Blick auf die Inhaltsstoffe zeigt aber, dass es durchaus eine psychische Wirkung hat, obwohl sein Geruch für manche Menschen gewöhnungsbedürftig ist.

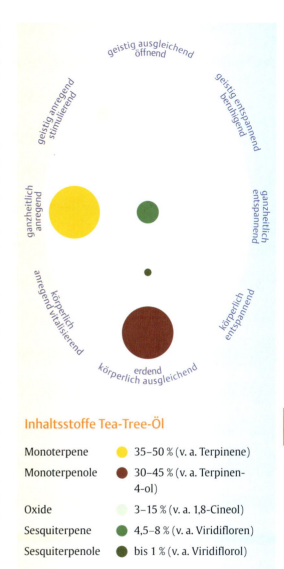

Inhaltsstoffe Tea-Tree-Öl

Monoterpene	🟡	35–50 % (v. a. Terpinene)
Monoterpenole	🟤	30–45 % (v. a. Terpinen-4-ol)
Oxide	⚪	3–15 % (v. a. 1,8-Cineol)
Sesquiterpene	🟢	4,5–8 % (v. a. Viridifloren)
Sesquiterpenole	🟢	bis 1 % (v. a. Viridiflorol)

▶ Bestimmung

Botanik: immergrüner, robuster, schnell wachsender Baum, der bis zu 8 m hoch werden kann, im Anbau strauchartig gehalten bis 1,50 m Höhe; schmale, lanzettenförmige, leuchtend hellgrüne Blätter und weißliche Blüten, die einen intensiven, aromatischen Duft verströmen; die Rinde ist papierartig, weshalb er auch *Paper bark (tea) tree* genannt wird.

Herkunft: Neusüdwales/Australien, inzwischen auch in Südafrika, Angola, Indien und Malaysia.

Gewinnung: Wasserdampfdestillation der jungen Zweige und Blätter. 70 kg ergeben 1 kg ätherisches Öl.

Charakteristik: farblos bis hellgelb; duftet krautig, streng, mit einer würzigen Note, die an Majoran erinnert.

▶ Wirkung

Körperlich: antibakteriell mit breitem Wirkungsspektrum (grampositive Staphylokokken,

Proteus vulgaris und andere Enterobakterien), antiviral, antimykotisch (Candida albicans, Trichomonaden), antiseptisch (desinfizierend), entzündungshemmend, abwehrsteigernd, schmerzlindernd, durchblutungsfördernd, aquaretisch (entwässernd, siehe Anmerkung), hautregenerierend, juckreizstillend (v. a. bei Insektenstichen), insektenabweisend.
Psychisch: stabilisierend, vitalisierend.

▶ Bewährte Anwendungsbereiche

- Mundpflege
- Zahnfleischentzündung, Aphthen
- Akne
- Wunden
- Wundliegen (Dekubitus), Prophylaxe
- Vaginalpilz (genitale Kandidose)
- Fußpilz
- Insektenabwehr
- Juckreiz
- Kopfläuse
- Unterschenkelgeschwür (Ulcus cruris)
- Hämorrhoiden
- Harnwegsentzündung
- Wochenfluss
- Schwäche, Erschöpfung

▶ Nebenwirkungen

In physiologischer Dosierung (1 %) keine Nebenwirkungen bekannt.

! *Häufig wird Tea-Tree-Öl als besonders hautfreundlich beschrieben. Wird es jedoch über einen längeren Zeitraum in höherer Dosierung äußerlich angewendet, trocknet die Haut aus. Die Erfahrung hat gezeigt, dass dieser Erscheinung durch eine Kombination mit Lavendel-fein-Öl vorgebeugt werden kann.*
Die immer häufigeren Meldungen über eine allergisierende Wirkung von Tea-Tree-Öl sind in der Regel zurückzuführen auf zu häufigen und zu langen Gebrauch, auf Oxidation durch unsachgemäße Aufbewahrung oder auf schlechte Qualität durch nicht fachgerechte Destillation.

▶ Anmerkung

Das Monoterpenol Terpinen-4-ol wirkt entgiftend und harntreibend, ohne dabei aber Mineralstoffe (Elektrolyte) auszuschwemmen. Diese besondere Eigenschaft, die es synthetischen Diuretika voraus hat, nennt man aquaretisch.

Thymian

Thymus vulgaris L.

Lippenblütengewächse (Lamiaceae)

Siehe Thymian Linalool (Seite 193), Thymian Thujanol (Seite 194) und Thymian Thymol (Seite 195).

Wer denkt beim Duft des Thymians nicht an Sonne, Wärme, Mittelmeer? Aber die große Thymianfamilie besiedelt mit ungefähr 150 Arten weite Teile Europas, bis hinauf nach Island und Grönland, auch in Afrika, auf der Balkanhalbinsel und in dem sich daran anschließenden Orient wachsen Thymianarten.

Die Art Thymus vulgaris ist botanisch eine charakteristische Einheit und in ihrem Erbgut vollkommen stabil. Für die landwirtschaftliche Nutzung muss dies beachtet werden, da sich Thymian an unterschiedliche ökologische Bedingungen anpasst und dabei jeweils andere Chemotypen (Seite 25) ausbildet.

So entstehen Populationen derselben Thymianart, die sich voneinander jedoch durch die chemische Natur ihrer ätherischen Öle (Chemotyp) unterscheiden – mit entsprechend unterschiedlichen Aromen und Eigenschaften. Je nach geografischer Region, Klima, Boden, Höhenlage, Sonneneinstrahlung und anderen lokalen Bedingungen ist das ätherische Öl von Thymus vulgaris in den prozentualen Anteilen seiner Komponenten sehr variabel.

In Mittel- und Südeuropa findet man auf dem dichten Kalkgestein von Hügeln und Hochebenen nur den Chemotyp Thymol, auf tiefer gelegenen feuchten Mergelböden die Chemotypen

Thujanol-4 und Linalool. In den nördlichen Teilen Europas ist am häufigsten der Chemotyp Linalool anzutreffen.

Die Hauptkomponente der Inhaltsstoffe, die den jeweiligen Chemotyp bedingt, bestimmt die Wirkung des therapeutisch eingesetzten Thymianöls. Deshalb verwendet man nicht einfach »Thymianöl«, sondern das ätherische Öl von Thymian eines bestimmten Chemotyps, also z. B. Thymian CT Linalool.

Thymian Linalool

Thymus vulgaris L. CT Linalool

Lippenblütengewächse (Lamiaceae)
Volksnamen: Milder Thymian, Zitronenthymian

➤ Der Kinderthymian

Das ätherische Öl des Thymian CT Linalool wirkt sehr mild auf Haut und Schleimhaut. Es kann als abwehrsteigerndes Öl zur Immunstimulation bei Kindern angewendet werden. Die Kombination seiner Inhaltsstoffe macht es zu einem sanften, aber stark wirksamen Öl, sowohl im Hals-Nasen-Ohren- als auch im urologischen Bereich.

Außerdem ist es ein ideales Nerventonikum, das seelische und körperliche Abwehrkräfte stärkt. Es ist gut für Menschen, die schnell den Mut verlieren, die Schultern hängen lassen und mit dem Gefühl kämpfen, »das schaffe ich doch nicht«. Wenn Kinder introvertiert sind, sich unverstanden fühlen und auf Grund familiärer Probleme seelisch leiden, dann gibt ihnen die stimmungsaufhellende und stimulierende Eigenschaft dieses Öls neue Kraft und Energie.

➤ Bestimmung

Botanik: Zwergstrauch mit vierkantigen Stängeln und wenige Millimeter großen Blättern; ährenförmiger Blütenstand mit rosa, blasspurpurnen oder weißen Blüten; Blütezeit Mai bis Juli.
Herkunft: Frankreich, Spanien.

Gewinnung: Wasserdampfdestillation des blühenden Krautes.
Charakteristik: klar; duftet zitronig-würzig.

➤ Wirkung

Körperlich: antibakteriell, antiviral, antimykotisch, immunstimulierend, herz- und kreislaufstärkend, entkrampfend, hautpflegend.
Psychisch: ausgleichend, stimmungsaufhellend, vitalisierend, stärkend, konzentrationsfördernd.

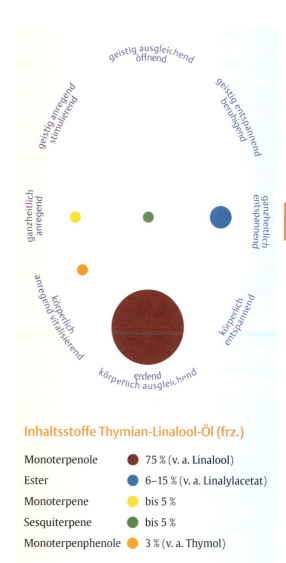

Inhaltsstoffe Thymian-Linalool-Öl (frz.)

Monoterpenole	🔴	75 % (v. a. Linalool)
Ester	🔵	6–15 % (v. a. Linalylacetat)
Monoterpene	🟡	bis 5 %
Sesquiterpene	🟢	bis 5 %
Monoterpenphenole	🟠	3 % (v. a. Thymol)

▶ Bewährte Anwendungsbereiche

- Erkältungskrankheiten
- spastischer Husten
- Mittelohrentzündung (Otitis media)
- geschwächtes Immunsystem
- Verdauungsbeschwerden
- Blasenentzündung
- Hautpflege
- Wundliegen (Dekubitus), Prophylaxe
- Soor
- Windeldermatitis
- Vaginalpilz (genitale Kandidose)
- Konzentrationsprobleme
- Mutlosigkeit

▶ Nebenwirkungen

Keine Nebenwirkungen bekannt.

▶ Anmerkung

Je nach Herkunftsland ist dieses Öl mehr oder weniger reich an Linalool – das französische Öl enthält ca. 75 %, das spanische 30 bis 40 %. Deshalb ist vor der Anwendung darauf zu achten, aus welchem Land das ätherische Öl kommt.

Thymian Thujanol

Thymus vulgaris L. CT Thujanol-4

Lippenblütengewächse (Lamiaceae)

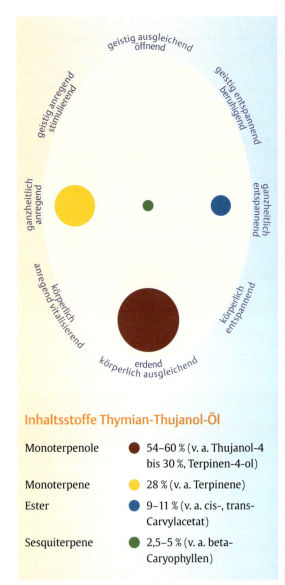

Inhaltsstoffe Thymian-Thujanol-Öl

Monoterpenole	● 54–60 % (v. a. Thujanol-4 bis 30 %, Terpinen-4-ol)
Monoterpene	● 28 % (v. a. Terpinene)
Ester	● 9–11 % (v. a. cis-, trans-Carvylacetat)
Sesquiterpene	● 2,5–5 % (v. a. beta-Caryophyllen)

Thymian vulgaris des Chemotyps Thujanol-4 ist sehr viel weniger verbreitet und weit schwieriger anzubauen als die Chemotypen Linalool oder Thymol.

In wenigen Regionen am Fuße der französischen Pyrenäen wächst diese Thymianart wild und wird auch dort zur Destillation geerntet. Während die Kulturen des Thymians vom Chemotyp Thymol eine Lebensdauer von acht bis zehn Jahren haben, können die Pflanzen des Chemotyps Thujanol bereits nach drei Jahren verkümmern. Das macht das Öl dieser seltenen, empfindlichen Pflanze so teuer.

▶ Stark gegen Chlamydien-Infektionen

Der ungewöhnlich hohe Anteil des ringförmigen Alkohols Thujanol-4 und anderer Monoterpenole macht dieses Öl zu einem Spezialisten gegen Chlamydien-Infektionen. Auch bei gynäkologischen Infektionen mit Candida albicans und mit

Streptococcus B, die oft rezidivieren, ist Thymian Thujanol sehr wirksam, ohne die Schleimhaut anzugreifen. Auch bei viralen und bakteriellen Infektionen der Harnwege, der Haut, des Verdauungsapparates und der Atemwege ist dieses Öl hochwirksam. Es wirkt außerdem auf die Leberzellen und das Immunsystem (Erhöhung des IgA). Seine starke immunmodulierende Eigenschaft unterstützt den Heilungsprozess.

Da es sehr mild auf Haut und Schleimhaut ist, kann es in jeder Form verwendet werden – bei Kindern wie bei Erwachsenen und vor allem bei der Altershaut. Das Öl kann sowohl in Kapseln als auch tropfenweise in einem fetten Öl oder einem pflanzlichen Emulgator gelöst (Solubol, Seite 236) innerlich oder als Vaginalzäpfchen verabreicht werden.

➤ Bestimmung

Botanik: Zwergstrauch mit vierkantigen Stängeln und wenige Millimeter großen Blättern; ährenförmiger Blütenstand mit rosa, blasspurpurnen oder weißen Blüten; Blütezeit Mai bis Juli.
Herkunft: französische Pyrenäen.
Gewinnung: Wasserdampfdestillation des blühenden Krautes.
Charakteristik: hell; duftet krautig, würzig.

➤ Wirkung

Körperlich: antibakteriell (Chlamydien), stark antiviral, antimykotisch, entzündungshemmend, schmerzstillend, leberzellenstimulierend, stark immunstärkend, entkrampfend.
Psychisch: nervenstärkend und ausgleichend.

➤ Bewährte Anwendungsbereiche

- Erkältungskrankheiten
- Bronchitis
- Mittelohrentzündung (Otitis media)
- Mundschleimhautentzündung (Stomatitis)
- Blasenentzündung
- Leberschwäche
- Dermatitis
- Pilzerkrankung (Candida-albicans-Mykosen)
- Chlamydien-Infektion
- Arthrose
- Arthritis
- Sehnenscheidenentzündung (Tendinitis)
- allgemeine Schwäche (Asthenie)

➤ Nebenwirkungen

Keine Nebenwirkungen bekannt.

Thymian Thymol

Thymus vulgaris L. CT Thymol

Lippenblütengewächse (Lamiaceae)
Volksnamen: Roter Thymian, Echter Thymian

➤ Ein überragendes Antiseptikum

Thymianöl CT Thymol übertrifft mit seiner vorzüglichen keimtötenden Wirkung viele andere Antiseptika (keimtötende Mittel) und ist deshalb oft in Desinfektionsseifen enthalten.

Prof. J. Pellecuer von der Pharmazeutischen Fakultät der Universität Montpellier erforschte die keimtötende Wirkung der ätherischen Öle. Er fand heraus, dass mehrere ätherische Öle in verschiedenen Konzentrationen imstande sind, jegliches Wachstum von Mikroben zu unterdrücken. Von überragender Bedeutung war dabei Thymian Thymol, das noch in tausendfacher Verdünnung wirksam ist. (Pellecuer 1976)

Der Inhaltsstoff Thymol (Seite 39) hat enorme Desinfektionskraft – er übertrifft darin das synthetisch hergestellte Phenol (als Karbol berühmt und berüchtigt) um das 25fache.

Infolge seiner hohen Anteile an Monoterpenphenolen und Monoterpenen wirkt dieses Öl sehr schmerzstillend und entzündungshemmend. Auch bei der Behandlung von Atemwegserkrankungen zeigt es seine besondere Stärke.

➤ Bestimmung

Botanik: Zwergstrauch mit vierkantigen Stängeln und wenige Millimeter großen Blättern; ährenförmiger Blütenstand mit rosa, blasspurpurnen oder weißen Blüten; Blütezeit Mai bis Juli.
Herkunft: Südfrankreich, Spanien, Marokko, Türkei und Nordamerika.
Gewinnung: Wasserdampfdestillation des blühenden Krautes. 120 kg ergeben 1 kg Öl.
Charakteristik: rötlich; duftet scharf-würzig.

➤ Wirkung

Körperlich: antibakteriell (Escherichia coli und Streptococcus B), antimykotisch, stark antiseptisch (desinfizierend), entzündungshemmend, immunstimulierend, schleimlösend, auswurffördernd, bronchiospasmolytisch (bronchienentkrampfend), durchblutungsfördernd, blutdruckanregend, erwärmend, verdauungsfördernd, appetitanregend, schmerzstillend, anästhesierend, allgemein tonisierend.
Psychisch: mobilisierend, stärkend.

➤ Bewährte Anwendungsbereiche

- Erkältungskrankheiten, auch vorbeugend
- Bronchitis
- bakterielle Angina
- Insektenabwehr
- Fußpilz
- Muskelverspannungen
- Gelenkschmerzen
- Arthrose
- Blasenentzündung
- allgemeine Schwäche (Asthenie)

➤ Nebenwirkungen

! Thymianöl CT Thymol ist sehr hilfreich, muss jedoch mit großer Umsicht verwendet werden; der Gebrauch setzt Fachkenntnisse voraus. Es sollte in höherer Dosierung (über 1%) nur bei Erwachsenen und Heranwachsenden verwendet werden; bei Schwangeren (wegen der uterustonisierenden Wirkung), Kleinkindern und Menschen mit zarter Haut ist Vorsicht geboten. Da Thymian-Thymol-Öl auch in hoher Verdünnung sehr wirksam ist, genügt eine niedrige Dosierung: 1 bis 2 Tropfen in einer 1%igen Bronchialmischung (Seite 58) sind völlig unproblematisch. Pur angewendet kann es haut- und schleimhautreizend sein.
Häufig wird von hepatotoxischer Wirkung berichtet, die jedoch nur bei längerer Einnahme des Öls in Kapselform auftritt, wie es in der französischen Aromatherapie gehandhabt wird.

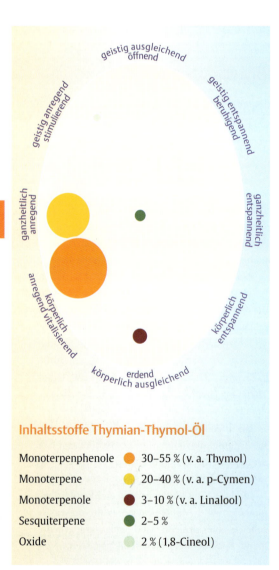

Inhaltsstoffe Thymian-Thymol-Öl

Monoterpenphenole	🟠	30–55% (v. a. Thymol)
Monoterpene	🟡	20–40% (v. a. p-Cymen)
Monoterpenole	🔴	3–10% (v. a. Linalool)
Sesquiterpene	🟢	2–5%
Oxide	⚪	2% (1,8-Cineol)

Thymian Mastichina

Thymus mastichina

Lippenblütengewächse (Lamiaceae)
Volksnamen: Spanischer Wilder Majoran, Spanischer Waldmajoran

Thymus mastichina ist eine eigene Thymianart und mit Thymus vulgaris (ab Seite 192) nicht vergleichbar!

Er wächst auf der iberischen Halbinsel wild, wird aber dort seit vielen Jahrzehnten auch angebaut und destilliert. In Spanien wird das Öl unter dem Namen »Spanischer Waldmajoran« verkauft. Sein würziger, eukalyptusartiger Duft erinnert tatsächlich an Majoran.

▶ Spezialist für Atemwegserkrankungen

Thymian-Mastichina-Öl ist hochwirksam, dabei ausgesprochen sanft und von großer Verträglichkeit.

Die Kombination von Cineol und dem hohen Anteil an Monoterpenolen macht es zu einem Spezialisten bei der Behandlung aller Krankheiten der Atemwege – vor allem bei Kindern, sowohl in Form von Brust- und Fußeinreibungen als auch über fein zerstäubte Aerosole in der Raumluft. In der Geriatrie hat sich das Öl ebenfalls bewährt, zumal das Immunsystem und die Gehirnleistung gestärkt werden.

Es ist bedauerlich, dass dieses besonders fein duftende und hochwirksame Thymianöl nur selten im Handel angeboten wird.

▶ Bestimmung

Botanik: bis 40 cm hoher, immergrüner Halbstrauch, stark verästelt, mit feinen, zartrosafarbenen Blüten.
Herkunft: Spanien.
Gewinnung: Wasserdampfdestillation aus den trockenen, blühenden Spitzen des Krautes.
Charakteristik: farblos; duftet eukalyptusartig, blumig, krautig-frisch.

▶ Wirkung

Körperlich: stark antibakteriell, antiviral, antiseptisch (desinfizierend), schleimverflüssigend und -lösend, expektorierend (auswurffördernd),

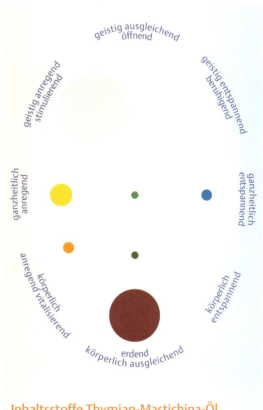

Inhaltsstoffe Thymian-Mastichina-Öl

Oxide		50–65 % (v. a. 1,8-Cineol)
Monoterpenole		30–40 % (v. a. Linalool)
Monoterpene		9–14 % (v. a. Pinene, Terpinolen)
Ester		bis 5 % (v. a. Terpinylacetat)
Monoterpenketone		bis 4 % (v. a. Borneon = Kampfer)
Monoterpenphenole		unter 4 % (Carvacrol)
Sesquiterpene		1–2 %
Sesquiterpenole		1–2 %

immunstimulierend, hautpflegend, hautstoffwechselanregend, tonisierend.
Psychisch: geistig anregend, belebend.

▶ Bewährte Anwendungsbereiche

- Erkältungskrankheiten
- Stirn- und Nasennebenhöhlenentzündung (Sinusitis)
- Angina
- Bronchitis
- Mittelohrentzündung (Otitis media)
- Kehlkopfentzündung (Laryngitis)
- Lungenentzündung (Pneumonie)
- Atembeschwerden wg. langer Bettlägerigkeit
- Geschwächtes Immunsystem
- Raumluftdesinfektion
- Hautpflege
- Geistige Erschöpfung

▶ Nebenwirkungen

Keine Nebenwirkungen bekannt.

Tonka

Dipteryx odorata Wild
Schmetterlingsblütengewächse (Fabaceae)
Volksnamen: Coumarouma

▶ Ein Duft, der Erinnerungen weckt

Wie soll man den Duft der Tonkabohnen beschreiben? Es ist nicht Zimt, nicht Nelke, nicht Kardamom, nicht Vanille … und doch hat man das Gefühl, von all diesen Düften umgeben zu sein. Weihnachtliche Bilder mit Plätzchen und Stollen tauchen vor dem inneren Auge auf, eine Ahnung von Marzipan und Karamell. Der Duft weckt aber auch Erinnerungen an glückliche Sommertage, bunte Blumenwiesen, Heu, dazu ein Hauch von Frühling mit Waldmeister und Klee … Diesen »Duft voll schöner Erinnerungen« findet man im Tonka-Extrakt-Öl wieder.

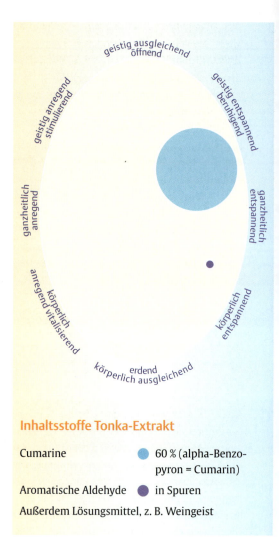

Inhaltsstoffe Tonka-Extrakt

| Cumarine | ● | 60 % (alpha-Benzopyron = Cumarin) |
| Aromatische Aldehyde | ● | in Spuren |

Außerdem Lösungsmittel, z. B. Weingeist

Das Öl enthält überwiegend Cumarine (die restlichen Inhaltsstoffe sind Lösungsmittel, z. B. Weingeist). Cumarine verleihen dem Waldmeister und anderen Pflanzen schon in Spuren den typischen Frühlings- und Sommerduft, in höherer Konzentration vermitteln sie den typischen Gewürz- und Weihnachtsduft.

Die große Stärke des Tonka-Extrakt-Öls ist der »vertraute« Duft, der das Gefühl von Geborgenheit und Sicherheit vermittelt und dadurch mild angstlösend wirkt. Der hohe Cumarinanteil wirkt extrem entspannend auf das zentrale Nervensystem und die nachgeordnete Muskulatur.

Das Öl reguliert sanft den Serotoninhaushalt, wirkt deshalb schlaffördernd und schmerzlindernd, auch bei chronischen Schmerzen. Es wird inzwischen in vielen Krankenhäusern erfolgreich in Schmerzmischungen eingesetzt.

Tonka-Extrakt ist ideal in Heilmischungen, die einen wohltuend sinnlichen Duft haben sollen. Er gehört zu den schmerzlindernden und lymphentstauenden Ölen, die am besten duften.

➤ Bestimmung

Botanik: 20 bis 25 m hoher Waldbaum, aus dessen Samen (Bohnen) man den Extrakt gewinnt.
Herkunft: Brasilien, Venezuela, Guayana, Asien und Afrika (Nigeria).
Gewinnung: Extraktion der gemahlenen Tonkabohnen mit Trinkbranntwein.
Charakteristik: bräunlich, flüssig; duftet warm, würzig, an Mandeln erinnernd.

➤ Wirkung

Körperlich: entzündungshemmend, lymphflussanregend, durchblutungsfördernd, erwärmend, schmerzlindernd, stark entkrampfend, entspannend, schlaffördernd, hormonmodulierend, hautregenerierend.
Psychisch: stimmungsaufhellend, ausgleichend-belebend, mild angstlösend, aphrodisierend.

➤ Bewährte Anwendungsbereiche

- Bauchschmerzen
- Hexenschuss (Lumbalgie)
- rheumatische Beschwerden
- Arthritis der kleinen Gelenke
- chronische Schmerzen
- Lymphstau
- Cellulite
- Stress
- Schlafstörungen
- depressive Verstimmungen
- Ängste
- Trauer

➤ Nebenwirkungen

Keine Nebenwirkungen bekannt.

Das Cumarin alpha-Benzopyron im Tonka-Extrakt ist kein Furocumarin und wikt deshalb nicht photosensibilisierend (Seite 41).

Tuberose

Polianthes tuberosa L.

Amaryllisgewächse (Amaryllaceae)
Volksnamen: Nachthyazinthe

In Malaysia nennt man die Tuberose »Herrin der Nacht«, weil sie ihren Duft vor allem nachts verströmt. Die Pflanze ist nicht verwandt mit der Rose – ihr Name kommt von engl. *tuber* = Knolle.

Ihre strahlend weißen Blüten müssen vor Sonnenaufgang gepflückt werden, um eines der teuersten ätherischen Öle zu gewinnen.

➤ Entspannung für Körper und Geist

Wenn man das Gefühl hat, den Boden unter den Füßen zu verlieren, wenn das destruktive Gefühl »mir stinkt's« sehr stark ist und man sich systematisch den schönen Seiten des Lebens verschließt, dann kann Tuberosenöl schnell und wirksam helfen: Man verreibt 1 Tr. 5%iges Tuberosenöl (nicht mehr!) zwischen den Handflächen und atmet es ein – sofort entfaltet das Öl seine starke angstlösende und besänftigende Wirkung, die primär auf dem Inhaltsstoff Isomethyleugenol, einem Ether, beruht. Der wohltuenden Wirkung des betörend blumigen Duftes mit seiner leicht würzigen Note kann sich kaum jemand entziehen.

➤ Bestimmung

Botanik: bis zu 30 cm hohe Pflanze mit weißen, lilienähnlichen Blüten.
Herkunft: Indien, Frankreich (Provence), Italien, Spanien, Marokko, Ägypten, Komoren-Inseln.

Gewinnung: Extraktion der Blüten mit dem Lösungsmittel Hexan.

Charakteristik: orange-bräunlich; duftet süß, betörend blumig, harmonisch.

▶ Wirkung

Körperlich: entkrampfend, schmerzlindernd, entspannend, hautpflegend.

Psychisch: angstlösend, seelisch stabilisierend, besänftigend, sinnlich.

▶ Bewährte Anwendungsbereiche

- Hautpflege
- Bauchschmerzen, nervös bedingt
- Muskelverspannungen
- seelisches Trauma
- depressive Verstimmung
- Ängste

▶ Nebenwirkungen

In physiologischer Dosierung keine Nebenwirkungen bekannt.

▶ Anmerkung

Tuberosenöl wird im Handel in einer preiswerten, aber hochwirksamen 5-%-Verdünnung angeboten. Die Niedrigdosierung ist sehr sinnvoll, da Tuberosenöl einen sehr lange haftenden, intensiven Duft hat.

Tulsi

Ocimum sanctum L.

Lippenblütengewächse (Lamiaceae)
Volksnamen: Heiliges Basilikum, Tulasi

Tulsi ist eine Basilikumart und stammt aus Indien und anderen tropischen Regionen Asiens. In der traditionellen indischen Medizin besitzt das »Heilige Basilikum« einen hohen Stellenwert, und Tulsi ist eine der heiligsten Pflanzen der Hindus. Aus den Samen werden Gebetsketten hergestellt. Der Göttin Lakshmi geweiht, symbolisiert Tulsi Fruchtbarkeit, Gesundheit und aphrodisische Kraft. Nach der Vishnu-Tradition steht in jedem Haus ein Gefäß mit einer Tulsi-Pflanze, die tagtäglich gegrüßt und jedes Jahr in einer Familienfeier mit Vishnu aufs Neue verheiratet wird.

Tulsi bedeutet »die Unvergleichliche«. Und unvergleichlich ist die Pflanze wirklich. Sie hat therapeutisch viele wertvolle Eigenschaften, die

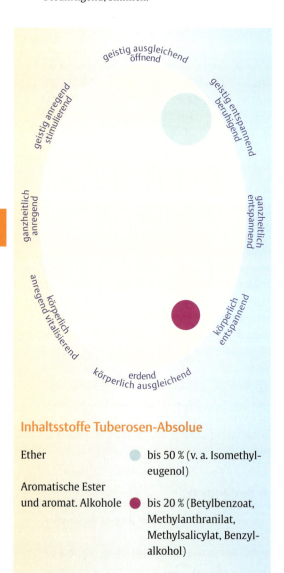

Inhaltsstoffe Tuberosen-Absolue

Ether	bis 50 % (v. a. Isomethyleugenol)
Aromatische Ester und aromat. Alkohole	bis 20 % (Betylbenzoat, Methylanthranilat, Methylsalicylat, Benzylalkohol)

sich inzwischen auch bei ihrem ätherischen Öl weitgehend bestätigt haben.

▶ Steigerung der Vitalität

In der traditionellen indischen Medizin sagt man, Tulsiöl öffne das Herz, mache den Geist klar und stärke das Immunsystem. Schon lange wird es als Tonikum zur Steigerung der Vitalität verwendet: Es macht widerstandsfähiger gegen viele Arten von Stress; bei Herzschwäche wirkt es stärkend, kräftigend und reguliert – bei korrekter Dosierung – den Blutdruck.

Aufgrund seines hohen Eugenol- und Ethergehalts ist Tulsi ein hervorragendes Öl bei Entzündungen, bakteriellen und viralen Erkrankungen – leider ist es nicht sehr hautfreundlich.

▶ Bestimmung

Botanik: etwa 70 cm hohe, einjährige Pflanze mit kleinen weißen oder purpurroten Blüten.
Herkunft: Indien, tropische Regionen.
Gewinnung: Wasserdampfdestillation aus dem Kraut.
Charakteristik: hellgelb; duftet angenehm würzig, aromatisch, krautig, frisch.

▶ Wirkung

Körperlich: antiviral, antibakteriell, entzündungshemmend, fiebersenkend, durchblutungsfördernd, herzstärkend, schmerzstillend, entkrampfend, uterustonisierend (in hoher Dosis), stark vitalisierend, immunsystemstärkend.
Psychisch: stärkend und vitalisierend.

▶ Bewährte Anwendungsbereiche

- Bakterielle und virale Infektionen
- Abwehrschwäche
- Herzschwäche
- Bauchkrämpfe (für Massagen)
- Muskelverspannungen
- Erschöpfungszustände, Stress

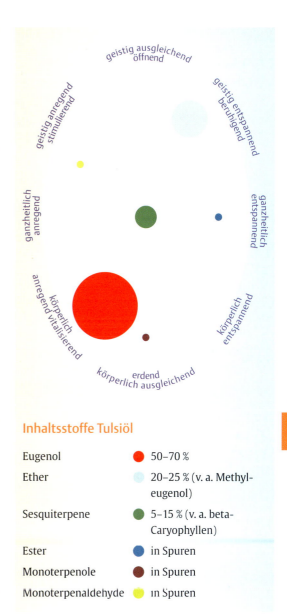

Inhaltsstoffe Tulsiöl

Eugenol	● 50–70 %
Ether	● 20–25 % (v. a. Methyleugenol)
Sesquiterpene	● 5–15 % (v. a. beta-Caryophyllen)
Ester	● in Spuren
Monoterpenole	● in Spuren
Monoterpenaldehyde	● in Spuren

▶ Nebenwirkungen

! *Bei Tulsiöl ist auf eine korrekte Dosierung zu achten. In 1%iger Mischung (Seite 58) ist es unproblematisch, in höherer Dosierung haut- und schleimhautreizend. In konzentrierter Form gewebereizend.*
Häufig wird von einer hepatotoxischen (lebervergiftenden) Wirkung berichtet, die jedoch nur bei

längerer Einnahme (in Kapselform) in höherer Dosierung auftritt.
Dieses Öl sollte wegen seiner uterustonisierenden Eigenschaft nicht während der Schwangerschaft angewendet werden. 1 bis 2 Tropfen in einer Körperölmischung stellen allerdings kein Problem dar.

Vanille

Vanilla fragrans L. syn. Vanilla planifolia Andr.
Orchideengewächse (Orchidaceae)

Die Vanillepflanze, eine Liane, ist in den tropisch-feuchten Wäldern von Mittelamerika heimisch. Bei den Indianern war Vanille ein wichtiges Heil- und Gewürzmittel. Von den Spaniern wurde sie im 16. Jahrhundert nach Europa gebracht – der Name Vanille kommt aus dem Spanischen und heißt »Schötchen«. Inzwischen wird sie auf Madagaskar, Indonesien und in der Karibik angebaut. Die wertvollste Art wächst auf der Insel Réunion (Bourbon-Vanille).

Das Aroma entsteht während eines sorgfältigen Fermentationsprozesses der Schoten.

▶ Süß, wohlig, geborgen …

Mit dem Vanilleduft verbinden wir Wärme, Entspannung und Süße (weil Vanille, neben Zucker, *das* Gewürz in allen süßen Sachen ist). Ähnlich wie Benzoe-Siam-Resinoid (Seite 83) vermittelt der Duft ein Gefühl von Geborgenheit.

Der Duft des Vanille-Extrakts hat Pheromoncharakter (Seite 17 f.) – der Geruchsstoff Vanillin ist der Sexuallockstoff einer männlichen Wanze.

Babys riechen an der Kopfhaut und im Nacken ein wenig nach Vanille, hier ist der Duft ein Signalstoff (Nestgeruch), der mitteilt: »Beschütze mich, nimm mich in den Arm, sodass ich mich sicher und geborgen fühle.« Diesen vertrauten, heimeligen und zart sinnlichen Duft der Vanille verbinden viele Menschen mit ihrer Kindheit, er löst Ängste, wirkt seelisch stark aufhellend und leicht antidepressiv. Nachweislich

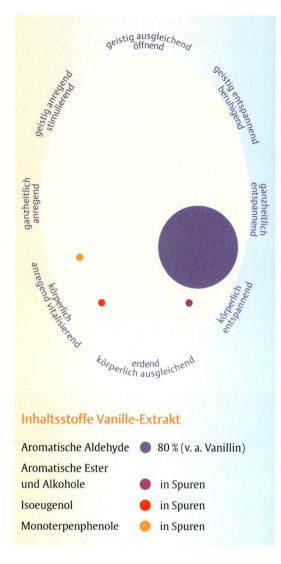

Inhaltsstoffe Vanille-Extrakt

Aromatische Aldehyde	🟣	80 % (v. a. Vanillin)
Aromatische Ester und Alkohole	🟣	in Spuren
Isoeugenol	🔴	in Spuren
Monoterpenphenole	🟠	in Spuren

wirkt er modulierend auf die Serotoninausschüttung (Seite 13). Bei körperlichen Beschwerden kommt Vanille-Extrakt seltener zur Anwendung, obwohl er aufgrund seiner Inhaltsstoffe hier durchaus Beachtliches leisten kann.

▶ Bestimmung

Botanik: Vanille ist die Fruchtschote einer mehrere Meter langen Kletterorchidee.
Herkunft: Mittelamerika, Indonesien, Karibik und Madagaskar.

Gewinnung: Extraktion der Schoten mit Weingeist. 3 kg Vanilleschoten ergeben 1 kg Extrakt.
Charakteristik: dunkel; viskos (zähflüssig); duftet süß, warm-balsamisch.

▶ Wirkung

Körperlich: antibakteriell, antimykotisch, entzündungshemmend, spasmolytisch (krampflösend), schmerzstillend (v. a. bei chronischen Schmerzen).
Psychisch: schlaffördernd, beruhigend, ausgleichend, Geborgenheit und Wärme vermittelnd, aphrodisierend.

▶ Bewährte Anwendungsbereiche

- Chronische Schmerzen
- Bauchkrämpfe, Bauchschmerzen
- Pilzerkrankung (Candida-albicans-Mykosen)
- Stress
- Burn-out-Syndrom
- Schlafstörungen
- depressive Verstimmung
- Gefühlskälte
- Trauer und Mutlosigkeit
- Ängste

▶ Nebenwirkungen

Keine Nebenwirkungen bekannt.

Vetiver

Vetiveria zizanoides (L.) Nash

Süßgräser (Poaceae)

Volksnamen: Mottenwurzel, Aromatische Wurzel

Vetivergras ist in Indien beheimatet. Wegen seiner kräftigen, sehr widerstandsfähigen Wurzeln, die sowohl Überschwemmungen als auch Dürreperioden überstehen, baut man es in einigen (sub-)tropischen Ländern als Schutz vor Bodenerosion an; es gedeiht am besten in sumpfigem Boden. Die Einheimischen nutzen die Wurzelfasern außerdem, um duftende Matten zu flechten, mit denen sie Ungeziefer fernhalten und ihre Hütten abdecken. Auf Indisch heißt Vetivergras *cus-cus* oder *khas-khas*: die »aromatische Wurzel«.

▶ Das Öl mit großer Erdungskraft

Die Wurzeln des Vetivergrases werden entweder mit der Hand oder maschinell geerntet. Frisch geerntete Wurzeln haben einen höheren Gehalt an ätherischem Öl als getrocknete und gelagerte Wurzeln. Die Freigabe des ätherischen Öls während der Destillation geschieht bei gelagertem Rohmaterial langsamer, und der Ertrag ist geringer als bei frischen Wurzeln. Durch die verlängerten Destillationszeiten der gelagerten Wurzeln erhält man jedoch ein ätherisches Öl, das viskoser ist und ein besseres Aroma aufweist als das Öl von frischen Wurzeln. Durch eine Reifezeit von ungefähr sechs Monaten verändert und verbessert sich sein Duft entscheidend. Der zuerst grüne und erdige Geruch verwandelt sich zu einem volleren, schweren, modrig-süßlichen Duft.

Dieser unverwechselbare Duft wird entweder geliebt oder abgelehnt – jedoch nicht, wenn er in Duftkompositionen für Körperöle eingebettet ist. Er ruft viele Kindheitserinnerungen wach – Bilder von modrigen, alten Kellern, in denen man Aufregendes entdecken konnte, oder von unheimlichen Waldspaziergängen, verbunden mit dem Duft von feuchtem Moos und dichtstehenden Tannen. Gleichzeitig hat der Duft dieses Öls etwas Mütterlich-Schützendes.

Er wirkt wie eine Hand, die zu den eigenen Gefühlen führt. Das Öl befreit von zu viel Kopflastigkeit, »erdet« und regeneriert. Es hilft, jene inneren Mauern zu schleifen, die zum Schutz vor Gefühlen aufgebaut wurden, und macht es möglich, dass Gefühle wieder gelebt werden können – ohne Angst vor neuer Verletzung.

So hat es schon vielen Menschen geholfen, sich zu öffnen und (wieder) Vertrauen zu gewinnen – in sich und andere. Vetiveröl ist deshalb bei der Behandlung psychischer Probleme eine große Hilfe.

Durch seine stresslösende Eigenschaft hat Vetiveröl eine positive, ausgleichende Wirkung auf die innersekretorischen Drüsen und bei chronischen Hauterkrankungen.

➤ Bestimmung

Botanik: 2 m hohes Süßgras mit starken, bis zu 3 m tief reichenden Wurzeln.
Herkunft: Indien, Insel Réunion, Seychellen, Java, neuerdings angebaut auf Haiti, in Angola, Brasilien, China und Japan.
Gewinnung: Wasserdampfdestillation der Wurzeln. 50 kg ergeben 1 kg ätherisches Öl.
Charakteristik: rötlich-braun, viskos (zähflüssig); duftet warm-würzig, leicht modrig-herb mit tiefer, erdiger, holzig-balsamischer Note.

➤ Wirkung

Körperlich: antibakteriell (grampositive Bakterien), antimykotisch, entzündungshemmend, sanft schleimlösend, antiallergisch, juckreizstillend, hautregenerierend, hormonell ausgleichend, immunstimulierend, venentonisierend.
Psychisch: stimmungsaufhellend, erdend, regenerierend, aufbauend, ausgleichend, nervenberuhigend.

➤ Bewährte Anwendungsbereiche

- Nervöses Hautjucken
- Insektenabwehr
- Pilzerkrankung (Candida-albicans-Mykosen)
- schmerzhafte Regelblutung (Dysmenorrhöe)
- klimakterisches Syndrom
- Stress
- Erschöpfung
- Konzentrationsprobleme
- Nervosität
- Schlafstörungen
- depressive Verstimmungen
- Ängste
- Suchterkrankungen

➤ Nebenwirkungen

Keine Nebenwirkungen bekannt.

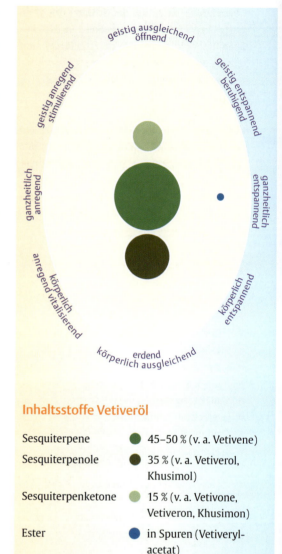

Inhaltsstoffe Vetiveröl

Sesquiterpene	45–50 % (v. a. Vetivene)
Sesquiterpenole	35 % (v. a. Vetiverol, Khusimol)
Sesquiterpenketone	15 % (v. a. Vetivone, Vetiveron, Khusimon)
Ester	in Spuren (Vetiverylacetat)

Wacholderbeere

Juniperus communis (L.)

Zypressengewächse (Cupressaceae)
Volksnamen: Weihrauchbaum, Feuerbaum, Lebensbaum, Krammetsbeerenstrauch

Siehe auch Virginiawacholder (Seite 206).

Der Wacholderbaum war schon immer ein Symbol für langes Leben, denn er kann bis zu 2000 Jahre alt werden. Die Wacholderbeeren benötigen drei Jahre bis zu ihrer Reifung, sodass unreife grüne und reife blauschwarze Beeren am selben Strauch hängen. Die Ernte ist dementsprechend mühsam und wenig ertragreich.

Wacholderbeeren sind bei uns seit langem ein wichtiges Heil- und Würzmittel. In alten Schriften ist von der positiven Wirkung bei Verdauungsproblemen, Harnleiden und Nesselsucht zu lesen. Schon 1550 v. Chr. wurde es in Ägypten als »Heilmittel für Regeln des Harns« erwähnt.

Wacholderzweigen, früher auch »Weihrauch des Nordens« genannt, sprach man reinigende, klärende Kräfte zu und verwendete sie lange Zeit als traditionelle Räuchermittel.

➤ Zur Reinigung und Entschlackung

Viele der beschriebenen Eigenschaften des Wacholderöls haben sich inzwischen bestätigt. Es fördert die Durchspülung der Harnwegsorgane, wirkt mild diuretisch (harntreibend) bzw. aquaretisch (entwässernd ohne Elektrolytverlust) und entzündungshemmend. Es entkrampft die glatte Muskulatur der Harnwegsorgane und regt die Verdauungsorgane an, insbesondere Leber und Galle, sowie den gesamten Stoffwechsel. Außerdem stärkt es das Bindegewebe.

Wacholderbeeröl ist zudem ein ausgezeichnetes »Nerventonikum«, sorgt für mehr geistige Klarheit und Konzentration. Seine sanft entgiftende, entschlackende, ausleitende Wirkung ist immer da angesagt, wo Reinigung sowohl körperlich als auch seelisch gewünscht wird. Am besten wirkt Wacholderöl, wenn es äußerlich in Form eines Körperöls auf die feuchte Haut aufgetragen wird.

➤ Bestimmung

Botanik: immergrüner Baum oder Strauch mit nadelförmigen Blättern, Äste vom Grunde an verzweigt; grüne und schwarz-blaue Beeren.

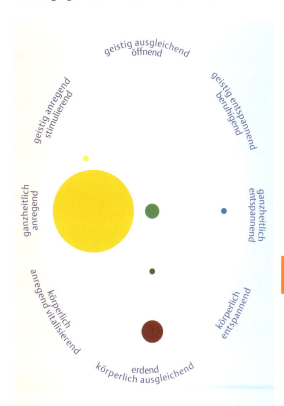

Inhaltsstoffe Wacholderbeeröl

Monoterpene	75–80 % (v. a. alpha-Pinen)
Monoterpenole	5–10 % (v. a. Terpinen-4-ol)
Sesquiterpene	3–10 %
Sesquiterpenole	in Spuren
Ester	in Spuren
Monoterpenaldehyde	in Spuren
Monoterpenketone	in Spuren

Herkunft: gesamter Mittelmeerraum.
Gewinnung: Wasserdampfdestillation der reifen Beeren. 200 kg ergeben 1 kg ätherisches Öl.
Charakteristik: farblos; duftet kräftig-fruchtig.

▶ Wirkung

Körperlich: antibakteriell, entzündungshemmend, stoffwechselanregend, entschlackend, aquaretisch (entwässernd ohne Elektrolytverlust), mild diuretisch (harntreibend), verdauungsfördernd, durchblutungsanregend, entkrampfend, schmerzlindernd, cortisonähnlich.
Psychisch: klärend, belebend, stimulierend, konzentrationsfördernd.

▶ Bewährte Anwendungsbereiche

- Krampfadern
- Hämorrhoiden
- Venenentzündung (Phlebitis)
- Lymphstau
- schwere Beine
- Leberschwäche
- Muskelkater
- Cellulite
- Blasenentzündung
- geistige Erschöpfung

▶ Nebenwirkungen

In physiologischer Dosierung keine Nebenwirkungen bekannt.

Häufig ist zu lesen, dass Wacholderöl bei innerlicher Anwendung zu Nierenparenchymschäden führen kann. Eine neuere Untersuchung konnte dies nicht bestätigen. (Teuscher 2003)

▶ Anmerkung

Aus Zweigen und Beeren gewonnenes Öl hat einen bis zu 90%igen Monoterpenanteil. Seine Indikation liegt mehr im Bereich entzündlicher Beschwerden.

Wacholder, Virginia-

Juniperus virginiana L.

Zypressengewächse (Cupressaceae)
Volksnamen: Virginischer Wacholder, Virginiazeder, »Cedar«, Rote Zeder, Bleistiftzeder

Siehe auch Wacholderbeere (Seite 205).

▶ Stärkt das Venensystem

Virginiawacholderöl ist ein Spezialist bei Krampfadern und schwachem Bindegewebe. Der Inhaltsstoff Cedrol (ein Sequiterpenol) regt die Lymphzirkulation an, festigt und entschlackt das

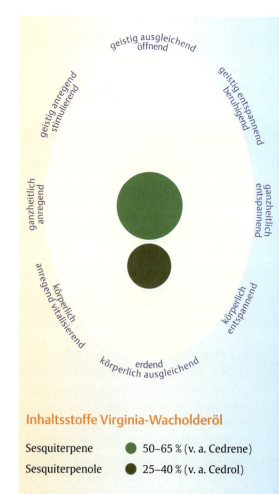

Inhaltsstoffe Virginia-Wacholderöl

| Sesquiterpene | ● 50–65 % (v. a. Cedrene) |
| Sesquiterpenole | ● 25–40 % (v. a. Cedrol) |

Bindegewebe. Besonders wirkungsvoll ist es in einer Mischung mit Zypressenöl.

In milden Shampoos regeneriert, pflegt und entschlackt das ausgesprochen hautpflegende Öl die Kopfhaut. Bei entzündetem Haarboden eignet sich eine Mischung mit Ylang-Ylang und Lavendel, bei fettigem Haarboden mit Zypressenöl.

Das Öl beruhigt bei Angst und nervöser Anspannung, gibt Kraft bei Niedergeschlagenheit und stärkt das Selbstbewusstsein.

➤ Bestimmung

Botanik: immergrüner, schlanker, säulenförmiger, bis 30 m hoher Baum.
Herkunft: ursprünglich USA, Kanada; heute als Ziergehölz weit verbreitet.
Gewinnung: Wasserdampfdestillation der Holzspäne.
Charakteristik: farblos-hellgelb, viskos (zähflüssig); duftet holzig, balsamisch, mit leichter Tabaknote.

➤ Wirkung

Körperlich: venentonisierend, lymphanregend, entschlackend, hautpflegend, hautregenerierend, hormonmodulierend.
Psychisch: emotional ausgleichend, seelisch stabilisierend.

➤ Bewährte Anwendungsbereiche

- Krampfadern
- Besenreiservarizen
- Hämorrhoiden
- Cellulite
- Hautpflege
- Haarpflege
- seelisches Ungleichgewicht
- Ängste

➤ Nebenwirkungen

Keine Nebenwirkungen bekannt.

Weihrauch arabisch

Boswellia sacra syn. carterii Birdw.
Balsambaumgewächse (Burseraceae)
Volksnamen: Olibanum

In Südarabien und Nordostafrika, wo »Bäume duftende Tränen weinen«, wird Weihrauch seit Jahrtausenden gewonnen; der Handel lässt sich bis zu 7000 Jahre zurückverfolgen. In allen Religionen gehört das Verbrennen von Weihrauch (Olibanum) zu wichtigen Räucherzeremonien.

An der Art der Gewinnung hat sich bis in unsere Zeit nichts geändert. Afrikanische Harzzapfer treffen sich in den Trockengebieten, in denen der kleine Boswelliabaum wild wächst. Durch Einkerbung der Rinde (mit großer Sorgfalt durchzuführen, um den Baum nicht auszutrocknen) gewinnt man das kostbare Weihrauchharz.

Aden (Jemen) und Eritrea sind Haupthandelsplätze für das Harz – nach ihnen werden die beiden meistgehandelten Arten von Weihrauch benannt. Die ätherischen Öle dieser beiden Weihraucharten unterscheiden sich in Geruch und Inhaltsstoffen erheblich voneinander. Weihrauch Aden bietet sich mehr für körperliche Beschwerden an, wohingegen Weihrauch Eritrea seine Wirkung mehr im Bereich der Psyche entfaltet.

In der Parfümerie ist es üblich, Weihrauchöl Aden und Weihrauchöl Eritrea im Verhältnis 2:1 zu mischen, um die Vorteile beider zu nutzen.

➤ Bestimmung

Botanik: kleiner Baum mit verzweigten Stämmen, aus denen stängelartig Äste senkrecht bis zu 5 m Höhe aufragen.
Herkunft: Weihrauchöl Aden aus dem Jemen, Weihrauchöl Eritrea aus Äthiopien und Eritrea.
Gewinnung: Wasserdampfdestillation aus dem Harz.
Charakteristik: farblos bis hellgelb; Weihrauchöl Aden duftet harzig, balsamisch, terpentinartig spitz; Weihrauchöl Eritrea duftet voll, balsamisch, süß, mit Harznote.

Weihrauch Aden/Jemen

Das Öl aus dem Jemen hat einen spitzen, harzig-terpentinartigen Duft, denn es wird hauptsächlich von Monoterpenen geprägt. Diese Inhaltsstoffe machen das Öl so wertvoll, denn sie sind ausgesprochen durchblutungsfördernd, entzündungshemmend sowie schmerzstillend. Auch chronische Entzündungen und eine geschwächte Immunlage werden erfolgreich behandelt.

▶ Wirkung

Körperlich: antiviral, antibakteriell, antiseptisch, entzündungshemmend, schleimlösend, expektorierend (auswurffördernd), entkrampfend (glatte Muskulatur), schmerzlindernd, durchblutungsfördernd, immunstimulierend, kortikomimetisch (regulierend auf die Nebennierenrinde), Narbenbildung fördernd, hautregenerierend, fette Haut regulierend, adstringierend.
Psychisch: inspirierend, angstlösend.

▶ Bewährte Anwendungsbereiche

- Bronchitis
- Asthma
- Geschwüre (Ulzera)
- Hautpflege
- Akne
- rheumatische Beschwerden
- Arthritis
- geschwächtes Immunsystem
- depressive Verstimmung
- Ängste

▶ Nebenwirkungen

In physiologischer Dosierung keine Nebenwirkungen bekannt.

Inhaltsstoffe Weihrauchöl Aden

Monoterpene	60–75 % (v. a. alpha-Pinen)
Sesquiterpene	5–15 % (v. a. beta-Caryophyllen)
Monoterpenketone	6,5 % (v. a. Verbenon)
Monoterpenole	5 %
Oxide	bis 5 %
Ester	1–2 %
Sesquiterpenole	1–2 %
Sesquiterpenoxide	1 %

Weihrauch Eritrea/Äthiopien

Völlig andere Eigenschaften als das Weihrauchöl Aden hat das Öl aus Eritrea oder Äthiopien. Sein Duft ist weich, harzig und süß. Die Leitsubstanz ist Octylacetat, ein orangenartig riechendes Ester, mit stark entspannender, entkrampfender Eigenschaft bei großer Hautverträglichkeit.

Ein weiterer wichtiger Inhaltsstoff ist das Diterpenol Incensol (latein. *incensum* = Weihrauch

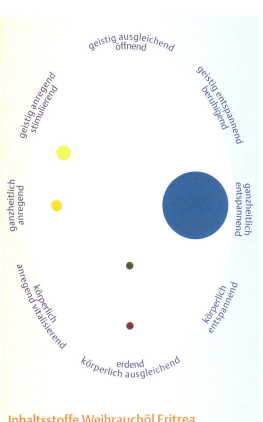

Inhaltsstoffe Weihrauchöl Eritrea

Ester	🔵 55 % (v. a. Octylacetat)
Monoterpenaldehyde	🟡 8 % (v. a. Octanal)
Monoterpene	🟢 5 %
Diterpenole	🟢 2,5 % (v. a. Incensol)
Monoterpenole	🔴 3 %

von *incendere* = anzünden). Man findet ihn ausschließlich im Weihrauchöl Eritrea bzw. Äthiopien. Er scheint regulierend auf unterschiedliche Hormone einzuwirken. Diese Inhaltsstoffe zusammen vermitteln Kraft und Ruhe, um schwierige Lebenslagen besser meistern zu können.

▶ Wirkung

Körperlich: stark entspannend und entkrampfend, hormonmodulierend.
Psychisch: stärkend, ausgleichend, entspannend.

▶ Bewährte Anwendungsbereiche

- Menstruationsbeschwerden
- klimakterisches Syndrom
- Stress
- Muskelverspannungen
- Schlafstörungen
- depressive Verstimmung

▶ Nebenwirkungen

Keine Nebenwirkungen bekannt.

! *Evtl. steht auf dem Fläschchen nur im »Kleingedruckten« das Herkunftsland des Öls.*

Weißtanne

Abies alba Mill.

Kieferngewächse (Pinaceae)
Volksnamen: Edeltanne, Silbertanne, Tannenbaum

Siehe Fichtennadel (S. 103), Kiefernnadel (S. 119), Latschenkiefer (S. 123), Riesentanne (S. 173).

Die Weißtanne wächst auf fruchtbaren Böden in feuchtwarmen Klimazonen. Hier ist der Viren- und Keimdruck besonders groß; als Abwehrmaßnahme erzeugt die Pflanze stark antivirale und antibakterielle Inhaltsstoffe.

Für Kelten und Germanen war die Tanne ein Baum von außergewöhnlicher, magischer Kraft – sie galt als Sinnbild der Stärke und Hoffnung.

In der Volksheilkunde sind Tannen, Fichten und Kiefern sehr beliebt; unsere Großmütter stellten aus den jungen Trieben heilsame Hustensirups her. Die klassische Medizin zählt die ätherischen Öle von Nadelhölzern zu den wirksamsten Mitteln bei Atemwegserkrankungen.

▶ Stark gegen Viren und Bakterien

Wie in den meisten Nadelholzölen dominieren im ätherischen Öl der Weißtanne die Monoter-

tisch reduziert. Das Öl eignet sich auch gut zur Behandlung von Erkältungskrankheiten.

Die große Bedeutung des Öls liegt in der psychischen Wirkung. Der frischeste Duft unter den Nadelölen ist stark stimmungsaufhellend, verbessert schnell den Allgemeinzustand, wirkt klärend auf die Gedankenwelt und hilft, Entscheidungen mit wachem Verstand zu treffen.

➤ Bestimmung

Botanik: 50 m hoher, immergrüner Nadelbaum mit auffallend weißgrauer Rinde ab, daher auch Edel-, Silber- oder Weißtanne genannt.
Herkunft: Südeuropa.
Gewinnung: Wasserdampfdestillation der Nadeln und jungen Zweige.
Charakteristik: klar; duftet warm, frisch, balsamisch-holzig.

➤ Wirkung

Körperlich: stark antiviral, antibakteriell und immunstimulierend, schmerzlindernd, entzündungshemmend, durchblutungsfördernd, erwärmend.
Psychisch: stimmungsaufhellend, stärkend und aufrichtend, geistig klärend.

➤ Bewährte Anwendungsbereiche

- Erkältungskrankheiten
- Raumluftdesinfektion
- Muskelverspannungen
- Arthritis
- Arthrose
- Schwächezustände
- Rekonvaleszenz
- Konzentrationsschwäche
- geistige Erschöpfung

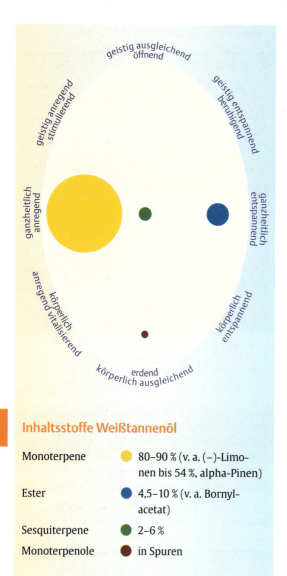

Inhaltsstoffe Weißtannenöl

Monoterpene	80–90 % (v. a. (–)-Limonen bis 54 %, alpha-Pinen)
Ester	4,5–10 % (v. a. Bornylacetat)
Sesquiterpene	2–6 %
Monoterpenole	in Spuren

pene. Interessanterweise beinhaltet das Öl im Gegensatz zu den anderen Nadelölen einen sehr hohen Anteil an Pinen, vor allem bis zu 54 % (–)-Limonen (Monoterpene). Im Gegensatz zum rechtsdrehenden (+)-Limonen der Zitrusöle hat es einen frischen, klaren, terpentinartigen Duft.

Das Weißtannenöl ist eines der besonders wirkungsvollen Öle zur Raumluftdesinfektion in erkältungsträchtigen Zeiten; in Kombination mit Zitrusölen wird die Keimzahl in Räumen dras-

➤ Nebenwirkungen

In physiologischer Dosierung keine Nebenwirkungen bekannt.

Wintergrün

Gaultheria fragrantissima Wall.

Heidekrautgewächse (Ericaceae)
Volksnamen: Wintergreen, Kleines Immergrün, Niederliegende Scheinbeere

Das nordamerikanische Heidekraut wird seit Jahrhunderten von den Indianern wegen seiner vielseitigen therapeutischen Eigenschaften verwendet. Bei Fieber, Gelenkschmerzen und allgemeinen Schmerzzuständen werden die Blätter gekaut oder als Tee getrunken. Auch heute ist der »Kanadische Tee« sehr beliebt.

Das Öl ist ein typischer Bestandteil von vielen Zahnpasten und Kaugummis, Verwendung findet es auch in Kosmetika und in der Parfümerie.

➤ Das Schmerzöl

Wintergrünöl wirkt vor allem stark entzündungshemmend und schmerzlindernd. Dies ist darauf zurückzuführen, dass das Methylsalicylat bei Massagen bzw. Hauteinreibungen (nach perkutaner Resorption) zu Salicylsäure gespalten wird; diese wirkt hemmend auf die Prostaglandinsynthese (Seite 11), sodass eine pathologisch erhöhte Bildung von Entzündungsmediatoren teilweise gebremst wird. Die enthaltenen Spurenstoffe machen das Öl sehr verträglich.

➤ Bestimmung

Botanik: immergrüner, breitblättriger Busch mit kleinen, weißen, glockenförmigen Blüten.
Herkunft: v. a. auf der Nordhalbkugel im Norden der Vereinigten Staaten und Kanadas.
Gewinnung: Wasserdampfdestillation der Blätter. 145 kg ergeben 1 kg ätherisches Öl.
Charakteristik: farblos bis gelblich; duftet sehr intensiv aromatisch, in Verdünnung angenehm aromatisch-würzig.

➤ Wirkung

Körperlich: stark entzündungshemmend und schmerzstillend, entkrampfend.
Psychisch: in niedrigster Dosierung entspannend und euphorisierend.

➤ Bewährte Anwendungsbereiche

- Rheumatische Beschwerden
- Muskelverspannungen
- Hexenschuss
- Frostbeulen
- depressive Verstimmung

Inhaltsstoffe Wintergrün

Aromatische Ester	●	99 % (Methylsalicylat)
Sesquiterpene	●	in Spuren
Monoterpene	●	in Spuren
Monoterpenole	●	in Spuren

▸ Nebenwirkungen

In physiologischer Dosierung keine Nebenwirkungen bekannt.

! *Wintergrünöl wird ausschließlich äußerlich angewendet. In der Aromatherapie und -pflege hat sich Wintergrün in 0,5 %igen Zubereitungen als ein sehr verträgliches und schmerzlinderndes Öl bewährt. In hoher Dosierung (6 %, wie in Fertigpräparaten angeboten) ist es hautreizend.*

In der Literatur findet man Warnhinweise, die Toxizität des Öls betreffend, was den pharmakologischen Untersuchungen allerdings nicht entspricht. Vorsicht ist lediglich bei einer Überempfindlichkeit gegen Salicylate geboten.

Ylang Ylang

Cananga odorata (Lam.) Hook. f. et Thomson

Flaschenbaumgewächse (Annonaceae)
Volksnamen: Blume der Blumen

Als Heilmittel nutzt man die Ylang-Ylang-Blüten schon seit langer Zeit. Die Molukker stellen aus Kokosfett, Ylang-Ylang- und Kurkuma-Blüten eine Salbe mit dem Namen »Borri-Borri« her, die sie als fiebersenkendes Einreibemittel, bei Hauterkrankungen und als Haar- und Körperpflegemittel verwenden. In Indonesien ist es auch Brauch, die Ylang-Blüten in der Hochzeitsnacht über das Bett des Brautpaars zu streuen – wegen des betörenden, sinnlich anregenden Dufts der »Blume der Blume« (= Ylang Ylang).

Die schönen gelben, stark duftenden Blüten werden für die Ölgewinnung von Hand geerntet; um das zu erleichtern, stutzt man die Bäume so zurecht, dass sie zur Erde herab zu wachsen scheinen. Blütezeit ist das ganze Jahr über, die Haupterntezeit liegt in den Monaten Mai bis Juli und November bis Dezember. Die sehr empfindlichen Blüten müssen noch vor Sonnenaufgang geerntet und gleich destilliert werden, damit das wertvolle ätherische Öl erhalten bleibt. Viele Faktoren beeinflussen die aromatische Qualität eines Ylang-Ylang-Öls: gute Pflege der Pflanzungen, Pflückung reifer Blüten, gut vorbereitete und gleich nach der Ernte in Gang gesetzte Destillation in Fraktionen.

»Destillation in Fraktionen« bedeutet, dass während des 15 bis 20 Stunden dauernden Destillationsvorganges nacheinander fünf verschiedene ätherische Öle isoliert werden: Das *Extra Supérieur* wird in der ersten Viertelstunde gewonnen; nach einer Stunde erhält man *Ylang Ylang extra;* nach einer weiteren Stunde *Ylang Ylang I; Ylang Ylang II* bis zur sechsten Stunde; *Ylang Ylang III* bis zur zwölften Stunde; *Ylang Ylang komplett* schließlich wird bis zum Ende der ungefähr 20 Stunden dauernden Destillation gewonnen. Für die Aromatherapie und -pflege sind die Qualitäten **Ylang Ylang extra** (höherer Esteranteil) und **Ylang Ylang komplett** (höherer Sesquiterpenanteil) von Bedeutung.

▸ Sehr sinnlich und entspannend

Ylang-Ylang-Öl gilt in der Parfümerie als eines der weiblichsten ätherischen Öle und ist seit Jahrzehnten Herznote in den meisten »orientalisch« duftenden Parfüms. Für die Aromatherapie und -pflege lassen sich mit dem Öl warme, erotische Mischungen kreieren, die auch bei Männern sehr gut ankommen. Der Duft vermittelt ein Gefühl von Wärme und Geborgenheit. Er hilft vor allem Menschen, die unter starkem Leistungszwang stehen und glauben, keine Zeit und Muße mehr für sich zu haben. Gerade dann ist er ideal für die abendliche Entspannung. Massagen, Bäder und Pflege der Haut mit Ylang-Mischungen können auch helfen, ein Gespür für den eigenen Körper zu entwickeln. Die Eigenwahrnehmung wird unterstützt. Jüngste Erfahrungen zeigen, dass das Öl in Mischungen als adjuvante Therapie bei Magersucht, aber auch bei chronischen Schmerzen Erfolge zeigt.

Aufgrund seines Duftes wird dieses Öl vorwiegend im psychischen Bereich eingesetzt. Dies wird ihm aber nicht gerecht, denn es besticht auch durch vielfältige körperliche Wir-

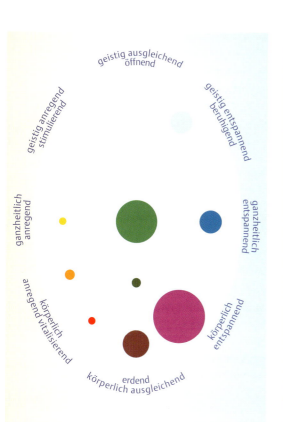
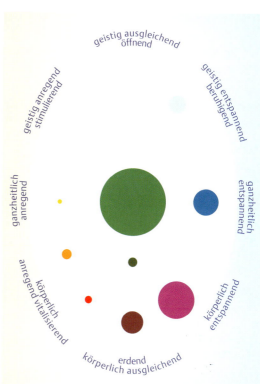

Inhaltsstoffe Ylang Ylang extra

Aromatische Ester	🟣 40–45 % (v. a. Benzyl-acetat, Benzylbenzoat)
und aromat. Alkohole	in Spuren
Sesquiterpene	🟢 26 % (v. a. Germacren, beta-Caryophyllen)
Monoterpenole	🟤 10–24 % (v. a. Linalool)
Ether	⚪ 7–15 % (p-Cresol-Methylether)
Ester	🔵 7–12 % (v. a. Geranyl-acetat)
Sesquiterpenole	🟢 1–1,5 %
Monoterpenphenole	🟠 1 %
Eugenol und Isoeugenol	🔴 in Spuren
Monoterpene	🟡 in Spuren

Inhaltsstoffe Ylang Ylang komplett

Sesquiterpene	🟢 55–70 % (v. a. Germacren, beta-Caryophyllen)
Aromatische Ester	🟣 15–20 % (v. a. Benzylbenzoat, Benzylacetat)
und aromat. Alkohole	in Spuren
Monoterpenole	🟤 10–20 % (v. a. Linalool)
Ether	⚪ 7–15 % (v. a. p-Cresol-Methylether)
Ester	🔵 12 % (v. a. Geranyl-acetat)
Sesquiterpenole	🟢 1–1,5 %
Monoterpenphenole	🟠 1 %
Eugenol und Isoeugenol	🔴 in Spuren
Monoterpene	🟡 in Spuren

kungen, wie die therapeutische Erfahrung zeigt, vor allem bei Haut- und Frauenbeschwerden.

Ylang Ylang extra mit seinem hohen Gehalt an aromatischen Estern hat seinen Schwerpunkt mehr im körperlichen Bereich, wirkt entkrampfend und entzündungshemmend.

Ylang Ylang komplett hat eine ganz ungewöhnliche Kombination von Sesquiterpenen und aromatischen Estern. Sie lösen Ängste, fördern Intuition, Kreativität und vermitteln ein Gefühl von Wärme und Geborgenheit: »Ich fühl mich wohl in meiner Haut.«

▶ Bestimmung

Botanik: Baum mit leicht herabhängenden Ästen, die gelbe, stark duftende Blüten mit zungenförmiger Krone tragen.
Herkunft: Komoren, Mayotte und Madagaskar.
Gewinnung: Wasserdampfdestillation aus den Blüten.
Charakteristik: klar, hellgelb bis hellorange; duftet blumig-süß, exotisch, orientalisch.

▶ Wirkung

Körperlich: *Ylang-Ylang extra:* immunmodulierend, entspannend, entkrampfend, schmerzlindernd, stärkend, hautpflegend, tonisierend.
Ylang-Ylang komplett: antiallergisch, juckreizstillend, entzündungshemmend, zellregenerierend, wundheilend, immunmodulierend.
Psychisch: stimmungsaufhellend, vitalisierend, erdend, ausgleichend, beruhigend, erotisierend.

▶ Bewährte Anwendungsbereiche

- Hautjucken
- Haut- und Haarpflege
- Magenschmerzen, nervöse
- chronische Schmerzen
- Menstruationsbeschwerden
- prämenstruelles Syndrom
- klimakterisches Syndrom
- Libidoverlust
- Stress, Burn-out-Syndrom
- depressive Verstimmungen
- Pubertätskrisen
- Ängste
- Suchterkrankungen

▶ Nebenwirkungen

Keine Nebenwirkungen bekannt.

Ysop decumbens

Hyssopus officinalis L. var. montana
(ex decumbens)

Lippenblütengewächse (Lamiaceae)
Volksnamen: der Kriechende, Essigkraut

Hippokrates, der berühmte Arzt der Antike, gab Hyssopus seinen Namen, abgeleitet vom hebräischen Wort *esop* oder *azop*, »heiliges Kraut«.

Im Alten Testament wird Ysop als »reinigende« Pflanze beschrieben. Sie war ein wichtiges, hochwirksames Allheilmittel. Ein altes Sprichwort sagt: »Wer dem Ysop an Tugenden gleichkommt, weiß zu viel.« Hippokrates empfahl Ysop bei Wunden, Brustfellentzündung, Asthma, Katarrh und bei Magen-Darm-Störungen. Diese Empfehlungen haben sich inzwischen bestätigt, beziehen sich allerdings auf den Hyssopus officinalis (Seite 215). Hier wird das hochwirksame und unproblematische ätherische Öl des sanfteren Ysop decumbens beschrieben.

▶ Bei Husten, Schnupfen, Heiserkeit

In Husten- und Bronchialmischungen ist Ysop-decumbens-Öl eine wirkungsvolle Ergänzung. Das Trio der Inhaltsstoffe Oxide, Monoterpene und Monoterpenketone macht es zu einem Allrounder bei Erkältungskrankheiten. Die stark antivirale, entzündungshemmende und schleimlösende Wirkung fördert – im Zusammenspiel mit einer Intensivierung der Atmung und Durchblutung – den Heilungsprozess.

Das Öl ist zudem ein echtes Gehirntonikum. Gerade in Krankheitsfällen steigert es das Wohlbefinden, holt aus Energielosigkeit und Müdigkeit und beschleunigt so den Heilungsprozess.

▶ Bestimmung

Botanik: kriechender, blau blühender Halbstrauch.
Herkunft: Frankreich, Italien, ehemaliges Jugoslawien.
Gewinnung: Wasserdampfdestillation des blühenden Krautes.
Charakteristik: farblos; duftet aromatisch, würzig-süß.

▶ Wirkung

Körperlich: stark antiviral, antibakteriell, antimykotisch, entzündungshemmend, schleimverflüssigend und -lösend, auswurffördernd, durchblutungsfördernd, kreislaufanregend, hautstoffwechselanregend.
Psychisch: belebend, stärkend, konzentrationsfördernd.

▶ Bewährte Anwendungsbereiche

- Erkältungskrankheiten
- Bronchitis, akute und chronische
- Asthma
- Pilzerkrankung (Candida-albicans-Mykosen)
- Konzentrationsschwäche
- Erschöpfung

▶ Nebenwirkungen

In physiologischer Dosierung keine Nebenwirkungen bekannt.

▶ Anmerkung

Ysop-decumbens-Öl ist zwar ebenso stark antiviral, hat aber nicht die Nebenwirkungen des **Ysop-officinalis-Öls,** das auch im Handel erhältlich ist. Das ätherische Öl von Ysop officinalis ist geprägt von einem hohen Gehalt an Monoterpenketonen (je nach Herkunft 40 bis 70 %, v. a. das nicht unproblematische Isopinocamphon, Seite 35). Seine stark antibakterielle Wirkung (v. a. gegen Pneumokokken und Staphylokokken) macht es zu einem interessanten Öl für die Therapie. Ysop-officinalis-Öl gehört aber nur in die Hand erfahrener Therapeuten.

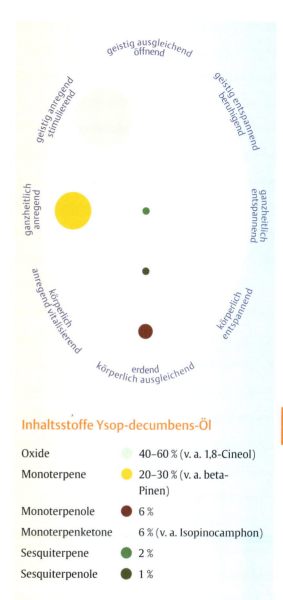

Inhaltsstoffe Ysop-decumbens-Öl

Oxide	40–60 % (v. a. 1,8-Cineol)
Monoterpene	20–30 % (v. a. beta-Pinen)
Monoterpenole	6 %
Monoterpenketone	6 % (v. a. Isopinocamphon)
Sesquiterpene	2 %
Sesquiterpenole	1 %

Zedernholz

Cedrus atlantica Manet

Kieferngewächse (Pinaceae)
Volksnamen: Atlaszeder

Im Süden Frankreichs in den Vorpyrenäen liegt eines der größten Atlaszederngebiete Südeuropas. Wenn man sich dort eine Weile unter einen Baum setzt, spürt man die Kraft und Ruhe, die von diesen Riesen ausgeht. Dann kann man gut verstehen, warum die Zeder auch »Baum der Kraft« genannt wird – und Kraft braucht man vor allem dann, wenn man Angst hat.

Im alten Ägypten war das Zedernholz wegen seiner Wetterbeständigkeit, seiner Härte und seiner konservierenden und insektenabweisenden Eigenschaften das am häufigsten verwendete Holz. Leider sind von dem berühmten heiligen Zedernhain im Libanongebirge nur noch etwa 400 dieser großen, majestätischen Bäume erhalten geblieben; einige von ihnen sind mehr als 2 500 Jahre alt.

In den Pyramiden, den Grabanlagen ägyptischer Pharaonen, fanden sich unter den Grabbeigaben auch Gefäße mit Jahrtausende altem Zedernholzöl, das die Forscher mit seinem immer noch überwältigenden Duft überraschte.

▶ Wertvolles Öl vom »Baum der Kraft«

Wenn sich im Leben eines Menschen große Änderungen vollziehen, wenn er Altgewohntes loslassen und auf Neues, Unbekanntes zugehen muss, kann das Angst auslösen. Mit seiner aufbauenden Kraft stärkt Zedernholzöl unser Selbstvertrauen in schwierigen Situationen und hilft uns, mutig neue Wege zu gehen.

Das Zedernholzöl wird in seiner Zusammensetzung von sehr seltenen Sesquiterpenen geprägt, die eine große Wirkung auf Haut und Schleimhaut haben. Nachgewiesenermaßen wirken sie antiallergisch (antihistaminisch): Das Öl hat auf die Mastzellen eine zellmembranstabilisierende Wirkung, dadurch kommt es zur Reduzierung der Histaminausschüttung. Diese große antiallergische Wirkung in Kombination mit Zypressenöl (Seite 222) hat schon vielen an Heuschnupfen leidenden Menschen große Erleichterung verschafft.

Zedernholzöl ist auch in der Lage, Haar- und Hautparasiten – die kontinuierlich im Vormarsch sind! – Einhalt zu gebieten.

▶ Bestimmung

Botanik: immergrüner, hoher Nadelbaum mit einem mächtigen Stamm und ausladenden, sich unregelmäßig ausbreitenden Ästen. Die graugrünen Nadeln sind in kleinen Büscheln rosettenförmig (ähnlich wie bei der Lärche) auf den Zweigen angeordnet. Seine eiförmigen Zapfen sitzen auf den Zweigen.
Herkunft: Frankreich und Marokko.
Gewinnung: Das qualitativ beste ätherische Öl erhält man durch Wasserdampfdestillation aus den Spänen des Kernholzes von 20 Jahre alten Bäumen. 30 kg ergeben 1 kg ätherisches Öl.
Charakteristik: honigfarben, viskos (zähflüssig); duftet warm, holzig-balsamisch.

▶ Wirkung

Körperlich: entzündungshemmend, juckreizstillend, antiallergisch (antihistaminisch), schmerzstillend, schleimlösend, expektorierend (auswurffördernd), antiparasitär.
Psychisch: stimmungsaufhellend, stärkend, beruhigend, harmonisierend, angstlösend.

▶ Bewährte Anwendungsbereiche

- Husten und Bronchitis
- Keuchhusten
- Asthma
- allergischer Schnupfen (Heuschnupfen)
- hoher Blutdruck (Hypertonie)
- Hautjucken
- Läuse
- Krätzmilbe (Skabies)

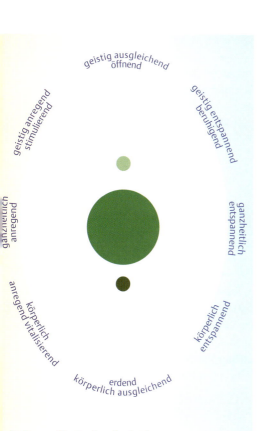

geistig ausgleichend öffnend
geistig anregend stimulierend
geistig entspannend beruhigend
ganzheitlich anregend
ganzheitlich entspannend
körperlich anregend vitalisierend
körperlich entspannend
erdend
körperlich ausgleichend

Inhaltsstoffe Zedernholzöl

Sesquiterpene	●	75–80 % (v. a. Himachalene)
Sesquiterpenole	●	3–15 % (v. a. Himachalol)
Sesquiterpenketone	●	3–12 % (v. a. Atlantone)
und Sesquiterpenoxide		1 % (v. a. Himachalenoxid)

- Insektenabwehr
- klimakterisches Syndrom
- Schwangerschaftsstreifen
- Geburtsvorbereitung und Geburt
- Schlafstörungen, auch bei Kindern
- »seelisches Bauchweh« bei Kindern
- Pubertätskrisen
- depressive Verstimmungen
- Trauer
- Ängste, Trennungsangst
- Suchterkrankungen

➤ Nebenwirkungen

Keine Nebenwirkungen bekannt.

➤ Anmerkung

Da Koniferenöle oft fälschlicherweise als Zedernholzöl verkauft werden (Seite 26), finden sich in Aromatherapiebüchern immer wieder Warnhinweise bzgl. einer angeblich abtreibenden (abortiven) Wirkung des Zedernholzöls aufgrund seines Thujongehalts. Diese Warnung beruht auf einer Verwechslung. Echtes Zedernholzöl enthält kein Thujon (Monoterpenketon), sondern einen geringen Anteil an unproblematischen Sesquiterpenketonen (Seite 35). In der Aromatherapie verwenden wir das echte ätherische Zedernöl/Zedernholzöl von der Atlaszeder (Cedrus atlantica).

Zimtblätter

Cinnamomum ceylanicum Blume
syn. Cinnamomum verum
Lorbeergewächse (Lauraceae)

Siehe auch Zimtrindenöl (Seite 219).

Es gibt etwa 275 verschiedene Zimtbaumarten, von denen mindestens fünf zur Zimtgewinnung herangezogen werden. Der Ceylon-Zimtbaum ist der bekannteste. Man gewinnt aus den Blättern und der Rinde ätherische Öle mit sehr unterschiedlichen Inhaltsstoffen.

➤ Milder und günstiger als Zimtrindenöl

Für Zimtblätteröl ist wesentlich weniger Pflanzenmaterial notwendig und es ist deshalb auch billiger als das Zimtrindenöl. Die Leitsubstanz ist nicht Zimtaldehyd wie beim Zimtrindenöl, sondern das etwas mildere Eugenol (etwa 80 %). Daraus folgt, dass das Zimtblätteröl in seiner Wirkung auf die Haut sehr viel milder und verträglicher ist. Ihm fehlt jedoch der warme und umhüllende Duft.

Das Zimtblätteröl hat große Ähnlichkeit mit dem Nelkenblätteröl (Seite 155), ihm fehlt allerdings das entspannende Eugenylacetat (aromatischer Ester).

▶ Bestimmung

Botanik: bis zu 12 m hoher, immergrüner Baum mit eiförmig-lanzettartigen, bis 20 cm großen Blättern, die anfangs leuchtend rot sind und sich später dunkelgrün färben.
Herkunft: Madagaskar, Südwestindien, Sri Lanka.
Gewinnung: Wasserdampfdestillation der Blätter. 60 kg Blätter ergeben 1 kg Zimtblätteröl.
Charakteristik: klar; duftet herb-würzig

▶ Wirkung

Körperlich: stark antibakteriell mit breitem Spektrum, stark antimykotisch, antiviral, entzündungshemmend, durchblutungsfördernd, erwärmend, stark muskelentkrampfend, anästhesierend (betäubend), stark schmerzstillend, allgemein tonisierend (auch auf die Gebärmutter!), verdauungsfördernd.
Psychisch: belebend, anregend, stärkend.

▶ Bewährte Anwendungsbereiche

- Erkältungskrankheiten
- Bronchitis
- Verdauungsprobleme
- Koliken
- Muskelverhärtungen (Myogelosen)
- Arthritis, Gelenkschmerzen
- Fußpilz
- Schwächezustände
- Erschöpfung

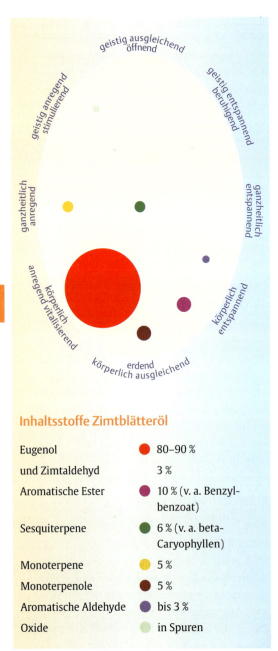

Inhaltsstoffe Zimtblätteröl

Eugenol	80–90 %
und Zimtaldehyd	3 %
Aromatische Ester	10 % (v. a. Benzylbenzoat)
Sesquiterpene	6 % (v. a. beta-Caryophyllen)
Monoterpene	5 %
Monoterpenole	5 %
Aromatische Aldehyde	bis 3 %
Oxide	in Spuren

▶ Nebenwirkungen

Zimtblätteröl muss sorgfältig dosiert werden. Bei äußerlicher Anwendung in niedriger Dosierung (bis 0,5 %) ist das Öl sehr gut verträglich mit geringem Allergisierungspotenzial.

! *In konzentrierter Form ist Zimtblätteröl haut- und schleimhautreizend.*

Häufig wird von hepatotoxischer Wirkung berichtet, die jedoch nur bei längerer innerlicher Anwendung in höherer Dosierung auftritt.

Dieses Öl sollte wegen seiner uterustonisierenden Eigenschaft nicht während der Schwangerschaft angewendet werden – 1 bis 2 Tropfen in einer Körperölmischung sind allerdings kein Problem.

Zimtrinde

Cinnamomum ceylanicum Blume
syn. Cinnamomum verum

Lorbeergewächse (Lauraceae)
Volksnamen: Ceylon-Zimt, Echter Zimt, Kanehl, Echter Kanehl, Canehl

Siehe auch Zimtblätteröl (Seite 217).

Schon im Altertum war die Rinde des Zimtbaums ein begehrtes Gewürz. In der indischen und der arabischen Küche ist Zimt eine typische Zutat in Gewürzmischungen.

Wenn man den Duft von Zimt riecht, steigen gleich Bilder aus der Kindheit auf – von Weihnachten, gemütlichem Beisammensein, wenn's draußen schneit, von herrlich duftenden Bratäpfeln. Ein typischer »Winterduft«, der in der kalten Jahreszeit Geborgenheit vermittelt.

▶ Seelisch erwärmend und stärkend

Zimtrindenöl hat eine besonders hohe Wirksamkeit gegen alle Bakterien, Keime und Pilze. Es wird hauptsächlich von Zimtaldehyd geprägt, einem der stärksten und wirkungsvollsten Inhaltsstoffe überhaupt.

Er geht buchstäblich »unter die Haut« – das Öl hat eine wunderbare Wirkung auf unsere Psyche. Es wirkt erwärmend auf körperlicher und seelischer Ebene. Besonders wirkungsvoll ist es bei Menschen, die sich immer »fröstelig« fühlen, ob im Sommer oder Winter.

! *Der hohe Zimtaldehyd-Anteil ist jedoch zugleich auch ein Problem bei der Anwendung wegen seiner Aggressivität gegen Haut und Schleimhaut. Deshalb gehört Zimtrindenöl nur in die Hand gut informierter, erfahrener Anwender und Therapeuten.*

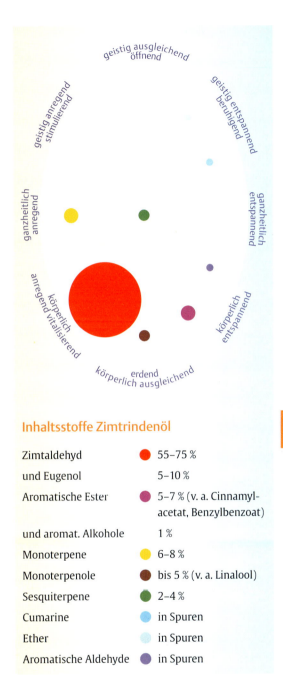

Inhaltsstoffe Zimtrindenöl

Zimtaldehyd	🔴	55–75 %
und Eugenol		5–10 %
Aromatische Ester	🟣	5–7 % (v. a. Cinnamylacetat, Benzylbenzoat)
und aromat. Alkohole		1 %
Monoterpene	🟡	6–8 %
Monoterpenole	🟤	bis 5 % (v. a. Linalool)
Sesquiterpene	🟢	2–4 %
Cumarine	🔵	in Spuren
Ether	⚪	in Spuren
Aromatische Aldehyde	⚫	in Spuren

▶ Bestimmung

Botanik: bis zu 12 m hoher, immergrüner Baum; eiförmig-lanzettartige, bis 20 cm große, anfangs leuchtend rote, später dunkelgrüne Blätter.

Herkunft: Madagaskar, Südwestindien, Sri Lanka.
Gewinnung: Wasserdampfdestillation aus den Spänen und Bruchstücken der getrockneten Rinde. 150 kg ergeben 1 kg ätherisches Öl.
Charakteristik: hellgelb; duftet süß, warm und würzig.

➤ Wirkung

Körperlich: stark antibakteriell (Streptococcus B, Streptococcus D, Escherichia coli, Staphylococcus aureus, Staphylococcus epidermis), antiviral, antimykotisch, durchblutungsfördernd, erwärmend, schmerzstillend.
Psychisch: anregend, belebend, stärkend.

➤ Bewährte Anwendungsbereiche

- Zur Vorbeugung und Behandlung von Erkältungskrankheiten
- Angina
- Bronchitis
- Raumluftdesinfektion
- Fußpilz
- Arthrosen
- rheumatische Beschwerden
- Muskelverhärtungen (Myogelosen)
- klimakterisches Syndrom
- prämenstruelles Syndrom
- Stress
- Frösteln

➤ Nebenwirkungen

! *Wegen des hohen Zimtaldehydanteils (Seite 40) gehört dieses Öl nur in die Hand informierter Anwender und Therapeuten.*

Erfahrungen haben gezeigt, dass es bei einer Dosierung von 2 bis 4 Tropfen in einer 1%igen Körperölmischung keine Probleme gibt, und in dieser Konzentration hochwirksame Mischungen hergestellt werden können.

Bei Anwendung des Zimtrindenöls als Gewürz in der Aromaküche besteht nach bisherigen Erfahrungen keine akute oder chronische Toxizität (Teuscher, 2003). Häufig wird von einer hepatotoxischen Wirkung berichtet, die jedoch nur bei längerer Einnahme (in Kapseln) in höherer Dosierung auftritt, wie es in der französischen Aromatherapie gehandhabt wird.

➤ Anmerkung

Zimt findet häufige Verwendung in der Parfümerie-, Getränke- und Lebensmittelindustrie. Das hat zur Folge, dass immer mehr Menschen auf Zimt sensibilisiert sind. Bei Unsicherheit ist ein Hauttest (Seite 56) empfehlenswert.

Zitrone

Citrus limon (L.) Burm. f.

Rautengewächs (Rutaceae)
Volksnamen: Sauer-Zitrone, medischer Apfel

Siehe auch Agrumenöle (Seite 76).

Die Zitrusbäume kommen aus China, ihre Kultivierung lässt sich schon im 10. Jahrhundert v. Chr. nachweisen. Über Indien kam die Zitrone nach Persien und – durch Alexander den Großen – nach Griechenland. Die Araber und auch die Kreuzritter trugen später zur Verbreitung der Zitrone (arabisch: *limun*) in Europa bei.

In Deutschland war die Zitrone seit dem 15. Jahrhundert wichtiger Bestandteil des Totenkultes. In der Pfalz und in Schwaben etwa trugen Leichenträger und Trauergäste während der Beerdigung Zitronen bei sich, den Toten wurden die Früchte in den Sarg gelegt. In der Gegend von Aalen war es Sitte, auf das Grabkreuz eine Zitrone zusammen mit einem Rosmarinzweig zu stecken. Es ist nicht überliefert, woher dieser Brauch kam; sollte diese duftende Frucht den Leichengeruch übertünchen oder die Sargträger vor Ansteckung schützen? Oder wollte man damit die Totengeister abwehren? Denn Rosmarin mit seinem starken Geruch galt als Schutzmittel gegen Geister. Dies alles weiß man bis heute leider nicht genau. Vielfach heißt es in alten Quellen, der Brauch sei in der Pestzeit aufgekommen: »Ein rauch von Citronenrinde gemacht / ist gut für den pestilenzischen luft«, so ein Hinweis in Bocks Kräuterbuch von 1565.

➤ Inbegriff von Sauberkeit und Frische

Zitronenöl ist inzwischen gut untersucht. Die außerordentlich heilsame Wirkung des Zitronenöls lässt sich in Erkältungszeiten wunderbar nutzen. Berichte über die keimtötende, desinfizierende Wirkung, insbesondere auf die Raumluft, bei Erkältungskrankheiten haben sich in der Praxis bestätigt. In Japan hat man festgestellt, dass die Krankheitsquote mit dem Einsatz von Zitronenöl in Büroräumen um fast die Hälfte sinkt, während die Arbeitsleistung entsprechend steigt.

In England setzt sich die Forschung schon seit vielen Jahren mit der antitumoralen (zellwachstumshemmenden) Wirkung einiger ätherischer Öle, u. a. des Zitronenöls, auseinander. (Crowell 1999)

Zitronenöl ist sehr wirkungsvoll bei entzündlichen Prozessen. In niedriger Dosierung fördert es zudem geistige Klarheit, Frische, Fröhlichkeit, Kreativität und sorgt für eine ausgeglichene Stimmungslage. Es ist Bestandteil vieler spritziger, erfrischender Parfüms und Eaux de Cologne.

Zitronenduft gilt als Inbegriff von »Sauberkeit und Frische«. Vor allem in der Werbung ist er das Symbol für Hygiene und Reinlichkeit, deshalb finden wir in fast allen Putz- und Reinigungsmitteln den Zusatz »mit Zitrusduft«. Natürlich enthalten diese Produkte niemals echtes Zitronenöl, sondern nur den Duftstoff Citral, der z. B. aus Lemongrass oder Litsea gewonnen oder synthetisch hergestellt wird.

➤ Bestimmung

Botanik: bis zu 5 m hoher Baum; trägt das ganze Jahr über schöne, wohlduftende, weiße, fünfblättrige Blüten und zugleich Früchte in verschiedenen Reifegraden; seine immergrünen, eiförmigen Blätter sind ledrig, glatt, dunkelgrün mit welligem Rand.

Herkunft: Italien (Sizilien), Griechenland, Israel, Afrika, Brasilien, Argentinien und USA.

Gewinnung: Kaltpressung der Schalen. 200 kg ergeben 1 kg ätherisches Öl.

Charakteristik: hellgelb; duftet frisch, fruchtig, unverwechselbar nach Zitrone.

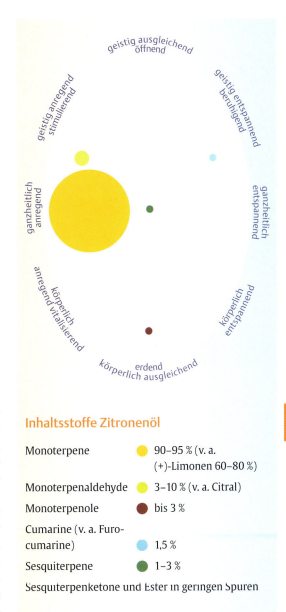

Inhaltsstoffe Zitronenöl

Monoterpene	🟡	90–95 % (v. a. (+)-Limonen 60–80 %)
Monoterpenaldehyde	🟡	3–10 % (v. a. Citral)
Monoterpenole	🟤	bis 3 %
Cumarine (v. a. Furocumarine)	🔵	1,5 %
Sesquiterpene	🟢	1–3 %

Sesquiterpenketone und Ester in geringen Spuren

▶ Wirkung

Körperlich: antiseptisch (desinfizierend), entzündungshemmend, fiebersenkend.
Psychisch: stimmungsaufhellend, aktivierend und konzentrationsfördernd.

▶ Bewährte Anwendungsbereiche

- Erkältungskrankheiten
- Bronchitis
- Raumluftdesinfektion
- Fieber
- geschwächtes Immunsystem
- Rekonvaleszenz
- Konzentrationsschwäche
- Antriebsschwäche

▶ Nebenwirkungen

In physiologischer Dosierung keine Nebenwirkungen bekannt.

! *Die Furocumarine können, insbesondere bei hellhäutigen Menschen und in zu hoher Dosierung des Öls, bei starker Sonnenbestrahlung zur Photosensibilisierung der Haut führen.*
Bei zarter, trockener sowie Kinder- und Altershaut kann es auf Grund des Monoterpengehalts des Öls zu Hautirritationen kommen. In geringer Dosierung (0,5 %) ist das Öl jedoch gut hautverträglich.

▶ Anmerkung

Zitronenöl enthält kein Vitamin C, wie manchmal zu lesen ist. Vitamin C ist ausschließlich im Zitronensaft enthalten – das ätherische Öl wird jedoch aus den Fruchtschalen gewonnen.

Das beste Öl kommt aus Sizilien, dem klassischen Anbaugebiet für Zitrusfrüchte. Das Klima, der vulkanische Boden und die lange Sonneneinstrahlung bewirken eine besonders feine Qualität und ein besonders ausgewogenes Aroma. Vorzuziehen sind ätherische Öle von Früchten »aus kontrolliert-biologischem Anbau«, die nicht mit Pestiziden behandelt wurden.

Zypresse

Cupressus sempervirens L.
Zypressengewächse (Cupressaceae)

In den endlosen Hügeln der mediterranen Landschaft wirken die schlanken, hohen Zypressen wie Fixpunkte – Orte der Konzentration, die zur Ruhe gemahnen. Nichts, nicht einmal der stärkste Sturm, kann die Zypressen in ihrer Ruhe stören, denn sie bieten wenig Angriffsfläche.

Vielen Völkern war die Zypresse als Baum des Paradieses und des Todes heilig, häufig stand sie in Palasthöfen und vor Tempeln und Friedhöfen. Die Lichtreligion der Perser sah in ihr ein Symbol der heiligen Feuerflamme, einen Baum des Paradieses, von Zoroaster (Zarathustra) auf die Erde gepflanzt.

Auf der Insel Zypern, benannt nach der Zypresse, galt der Baum als Sitz der Erdgottheiten. Für Griechen wie für Römer wurde er zum Baum der Trauer und des Todes, weil sich nach ihrer Vorstellung Erd- und Todesgötter nahe standen. Für die Christen wurde die Zypresse später zum Symbol des ewigen Lebens.

Die Tore des Diana-Tempels in Ephesos und die Pforten der ersten vatikanischen Peterskirche waren aus Zypressenholz, ebenso wie Götterbilder, Inschriftentafeln und Särge. Das Holz galt als unzerstörbar, deshalb wurden phönizische Handelsschiffe und die Schiffe der Flotte von Alexander dem Großen aus Zypressenholz gebaut. Zur Zeit des römischen Dichters Horaz (65 bis 8 v. Chr.) diente das Holz auch zum Bau von Manuskriptkisten und größeren Gebrauchsgegenständen des täglichen Lebens.

▶ Struktur und Konzentration

Zypressenöl ist wie ein Stützpfeiler, der hilft, innere Strukturen aufzubauen und die »eigene Linie« zu finden. Die große Stärke dieses Öls liegt darin, den Menschen aufzurichten und seine Konzentrationsfähigkeit zu stärken. Es ist deshalb vor allem jenen Patienten zu empfehlen, die Schwierigkeit haben, Klarheit und Ordnung in ihr Leben zu bringen und extreme Stimmungsschwankungen auszugleichen. Es hilft bei übergroßer Gedankenflut, bei Zerstreutheit und bei dem Gefühl zu »zerfließen«.

Zusammen mit Zedernholzöl ist Zypressenöl vor allem in der Behandlung von Heuschnupfen sehr wirksam. Auch als Begleittherapie bei der Behandlung von Bindegewebsschwäche kann es wertvolle Unterstützung bieten.

➤ Bestimmung

Botanik: immergrüner, schlanker, bis 25 m hoher Baum, der 2000 Jahre alt werden kann; von kleinen Blätter fest umhüllte Zweige wachsen in alle Richtungen – anders als bei Scheinzypresse (Chamaecyparis) und Thuja (Lebensbaum, Thuja occidentalis L.), die sich flach verzweigen.
Herkunft: gesamter Mittelmeerraum.
Gewinnung: Wasserdampfdestillation der Zweige und Zapfen. 70 kg ergeben 1 kg Öl.
Charakteristik: klar bis hellgelb; duftet harzig-klar, würzig.

➤ Wirkung

Körperlich: antiseptisch (desinfizierend), entzündungshemmend, juckreizstillend, antiallergisch (anithistaminisch), sanft adstringierend (zusammenziehend), gefäßverengend (im Bereich der Bronchien -erweiternd), entkrampfend, entstauend, schmerzstillend, sanft hormonmodulierend, desodorierend, insektenabweisend.
Psychisch: konzentrationsfördernd, strukturierend, ausgleichend, stärkend, klärend.

➤ Bewährte Anwendungsbereiche

- Keuchhusten
- allergischer Schnupfen (Heuschnupfen)
- Krampfadern
- Hämorrhoiden
- Ödeme
- Cellulite

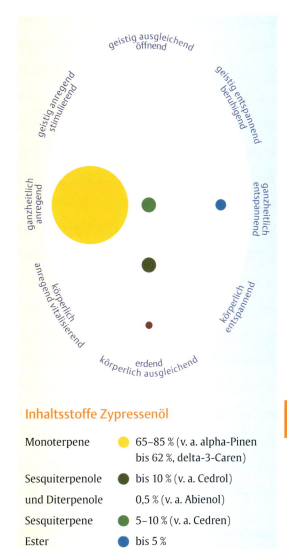

Inhaltsstoffe Zypressenöl

Monoterpene	🟡	65–85 % (v. a. alpha-Pinen bis 62 %, delta-3-Caren)
Sesquiterpenole und Diterpenole	🟢	bis 10 % (v. a. Cedrol) 0,5 % (v. a. Abienol)
Sesquiterpene	🟢	5–10 % (v. a. Cedren)
Ester	🔵	bis 5 %
Monoterpenole	🟤	in Spuren

- Hautjucken
- Insektenabwehr
- Fußschweiß
- rheumatische Beschwerden
- Konzentrationsstörungen
- Stimmungsschwankungen

➤ Nebenwirkungen

In physiologischer Dosierung keine bekannt.

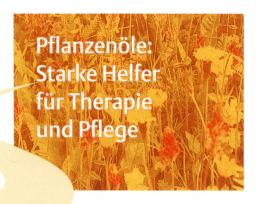

Pflanzenöle: Starke Helfer für Therapie und Pflege

Ätherische Öle sollten nur in den seltensten Fällen pur auf die Haut gegeben werden. Deshalb braucht man eine Trägersubstanz. Der geeignete Partner sind die »fetten« Pflanzenöle. Wie ätherische Öle sind sie Stoffwechselprodukte der Pflanzen, deshalb passen beide gut zueinander und unterstützen sich sogar gegenseitig in ihrer Wirkung. Was die Menschen seit Jahrtausenden aus Erfahrung wissen, bestätigt heute auch die Forschung: Naturreine Pflanzenöle aus Früchten, Nüssen und Samen sind äußerst wertvolle Heil- und Hautpflegemittel, denn sie unterstützen Körper und Haut in wichtigen Funktionen, wirken vorbeugend und heilend bei vielen Beschwerden. (Wagner u. Wiesenauer 2003)

»Steckbriefe« der wichtigsten fetten Öle und weiterer Trägerstoffe ab Seite 228, Übersichtstabelle Seite 304/305.

Chemie der Pflanzenöle und -fette

Öle und Fette sind Stoffwechselprodukte der Pflanzen. Fast alle Pflanzen produzieren sie, allerdings in sehr unterschiedlichen Konzentrationen. Besonders viel Öl enthalten Nüsse, Samen und Keimlinge. Öl und Fett dienen den Pflanzen primär als Energiespeicher.

Pflanzenöle und -fette sind praktisch identisch. Jede Fettsubstanz, die bei Zimmertemperatur (unter 24 °C) noch flüssig ist, bezeichnet man als Öl. Erstarrt sie jedoch bei etwa 24 °C, spricht man von Fett.

▶ Die Fettsäuren bestimmen den Charakter

Jedes naturbelassene Öl ist ausgesprochen individuell in seiner Zusammensetzung – und seine Wirkung auf den Menschen ist entsprechend unterschiedlich.

Alle Pflanzenfette und -öle sind nach dem gleichen Prinzip aufgebaut. Es handelt sich stets um die chemische Verbindung zwischen einem Glycerin (3-wertiger Alkohol) und drei sogenannten Fettsäuren. Diese können in ihrem Aufbau stark variieren und jeweils spezifische Wirkungen und Reaktionen im menschlichen Körper auslösen. Die unterschiedlichen Fettsäuren bestimmen den Charakter des Öls.

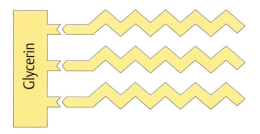

Triglyceride sind tierische und pflanzliche Fette und Öle. Sie bestehen jeweils aus Glycerin und drei Fettsäuren. Glycerin ist ein dreiwertiger Alkohol mit drei OH-Gruppen. An diesen hängt jeweils eine Fettsäure.

▶ Der »Sättigungsgrad« der Fettsäuren

In der Biochemie spricht man von gesättigten und einfach oder mehrfach ungesättigten Fettsäuren, je nach chemischem Aufbau.

Gesättigte Fettsäuren: reaktionsträge und hautpflegend

Die gesättigten Fettsäuren sind bildlich gesprochen satt, träge und wenig aktiv. In der Chemie nennt man das »reaktionsträge« und meint damit, dass diese Fettsäuren nicht so schnell neue Verbindungen mit anderen Molekülen eingehen.

Sie sind sehr hautpflegend und schützend. Vor allem Kokosfett (Seite 230) und Sheabutter (Seite 235) enthalten sie in großen Anteilen.

Ungesättigte Fettsäuren: stoffwechselaktiv und von großer Heilkraft

Die ungesättigten Fettsäuren sind sozusagen hungrig darauf, sich mit anderen Stoffen zu verbinden bzw. mit ihnen zu reagieren, und sind daher sehr stoffwechselaktiv. Sogenannte Doppelbindungen können sich unter Energieabgabe blitzschnell lösen und mit den freien »Armen« an ein anderes Molekül binden. Je mehr Doppelbindungen eine Fettsäure hat, je ungesättigter sie also ist, desto reaktionsfreudiger (stoffwechselaktiver) ist sie.

- **Einfach ungesättigte Fettsäuren:** Dazu gehört beispielsweise die Ölsäure im Oliven- oder Mandelöl. Diese Fettsäuren haben eine Doppelbindung und werden gut verstoffwechselt, das heißt, der Körper kann sie schnell in Stoffe umwandeln, die ihm nützlich sind. Im Allgemeinen sind sie recht haltbar. Öle, die vorwiegend einfach ungesättigte Fettsäuren enthalten, dienen als Massageöle und Hautpflegemittel für normale und trockene Haut.
- **Zweifach ungesättigte Fettsäuren:** Ein wichtiger Vertreter ist die Linolsäure, die in hoher Konzentration im Traubenkernöl und Nachtkerzenöl vorkommt. Diese Fettsäuren haben zwei Doppelbindungen und sind sehr reaktionsfreudig. Sie ziehen schnell in die Haut ein und sind bei normaler bis fettiger Haut gut zu verwenden. Da sie unkonserviert jedoch bald ranzig werden, sind sie trotz ihrer sehr hautpflegenden Eigenschaften nicht so ideal, es sei denn, sie werden mit haltbaren Ölen gemischt.
- **Dreifach ungesättigte Fettsäuren** mit drei Doppelbindungen sind die reaktionsfreudigsten Fettsäuren und greifen sofort in den Stoffwechsel ein. Vertreter mit etwas unterschiedlicher Wirkung sind die alpha-Linolensäure (zum Beispiel in Leinöl, Hanföl) und die gamma-Linolensäure (zum Beispiel in Nachtkerzen- und Bor-

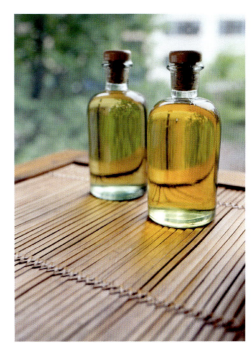

Naturreine, fette Pflanzenöle sind wertvolle Heil- und Hautpflegemittel, die die Wirkung der ätherischen Öle sinnvoll ergänzen und unterstützen.

retschsamenöl). Diese Öle sind im geöffneten Zustand nicht länger als zwei Wochen haltbar, es sei denn, sie sind schonend raffiniert.

Ungesättigte Fettsäuren, insbesondere die mehrfach ungesättigten, sind lebensnotwendig (= essenziell) für den Körper und die Haut, denn er braucht sie für seinen Stoffwechsel und kann sie nicht selbst bilden. Deshalb nennt man sie auch »Vitamin F« oder »Hautvitamin«, was jedoch nicht korrekt ist, da sie nicht zu den klassischen Vitaminen gehören.

▶ Trocknend oder nicht trocknend?

Die Zusammensetzung der Fettsäuren bestimmt neben der Wirkung auch die Anwendbarkeit bei der Hautpflege. Je nachdem, wie sie sich an der Luft verändern, spricht man von trocknenden, halbtrocknenden und nichttrocknenden Ölen.

- **Trocknende Öle** enthalten mehr als 60 % der mehrfach ungesättigten Linol- und Linolensäu-

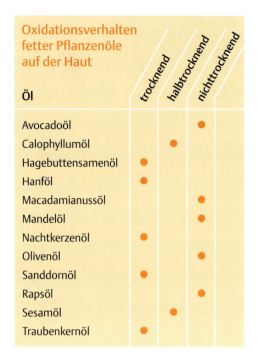

ren, die sich an der Luft auf Grund ihrer Reaktionsfreudigkeit schnell mit Sauerstoff verbinden (oxidieren) und verharzen, also eine filmartige, trockene Oberfläche bilden. Bestes Beispiel ist Leinöl. Diese Öle ziehen rasch in die Haut ein.

● **Halbtrocknende Öle** wie Sesamöl enthalten unter 60 % der mehrfach ungesättigten Fettsäuren. Sie oxidieren nicht so rasch und ziehen weniger schnell in die Haut ein.

● **Nichttrocknende Öle** wie Oliven- und Mandelöl enthalten unter 20 % mehrfach ungesättigte Fettsäuren. Sie bilden auf der Haut einen langanhaltenden, angenehmen und geschmeidigen Ölfilm.

➤ Klein, aber fein – die Fettbegleitstoffe

Die ungesättigten Fettsäuren entfalten ihre volle Wirksamkeit ausschließlich in Zusammenarbeit mit den wertvollen Fettbegleitstoffen – und umgekehrt. Entscheidend ist also auch hier wieder die Gesamtheit der Inhaltsstoffe.

Die Fettbegleitstoffe sind nur in sehr geringen Mengen im Pflanzenöl enthalten. Zu ihnen gehören z. B. Pflanzenfarbstoffe, Phytosterole, Spurenelemente, Aromastoffe und Vitamine.

Die Begleitstoffe sorgen dafür, dass das Öl sich leicht auf der Haut verteilen lässt, sehr gut aufgenommen wird, tief eindringt und so seine pflegende Wirkung optimal entfalten kann. Auch wird Feuchtigkeit besser gebunden, der Zellaufbau und die Regeneration der Haut werden unterstützt, die Grundsubstanz des Binde- und Stützgewebes der Haut aktiviert.

Farbstoffe, Vitamine & Co.

Einige wichtige Fettbegleitstoffe und ihre speziellen Wirkungen bei äußerlicher und z. T. auch innerlicher Anwendung werden hier exemplarisch kurz beschrieben.

● **Flavonoide** (Pflanzenfarbstoffe) stärken das Immunsystem, fördern die Wachstums- und Erneuerungsprozesse der Haut- und Schleimhautzellen, regulieren den Verhornungsprozess der Haut, sodass sie jung und geschmeidig bleibt.

! *Sie können Kleidung färben: Vorsicht v. a. bei Calophyllum-, Johanniskraut- und Sanddornöl!*

● **Vitamin E** (Tocopherol) stärkt Herz, Kreislauf und Nervensystem, fördert die Zellatmung und Durchblutung, schützt vor freien Radikalen und ist ein großes Zellschutzmittel für die Haut.

● **Carotinoide** (z. B. Provitamin A) regenerieren Haut und Schleimhaut und wirken Nachtblindheit entgegen.

● **Phytosterole** senken u. a. den Cholesterinspiegel und wirken reiz- und juckreizlindernd. Sie machen die Haut weich und geschmeidig und bewahren sie vor Feuchtigkeitsverlust, denn ebenso wie andere Begleitstoffe, z. B. Triterpenalkohole, bilden sie zwischen den Zellen eine Art »Zellmörtel« und binden damit die Feuchtigkeit in den Zwischenräumen der Hornzellen.

● **Lecithin** senkt den Cholesterinspiegel, fördert Leber- und Gehirnfunktion und pflegt die Haut.

● **Spurenelemente** steuern in geringsten Konzentrationen wichtige Reaktionen der Zelle.

● **Aromastoffe** wirken u. a. entzündungshemmend und hautregenerierend.

Hautpflege ist Gesundheitspflege

Unsere Haut ist nicht einfach nur »Hülle«, sondern unser größtes Organ, das zahlreiche Funktionen hat (Seite 7). Unter anderem ist sie Teil des Immunsystems – unser Schutzschild, der Zellen mit speziellen Abwehrkräften enthält. Sie kann ihre volle Abwehrkraft nur erfüllen, wenn sie gesund ist und entsprechend gepflegt wird.

Trägt man pflanzliche Öle auf, dringen ihre bioaktiven Substanzen sofort in die Haut ein, unterstützen tatkräftig deren Schutzfunktionen und das Abwehrsystem. Sie gleichen Defizite aus, regenerieren, reparieren und erhalten die Haut jung und straff. Dies führt zu einer deutlichen Besserung des Hautzustandes.

▶ Pflegeprodukte mit Mineralöl?

Zahlreiche Hautpflegeprodukte sind mit Mineralöl versetzt. Oft ist der Anteil sehr groß, und es steht bei der Deklaration der Inhaltsstoffe an oberer Stelle (»mineral oil«).

Mineralöle werden aus Erdöl gewonnen. Auch Paraffine und Vaseline, z. B. in Melkfett, sind Erdölabkömmlinge. Sie bestehen aus langkettigen, gesättigten Kohlenwasserstoffen, also ausschließlich aus Kohlenstoff und Wasserstoff (C und H), die ganz schlecht abgebaut und verstoffwechselt werden können.

Sie unterscheiden sich völlig von den körpereigenen Fetten. Sie werden von der Haut nur *adsorbiert*, das heißt angelagert. Auf die Haut aufgetragen, bilden sie einen Film und bieten so eine gewisse Schutzfunktion.

- Ihr Vorteil ist, dass sie sehr lange haltbar und preiswert in der Herstellung sind.
- Ihr Nachteil ist, und das macht den großen Unterschied zum Pflanzenöl aus, dass sie die Haut bei ihren lebenswichtigen Aufgaben nicht unterstützen: Weder fördern sie die Regeneration der Zellen, noch unterstützen sie das Immunsystem, sind keine Radikalfänger und bieten der Haut somit keine Hilfe zur Selbsthilfe.

Pflegeprodukte auf Erdölbasis machen es erforderlich, die Haut ständig nachzufetten, denn diese wird mit der Zeit inaktiv und trocken. Elektronenmikroskopische Aufnahmen zeigen, dass die kristallinen Strukturen der Zellzwischenräume, die Barrieren (Zellmörtel), so verändert werden, dass Feuchtigkeit austreten kann und die Haut dann trocken wird.

! *Produkte auf Mineralölbasis sollten nicht mit ätherischen Ölen gemischt werden wegen deren Carrier-Funktion (Seite 7).*

▶ Natürliche Pflege mit Pflanzenölen

Pflanzenöle dagegen, die unseren Hautfetten sehr ähnlich sind, werden von der Haut *absorbiert*, sie dringen also tief ein, werden in den Stoffwechselprozess mit einbezogen. Sie stärken das Immunsystem der Epidermis und aktivieren ihre Funktionen von innen, sodass ein ständiges Nachfetten nicht nötig ist. Außerdem dringen sie tief in die Hornschicht der Epidermis ein und binden die Feuchtigkeit in den Zellzwischenräumen. Gleichzeitig erfolgt eine Rückfettung, sodass die Trockenheitssymptome (Spannungsgefühl, Gereiztheit, Irritationen) verschwinden. Die Haut fühlt sich glatt und geschmeidig an.

Gerade für die Körperpflege von Babys, Kindern und alten Menschen sind Pflanzenöle und -fette besonders wichtig, denn der Hydrolipidmantel (Fettfeuchtigkeitsmantel) und das Immunsystem der Haut sind noch nicht voll entwickelt bzw. wieder rückentwickelt.

! *Bei einer Umstellung von Mineralölen auf Pflanzenöle hat man speziell in der Altenpflege beobachtet, dass eine Hautschuppung auftreten kann. Diese klingt nach einer Woche ab und die Haut fühlt sich ganz samtig an.*

▶ Qualität ist wichtig

Um die zahlreichen guten Wirkungen zu erzielen, ist es nötig, hochwertige Öle zu benutzen – für die innerliche ebenso wie für die äußerliche Anwendung. Native, das heißt naturbelassene

Öle sind in jedem Fall raffinierten Ölen vorzuziehen, da letzteren die zahlreichen Begleitstoffe entzogen sind und die Fettsäuren zum Teil eine chemische Umwandlung erfahren haben. Gute Speiseöle oder Fette wie Olivenöl, Rapsöl oder Kokosfett sind ausgezeichnet für die Hautpflege. Sie unterstützen die Funktionen der Haut nachhaltig und fördern den Heilungsprozess.

Fette Öle von A bis Z

Aloe-vera-Öl

siehe Mazerate (Seite 232)

Arnikaöl

siehe Mazerate (Seite 232)

Avocadoöl

Persea americana
Lorbeergewächse (Lauraceae)

Hauptinhaltsstoffe: Ölsäure 70 %, Palmitoleinsäure (siehe Macadamianussöl Seite 231) 6 %, gesättigte Fettsäuren 15 %, Linolsäure 10 %, Fettbegleitstoffe 2,6–8 %

Archäologische Funde deuten darauf hin, dass die Azteken bereits 7800 v. Chr. in Oaxaka Avocadobäume anbauten. Die Früchte dienten schon damals zur Ernährung, während das Öl zu Heilzwecken und als hochwirksames Hauptpflegemittel großen Anklang fand und findet.

Avocadoöl ist eines der besten Hautpflegeöle, insbesondere bei trockener Haut. Die Inhaltsstoffe schützen die Haut nachhaltig vor Umwelteinflüssen und halten sie rundum geschmeidig, zart und jung. Das Öl wirkt zudem juckreizstillend und entzündungshemmend. Außerdem hat es einen natürlichen Lichtschutzfaktor von 3 bis 4. Das Öl lässt sich also universell einsetzen. Man kann es gut mit Mandelöl mischen.

Calendulaöl

siehe Mazerate (Seite 232)

Calophyllumöl

Calophyllum inophyllum
Johanniskrautgewächse (Guttiferae/Hypericaceae)

Hauptinhaltsstoffe: Ölsäure 30–35 %, Linolsäure 17–39 %, gesättigte Fettsäuren 30 %, Fettbegleitstoffe 14–20 % (v. a. Harze)

Calophyllum inophyllum, ein kleiner Baum, ist an den Küsten des Indischen und Pazifischen Ozeans beheimatet. Die Einheimischen verehren ihn als heiligen Baum. Aus den Samen (Kernen) der Früchte gewinnt man ein olivgrünes Öl, dessen intensiv würziger Duft ein wenig an Liebstöckel erinnert. Die Einheimischen nutzen es zur Behandlung von Narben, Brandwunden, Fisteln, Krampfadern, Ischias und Gelenkschmerzen.

In Deutschland ist dieses fette Öl von enormer Heilkraft noch wenig bekannt, in der französischen Aromatherapie ist es jedoch fester Bestandteil aromatherapeutischer Zubereitungen. Das Öl wirkt schmerzstillend und entzündungshemmend bei Ischiassyndrom, rheumatischen Beschwerden und Gicht. Besonders bewährt hat sich die venenstabilisierende Wirkung bei Krampfadern und Hämorrhoiden. Durch seine leicht antikoagulative (blutgerinnungshemmende) Wirkung empfiehlt es sich auch zur Behandlung von arteriellen Durchblutungsstörungen. Weitere Anwendungsgebiete sind entzündliche Hauterkrankungen und die Behandlung frischer Narben. Seine antivirale Wirkung macht das Calophyllumöl zu einem wirkungsvollen Trägeröl bei der Behandlung von Herpes zoster.

> **!** Bei allen Ölen sind die Prozentangaben der Inhaltsstoffanteile Zirka-Werte!

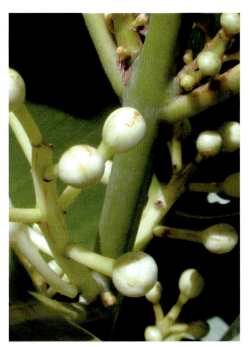

Knospen des Calophyllum-inophyllum-Baums. Aus seinen Kernen wird ein sehr heilkräftiges, olivgrünes Öl gewonnen, das intensiv würzig duftet.

Centellaöl

siehe Mazerate (Seite 232)

Hagebuttensamenöl (Wildrosenöl)

Rosa rubiginosa, Rosa mosqueta
Rosengewächse *(Rosaceae)*

Hauptinhaltsstoffe: Linolsäure 40 %, alpha-Linolensäure 40 %, Fettbegleitstoffe 1 %

In den Anden und in Süd-Chile wächst die Muskatrose, auch Chile-Wildrose oder Chile-Heckenrose genannt, wild. Seit vielen Jahren gewinnt man aus den Samen ihrer Hagebutten ein interessantes Öl.

Durch den großen Anteil an hoch ungesättigten Fettsäuren sorgt das Öl für volle Funktionsfähigkeit der Zellmembranen und regt die Zellteilung an, sodass sich die Haut regenerieren kann. Es vermindert den Wasserverlust, reguliert die Talgdrüsenfunktion und wirkt entzündungshemmend. In Studien zeigte sich, dass Vernarbungen und Wundheilung positiv beeinflusst wurden (Seitz 2001). Man nimmt an, dass die Kollagensynthese und Mikrozirkulation verbessert werden. Das Öl beugt daher frühzeitiger Hautalterung vor.

Das kaltgepresste Öl ist wegen der ungesättigten Fettsäuren nicht sehr haltbar. Um es vor Oxidation zu schützen, wird dieses Öl in Kapseln »verpackt«. Schonend raffiniertes Öl ist länger haltbar, nicht annähernd so teuer und zeigt ebenfalls gute Ergebnisse bei der Hautpflege.

Hanföl

Cannabis sativa
Maulbeergewächse *(Moraceae)*

Hauptinhaltsstoffe: Linolsäure 54 %, alpha-Linolensäure 17 %, gamma-Linolensäure 4 %, Ölsäure 13 %, gesättigte Fettsäuren 10 %, Fettbegleitstoffe 1 %

Hanf ist eine der ältesten Kulturpflanzen der Welt. Ursprünglich stammt er aus Zentralasien, hat aber die Menschen in die verschiedensten Klimazonen begleitet.

Bei Hanf denkt man heute weniger an die Nutzpflanze als an Haschisch. Inzwischen gibt es aber in Europa Züchtungen, die praktisch frei von der Rauschdroge THC (Tetrahydrocannabinol) sind. Weder Hanfsamen noch -öl enthalten THC. Hanföl enthält Linolsäure und alpha-Linolensäure im optimalen Verhältnis von 3:1, was sich besonders günstig auf das Immunsystem und den Zellaufbau auswirkt. Weiterer Bestandteil ist die wertvolle gamma-Linolensäure, die nur in ganz wenigen Pflanzenölen, zum Beispiel im Nachtkerzenöl, vorkommt. Hanföl aus Pflanzen unserer Breiten weist relativ viel, aus tropischen Regionen keine gamma-Linolensäure auf.

Vor kurzem hat man eine weitere ungesättigte Fettsäure im Hanföl entdeckt, die omega-3-Stearidonsäure, die wichtig für den Hormonhaushalt, die Funktion der Nerven, Muskeln und des Blutdrucks ist.

Hanföl hat sich bei Neurodermitis und anderen Hautkrankheiten bewährt, innerlich genommen oder äußerlich (mit Jojobaöl gemischt). Innerlich eingenommen, ist das preiswerte Öl auch ideal zur vorbeugenden Gesundheitspflege.

Hanföl ist ein exellentes Öl für die Hautpflege. Es stärkt das Immunsystem der Epidermis und beruhigt mild eine irritierte und juckende Haut. Es lässt sich gut mit Jojobaöl oder Kokosfett mischen.

Da Hanföl sehr schnell ranzig wird, sollte man ein schonend raffiniertes Öl zur Hautpflege verwenden, das man inzwischen auf dem Markt bekommen kann.

Johanniskrautöl

siehe Mazerate (Seite 232)

Jojobaöl

Simmondsia chinensis
Buchsbaumgewächse (Buxaceae)

Hauptinhaltsstoffe: fast ausschließlich Wachs, Fettbegleitstoffe u. a. Vitamine, Carotinoide

Aus den olivengroßen Samen (Nüssen) des Jojobastrauchs wird ein hochwertiges »Öl« gewonnen. Dabei handelt es sich eigentlich um ein flüssiges Pflanzenwachs, dessen chemische Struktur mit Speiseöl nicht vergleichbar ist: Es besteht nicht aus Estern von Fettsäuren mit Glycerin (Seite 224), sondern aus den Estern der ungesättigten Fettsäuren mit Fettalkoholen. Das flüssige Wachs hält Temperaturen bis zu 300 °C aus; im Kühlschrank würde es erstarren, es schmilzt aber wieder bei Raumtemperatur, ohne dass seine Qualität leidet. Sein größtes Plus: Es wird selbst nach vielen Jahren nicht ranzig!

In der Kosmetikindustrie ist Jojobaöl sehr begehrt, weil es das Schädelfett des Pottwales (Walrat) ersetzt, dessen Einsatz in kosmetischen Produkten Mitte der 1970er Jahre verboten wurde. Jojobaöl hat nahezu die gleichen außergewöhnlich hautpflegenden Eigenschaften wie Walrat und ist auch unserem Hautfett ganz ähnlich. Es lässt sich gleichmäßig und gut auf die Haut auftragen, dringt leicht ein und schützt sie nachhaltig. Es hinterlässt keinen Fettglanz, sondern nur einen gesunden, seidigen Schimmer, die Haut wird glatt und geschmeidig. Mit seiner ausgezeichneten Tiefenwirkung reguliert es den Feuchtigkeitshaushalt und stabilisiert den Fettfeuchtigkeitsmantel (Hydrolipidmantel), was bei juckender Haut oder Neurodermitis von besonderem Wert ist. Jojobaöl hat einen natürlichen Lichtschutzfaktor von etwa 4.

Es sollte bei fetter Haut sparsam angewendet werden.

Jojobaöl kann man sehr gut mit allen anderen Pflanzenölen mischen. Es gibt den weniger haltbaren Ölen mehr Stabilität gegen das Ranzigwerden.

Kokosöl (Kokosfett)

Cocos nucifera
Palmengewächse (Arecaceae)

Hauptinhaltsstoffe: gesättigte Fettsäuren 90 % (v. a. Laurinsäure 50 %, Meristinsäure 17 %), Ölsäure 8 %, Fettbegleitstoffe 1 %

Aus den Kokosnüssen, den Früchten der Kokospalme, wird ein weiches Fett gewonnen, das bei 24 °C schmilzt. Daher wird Kokosfett in seiner heißen, tropischen Heimat auch Kokosöl genannt.

In Naturkostläden und Reformhäusern gibt es inzwischen sehr schonend aufbereitetes Kokosfett, in dem die wertvollen Fettbegleitstoffe erhalten sind. Dieses Fett eignet sich ausgezeichnet für die Hautpflege. Es zieht – im Gegensatz zu anderen Fetten und nichttrocknenden Ölen

(Seite 225) – sehr schnell in die Haut ein, da die Moleküle der Laurinsäure (12 C-Atome) und der Myristinsäure (14 C-Atome) relativ klein sind.

Kokosfett ist hilfreich bei trockener, empfindlicher und irritierter Haut. Bewährt hat es sich bei Neurodermitis, da es die Haut kühlt, schützt und stabilisiert. Es darf aber nur schonend raffiniertes Fett verwendet werden.

Um das etwas krümelige Fett geschmeidiger zu machen und Synergieeffekte zu nutzen, ist eine 1:1-Mischung aus Kokosfett (leicht erwärmt) und Jojobaöl empfehlenswert, in der Baby-, Kinder- oder Altenpflege auch gemischt mit Mandel- oder Olivenöl.

Macadamianussöl

Macadamia integrifolia
Proteengewächse/Silberbaumgewächse (Protaceae)

Hauptinhaltsstoffe: Ölsäure 60 %, Palmitoleinsäure 25 %, gesättigte Fettsäuren 15 %, Fettbegleitstoffe bis 1 % (Vitamine A, B, E, Mineralstoffe)

Die Macadamianuss gilt als die feinste und gehaltvollste Nuss der Welt. Nicht umsonst nennt man sie die »Königin der Nüsse«.

Macadamianussöl besticht durch seinen hohen Anteil an Ölsäure. Dieser bewirkt, dass es sich gut einmassieren lässt, und sorgt für ein angenehm weiches Hautgefühl. Unterstützt wird die Ölsäure durch den ungewöhnlich hohen Anteil an Palmitoleinsäure, die fast nur in tierischen Fetten vorkommt und große Ähnlichkeit mit den hauteigenen Fettsäuren hat. Deshalb ist das Öl besonders hautfreundlich und verträglich. Es wirkt regenerierend auf die Haut, macht sie widerstandsfähiger und robuster und wirkt regulierend auf den Verhornungsprozess. Daneben weist Macadamianussöl einen natürlichen Lichtschutzfaktor von 3 bis 4 auf.

Mandelöl süß

Prunus amygdalus var. dulcis
Rosengewächse (Rosaceae)

Hauptinhaltsstoffe: Ölsäure 80 %, Linolsäure 15 %, gesättigte Fettsäuren 6 %, Fettbegleitstoffe 1–2 %

In Asien wurde der Mandelbaum schon vor Jahrtausenden kultiviert. Bereits im Altertum war Mandelöl sehr beliebt in der Schönheitspflege. Es wird durch Kaltpressung aus reifen Samen von zwei Varietäten gewonnen: aus der Süßmandel (*Prunus amygdalus var. dulcis*) und aus der Bittermandel (*Prunus amygdalus var. amara*). Sie unterscheiden sich in ihrem Gehalt an Amygdalin, das für den bitteren Geschmack und die Giftigkeit verantwortlich ist. In der Bittermandel sind bis zu 85 % enthalten, in der Süßmandel hingegen nur ca. 0,1 %.

! *Wenn es nicht ausdrücklich als »Süßes Mandelöl« deklariert ist, darf Mandelöl weder innerlich eingenommen noch in der Kinderpflege verwendet werden! Vorsichtshalber sollte es besser gar nicht zur Hauptpflege eingesetzt werden.*

Süßes Mandelöl ist eines der kostbarsten Öle in der Hautpflege. 80 % Ölsäure geben ein schönes, weiches Hautgefühl. Das Öl wirkt reizlindernd, pflegend und schützend und hilft vor allem der trockenen Haut, die zu Sprödigkeit, Schuppung und Juckreiz neigt. Mandelöl ist sehr verträglich, gerade für empfindliche Haut. Deshalb ist es auch zur Babypflege wunderbar geeignet. Als hervorragendes Massageöl ist es ein beliebtes Basisöl in der Aromapflege.

Eine ähnliche Zusammensetzung und Wirkung haben **Aprikosenkernöl, Pfirsichkernöl** und **Haselnussöl**.

Mazerate (Auszüge)

Mazerate sind Pflanzenöle, in denen eine Heilpflanze »ausgezogen« wurde. Das heißt, sie wurde einige Zeit in einem fetten Öl gelagert und hat ihre fettlöslichen Wirkstoffe in das Pflanzenöl übertragen. Solche Mazerate vereinigen die Wirkkräfte von Öl und Heilpflanze und sind deshalb besonders wertvoll – innerlich oder äußerlich angewendet.

Je nachdem, welche Pflanze eingesetzt wurde, wirkt das Mazerat zum Beispiel zusätzlich schmerzlindernd, beruhigend, belebend und seelisch aufhellend.

- **Aloe-vera-Öl,** ein Auszug von *Aloe barbadensis* in Sesam-, Raps- oder Sojaöl, wirkt auf der Haut beruhigend, kühlend, straffend und feuchtigkeitsspendend.

- **Arnikaöl,** ein Auszug der *Arnica montana* in Olivenöl, wirkt schmerzlindernd und leicht entzündungshemmend.

- **Calendulaöl,** Auszug der Ringelblume *(Calendula officinalis)* in Oliven- oder Sonnenblumenöl, pflegt und schützt trockene, empfindliche und irritierte Haut und aktiviert den Hautstoffwechsel.

- **Centellaöl** ist ein Auszug der Centellapflanze *(Centella asiatica,* auch »Indischer Wassernabel« genannt), in Mandelöl, Sesamöl oder Kokosfett. In Indien wird Centella schon seit Jahrtausenden in der Heilkunde eingesetzt. Sie gehört zu den »Rasayana«, den sogenannten Verjüngungsmitteln. Innerlich als Tee eingenommen, ist sie ein gutes Gehirntonikum. Ölauszüge haben sich besonders bei unterschiedlichsten Hautproblemen wie Geschwüren, Entzündungen oder Wunden bewährt. Mazerate in Mandelöl wirken leicht gewebsstraffend, regenerierend, stark antioxidativ und fördern eine gute Vernarbung. Untersuchungen zeigen, dass die Kollagensynthese der Haut durch Centellaöl (u. a. bedingt durch den hohen Gehalt an Triterpensäuren) aktiviert und das hauteigene Reparatursystem unterstützt wird. (IMPAG News 2000)

- **Johanniskrautöl** ist ein besonders heilkräftiges Mazerat aus den Blüten des getüpfelten Johanniskrauts *(Hypericum perforatum)* in Olivenöl. Wegen seiner roten Farbe wird es auch **Rotöl** genannt. Es ist ausgesprochen schmerzlindernd bei rheumatischen Beschwerden. Erfahrene Krankenschwestern pflegen zu sagen, es gehe »bis in die Knochen«. Johanniskrautöl wirkt darüber hinaus wundheilend, entzündungshemmend und muskelentspannend, außerdem ist es hautpflegend und hilfreich bei Problemen wie gereizter und irritierter Haut, denn es beruhigt das Nervensystem der Haut. Wegen seiner schmerzstillenden und nervenberuhigenden Wirkung wird es auch als »Arnika der Nerven« bezeichnet. Durch seinen synergistischen Effekt unterstützt Johanniskrautöl die Wirkung der ätherischen Öle bei vielen Beschwerden.

- **Vanilleöl** ist ein besonders wohlduftendes Mazerat aus Vanilleschoten *(Vanilla planifolia)* in Sesamöl, das man leicht selbst herstellen kann. Durch seine beruhigende und ausgleichende Wirkung eignet es sich besonders gut als Basis für Körperöle im Wohlfühlbereich.

Vanillemazerat selbst herstellen: 5 Vanilleschoten mit einem Messer der Länge nach aufritzen und in eine Braunglasflasche mit $1/2$ Liter kaltgepresstem Sesamöl aus biologischem Anbau geben. An einem warmen, dunklen Platz abgedeckt vier Wochen lang stehen lassen. Anschließend das Mazerat in 100-ml-Braunglasfläschchen abfüllen – zur besseren Handhabung und Aufbewahrung.

Nachtkerzenöl

Oenothera biennis
Nachtkerzengewächse (Oenotheraceae)

Hauptinhaltsstoffe: Linolsäure 67 %, gamma-Linolensäure 14 %, Ölsäure 11 %, gesättigte Fettsäuren 8 %, Fettbegleitstoffe 1,5–2,5 %

Die Nachtkerze stammt ursprünglich aus Nordamerika und war ein wichtiges Heilmittel der nordamerikanischen Indianer. Die Algonkin-Indianer legten bereits vor 500 Jahren zerstampfte Nachtkerzensamen gegen Hautausschläge auf.

Erst in neuerer Zeit haben Forschungen ihre erstaunlichen pharmakologischen Eigenschaften wissenschaftlich bestätigt. (Wagner u. Wiesenauer 2003) Das kostbare Öl aus den Samen stärkt u. a. Haut und Immunsystem und ist ein »Erste-Hilfe-Mittel« gegen zahlreiche Hautprobleme. Es reguliert den Zellstoffwechsel, die Talgdrüsenproduktion, die Elastizität und Regeneration der Haut.

Nachtkerzenöl ist eines der wenigen Öle, die gamma-Linolensäure enthalten. Die mehrfach ungesättigte Fettsäure ist notwendiger Bestandteil der gesunden Hautzellen, reguliert die Bildung natürlicher entzündungshemmender und juckreizstillender Botenstoffe und stärkt das Immunsystem der Haut. Nachtkerzenöl hat sich deshalb bei Neurodermitis sehr bewährt.

Zur äußerlichen Anwendung wird das Öl am besten mit einem Basisöl wie Jojoba- oder Kokosöl gemischt: Geben Sie beispielsweise 10 ml Nachtkerzensamenöl (schonend raffiniert) in 50 ml Basisöl. Sie können es in jedes Körper- und Gesichtsöl mischen.

Ähnlich aufgebaut sind **Borretschsamenöl** und **Johannisbeersamenöl.**

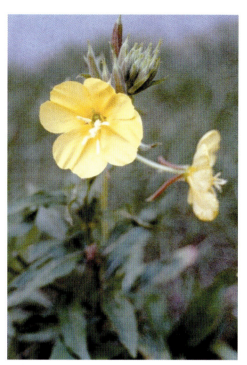

Die Blüten der Nachtkerze verströmen ihren sinnlichen Duft vor allem nachts. Das kostbare fette Öl aus den Samen hilft u. a. bei Neurodermitis.

Olivenöl

Olea europaea L.
Ölbaumgewächse (Oleaceae)

Hauptinhaltsstoffe: Ölsäure 75 %, gesättigte Fettsäuren 15 %, Linolsäure 10 %, Fettbegleitstoffe 0,5–1,5 % (phenolische Verbindungen, alpha Tocopherol, Vitamin E)

Knorrig und uralt, so kennt man die Olivenbäume, deren romantische Haine für die Mittelmeerländer so typisch sind. Zu allen Zeiten war der Oliven- oder Ölbaum für die Mittelmeervölker Sinnbild für Glück, Segen und Frieden.

Von alters her wird Olivenöl nicht nur als Lebensmittel, sondern auch zur Gesundheitspflege genutzt wegen seiner positiven Wirkungen auf das Herz-Kreislauf-System und den Magen-Darm-Trakt.

Äußerlich wird Olivenöl in der Erfahrungsheilkunde unter anderem bei schmerzenden Gelenken angewendet. Setzt man es in Verbindung mit Johanniskraut als Mazerat (Seite 232) ein, löst es Muskelverhärtungen, Entzündungen und Schmerzen besonders eindrucksvoll.

Auch als Hautpflegeöl hat Olivenöl eine lange Tradition. Durch den hohen Gehalt an Ölsäure und phenolischen Verbindungen ist es sehr hautpflegend, durchblutungsfördernd, erwärmend, schmerzlindernd und regenerierend. Das Öl eignet sich gut für trockene, schlecht durchblutete, rissige und schuppende Haut (nicht bei Neurodermitis, da es die Haut zu stark erwärmt!). Die phenolischen Verbindungen bieten einen ausgezeichneten Schutz vor freien Radikalen und UV-Strahlen. Man kann das Öl gut 1:1 mit Sonnenblumenöl mischen.

Wegen seiner stark pflegenden Eigenschaften ist das nicht trocknende Olivenöl besonders gut in der Alten- und Krankenhauspflege zu verwenden. Eine Langzeitanwendung ist hier sinnvoll und angebracht.

Rapsöl

Brassica napus
Kreuzblütengewächse (Brassicaceae)

Hauptinhaltsstoffe: Ölsäure 60 %, Linolsäure 20 %, alpha-Linolensäure 6 %, gesättigte Fettsäuren 13 %, Fettbegleitstoffe bis 1,5 % (v. a. Vitamin E, Pro-Vitamin A)

Seit einigen Jahren wird in Mitteleuropa und Kanada kaltgepresstes Rapsöl gewonnen, das allerdings oft nur regional vermarktet wird. Für die Körperpflege sollten Sie ausschließlich dieses hochwertige Öl verwenden.

Beim Rapsöl fällt der hohe Anteil an einfach ungesättigter Ölsäure auf, ähnlich wie beim Olivenöl. Der Gehalt an wertvoller Linol- und alpha-Linolensäure ist sehr ausgewogen. Das ernährungsphysiologisch sehr ausgeglichene Fettsäuremuster und der hohe Anteil an Vitamin E und Pro-Vitamin A machen es nicht nur für die Ernährung interessant, sondern auch für die Hautpflege. Es wirkt hautregenerierend und -stabilisierend.

Sehr gute Erfahrungen sind schon in der Altenpflege und Baby- und Kinderpflege gesammelt worden.

Sanddornöl

Hippophae rhamnoides
Ölweidengewächse (Elaeagnaceae)

Hauptinhaltsstoffe: Linolsäure 30 %, alpha-Linolensäure 30 %, Palmitoleinsäure 34 %, Fettbegleitstoffe 4 % (Vitamin E, Provitamin A [Carotinoide], Vitamin-B-Komplex, Vitamin C und K, Flavonoide, Phytosterole)

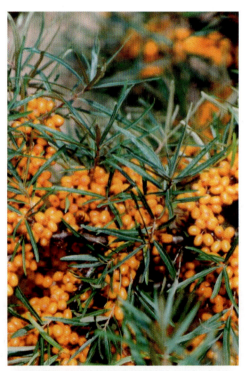

Leuchtend orange wie die Beeren des Sanddorns ist auch das Öl, das aus ihnen gewonnen wird. Es hat sich bei der Behandlung ekzematischer, irritierter, entzündeter und wunder Haut bewährt.

Das orangefarbene Öl aus dem Fruchtfleisch der Sanddornbeeren ist wie geschaffen dafür, die Haut vor Umwelteinflüssen zu schützen.

In Russland ist Sanddornöl in das Arzneibuch aufgenommen und wird zur Behandlung von Hautschädigungen durch UV-Strahlung verwendet, zur Vor- und Nachsorge bei Strahlentherapie in der Krebsbehandlung, bei Verbrennungen, Wundliegen, schlecht heilenden Wunden und zur Therapie einer besonders schweren Akneform (phlegmonöse Akne).

Durch den hohen Gehalt an ungesättigten Fettsäuren hat sich dieses Öl seit langem bei ekzematischer, irritierter und entzündeter Haut bewährt. Unterstützung bietet dabei die Palmitoleinsäure, die einer Fettsäure in unserem Hautfett sehr ähnlich ist und einen regenerierenden Effekt hat.

Die Flavonoide (Pflanzenfarbstoffe) sind gute Radikalfänger. Sie fördern die Abwehrkräfte, unterdrücken krankmachende Keime, dichten die Zellmembran ab und machen sie widerstandsfähig. Mit Sanddornöl wird das hauteigene Reparatursystem unterstützt, sodass die Haut nicht vorzeitig altert.

Es reicht schon 1 Prozent, d. h. etwa 20 Tropfen Sanddornöl auf 100 ml Pflanzenöl, um ein optimales Hautöl herzustellen.

Sesamöl

Sesamum indicum
Pedaliengewächse/Sesamgewächse (Pedaliaceae)

Hauptinhaltsstoffe: Ölsäure 42 %, Linolsäure 44 %, gesättigte Fettsäuren 14 %, Fettbegleitstoffe 1–1,8 % (v. a. Phenole [Sesamol u. a.], Phytosterole, Lignane [Sesamin, Sesamolin])

Sesam ist vermutlich die älteste Ölpflanze und stammt ursprünglich aus Afrika. Schon seit Jahrtausenden wird die Pflanze in China und Indien angebaut.

Normalerweise wird das Öl nach der Pressung extrahiert und raffiniert. Inzwischen gibt es jedoch hochwertige Öle, die ausschließlich kaltgepresst und filtriert wurden. Damit haben wir nicht nur ein wunderbares Speiseöl, sondern auch ein einzigartig schönes Hautöl. Es gehört zu den teuersten Ölen des Welthandels.

In Indien ist Sesamöl *das* Hautpflegeöl schlechthin. Es stärkt das Immunsystem der Haut und macht sie widerstandsfähiger. Sesamöl hat antioxidative Eigenschaften, sodass Heilungsprozesse der Haut gefördert werden. Das leicht schmerzstillende, erwärmende Öl fördert die Durchblutung der Haut und ist ein ideales Massageöl.

! *Vorsicht: Als durchblutungsförderndes und erwärmendes Öl sollten Sie es nicht bei Neurodermitis oder entzündlichen Hautprozessen verwenden.*

Sheabutter

Butyrospermum parkii
Sapotegewächse (Sapotaceae)

Hauptinhaltsstoffe: Ölsäure 50 %, gesättigte Fettsäuren 47 %, Fettbegleitstoffe 6–10 % (davon 75 % Triterpenalkohole, außerdem Vitamin E, Provitamin A, Allantoin)

Der bis zu 15 m hohe Sheabutterbaum wächst in Zentralafrika. Das Fruchtfleisch der grünen, bis zu 4 cm langen Nüsse enthält ungefähr 50 % Fett. Sheabutter (sprich: Schiebatter) war und ist bei den Afrikanern begehrt als Körperpflege- und Nahrungsmittel.

Sheabutter, auch Karité genannt, ist besonders kostbar für die Hautpflege, denn im Vergleich zu anderen Pflanzenfetten und -ölen hat sie einen hohen Anteil an Begleitstoffen, darunter ungewöhnlich viele Triterpenalkohole. Diese Stoffe sind Bestandteile von pflanzlichen und tierischen Wachsen und schützen unter anderem die Haut vor Austrocknung und Befall durch Mikroorganismen. Sie unterstützen außerdem den Heilungsprozess der Haut bei Verletzungen und Entzündungen. Daneben haben sie feuchtigkeitsbindende Eigenschaften, denn die Triterpenalkohole wirken als »Zellmörtel«, sodass nicht so viel Feuchtigkeit abgegeben wird und die Haut weich und zart wird. Sheabutter reguliert mild den Verhornungsprozess der Haut, d. h. harte und verhornte Haut wird weich, während die Verhornung von zu dünner Haut angeregt und diese damit widerstandsfähiger wird. Ihr positiver Effekt auf das kollagene Gewebe der Lederhaut soll Hautalterung und Faltenbildung vorbeugen.

Traubenkernöl

Vitis vinifera
Weinrebengewächse (Vitaceae)

Hauptinhaltsstoffe: Linolsäure 70 %, Ölsäure 23 %, gesättigte Fettsäuren 7 %, Fettbegleitstoffe 0,5–1,3 % (v. a. Flavonoide [Procyanidine])

Hochwertiges, kaltgepresste Traubenkernöl gibt es erst seit einigen Jahren auf dem Markt. Im Mittelalter war es ein teures und begehrtes Öl, um die Haut zu pflegen und zu schützen. Auch zur Wundheilung wurde es verwendet. Es gehört mit zu den edelsten und gesündesten Speiseölen und ist ein exquisites Hautpflegeöl, das bereits in vielen Kosmetikprodukten Verwendung findet. Es zeichnet sich durch einen hohen Gehalt an Linolsäure aus und wird – im Gegensatz zu anderen Pflanzenölen mit hohem Linolsäureanteil – nicht so schnell ranzig, denn es enthält viel Procyanidine (Flavonoide, auch OPC = Olygomeres Proanthocyanidin genannt). Diese sind ausgezeichnete Radikalfänger, die sogar die antioxidative Wirkung der Vitamine C, E und Beta-Carotin übertreffen. Damit ist Traubenkernöl ein Anti-Aging-Öl erster Güte. Es hilft nicht nur bei der Zellerneuerung, sondern kann auch vorzeitigen Alterungsprozessen entgegenwirken. Die Mikrozirkulation der Haut wird stimuliert und das Immunsystem der Haut nachhaltig gestärkt.

Vanilleöl

siehe Mazerate (Seite 232)

Trägerstoff Solubol

Solubol 196 R ist ein pflanzliches Komplexmittel ohne Alkohol oder chemische Lösungsmittel, das sehr gut zur Emulgierung ätherischer Öle geeignet ist. Es besteht aus fett- und auch wasserlöslichen, oberflächenaktiven Anteilen. Die fettlöslichen Anteile »umhüllen« gleichsam kleinste Partikel des ätherischen Öls (Mizellenbildung). Die wasserlöslichen Anteile ermöglichen, dass die Mizellen durch Verschüttelung in Wasser oder Hydrolat emulgiert (in Lösung gehalten) werden.

● **Zur oralen Anwendung** macht man eine *Mischung von 1 ml Solubol + 1 ml ätherisches Öl + 4 ml Wasser oder Hydrolat*. Die Solubol-Mizellen mit ihren Ätherisch-Öl-Partikeln widerstehen den Magensäften und stellen dann den notwendigen Kontakt zur Darmschleimhaut her. Die Verdauungsenzyme im Zwölffingerdarm »brechen« die Umhüllung auf, die ätherischen Öle werden dabei frei und allmählich durch Hydrolyse absorbiert.

● **Bei Anwendung auf der Haut** wird die Solubol-/Ätherisch-Öl-Mischung in höherer Verdünnung verwendet *(1 ml der Mischung auf 100 ml Wasser oder Hydrolat)*. Dies gewährleistet eine rasche und gleichmäßige Aufnahme durch Haut oder Schleimhaut. Somit ist diese Form der Emulsion für die Herstellung von Mundwässern und Waschungen besonders effektiv.

Bitte beachten: Die Solubol-Emulsion muss vor jeder Anwendung verschüttelt werden.

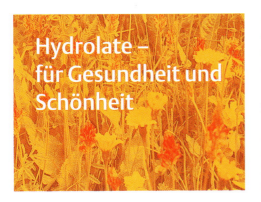
Hydrolate – für Gesundheit und Schönheit

Man findet die unterschiedlichsten Bezeichnungen für diese Destillationsprodukte: Pflanzen-, Destillations- oder Blütenwässer, aromatische Wässer, Pflanzendestillate, Hydrosole und, am gebräuchlichsten, Hydrolate.

Destillate mit langer Tradition

Um 1830 wurden in Frankreich erstmals genaue Herstellungs- und Behandlungsvorschriften im CODEX, dem Referenzhandbuch der französischen Pharmacopöe, festgehalten, da die Hydrolate auch zu Heilzwecken verwendet wurden. Man definierte Hydrolate als destillierte Wässer, die flüchtige Inhaltsstoffe des destillierten Pflanzenmaterials enthalten.

Schon im 7. Jahrhundert destillierten die Araber Pflanzen, um aus ihnen die »verborgenen Kräfte« zu ziehen. Hydrolate wurden als Heil-, Gesundheits- und Schönheitswässer verwendet. Vor allem Rosenhydrolat war ein wichtiger arabischer Exportartikel.

Über viele Jahrhunderte galten Hydrolate und »gebrannte Wässer«, d. h. mit Heilpflanzen destillierte Wein- und Obstbrände, als universelle Heilmittel (Seite 4). Im 19. Jahrhundert gerieten sie bei uns langsam in Vergessenheit. Erst durch die Wiederbelebung der Aromatherapie erfahren auch die Hydrolate eine Renaissance.

In den Mittelmeerländern, in Nordafrika, der Türkei und im Iran gehören Hydrolate immer noch zum täglichen Leben. Viele Kräuter, Blüten, Samen oder Wurzeln werden im großen Stil destilliert, um sie als Nahrungs-, Gesundheits- und Hautpflegemittel zu verwenden. Im Iran ist es heute noch üblich, Geschmack und Qualität von Hydrolaten wie bei Weinproben zu testen.

▶ Die Gewinnung

Bei der Wasserdampfdestillation (Seite 20) kann das kondensierte Wasser eine gewisse Menge an ätherischen Ölen mit hydrophilem (wasserfreundlichem) Charakter aufnehmen. Ist der Sättigungsgrad erreicht, setzen sich die überschüssigen ätherischen Öle an der Oberfläche ab, wo man sie abschöpfen kann. Das zurückbleibende Wasser bezeichnet man als Hydrolat.

Der Großteil der Hydrolate sind Nebenprodukte des Destillationsprozesses zur Gewinnung ätherischer Öle, etwa Pfefferminzhydrolat, das bei der Destillation vom Pfefferminzöl anfällt.

Besonders wertvolle Hydrolate werden ganz gezielt hergestellt, vor allem Rosenhydrolat.

Speziell: Rosenhydrolat

Dieses Hydrolat gibt es in drei Qualitätsstufen: Für allerbeste Qualität wird aus 1 kg Blütenmaterial ausschließlich 1 Liter Rosenwasser gewonnen, das mehr als 300 mg ätherisches Öl enthält. Mittlere Qualität enthält etwa 100 bis 150 mg Rosenöl, ist aber ein Nebenprodukt der Ätherisch-Öl-Gewinnung: Das anfallende Hydrolat wird bis zum Abschluss mehrerer Destillationsdurchgänge immer wieder verwendet. Dieses Hydrolat kann nochmals einem eigenen Destillationsvorgang unterzogen werden, um ihm erneut ätherisches Öl zu entziehen. In dem daraus gewonnenen Hydrolat einfacher Qualität finden sich nur noch Spuren ätherischen Rosenöls.

▶ Der Unterschied zu ätherischen Ölen

Hydrolate unterscheiden sich erheblich von den ätherischen Ölen. Hydrophobe, d. h. nicht wasserlösliche Moleküle, z. B. Monoterpene, Sesquiterpene oder Ester, findet man kaum im Hydrolat. So vermisst man beim Lavendelhydrolat den typischen Lavendelduft, denn es fehlt die wichtige Leitsubstanz Ester, die für den Lavendelduft verantwortlich ist. Wir können daher auch nicht die gleichen Eigenschaften wie beim Lavendelöl erwarten. Salbeihydrolat dagegen ist dem Salbeiöl sehr ähnlich, da die Leitsubstanz Thujon, ein Monoterpenketon, leicht hydrophil ist.

Am häufigsten sind Monoterpenole und Säuren im Hydrolat zu finden.

Hydrolate haben durch den höheren Gehalt an Carbonsäuren einen leicht sauren Charakter. Der pH-Wert bewegt sich in der Regel zwischen 3,0 und 5,0 (Apfelsaft hat z. B. einen pH-Wert von etwa 3). Da Hydrolate stark verdünnte wässrige Lösungen sind, ist ihre innerliche und äußerliche Anwendung unproblematisch.

➤ Erfahrungen

Die Erfahrungsheilkunde kennt beeindruckende Wirkungen der Hydrolate, die allerdings wissenschaftlich noch nicht belegt sind. Eine allgemeine wissenschaftliche Erklärung für die Wirksamkeit solcher Phytotherapeutika mit geringem Wirkstoffgehalt fehlt bisher. Man nimmt an, dass sie körpereigene Regelsysteme positiv beeinflussen, d. h., die Selbstheilungskräfte werden mobilisiert. Wer einmal mit Hydrolaten gearbeitet hat, weiß um ihre große Wirksamkeit.

Tipps für die Praxis

➤ Haltbarkeit

Hydrolate sind nur begrenzt haltbar und können relativ leicht verkeimen. Sie sollten daher in dunklen Flaschen und kühl aufbewahrt werden. Im Handel werden Hydrolate oft mit Alkohol versetzt, um der Verkeimung vorzubeugen.

Je mehr ätherische Öle ein Hydrolat enthält, desto haltbarer ist es, wie etwa qualitativ hochwertiges Rosenhydrolat. Bei unsachgemäßer Lagerung können sich die ätherischen Öle jedoch schnell verflüchtigen.

Einige Inhaltsstoffe bestimmen die Haltbarkeit mit. So ist z. B. Thymianhydrolat wegen seines hohen Thymolgehaltes besonders haltbar.

Auch der pH-Wert spielt eine wichtige Rolle. Je saurer ein Hydrolat, desto haltbarer ist es.

➤ Anwendung

- **Einnahme:** Grundsätzlich kann man Hydrolate wegen ihrer geringen Konzentration an ätherischen Ölen innerlich einnehmen. 1- bis 2-mal täglich 1 TL (für Kinder $1/2$ TL) in ein Glas Wasser geben und einnehmen.
- **Äußerliche Anwendung:** Hydrolat pur auf die entsprechende Hautstelle tupfen oder sprühen. (Beispiele für Wirkweisen siehe Kasten.)

Gebräuchliche Hydrolate und ihre Wirkungen

Hydolat	Wirkung bei Einnahme	Wirkung bei äußerlicher Anwendung
Lavendelhydrolat	antibakteriell, inbesondere bei Fehlbesiedelung des Darms, immunsystemstärkend	hauttonisierend und -stärkend
Nerolihydrolat	immunsystemstärkend	hautpflegend, -stärkend, -beruhigend
Pfefferminzhydrolat	verdauungsfördernd	hautpflegend, kühlend, entzündungshemmend, juckreizstillend
Rosenhydrolat	herzstärkend, entzündungshemmend im Magen-Darm-Trakt	entzündungshemmend, wundheilend

Beschwerdebilder

5

- Die aromatherapeutische Behandlung im Überblick

- Beschwerden, die mit ätherischen Ölen ausschließlich oder komplementär zu anderen Therapieformen behandelt werden können, gegliedert nach Beschwerdenkomplexen

- Extrakapitel: Frauenbeschwerden, Kinderkrankheiten, psychosomatische und seelische Beschwerden

- Mit vielen bewährten Rezepturen und Anwendungsempfehlungen

Helfen und Heilen

In diesem Kapitel sind körperliche und seelische Beschwerden beschrieben, die mit ätherischen Ölen erfolgreich behandelt werden können – auch jene Beschwerden, bei denen die Öle eine sinnvolle Ergänzung zu anderen ärztlichen oder heilpraktischen Therapien darstellen.

• Die Beschwerdebilder sind in größere Bereiche wie Erkältungskrankheiten, Hautbeschwerden, Frauenbeschwerden zusammengefasst. Für Beschwerden, die speziell im Kindesalter auftreten, gibt es ein eigenes Kinderkrankheiten-Kapitel. Alle Beschwerden sind auch über das Sachregister zu finden (ab Seite 311).

• Jedes Beschwerdebild ist gesondert dargestellt – mit Rezepturen und geeigneten Anwendungsmöglichkeiten der ätherischen Öle.

• Viele der in diesem Kapitel beschriebenen Beschwerden können mit ätherischen Ölen selbst behandelt werden (siehe Selbstbehandlung, Seite 51 und 53).

Ganzheitliche Behandlung

Ätherische Öle wirken gezielt auf körperliche und seelische Beschwerden – zum einen symptomatisch wie ein »normales« Medikament, zum anderen als Naturheilmittel ganzheitlich.

So hilft zum Beispiel Lavendelöl (Seite 125) bei Verbrennungen nicht nur durch seine starke schmerzlindernde und wundheilende Eigenschaft, sondern es wirkt zugleich entspannend und beruhigend auf die Seele, denn ein Unfall löst meist einen Schock aus.

Beschwerden sind immer Hinweise des Körpers auf eine Störung des inneren Gleichgewichts. Ätherische Öle können gezielter und erfolgreicher genutzt werden, wenn die Beschwerden ganzheitlich betrachtet, wenn Ursache und Zusammenhänge erkannt werden – um die optimalen Öle für die individuellen Bedürfnisse zu finden. Wirkliche Heilung ist nur möglich, wenn der ganze Mensch behandelt wird.

➤ Die Behandlung – Schritt für Schritt

• **Das Beschwerdebild:** Die jeweils einführenden Texte geben wichtige Hinweise auf typische Symptome und mögliche Ursachen sowie weitere Therapiemöglichkeiten.

• **Die richtigen Öle finden:** Bei vielen Beschwerden werden verschiedene Öle oder Ölmischungen zur Behandlung vorgeschlagen; alle sind symptomatisch gleichermaßen wirksam, haben aber unterschiedliche Schwerpunkte in ihrer ganzheitlichen Wirkweise. Der Weg zum individuell passenden Öl oder zur richtigen Ölmischung ist ab Seite 53 näher erläutert. Hier in Kürze: Anamnese – Steckbriefe der empfohlenen Öle lesen – Duftprobe machen.

Im Kapitel »Öle und Trägerstoffe von A bis Z« werden die ätherischen Öle (ab Seite 76), die fetten Öle (ab Seite 224) und die Hydrolate (ab Sei-

Grundmischungen

Bei vielen Beschwerden werden sogenannte Grundmischungen empfohlen:

Man gibt die ätherischen Öle in ein 5-ml-Braunglasfläschchen (fasst etwa 100 Tropfen) und verwendet dann pro Anwendung einige Tropfen von diesem kleinen Vorrat.

Grundmischungen sind sehr praktisch für Beschwerden, die mehrmalige, häufige oder unterschiedliche Anwendungen erfordern (z. B. Erkältungskrankheiten) oder um niedrigste Dosierungen zu ermöglichen.

te 237) jeweils in alphabetischer Ordnung vorgestellt. Weitere Informationen über Inhaltsstoffe und ihre Wirkung sind im Kapitel »Inhaltsstoffe« zu finden (ab Seite 24).

- **Die passende Anwendung:** Die Auswahl hängt davon ab, wie schwer die Erkrankung ist, wie intensiv die Anwendung sein soll, aber natürlich auch, wozu der Patient bereit ist, bei welcher Anwendung also seine Compliance (Bereitschaft zur Mitwirkung) besser ist, oder wofür Zeit ist. Bei einer Erkältung beispielsweise wirkt eine Inhalation stärker als eine Duftlampe (Anleitungen ab Seite 64).
- **Die richtige Dosierung** entscheidet über den Erfolg einer Behandlung mit ätherischen Ölen. Ein Zuviel kann die Linderung der Beschwerden oder ihre Heilung verhindern oder zu unerwünschten Nebenwirkungen führen. Wer noch keine oder wenig Erfahrung mit der Aromatherapie hat, sollte sich möglichst genau an die empfohlenen Rezepturen halten. Durch häufigen Umgang mit den ätherischen Öle wird sich das Wissen um sie so weit vertiefen, dass Rezepte auch nach eigenen Bedürfnissen verändert werden können (Wissenswertes zum Mischen ab Seite 61).
- **Die Zutaten:** Alles, was für die Behandlung und für die Pflege gebraucht wird – von ätherischen Ölen über Trägeröle bis hin zu Materialien für Anwendungen –, ist in der Apotheke oder im Naturkostladen erhältlich. Wichtig: Beim Kauf der Öle auf ihre Reinheit achten (Seite 59)!

! *Bitte die Grenzen der Behandlung von Angehörigen und Patienten sowie die Grenzen der Selbstbehandlung (Seite 50 ff.) beachten.*
Auf notwendige Einschränkungen bei der Dosierung oder bei der Anwendung ätherischer Öle, vor allem für Kinder, Schwangere, kreislaufgefährdete oder ältere Menschen, ist jeweils hingewiesen.
Kinder und alte, gebrechliche Menschen dürfen wegen der Verbrühungsgefahr nicht unbeaufsichtigt inhalieren. Auch beim Baden sollten sie beaufsichtigt werden. Duftlampen bitte immer außer Reichweite von kleinen Kindern aufstellen!

▶ Fieber

Fieber ist eine wichtige, natürliche Abwehrreaktion des Körpers und sollte deshalb nicht sofort mit Medikamenten gesenkt werden. Steigt das Fieber zu hoch (auf über 39 °C), wird der Kreislauf zu sehr belastet. Dann sollte man mit einer natürlichen, möglichst sanften Methode das Fieber senken.

Anleitungen für Wickel und Kompressen ab Seite 68.

Fiebersenkende Öle: Die Erfahrung hat gezeigt, dass die ätherischen Öle von Bergamotte, Bergamottminze, Cajeput, Eucalyptus globulus oder Eucalyptus radiata, Lavendel fein, Myrte Türkei, Neroli, Pfefferminze und Zitrone alle gleichermaßen fiebersenkende Wirkung haben.

Wadenwickel: Durch ätherische Öle wird die fiebersenkende Wirkung des Wadenwickels verstärkt.
- 3 bis 5 Tr. fiebersenkendes Öl auf 1 l Wasser geben (2 bis 3 °C unter der aktuellen Körpertemperatur).

! *Keinen Wadenwickel anwenden, wenn der Patient kalte Füße hat oder kreislaufgeschwächt ist! Dann ist ein Brustwickel besser.*

Brustwickel: Ein kühler Brustwickel senkt das Fieber noch schonender als ein Wadenwickel – und wirkt bei Bronchitis und Lungenentzündung zugleich auch heilend.
- 3 bis 5 Tr. fiebersenkendes Öl (siehe oben) auf 1 l Wasser geben (2 °C niedriger als die augenblickliche Körpertemperatur).
Der Brustwickel wird vor dem Einschlafen angelegt und verbleibt über Nacht.

Zusätzlich eine **Stirnkompresse:** Auf 250 ml Rosenhydrolat oder kaltes Wasser (Leitungswasser-Temperatur) 1 Tr. Rose oder 1 Tr. Bergamottminze geben.

Atemwege

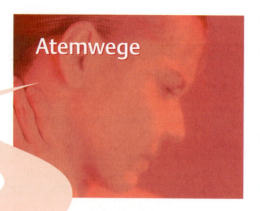

Erkältungskrankheiten

Erkältungskrankheiten treten häufig nach großem Stress auf, wenn das Immunsystem geschwächt ist und der Körper dringend Erholung braucht.

Schon eine einfache Erkältung kann das Befinden sehr beeinträchtigen. Der Kopf ist »zu«, die Nase ist verstopft oder fließt ununterbrochen, der Patient ist nicht so richtig krank, aber fühlt sich trotzdem wie »zerschlagen«. Zur Linderung der lästigen Beschwerden wie Halsschmerzen, Schnupfen und Husten sind ätherische Öle eine große Hilfe.

➤ Vorbeugung in Grippezeiten

In Grippezeiten, vor allem im Herbst und Frühjahr, haben sich die folgenden Mischungen als gute Vorbeugemittel sehr bewährt:

Erkältungs-Prophylaxe

In ein 5-ml-Braunglasfläschchen:
Grundmischung 1: 30 Tr. Limette · 20 Tr. Grapefruit · 20 Tr. Lorbeer · 10 Tr. Ravintsara · 20 Tr. Benzoe.
Grundmischung 2: 40 Tr. Zitrone · 20 Tr. Lavandin · 30 Tr. Myrte Türkei · 10 Tr. Angelikawurzel.
- **Schnelle Hilfe:** 1 bis 2 Tr. von einer der Grundmischungen auf ein Taschentuch geben, mehrmals täglich daran riechen.

- **In die Duftlampe:** 5 bis 6 Tr. einer Grundmischung.
- **Für ein Vollbad:** 6 bis 8 Tr. einer Grundmischung in 1/2 Becher Sahne, Vollmilch oder etwas Honig verrühren.

Beschreibung der Anwendungen ab Seite 65.

- **Mundwasser:** siehe Empfehlung Seite 253.

➤ Grippaler Infekt

Bei einem grippalen Infekt handelt es sich um eine fieberhafte Allgemeinerkrankung, die vor allem durch Viren oder – seltener – durch Bakterien hervorgerufen wird. In den meisten Fällen sind die oberen Atemwege betroffen mit Schnupfen, Husten, Heiserkeit.

Hilfe bei **Fieber** siehe Seite 241. Siehe auch Einzelbeschwerden Seite 243/244.

Abwehr in letzter Minute

Mischung: Je 1 Tr. Ravintsara, Cajeput und Lavendel fein
- **Schnelle Hilfe:** Die Öle direkt auf die Handfläche träufeln und damit die Fußsohlen einreiben; 3-mal täglich anwenden. Auch für Kinder geeignet.

Grippezäpfchen

Sehr wirkungsvoll und schonend helfen Suppositorien (Zäpfchen), die man in der Apotheke herstellen lassen kann. Als Zäpfchengrundlage dienen Stadimol, Adepsol oder Kakaobutter (Vorsicht: wird bei Wärme schnell weich).

Für Erwachsene 200 mg/2-g-Suppositorien, für Kinder 100 mg/1-g-Suppositorien:

Ol. Citrus aurant. Flores (Neroliöl)	100 mg
Ol. Eucalyptus radiata (Eukalyptusöl)	20 mg
Ol. Myrtus com. CT Myrtenylacetat (Myrtenöl Marokko)	30 mg
Stadimol q.s.	

- 3-mal täglich 1 Zäpfchen rektal einführen.

➤ Halsschmerzen/Angina

Halsschmerzen sind oft die ersten Anzeichen einer Erkältung: Der Hals ist gerötet und schmerzt, das Schlucken bereitet Beschwerden. Hier können ätherische Öle eine rasche Besserung herbeiführen.

Die **akute Angina** dagegen ist eine eitrige Mandelentzündung, die unbedingt medizinisch abgeklärt werden muss. Sie äußert sich in plötzlichem Beginn, hohem Fieber, eventuell mit Schüttelfrost verbunden, starken Halsschmerzen und Schluckbeschwerden mit klößiger Sprache und Lymphknotenschwellung. Die Praxis hat gezeigt, dass eine begleitende Behandlung mit ätherischen Ölen, in Kombination mit phytotherapeutischen oder homöopathischen Präparaten, große Linderung, sogar vollständige Ausheilung bringt.

Halsschmerzen bei Kindern: siehe auch Hinweise auf Seite 276.

Mundwasser

Grundmischung 1: 6 Tr. Zitrone · 6 Tr. Ravintsara · 5 Tr. Speiklavendel · 2 Tr. Thymian Mastichina · 1 Tr. Thymian Thymol.
Grundmischung 2: 6 Tr. Mandarine rot · 4 Tr. Lorbeer · 4 Tr. Koriander · 2 Tr. Salbei · 3 Tr. Linaloeholz · 1 Tr. Zimtrinde.

Eine Grundmischung in 1 ml Solubol oder Propolistinktur geben, mit abgekochtem Wasser oder Pfefferminzhydrolat oder Salbeihydrolat auf 100 ml auffüllen und gut verschütteln.
- **Zum Gurgeln:** 1 Teelöffel Grundmischung in $1/2$ Glas lauwarmes Wasser geben. Mehrmals täglich 1 bis 2 Minuten lang damit gurgeln, anschließend ausspucken.
- **Einnahme:** $1/2$ Teelöffel auf 50 ml Wasser 3-mal täglich einnehmen.

Halswickel
- **Für einen feuchten Halswickel:** 3 Tr. Cajeput · 1 Tr. Speiklavendel · 4 Tr. Rosenholz – in $1/2$ l heißes Wasser geben.
- **Für einen Öl-Halswickel,** der zusätzlich beruhigend wirkt: 5 Tr. Cajeput · 5 Tr. Lavendel fein · 2 Tr. Melisse 100 % – in 20 ml handwarmes Olivenöl geben.

Beschreibung der Anwendungen ab Seite 65.

➤ Schnupfen

Normale Schnupfenbeschwerden kann man sehr gut mit schleimlösend, entzündungshemmend und desinfizierend wirkenden ätherischen Ölen lindern und ausheilen.

Allergischer Schnupfen siehe Seite 245.

Pfefferminzöl für eine freie Nase
- 1 Tropfen (nicht mehr!) Pfefferminzöl auf den Handrücken träufeln, mit der Zunge aufnehmen (für Kinder unter 6 Jahren nicht geeignet).

Schnelle Hilfe für die Nacht
- 1 bis 2 Tr. Pfefferminze oder Eucalyptus globulus in die Handinnenfläche träufeln und auf dem Kopfkissen ausstreichen (für Kinder unter 6 Jahren nicht geeignet).

Grundmischungen

Wenn der Kopf so richtig »zu« ist und man »die Nase gestrichen voll« hat:
Grundmischung 1: 5 Tr. Litsea · 5 Tr. Myrte Marokko · 5 Tr. Lavendel fein · 10 Tr. Zedernholz · 5 Tr. Rosenholz.
Grundmischung 2: 10 Tr. Weißtanne · 5 Tr. Rosmarin Cineol · 5 Tr. Neroli · 5 Tr. Benzoe.
Grundmischung 3: 5 Tr. Orange · 5 Tr. Grapefruit · 5 Tr. Angelikawurzel · 3 Tr. Basilikum · 2 Tr. Fenchel · 10 Tr. Kiefernnadel.
- **In die Duftlampe:** 5 bis 7 Tr. einer Grundmischung – das hilft auch nachts sehr gut.
- **Zur Inhalation:** 1 bis 2 Tr. Grundmischung ins heiße Wasser geben.
- **Für ein Vollbad:** 7 Tr. Grundmischung in $1/2$ Becher Sahne verrühren, ins Badewasser geben.

Beschreibung der Anwendungen ab Seite 65.

➤ Stirn- und Nasennebenhöhlenentzündung (Sinusitis)

Druck im Kopf oder Stirnkopfschmerz, der sich bei Neigung des Kopfes verschlimmert, deutet auf eine Stirn- oder Nasennebenhöhlenentzündung (Sinusitis) hin, die medizinisch abgeklärt werden muss. Bei chronisch-rezidivierenden Prozessen handelt es sich häufig um antibiotikaresistente Herde, die ein chronisch-entzündliches Geschehen aufrechterhalten können.

Die Praxis hat gezeigt, dass eine begleitende Behandlung mit ätherischen Ölen in Kombination mit phytotherapeutischen oder homöopathischen Präparaten große Linderung, sogar vollständige Ausheilung bringt.

Befreiende Nasenöle

Nebenbei pflegen sie die strapazierte Haut um die Nase. Auch zur Vorbeugung geeignet.

Mischung 1: 1 Tr. Angelikawurzel · 1 Tr. Basilikum oder 1 Tr. Anis · 1 Tr. Cajeput – in 5 ml süßes Mandelöl und 1 Tr. Sanddornöl geben.

Mischung 2: 2 Tr. Thymian Mastichina · 1 Tr. Myrte Marokko · 1 Tr. Benzoe – in 5 ml süßes Mandelöl und 1 Tr. Sanddornöl geben.

● Nasenöl mit einem Watteträger oder sauberen Finger mehrmals täglich im unteren Bereich der Nasenöffnung und um die Nase herum auftragen, außerdem Stirn und Jochbeinbereich sanft mit dem Öl einreiben.

➤ Husten und Bronchitis

Husten tritt auf, wenn die Schleimhäute der Bronchien gereizt sind. Wenn Fieber dazu kommt oder Schmerzen beim Atmen auftreten, kann eine bakterielle oder virale Bronchitis oder Lungenentzündung vorliegen; das muss medizinisch abgeklärt werden. Bei Husten und als begleitende Maßnahme bei Bronchitis oder Lungenentzündung haben sich Anwendungen mit ätherischen Ölen sehr bewährt.

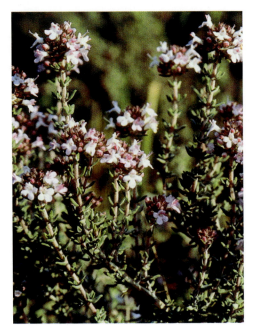

Das ätherische Öl des Thymians (Thymus vulgaris) ist u. a. hochwirksam bei Atemwegserkrankungen, je nach Chemotyp aber unterschiedlich verträglich.

Keuchhusten bei Kindern siehe Seite 276.

Von Inhalation bis Brustwickel

Grundmischung 1: 20 Tr. Grapefruit · 10 Tr. Petitgrain Bitterorange · 10 Tr. Rosmarin Cineol · 20 Tr. Majoran · 10 Tr. Riesentanne.

Grundmischung 2: 10 Tr. Zitrone · 10 Tr. Mandarine · 5 Tr. Thymian Thymol oder Nelkenknospen · 15 Tr. Kardamom · 10 Tr. Weihrauch Eritrea.

Grundmischung 3: 10 Tr. Zitrone · 10 Tr. Limette · 5 Tr. Speiklavendel · 5 Tr. Fichtennadel · 5 Tr. Myrte Marokko · 5 Tr. Benzoe.

● **Zur Inhalation:** 1 bis 2 Tr. einer Grundmischung auf 1 l kochend heißes Wasser geben.

● **Für ein Brustöl:** 5 Tr. einer Grundmischung auf 5 ml Jojobaöl geben.

● **In die Duftlampe:** 5 Tr. Grundmischung.

● **Für einen Brustwickel,** auch fiebersenkend: 5 Tr. einer Grundmischung – in 30 ml Olivenöl geben, das auf 37 °C erwärmt ist.

Beschreibung der Anwendungen ab Seite 65.

Hustenzäpfchen

Eine sehr wirkungsvolle und schonende Anwendung bei grippalem Infekt und bakterieller Atemwegserkrankung sind Suppositorien (Zäpfchen), die man in der Apotheke herstellen lassen kann. Als Basis dienen Stadimol, Adepsol oder Kakaobutter (wird bei Wärme schnell weich!).

**Für Erwachsene 200 mg/2-g-Suppositorien,
für Kinder 100 mg/1-g-Suppositorien:**

Ol. Pinus silvestris (Kiefernadelöl)	75 mg
Ol. Thymus masticina (Thymian-Masticina-Öl)	30 mg
Ol. Lavandula latifolia (Speiklavendelöl)	40 mg
Ol. Cinnamomum camphora CT Cineol (Ravintsaraöl)	30 mg
Stadimol q.s.	

- 3-mal täglich 1 Zäpfchen rektal einführen.

➤ Mittelohrentzündung (Otitis media)

Ohrenschmerzen können vielfältige Ursachen haben, die auf jeden Fall medizinisch abgeklärt werden müssen. Denn bei einer eitrigen Mittelohrentzündung besteht – wie bei allen eitrigen Entzündungen im Kopfbereich – immer die Gefahr einer Ausweitung der Infektion. Meist geht der Mittelohrentzündung eine Erkältung mit Schnupfen und/oder Halsentzündung voraus.

Schnelle Hilfe bieten die Öle von Lavendel fein und Thymian Mastichina. Sie lindern den Schmerz und können eine beginnende Entzündung zum Stillstand bringen oder sogar heilen.

Tritt innerhalb von 24 Stunden keine spürbare Besserung ein, muss umgehend eine weitere medizinische Behandlung erfolgen und ggf. ein Facharzt hinzugezogen werden.

Mittelohrentzündung bei Kindern Seite 277.

Schnelle Hilfe

- 1 bis 2 Tropfen Lavendel fein oder Thymian Mastichina auf etwas Watte tropfen, diese vorsichtig in den Gehörgang einlegen; morgens und abends wechseln.

! *Ätherische Öle nie direkt in das Ohr tropfen. Es kann eine Verletzung des Trommelfells bestehen (Perforation), und die ätherischen Öle könnten dann in das Mittelohr gelangen, was die Entzündung durch Reizung der Mittelohrschleimhaut massiv verstärken würde.*

Allergische Beschwerden

➤ Allergischer Schnupfen (Rhinitis allergica)

Er kann durch verschiedene Allergene ausgelöst werden: durch Blütenpollen (der Heuschnupfen im Frühjahr), durch Nahrungsmittel, Tierhaare, Hausstaubmilben, Bettfedern oder diverse Berufsallergene (z.B. Zement, Mehl etc.).

Die Praxis hat gezeigt, dass die Anwendung von Zypressen-, Zedernholz- und Manukaöl den Betroffenen große Linderung bringt. Die Öle bewirken durch ihre Inhaltsstoffe eine Membranstabilisierung der Mastzellen, dadurch eine verminderte Histaminausschüttung und somit eine abgeschwächte Reaktion auf Allergene – bis hin zu großer Linderung. Die innerliche Anwendung zeigt die besten Erfolge.

Empfehlenswert ist es, vorbeugend – vor dem ersten Pollenflug – mit der Einnahme der »Langzeitmischung« (Seite 246) zu beginnen! Für den Notfall empfiehlt sich die Akuthilfe.

Akuthilfe

Mischung: 30 Tr. (1,5 ml) Zedernholz · 10 Tr. (0,5 ml) Manuka · 60 Tr. (3 ml) Zypresse – in ein 5-ml-Braunglasfläschchen geben.

- **Zur Einnahme:** 2-mal täglich 2 Tropfen dieser Mischung auf ein Stück Zucker getropft im Mund zergehen lassen (um die schnellere Resorption über die Schleimhäute auszunutzen). Wegen des hohen Monoterpengehaltes der Zypresse nicht länger als 2 Wochen einnehmen!

Langzeitbehandlung

Da der allergische Schnupfen meist einer längeren Behandlung bedarf, ist die Einnahme in niedriger Dosierung ratsam. Bewährt hat sich eine Antiheuschnupfen-Mischung in Form von Tropfen oder als Halsspray (sehr praktisch für unterwegs):

Mischung: 10 Tr. Zedernholz · 20 Tr. Zypresse · 10 Tr. Manuka · 40 Tr. Solubol (oder 40 Tr. Propolistinktur) – in ein 30-ml-Tropf- oder Sprühfläschchen geben und mit Rosenhydrolat auffüllen.
- **Anwendung:** 3-mal täglich 10 Tropfen einnehmen oder mehrmals täglich in den Rachen sprühen, solange die Beschwerden anhalten.

▶ Asthma bronchiale

Asthma hat meistens allergische oder psychische Ursachen, die unbedingt medizinisch behandelt werden müssen. Mit ätherischen Ölen kann man die Therapie unterstützen und die Beschwerden lindern.

Ein akuter Asthma-Anfall ist primär keine Indikation für ätherische Öle. Da aber ein Anfall immer auch mit Angst verbunden ist, können stimmungsaufhellende und entkrampfende Öle – in einer Körperölmischung auf den Solarplexus, das Sonnengeflecht, aufgetragen – beruhigen und so für Entspannung sorgen.

Entspannende Mischung

Mischung: 2 Tr. Mandarine · 4 Tr. Grapefruit · 2 Tr. Kardamom · 2 Tr. Zedernholz.
- **In die Duftlampe:** Die ätherischen Öle ins Wasser geben.
- **Für ein Körperöl:** Die ätherischen Öle in 50 ml Mandelöl geben. Den Bauch und Rücken damit einreiben.

Beschreibung der Anwendungen ab Seite 65.

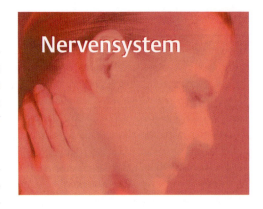

Nervensystem

▶ Kopfschmerzen

Kopfschmerz scheint eine Krankheit unserer Zeit zu sein, vor allem in den »zivilisierten« Ländern leiden immer mehr Menschen darunter; Statistiken belegen, dass es mehr Frauen sind als Männer, zunehmend aber auch Kinder.

Meistens entstehen Kopfschmerzen durch körperliche oder seelische Überlastung – der Volksmund kennt viele Ausdrücke dafür: »Das halte ich im Kopf nicht aus«, »Mir schwirrt der Kopf« oder »Mir brummt der Schädel« sind nur einige davon. Häufigster Kopfschmerz ist der Spannungskopfschmerz, der meist mit Muskelverspannungen im Nackenbereich einhergeht. In diesen Fällen sind die ätherischen Öle durch ihre entspannende, beruhigende und stärkende Wirkung eine große Hilfe.

! *Auch Organerkrankungen und Stoffwechselstörungen können Kopfschmerzen hervorrufen. Dauern die Schmerzen mehrere Tage an, muss eine genaue Diagnose stattfinden und die Ursache ggf. behandelt werden!*

Kopfschmerzen bei Kindern siehe Seite 277, **Muskelverspannungen** Seite 282.

Kopfschmerzen, verursacht durch geistige Überanstrengung

In diesen Fällen helfen vor allem Angelikawurzel- und Basilikumöl, aus der »Kopflastigkeit« herauszukommen und sich zu entspannen.

- **Schnelle Hilfe:** 1 bis 2 Tr. Angelikawurzel oder Basilikum aufs Taschentuch.
- **In die Duftlampe:** 2 Tr. Grapefruit oder 3 Tr. Bergamotte · 1 Tr. Neroli · 1 Tr. Basilikum · 2 Tr. Angelikawurzel.
- **Für ein regenerierendes Bad:** Die Duftlampen-Mischung in $1/2$ Becher süßer Sahne verrühren und in ein Vollbad geben.
- **Für eine entspannende Fußmassage:** 5 Tr. Grapefruit · 1 Tr. Rose · 2 Tr. Lavendel fein · 1 Tr. Sandelholz – in 50 ml Basisöl geben.

Beschreibung der Anwendungen ab Seite 65.

Spannungskopfschmerzen

Wenn Verspannungen im Nacken- und Schulterbereich (siehe auch Seite 282) die Ursache für Kopfschmerzen sind, hilft eine sanfte Nacken- und Schläfenmassage.
- **Schnelle Hilfe und Kopfmassage mit Pfefferminze:** siehe Wetterfühligkeit (unten).
- **Für ein Körperöl:** 6 Tr. Grapefruit · 1 Tr. Basilikum · 1 Tr. Jasmin – in 10 ml Jojobaöl geben. In einen Deoroller oder ein 10-ml-Fläschchen füllen. Den Stirn- und Nackenbereich damit ausstreichen. Die Praxis hat gezeigt, dass diese Mischung besonders gut für Menschen geeignet ist, die Pfefferminzöl nicht vertragen.

Wetterfühligkeit und Kater

Gegen Kopfschmerzen, verursacht durch Wetterfühligkeit oder durch einen »Kater« nach allzu großem Alkohol- oder Tabakgenuss, ist Pfefferminzöl das beste Mittel.

Besonders wirksam ist die Kopfmassage mit Pfefferminzöl: Sie befreit in Minutenschnelle von den Schmerzen, schenkt einen klaren Kopf und macht wieder fit.
- **Schnelle Hilfe:** 1 bis 2 Tr. Pfefferminzöl auf ein Taschentuch träufeln und Nacken und Schläfen damit einreiben.
- **Für eine Kopfmassage, die Wunder wirkt:** 5 Tr. Pfefferminze · 1 Eiswürfel · 1 Handtuch oder Kaltluft-Föhn. Das Pfefferminzöl auf die Finger verteilen und die Kopfhaut von der Stirn zum Nacken hin mehrmals ausstreichen. Mit dem Eiswürfel die Nackenpartie einstreichen, anschließend mit einem Handtuch frische Luft zuwedeln oder mit einem Kaltluft-Föhn kühle Luft in den Nackenbereich blasen.

Diese Massage sollte nicht vor dem Schlafengehen angewendet werden, da sie anregend ist und damit schlafstörend wirken kann.

! *Diese Anwendung ist für Kinder bis 6 Jahre nicht geeignet.*

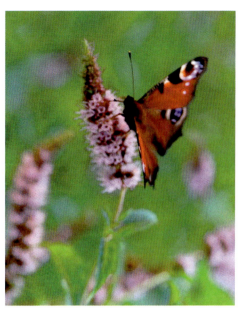

Das ätherische Öl der Pfefferminze (Mentha piperita) lässt Kopfschmerzen schnell verfliegen.

▶ Ohrgeräusch (Tinnitus aurium)

Diese Ohrgeräusche können körperliche, aber auch psychische Ursachen haben, die unbedingt abgeklärt und behandelt werden müssen. Charakter und Stärke der Geräusche (Pfeifen, Zischen oder Brummen) sind sehr unterschiedlich und können den Patienten in seiner Lebensqualität stark beeinträchtigen, ihn sogar zur Verzweiflung treiben. Die Chancen auf Heilung nehmen ab, je länger der Tinnitus besteht, deshalb muss schnellstens eine entsprechende Therapie erfolgen. Eine begleitende Anwendung von durchblutungsfördernden und psychisch aufhellenden ätherischen Ölen kann die sonstige medizinische Behandlung unterstützen.

Tinnitus-Massageöl

Mischung: 3 Tr. Petit grain Mandarine · 1 Tr. Champaca oder Jasmin · 1 Nelkenknospen · 5 Tr. Tonka – in 30 ml süßes Mandelöl geben.
- **Massage:** 3-mal täglich den Bereich hinterm Ohr sanft massieren und zum Nacken hin ausstreichen.

➤ Nervenentzündungen (Neuralgien)

Ursache für schmerzhafte **Nervenentzündungen** können Zugluft oder Infektionen sein (z. B. Gürtelrose, Seite 262), sie können aber auch durch einen eingeklemmten Nerv (Hexenschuss, Seite 267) oder einen Bandscheibenvorfall hervorgerufen werden. Dies muss medizinisch genau abgeklärt werden.

Auch eine **Gesichtsneuralgie,** etwa die Trigeminusneuralgie, ist eine äußerst schmerzhafte Erkrankung, die manche Menschen zur Verzweiflung treiben kann und meistens nur schwer zu behandeln ist.

Als begleitende Maßnahme zur ärztlichen Therapie empfehlen sich die folgenden Massageöle, die übrigens auch bei Rückenschmerzen (Seite 267) wirksame Hilfe bieten.

Schmerzlindernde Massageöle

Mischung fürs Gesicht: 5 Tr. Cajeput · 3 Tr. Lavendel fein · 1 Tr. Rose · 1 Tr. Melisse 100 % – in 30 ml Johanniskraut- und 20 ml Jojobaöl geben.
Mischung für den Körper: 7 Tr. Cajeput · 7 Tr. Lavendel fein · 5 Tr. Myrte Türkei – in 70 ml Johanniskraut-, 30 ml Sesam- und 5 Tr. Sanddornöl geben.
- **Massage:** Das Gesichts- bzw. Körperöl mehrmals täglich vorsichtig (!) auf die betroffenen Stellen auftragen, bis die Beschwerden abgeklungen sind.

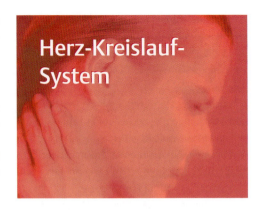

Herz-Kreislauf-System

Kreislaufbeschwerden

Kreislaufbeschwerden wie zu niedriger oder zu hoher Blutdruck können verschiedene Ursachen haben, die abgeklärt werden müssen. Therapiebegleitend können einige bewährte ätherische Öle eingesetzt werden.

➤ Niedriger Blutdruck (Hypotonie)

Bei zu niedrigem Blutdruck ist viel Bewegung die beste Möglichkeit, um den Kreislauf zu stabilisieren. Regelmäßiges Wechselduschen mit einem belebenden Duschsalz stimuliert den Kreislauf und sorgt dafür, dass man den Tag frisch beginnt. Sehr hilfreich kann auch ein »Riechfläschchen« als Begleiter im Alltag sein.

Schnelle Hilfe

- **Riechfläschchen:** 4 Tr. Bergamotte · 6 Tr. Limette · 5 Tr. Rosmarin Cineol – in ein 5-ml-Braunglasfläschchen geben.
- **Einnahme** bei Übelkeit: siehe Seite 255.

Duschsalz

Mischung: 10 Tr. Limette · 8 Tr. Rosmarin Cineol · 2 Tr. Weißtanne · 200 g feines Meersalz · 1 Esslöffel Sesamöl – zusammen in ein Marmeladenglas geben und gut verschütteln.
- 1 Teelöffel davon auf der feuchten Haut einreiben und anschließend abduschen. Vorsicht: Durch das Sesamöl wird die Wanne rutschig!

➤ Hoher Blutdruck (Hypertonie)

Hoher Blutdruck kann sowohl organisch bedingt sein, als auch durch psychische Anspannung wie Ärger und Stress ausgelöst werden. Je nach Ursache unterscheidet man zwischen primärer (essenzieller) und sekundärer Hypertonie. In über 90 % der Fälle handelt es sich um eine primäre Hypertonie, bei der keine organische Ursache festgestellt werden kann. Bei ungefähr 10 % der Patienten liegt eine sekundäre Hypertonie vor, verursacht durch andere Grunderkrankungen wie Erkrankungen der Nieren, Hormonstörungen durch Medikamente oder Überfunktion der Schilddrüse, erhöhter Hirndruck oder Gefäßveränderungen. Wegen der Spätfolgen und Komplikationen ist es unbedingt notwendig, die Ursachen medizinisch abzuklären.

Körperöle können helfen, Verspannungen und Verkrampfungen zu lösen und so den Blutdruck bei einer **primären Hypertonie** zu senken.

Entspannende Körperöle

Mischung 1: 2 Tr. Petit grain Bitterorange oder Petit grain Mandarine · 1 bis 2 Tr. Rose · 7 Tr. Bergamottminze · 5 Tr. Zedernholz.
Mischung 2: 6 Tr. Bergamotte · 1 Tr. Jasmin oder 2 Tr. Ylang-Ylang-Extra · 4 Tr. Sandelholz.
● **Für Massagen:** Eine der Mischungen in 50 ml süßes Mandelöl oder Jojobaöl geben. Morgens und abends den Bauch oder den ganzen Körper damit massieren (Anleitung siehe Seite 72).

➤ Herzbeschwerden, nervös bedingt

Diese Herzbeschwerden werden auch als funktionelle Tachykardie, Extrasystolen oder Pulsrasen bezeichnet. Typische Symptome sind abendliches Herzklopfen oder nächtliches Aufwachen dadurch, dass das Herz ein wenig stolpert.

Sind organische Ursachen wie eine Schilddrüsenüberfunktion oder Herzschäden medizinisch ausgeschlossen worden, dann können ätherische Öle – evtl. in Kombination mit einem Entspannungsverfahren – stressabbauend und beruhigend auf das Herz wirken.

Herzöl

Mischung 1: 1 Tr. Petit grain Bitterorange · 4 Tr. Bergamotte · 1 Tr. Rose · 2 Tr. Kardamom · 3 Tr. Sandelholz oder 1 Tr. Narde.
Mischung 2: 1 Tr. Litsea · 4 Tr. Bergamotte · 1 Tr. Melisse 100% · 4 Tr. Rosenholz.
● **Für Massagen:** Die Mischung der Wahl in 30 ml süßes Mandelöl geben. 3-mal täglich im Herzbereich auftragen, bis die Beschwerden verschwunden sind.

Duftlampe

Mischung: 4 Tr. Bergamotte · 1 Tr. Eisenkraut 100 % · 2 Tr. Kamille römisch.

Venöse Erkrankungen

➤ Krampfadern (Varizen)

Schwaches Bindegewebe, familiäre Vorbelastung, auch Übergewicht und Schwangerschaft sind die häufigsten Prädispositionen für Varizen (Krampfadern: geschlängelte, erweiterte oberflächliche Venen), die vorwiegend an den Beinen auftreten. Es handelt sich nicht nur um ein kosmetisches Problem, sondern durch die Folgen um ein medizinisches Problem mit sozialer Bedeutung, das in ärztliche Behandlung gehört.

Die primäre (idiopathische) Varikose (Veneninsuffizienz) ist eine Klappeninsuffizienz oder eine Venenwandschwäche. Die sekundäre Varikose ist eine Folgeerscheinung, zum Beispiel einer tiefen Beinvenenthrombose. Eine Abflussbehinderung im tiefen Venensystem führt zur Zerstörung der Venenklappen und durch vermehrten Bluttransport zur Überlastung der oberflächlichen Venen.

Die chronische Veneninsuffizienz zeigt sich durch Krampfaderbildung – schlauchartig-knotig hervortretende bläuliche Venen und ein leichtes Ödem. Zudem tritt neben dem Ödem häufig eine Hyperpigmentierung auf (bräunliche oder bläuliche Verfärbung der Haut), und es kommt zu einer atrophischen Hautveränderung (Pergamenthaut).

Wechselduschen stärken das Gewebe, Kompressionsstrümpfe verhindern die Ödembildung. Ätherische Öle und Trägeröle sollten folgende Wirkungen haben: Stärkung und Tonisierung des Bindegewebes, Abbau des Ödems durch Anregung des Lymphflusses, Pflege der Haut.

Köperöle

Mischung 1: 8 Tr. Grapefruit · 4 Tr. Lavendel fein · 5 Tr. Zypresse · 3 Tr. Wacholder – in 30 ml Calophyllum-, 30 ml Johanniskraut-, 40 ml Jojoba- und 5 Tr. Sanddornöl geben.
Mischung 2: 4 Tr. Litsea · 1 Tr. Immortelle · 1 Tr. Cistrose · 3 Tr. Niaouli · 1 Tr. Patchouli – in 30 ml Sesam- und 20 ml Calophyllumöl geben.
- **Einreibung:** Die Beine mit einer der Mischungen mehrmals täglich in Herzrichtung vorsichtig einreiben, ohne dabei Druck auszuüben. Beschreibung der Anwendung ab Seite 65.

▶ Besenreiservarizen

Besenreiservarizen sind kleine, in der Haut gelegene, erweiterte Venen, die sich auf typische Weise netz- oder kranzförmig zeigen. Sie sind Vorboten von Krampfadern. Behandlung siehe Krampfadern (oben).

▶ Unterschenkelgeschwür (Ulcus cruris)

Ulcus cruris ist eine Veneninsuffizienz im drittem Stadium mit Unterschenkelgeschwür, das durch den venösen Stau, einen erhöhten Innendruck in den Gefäßen, meist bei älteren Menschen auftritt. Durch den permanenten Druck auf das Gewebe kann es zum »offenen Bein« kommen, das eine große Belastung ist und sich nur schwer heilen lässt.

Die Kombination der hier empfohlenen aromatherapeutischen Anwendungen mit entstauenden Beinwickeln oder Kompressionsstrumpf und entgiftenden Tees ist außerordentlich wirksam und führt schon nach wenigen Tagen zu einem deutlich sichtbaren Heilungsprozess.

Schon morgens vor dem Aufstehen sollte der Kompressionsverband/-strumpf angelegt werden, um dem hohen Innendruck einen starken Außendruck entgegenzusetzen. Auch Bewegung (viel gehen) ist hilfreich, allerdings sollte immer der Kompressionsstrumpf getragen werden.

Fußbad

Badesalz: 30 Tr. Zitrone · 30 Tr. Niaouli · 10 Tr. Tea-Tree – in ein Glas mit 200 g Totes-Meer-Salz geben und gut miteinander verschütteln.
- **Für ein Fußbad:** Einen gehäuften Teelöffel Badesalz in ca. 5 l Wasser (36 °C) geben, 1-mal täglich abends 10 bis 15 Minuten baden. Die Wunde anschließend mit sterilen Kompressen trockentupfen.

Hautpflege

Immer bei Verbandswechsel:
- **Körperöl:** 30 ml Johanniskrautöl und 20 ml Calophyllumöl mischen. Davon etwas auf das umgebende Gewebe auftragen.
- **Auflage:** Eine sterile Kompresse (oder Oleotüll-Gaze) mit der Körperölmischung tränken und auf das Ulkus legen, mit 3 Tr. Niaouli beträufeln. Mit einer Mullbinde abdecken oder darüber einen feuchten Verband mit Ringer-Lösung oder NaCl 0,9 % (Natriumchlorid) legen.

! *Zusätzlich dürfen keine Salben auf Mineralölbasis verwendet werden; sie können Kontaktallergien provozieren, die zu kleinen Ulzera führen, also das Ausheilen sehr behindern.*

▶ Hämorrhoiden

Hämorrhoiden sind knotenförmig vergrößerte Venen der Venenpolster im Bereich des Enddarms. Sie können sich vorwölben, reißen und bluten. Die krampfartigen Schmerzen und das brennende Gefühl im After sind oft unerträglich. Vor allem Menschen, die zu Verstopfung neigen, werden häufig von diesen Beschwerden geplagt.

Hämorrhoiden können auch Symptome von Leberstörungen oder Störungen des venösen Kreislaufs sein. Deshalb sollte die Ursache medizinisch abgeklärt werden.

Zur Linderung der Beschwerden empfiehlt sich ein Körperöl, das eine wohltuende, entkrampfende und juckreizstillende Wirkung hat.

Schnelle Hilfe

Mischung: 5 Tr. Wacholder · 3 Tr. Zypresse · 2 Tr. Niaouli · 2 Tr. Muskatellersalbei · 5 Tr. Lavendel fein · 3 Tr. Kamille blau – in 20 ml Calophyllum- und 30 ml Johanniskrautöl geben.
- **Einreibung:** After und Hämorrhoiden mehrmals täglich erst sorgfältig mit Wasser reinigen und dann vorsichtig mit dem Öl einreiben.

! *Zur Reinigung keine Fertig-Feuchttücher verwenden; sie können eine Kontaktallergie mit Juckreiz auslösen!*

Arterielle Gefäßerkrankungen

➤ »Schaufensterkrankheit« (Claudicatio intermittens)

Hierbei handelt es sich um eine arterielle Verschlusskrankheit der Beine. Die Betroffenen zeigen ein typisches Verhalten, das zur Bezeichnung »Schaufensterkrankheit« geführt hat: Sie bleiben immer mal wieder eine Weile stehen, um scheinbar mit großem Interesse die Schaufenster zu betrachten. Tatsächlich jedoch leiden sie bei längerem Gehen – vor allem bei kaltem Wetter und beim Steigen – unter heftigen Wadenschmerzen und haben die Erfahrung gemacht, dass diese nach einer Ruhepause verschwinden. In der Ruhephase wird die Muskulatur ausreichend durchblutet, sodass der Schmerz nach einigen Minuten verschwindet. Bei erneuter Belastung tritt er jedoch wieder auf.

Die Beschwerden entstehen durch Gefäßveränderungen, die nach dem französischen Chirurgen Dr. René Fontaine in vier verschiedene Stadien der Durchblutungsinsuffizienz eingeteilt werden:
- Stadium I: beschwerdefrei, meist ein Zufallsbefund durch fehlende periphere Arterienpulse.
- Stadium II: Claudicatio intermittens (»zeitweiliges Hinken«) mit Belastungsschmerz.
- Stadium III: Ruheschmerz in der betroffenen Extremität bei horizontaler Lage infolge einer Mangeldurchblutung der Muskulatur, kann bei Tieflagerung vorübergehend nachlassen.
- Stadium IV: Ulzeration (Geschwürbildung) und Nekrotisierung (Gewebetod) mit oder ohne Schmerz, bevorzugt an Druckstellen (z. B. Ferse, Zehen).

Zum Abklären des Stadiums der Durchblutungsstörung und zur Behandlung sollte unbedingt ein Facharzt (Angiologe) hinzugezogen werden.

Angelika-Körperöl

In einer begleitenden Therapie kann das Angelikaöl geradezu Wunder wirken. Die Kombination der ätherischen Öle in der Körperölmischung hilft in allen vier Stadien: Sie wirkt sowohl durchblutungsfördernd als auch schmerzlindernd bis schmerzstillend.

Die Erfahrung hat gezeigt, dass die optimale Wirkung nur mit der folgenden hohen Dosierung erreicht wird.

Mischung: 25 Tr. Angelikawurzel · 10 Tr. Cajeput · 12 Tr. Lavendel fein · 3 Tr. Litsea – in 30 ml Johanniskraut- und 20 ml Calophyllumöl geben.
- **Einreibung:** Mit dieser 10%igen Mischung das betroffene Bein 3-mal täglich in der akuten Phase einreiben bzw. in Stadium IV die Mischung vorsichtig auftragen.

Bei einer längeren Anwendungszeit von mehreren Wochen die Dosierung auf 5 % verringern: die gleiche Menge ätherischer Öle auf 100 ml Basisöl geben.

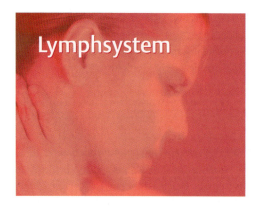

Lymphsystem

➤ Schwere Beine

Langes Sitzen auf Reisen, auch Tätigkeiten, die langes Stehen oder Sitzen erfordern, können den Lymphfluss stören. Als vorbeugende und aktivierende Maßnahme hat sich das folgende Körperöl bewährt. (Siehe auch Wasseransammlung in den Beinen, Seite 273.)

Massageöle

Mischung 1: 4 Tr. Orange · 2 Tr. Mandarine · 1 Tr. Rosen-Absolue · 1 Tr. Cistrose · 2 Tr. Lorbeer · 4 Tr. Tonka – in 50 ml Sesamöl geben.
Mischung 2: 6 Tr. Grapefruit · 2 Tr. Rosmarin Kampfer · 3 Tr. Wacholder – in 50 ml Sesamöl geben.
● **Einreibung:** Den Lymphbereich am Hals und die Beine zur Leiste hin mit einem der Körperöle einreiben.

➤ Lymphstau nach Brustamputation

Die operative Entfernung einer Brust (Mammaamputation) wegen einer Krebserkrankung ist für jede Frau nicht nur körperlich, sondern vor allem seelisch ein schwerwiegender Eingriff.

Ätherische Öle in der Duftlampe können hier sehr hilfreich sein (siehe Seite 284, »Kummermischung« und »Licht im Alltag«).

Da aus Sicherheitsgründen meistens die Lymphknoten in den Achselhöhlen mit entfernt und die feinen Lymphgefäße dabei oft verletzt werden, ist der Abfluss der Lymphe gestört, und es kommt zum Lymphstau in dem betroffenen Bereich. Eine dann notwendige Lymphmassage (Lymphdrainage) darf nur von in dieser Technik ausgebildeten Physiotherapeuten und Therapeuten durchgeführt werden! Das folgende Körperöl, das die Patientin selbst anwenden kann, ist durch seine entstauende und stimmungsaufhellende Wirkung eine wertvolle Unterstützung für den Heilungsprozess.

Lymphmassageöl

Mischung: 6 Tr. Bergamotte · 4 Tr. Orange · 3 Tr. Lavendel fein · 1 Tr. Rose · 2 Tr. Cistrose · 1 Tr. Immortelle · 3 Tr. Sandelholz – in 20 ml Hagebuttensamenöl und 80 ml süßes Mandelöl geben.
● **Einreibung:** Das Körperöl nach der Lymphdrainage so sanft auftragen, als wollte man den betroffenen Körperteil streicheln.

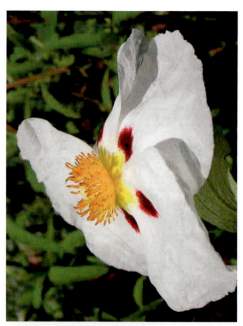

Cistrosenöl (Cistus ladanifer) wird nicht aus den zarten Blüten, sondern aus Blättern und Zweigen gewonnen. Es ist eine große Hilfe bei Verletzungen und wirkt u. a. positiv auf den Lymphfluss.

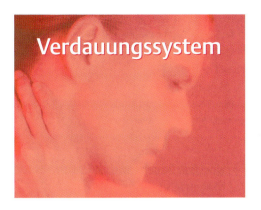

Verdauungssystem

Mund- und Zahnbeschwerden

➤ Mundpflege

Zur Vorbeugung und begleitenden Behandlung von **Karies, Parodontose und Zahnfleischentzündungen** (**Gingivitis**) – die unbedingt vom Zahnarzt behandelt werden müssen – können mit ätherischen Ölen erfrischende, antiseptisch und antibakteriell wirkende Mundwässer hergestellt werden, die sich sehr bewährt haben.

Das Mundwasser hilft Zahnspangen- und Zahnprothesenträgern, denn bei regelmäßiger Anwendung werden Zahnfleisch und Mundschleimhaut besser durchblutet und gekräftigt, sodass es nicht mehr zu **Zahnfleischbluten** kommt. Es hilft auch bei schmerzhaften **Aphthen** (offene entzündete Stellen mit weißlichem Belag auf der Mundschleimhaut). Auch gegen **Mundgeruch** kann es ein wirksames Mittel sein. Sehr bewährt hat es sich außerdem als **Mundpflege im Krankenhaus,** wenn der Patient seinen Mund nicht mehr selbst pflegen kann.

Eine spezielle Parodontosemischung hilft besonders gut gegen den **Zahnfleischschwund**. Und sie leistet erste Hilfe bei **Zahnschmerzen** nach einer Zahnbehandlung.

Desinfizierendes Mundwasser

Grundmischung: 6 Tr. Zitrone · 10 Tr. Ravintsara · 5 Tr. Weißtanne · 4 Tr. Pfefferminze · 4 Tr. Myrrhe · 1 Tr. Zimtblätter – mit 3 ml Solubol in ein 100-ml-Braunglasfläschchen geben, mit destilliertem Wasser oder stillem Mineralwasser oder Pfefferminzhydrolat oder Salbeihydrolat auffüllen und gut verschütteln.

- **Zur täglichen Mundpflege** nach gründlichem Zähneputzen: 1 Teelöffel Grundmischung in $1/2$ Glas lauwarmes Wasser geben, den Mund 1 bis 2 Minuten lang spülen, anschließend ausspucken. 3-mal täglich anwenden.
- **In Erkältungszeiten** empfiehlt es sich, zur Abwehrsteigerung täglich von dieser Mischung einen $1/2$ Teelöffel mit etwas Wasser verdünnt einzunehmen.
- **Speziell bei Zahnfleischbluten, Aphthen und Zahnschmerzen:** Das Mundwasser unverdünnt nach Bedarf mit einem Wattestäbchen auf die entzündeten Stellen auftragen.

Parodontosemischung

Grundmischung: 10 Tr. Manuka · 10 Tr. Myrrhe · 10 Tr. Niaouli · 20 Tr. Pfefferminze · 10 Tr. Tea-Tree – in 5 ml Propolistinktur geben.

- **Zur Stärkung des Zahnfleisches**: 1 Tropfen dieser Grundmischung mit etwas Heilerde auf die Zahnbürste geben und die Zähne einmal täglich damit putzen.

! *Nicht bei Kunststoff-Zahnersatz anwenden, da ätherische Öle Kunststoffverblendungen angreifen können.*

- Diese Grundmischung ist auch geeignet zur Herstellung eines **Mundwassers für die tägliche Mundpflege**. Zubereitung s. o. (Mundwasser).
- **Für Umschläge bei Zahnschmerzen** nach einer Zahnbehandlung: 3 Tr. Grundmischung auf $1/2$ l kaltes Wasser geben. Einen Waschlappen mit der Mischung benetzen, gut auswringen und auf die Wange legen. Den Umschlag öfter wiederholen.

➤ Zahnschmerz

Im Notfall helfen folgende Öle, die Schmerzen zu lindern und die Zeit bis zum Zahnarzttermin zu überbrücken:

Erste Hilfe

- **Einreibung:** Cajeput-, Niaouli-, Nelkenknospen- oder Lorbeeröl pur auf das Zahnfleisch um den betroffenen Zahn auftragen.

! *Natürlich muss bei anhaltenden Zahnschmerzen der Zahnarzt aufgesucht werden!*

Magen-Darm-Beschwerden

Falsche Ernährung, verdorbene Speisen, hastiges Essen, Stress oder starke seelische Belastungen können zu allgemeinen Funktionsstörungen des Magen-Darm-Traktes führen, zum Beispiel zu Reizmagen, Reizdarm oder Verdauungsbeschwerden wie Blähungen, Appetitmangel, Magen- und Darmkrämpfe, Völlegefühl oder Sodbrennen, Durchfall oder Verstopfung. Außerdem kann es nach Narkosen zu Verstopfung oder postoperativen Blähungen kommen, die äußerst schmerzhaft sein können.

Bei diesen Beschwerden können Bauchmassagen oder feucht-warme Auflagen (Seite 68) mit ätherischen Ölen sehr hilfreich sein. Es ist jedoch wichtig, die Ursachen zu klären!

▶ Blähungen (Flatulenz/Meteorismus)

Bei Bauchschmerzen, die durch Blähungen verursacht werden, hilft oft eine sanfte Bauchmassage mit einem der folgenden, entblähend und entkrampfend wirkenden Köperöle. Auch ein entspannendes Bad oder ein feucht-warmer Wickel bringen das Darmleben schnell ins Gleichgewicht zurück, denn sie wirken krampflösend, schmerzlindernd und beruhigend.

Blähungen bei Kindern siehe Seite 279.

Entblähende Massageöle

Mischung 1: 2 Tr. Petit grain Bitterorange · 2 Tr. Anis · 2 Tr. Estragon · 2 Tr. Fenchel süß · 2 Tr. Koriander – in 50 ml süßes Mandelöl oder Sesamöl geben.

Mischung 2: 4 Tr. Mandarine · 2 Tr. Kardamom · 2 Tr. Ingwer · 1 Tr. Kreuzkümmel oder Kümmel · 3 Tr. Tonka – in 50 ml süßes Mandelöl oder Sesamöl geben.

- **Massage:** Bei Bedarf den Bauch mit einem dieser Massageöle im Uhrzeigersinn sanft massieren (Anleitung siehe Seite 72).

▶ Nervöse Bauch- und Magenschmerzen

Bei vielen Menschen reagiert gerade der Magen-Darm-Bereich sehr empfindlich auf »schwer verdauliche« emotionale Probleme. Oft sind Angst, Stress und Überforderung der Grund für unspezifische Bauchschmerzen, Magenschmerzen und Übelkeit (siehe auch Seite 13).

Auch wenn keine körperliche Ursache diagnostiziert wird, sollte man herauszufinden versuchen, was dem Patienten »Bauchschmerzen bereitet«, was ihm so »schwer im Magen liegt«, warum der Magen »rebelliert« – denn so lange die Ursache nicht beseitigt ist, werden die Symptome immer wiederkehren.

Bauchschmerzen bei Kindern siehe Seite 279, **Blähungen** siehe linke Spalte.

Schnelle Hilfe

- **Einreibung:** 2 Tr. Basilikum pur oberhalb des Nabels auf dem Solarplexus verreiben – oder das Öl in einen Teelöffel Olivenöl geben und den Bauch damit im Uhrzeigersinn leicht massieren.

Entkrampfende Mischungen

Mischung 1: 4 Tr. Bergamotte · 2 Tr. Mandarine · 2 Tr. Lorbeer · 4 Tr. Neroli · 3 Tr. Benzoe – in 50 ml süßes Mandelöl.

Mischung 2: 6 Tr. Mandarine · 1 Tr. Rosen-Absolue · 3 Tr. Tonka – in 50 ml süßes Mandelöl.

Mischung 3: 6 Tr. Bergamotte · 2 Tr. Basilikum · 1. Tr. Jasmin oder 2 Tr. Ylang-Ylang komplett · 2 Tr. Tulsi oder Nelkenknospen · 3 Tr. Ingwer – in 50 ml Macadamianuss- oder Hanföl geben.

Mischung 4: 4 Tr. Mandarine · 2 Tr. Petit grain Bitterorange oder Petit grain Mandarine · 3 Tr. Bergamottminze oder Lavendel fein · 2 Tr. Angelikawurzel · 2 Tr. Zedernholz – in 50 ml Johanniskrautöl geben.
- **Als Körperöl:** Den Bauch mit einer der Mischungen sanft im Uhrzeigersinn massieren.
- **Für ein Vollbad:** Die ätherischen Öle der Mischungen sind – in 1/2 Becher süßer Sahne verrührt – auch für ein entspannendes und entkrampfendes Vollbad geeignet.

Beschreibung der Anwendungen ab Seite 65.

➤ Übelkeit

Pfefferminzöl ist ein ausgezeichnetes Mittel bei Übelkeit verschiedener Ursache: nach zu reichhaltigem Essen, bei See- und Reisekrankheit, in der Schwangerschaft (Seite 272) oder auch, wenn die Übelkeit durch zu niedrigen Blutdruck (Seite 248) verursacht wird.

Schnelle Hilfe

- **Einnahme:** Bei Bedarf 1 Tr. (nicht mehr!) Pfefferminzöl auf den Handrücken träufeln und mit der Zunge aufnehmen.

Diese Anwendung ist nicht für Kinder unter 6 Jahren geeignet!

➤ Belastete Leber, Gallenprobleme

Die Leber als zentrales Entgiftungsorgan ist durch diverse Belastungen stark in Anspruch genommen. Um sie in ihrer Funktion zu unterstützen, hat sich der Leberwickel mit ätherischen Ölen sehr bewährt.

Er ist geeignet als leberunterstützende Maßnahme bei Therapien, welche die Leber belasten. Er fördert die Gallesekretion der Leberzellen und die Entgiftung der Leber. Durch seine krampflösende Wirkung auf die Gallenblase hilft er bei Gallenproblemen gegen Koliken, Übelkeit und Schmerzen.

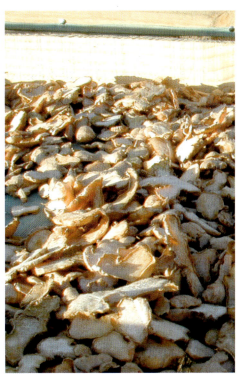

Ingwerwurzeln werden hier vor der Destillation getrocknet. Das ätherische Öl von Zingiber officinalis ist sehr mild, wirkt seelisch ausgleichend und stabilisierend und hilft u. a. bei psychisch bedingten Bauchschmerzen.

Auch bei **Migräne,** die auf Leberproblemen beruht, kann ein Leberwickel erfahrungsgemäß wahre Wunder vollbringen.

Leberwickel

Grundmischung: 40 Tr. Rosmarin Verbenon · 20 Tr. Thymian Thujanol · 10 Tr. Melisse 30 %.
- **Für einen heißen Wickel:** Von dieser Mischung 10 Tr. in fast kochendes Wasser geben. Beschreibung der Anwendung ab Seite 68.

Um eine optimale Wirkung zu erreichen, sollte der Leberwickel zwischen 13 und 15 Uhr angelegt werden: Nach der chinesischen Organuhr ist dies nämlich die Zeit, in der die Leber »schwächelt«.

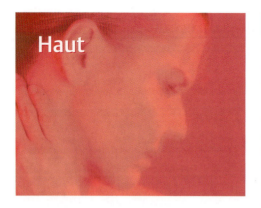

Haut

Dringen ätherische Öle in die Haut ein, wirken sie hier als Erstes – in unserem größten Organ, das nicht einfach nur »Hülle« ist, sondern zahlreiche Funktionen hat (Seite 7 f.). Unter anderem ist die Haut Teil des Immunsystems, unser Schutzschild mit speziellen Abwehrfunktionen. Diese kann die Haut nur erfüllen, wenn sie gesund ist und gut gepflegt wird.

Haut, Immunsystem und Psyche hängen eng zusammen (Seite 9 f.); viele Hauterkrankungen sind daher Ausdruck eines psychischen Ungleichgewichts im Zusammenspiel mit geschwächter Abwehrkraft.

Gereizte, entzündete Haut

➤ Hautentzündungen – erste Hilfe

Entzündungen der Haut äußern sich durch Rötung, Schwellung und Schmerzen. Eine beruhigende Kompresse ist eine ausgezeichnete erste Hilfe. Weitere Behandlungstipps: siehe Einzelbeschwerden auf den folgenden Seiten.

Erste Hilfe

- **Für eine kalte Kompresse:** 100 ml Rosenhydrolat · 2 Tr. Kamille blau · Wattepads. Beschreibung der Anwendung siehe Seite 68.

➤ Bindehautreizung

Überanstrengte Augen, auch verbunden mit Kopfschmerzen – etwa nach einem langen Arbeitstag oder nach konzentrierter Arbeit am Bildschirm – können Sie mit einer beruhigenden, kühlenden Rosenwasser-Kompresse schnell erfrischen. Bei häufig wiederkehrender **Bindehautentzündung (Konjunktivitis)** sollte die Ursache vom Augenarzt abgeklärt werden. Mit den Kompressen kann man die medizinische Behandlung unterstützen und so vor allem den Juckreiz nachhaltig lindern.

Erfrischende Augenkompresse

- **Kalte Kompresse:** Wattepads mit Rosenhydrolat tränken, gut ausdrücken und auf die Augen legen. Wenn sie nicht mehr kühlen – nach etwa 10 Minuten –, die Wattepads abnehmen. 2- bis 3-mal täglich anwenden.

➤ Hautjucken

Hautjucken kann verschiedene Ursachen haben, die erst geklärt werden sollten. Häufig ist es allergisch bedingt. Starkes Hautjucken vor allem bei älteren Menschen kann auf erhöhte Blutzuckerwerte hinweisen, also auf einen Diabetes. Nervöses Hautjucken ohne erkennbare Ursachen dagegen kann ein Zeichen dafür sein, dass man überreizt ist und sich in seiner Haut einfach nicht mehr wohl fühlt.

Bei Hautjucken jeglichen Ursprungs haben sich ätherische Öle auf Grund ihrer positiven physischen und psychischen Wirkungen sehr bewährt.

Beruhigende Körperöle

Mischung 1: 2 Tr. Melissenöl 100 % · 1 Tr. Rose · 7 Tr. Lavendel fein · 1 Tr. Vetiver oder Narde – in 20 ml Nachtkerzenöl, 20 ml Avocadoöl, 10 ml Hagebuttensamenöl und 5 Tr. Sanddornöl geben.
Mischung 2: 2 Tr. Cistrose · 3 Tr. Bergamottminze · 2 Tr. Neroli · 1 Tr. Immortelle · 2 Tr. Rosen-

holz – in 20 ml Hagebuttensamen-, 30 ml Johanniskraut- und 5 Tr. Sanddornöl geben.
- **Einreibung**: Mit dem Öl der Wahl den ganzen Körper bzw. den betroffenen Körperteil nach dem Waschen oder Duschen sanft einreiben.

Entspannendes, nervenstärkendes Bad

- **Für ein Vollbad:** 2 Tr. Petit grain Bitterorange oder Petit grain Mandarine · 1 Tr. Rose · 3 Tr. Manuka · 4 Tr. Benzoe – in $1/2$ Becher süße Sahne verrühren, in ein Vollbad geben (Seite 67).

➤ Insektenstiche

Leider gibt es keinen hundertprozentigen Schutz vor Insektenstichen. Einige ätherische Öle haben sich jedoch gut als insektenabwehrend bewährt.

Antimückenöl

- **Körperöl**: 10 Tr. Eucalyptus citriodora · 5 Tr. Palmarosa · 5 Tr. Lemongrass · 10 Tr. Bergamottminze – in 50 ml süßes Mandelöl geben. Die gefährdeten Körperregionen damit einreiben.

Duftlampe zur Mückenabwehr

Grundmischung: 20 Tr. Eucalyptus citriodora · 10 Tr. Lemongrass · 10 Tr. Palmarosa · 10 Tr. Rosengeranie · 20 Tr. Bergamottminze.
- **In die Duftlampe** 5 bis 7 Tropfen der Mischung geben.

Erste Hilfe

Kein anderes ätherisches Öl wirkt so verblüffend schnell bei Mückenstichen wie Tea-Tree-Öl – das lästige Jucken hört sofort auf, es entsteht keine Entzündung.

Die gleiche Wirksamkeit wurde bei Bienen- und Wespenstichen oder bei Stichen von Insekten unbekannter Art beobachtet. Wird sofort Tea-Tree-Öl aufgetragen, kommt es gar nicht erst zu größeren Schwellungen. Selbst später aufgetragen, hilft es hervorragend; das Abschwellen dauert dann zwar etwas länger, aber der Schmerz lässt sofort nach.

- **Anwendung:** 1 bis 2 Tr. Tea-Tree-Öl pur auf die Stichstelle träufeln. Nach Bedarf wiederholen, bis die Beschwerden abklingen.

➤ Akne

Akne trifft nicht nur Pubertierende, sondern auch Erwachsene. Sie kann hormonelle, seelische und ernährungsbedingte Ursachen haben. Häufig liegt eine familiäre Disposition vor.

Die Talgdrüsenproduktion ist stark angeregt und die Poren verstopfen – so kommt es zu Mitessern. Pickeln und Pusteln sind Mitesser, die sich durch Verunreinigung entzündet haben oder vereitert sind. Das Ausdrücken der Pusteln (womöglich mit schmutzigen Fingern) führt zu hässlichen Narben.

Eine rein äußerliche Behandlung bringt häufig nicht den gewünschten Erfolg. Sinnvoll jedoch ist eine Behandlung nach den Gesetzen der Naturheilkunde – also ganzheitlich – durch Umstellung der Ernährung, Entgiftung, Behandlung der Haut und Aufarbeitung möglicher seelischer Probleme.

Die betroffene Haut ist hochempfindlich und ihr Säureschutzmantel (ihre Abwehr gegen Bakterien) ist geschwächt. Diese vorgeschädigte, meist entzündete, mit Bakterien verunreinigte Haut braucht Zeit zur Heilung.

Zur schonenden, gründlichen Reinigung und Desinfektion eignen sich feuchte, warme (keine heißen) Kompressen mit Hydrolaten und ätherischen Ölen, zur Pflege die empfohlene Creme.

Reinigung und Desinfektion

Grundmischung: 10 Tr. Petit grain Bitterorange · 20 Tr. Lavendel fein · 10 Tr. Lorbeer · 5 Tr. Tea-Tree · 5 Tr. Niaouli.
- **Für eine Waschung oder Kompresse:** 3 Tr. Grundmischung · 6 Tr. Solubol – auf 1 l lauwarmes Wasser geben.
- **Für ein Gesichtswasser:** 5 Tr. Grundmischung · 10 Tr. Solubol – in 100 ml Hydrolat (z. B. von Pfefferminze, Rose, Cistrose, Hamame-

lis oder Lavendel) gründlich verschütteln. Auf ein Wattepad geben und damit das Gesicht schonend reinigen.

Hautpflegecreme

Mischung: 30 g Sheabutter · 20 ml Hagebuttensamenöl · 3 Tr. Sanddornöl · 1 g Kakaobutter · 1 Tr. Eisenkraut oder 1 Tr. Litsea · 1 Tr. Cistrose · 3 Tr. Benzoe.

Sheabutter, Kakaobutter und fette Öle im Wasserbad (nicht über 60 °C) erwärmen, bis sich die Sheabutter und Kakaobutter aufgelöst haben, etwas abkühlen lassen. Anschließend die ätherischen Öle unterrühren. In ein mit Alkohol gereinigtes 50-g-Cremetöpfchen abfüllen und abkühlen lassen. (Aufbewahrung und Haltbarkeit siehe Seite 67.)

● **Zur Reinigung und Pflege:** Das Gesicht regelmäßig 2- bis 3-mal täglich erst mit dem Gesichtswasser reinigen und dann eincremen.

▶ Schuppenflechte (Psoriasis vulgaris)

Diese chronische Hauterkrankung mit genetischer Disposition verläuft meist schubförmig. Es handelt sich um eine Verhornungsstörung mit gesteigerter Zellneubildung der Oberhaut. Die Psoriasisherde sind entzündlich gerötet, scharf begrenzt, von silbrig glänzenden, nicht juckenden Schuppen bedeckt.

Diese Hauterkrankung kann in jedem Alter auftreten. Sie erfordert eine ganzheitliche Behandlung, um die Beschwerden zu lindern. Häufige Ursachen für einen psoriatrischen Schub sind eine Infektion, eine Verletzung, Medikamente oder Stress.

Hautpflegecreme

Mischung: 50 g Sheabutter · 50 ml Traubenkernöl · 1 kleiner Teelöffel Sanddornöl · 2 g Kakaobutter · 4 Tr. Petit grain Bitterorange · 4 Tr. Manuka oder 1 Tr. Cistrose · 2 Tr. Neroli oder 1 Tr. Rose · 2 Tr. Karottensamen · 3 Tr. Benzoe.

Sheabutter, Kakaobutter und fette Öle im Wasserbad (nicht über 60 °C) erwärmen, bis sich die Sheabutter und Kakaobutter aufgelöst haben, etwas abkühlen lassen. Anschließend die ätherischen Öle unterrühren. In zwei mit Alkohol gereinigte 50-g-Cremetöpfchen abfüllen und abkühlen lassen. (Aufbewahrung und Haltbarkeit siehe Seite 67.)

● **Anwendung:** Die betroffenen Hautpartien 2-mal täglich eincremen.

▶ Kopfhautekzem

Bei einem stark juckenden, hartnäckigen Ekzem auf der Kopfhaut bringt pur aufgetragenes Sanddornöl sofortige Erleichterung.

Zur Weiterbehandlung hat sich eine einfache Rezeptur hervorragend bewährt:

Shampoo

Mischung: 3 Tr. Cistrose · 5 ml Sanddornöl – in 200 ml Bio-Neutralshampoo geben und gut verschütteln.

● **Anwendung:** Die Haare damit waschen und die Kopfhaut dabei sanft massieren.

▶ Wundreiben (Intertrigo)

Die beste Form der Behandlung von Intertrigo ist – wie in den meisten Fällen – die Vorbeugung! Die gefährdeten Hautstellen (Seite 263) sollten also regelmäßig gepflegt werden. Dazu empfiehlt sich ein Pflegeöl, das auch bei Windeldermatitis hilft.

Hautpflegeöl

Mischung: 10 Tr. Palmarosa · 10 Tr. Lavendel fein · 5 Tr. Lorbeer · 5 Tr. Niaouli · 10 Tr. Rosenholz · 10 Tr. Thymian Linalool – in 100 ml Johanniskrautöl geben.

● **Anwendung:** Mehrmals täglich auf die betroffenen Stellen auftragen.

▶ Wundliegen (Dekubitus)

Durch langes Liegen, zum Beispiel auf dem Operationstisch oder im Krankenbett, kann es im Rücken- und Gesäßbereich oder an den Fersen zu Druckgeschwüren kommen.

Eine vorbeugende Pflege der gefährdeten Körperstellen kann erfahrungsgemäß das Dekubitusrisiko minimieren und sogar verhindern.

Vorbeugend und in der Nachsorge hat sich folgendes Hautpflegeöl bestens bewährt. Sein Duft trägt außerdem zum Wohlbefinden des Patienten bei.

Hautpflegeöl

Mischung: 3 Tr. Petit grain Bitterorange · 5 Tr. Tea-Tree · 6 Tr. Lavendel fein · 2 Tr. Rosengeranie · 4 Tr. Myrrhe – in 50 ml Johanniskrautöl geben.
- **Anwendung:** Auf die betroffenen Stellen mehrmals täglich auftragen, so lange der Patient liegen muss.

▶ Bestrahlungsprophylaxe (Radiotherapie)

Häufig entzündet sich die Haut durch die Bestrahlung nach Entfernung eines Tumors. Hier haben sich Lavendel fein und Niaouli als besonders wirkungsvoll erwiesen.

Zur Vorbeugung

Mischung: 10 ml Lavendel fein · 10 ml Niaouli – in ein 30-ml-Sprühfläschchen (Parfümzerstäuber) geben.
- **Als Aerosolspray:** Die auf der Haut eingezeichneten Felder nach der Bestrahlung damit besprühen.

Zur Nachsorge

Nach Abschluss der Bestrahlungssequenz die Haut mit einem Körperöl pflegen:
Mischung: 25 Tr. Lavendel fein · 25 Tr. Niaouli – in 80 ml Johanniskraut-, 20 ml Hanf- und 1 ml Sanddornöl geben.

- **Anwendung:** 2- bis 3-mal täglich auf die betroffenen Stellen auftragen – so lange es als angenehm und hilfreich empfunden wird.

▶ Stomapflege (Künstlicher Darmausgang)

Unter einem Stoma versteht man eine chirurgisch hergestellte Öffnung eines Hohlorgans nach außen. Der künstliche Dickdarm- oder Dünndarmausgang (Anus praeternaturalis) ist für die meisten Patienten anfangs nicht nur ein körperliches, sondern auch ein psychisches Problem. Er bedarf der besonderen Pflege. Speziell ausgebildete Stomatherapeuten oder Gesundheits- und Krankenschwestern mit Weiterbildung in der Stomapflege stehen den Betroffenen im Krankenhaus, im ambulanten Fachhandel oder in der Rehaklinik mit Rat und Tat zur Seite, bis die Patienten gelernt haben, selbst damit umzugehen.

Die Wirkung der ätherischen Öle, psychisch wie physisch, und deren angenehmer Duft stärken auch das Selbstwertgefühl der Patienten.

Die folgenden Pflegetipps sind Stoma-Schwestern zu verdanken, die sehr erfolgreich mit der Aromapflege arbeiten.

Wichtige Tipps zum Versorgungswechsel für Betroffene mit einer Stomaanlage

Der tägliche Wechsel der einteiligen Stomaversorgung oder das Wechseln der Basisplatte eines zweiteiligen Systems und ein möglicher Kontakt mit Stuhl oder Urin können die Haut reizen und zu Entzündungen führen. Deshalb sollten beim Wechsel einige wichtige Handgriffe beachtet werden:

1. Die Basisplatte von oben nach unten langsam ablösen, um Hautirritationen oder -schäden zu vermeiden.

2. Das Stoma erst mit Ringer-Laktat-Lösung (in der Apotheke erhältlich) oder mit Wasser säubern. Dafür sollten weiche Kompressen benutzt

werden, um Haut und Stoma zu schonen. Dann das Stoma mit der folgenden Hydrolat-Mischung besprühen:

Mischung: 5 Tr. Lavendel fein · 5 Tr. Pfefferminze · 4 Tr. Niaouli · 3 Tr. Rosengeranie · 5 Tr. Benzoe – in 60 ml Rosenhydrolat und 40 ml Ringer-Laktat-Lösung (alternativ in 100 ml Rosenhydrolat) in ein 100-ml-Sprühfläschchen (Parfümzerstäuber) geben.

- **Als Aerosolspray:** Vor Gebrauch gut verschütteln und damit das Stoma einsprühen, antrocknen lassen und nochmals einsprühen.

3. Nun die Haut mit Kompressen trocknen. Das bereitet sie auf die neue Stomaversorgung vor. Da die Hydrolatmischung nicht rückfettend ist, haften die Hautschutzmaterialien der modernen Stomaversorgung anschließend wie gewohnt.

! *Treten in der häuslichen Pflege größere Hautprobleme auf, sollte der behandelnde Arzt oder Stomatherapeut unbedingt informiert werden.*

Hand- und Fußpflege

➤ Rissige und aufgesprungene Haut an Händen und Füßen

Betroffen von dieser meist sehr schmerzhaften Hautirritation sind an den Händen die Fingerkuppen, an den Füßen der Fersenbereich.

Die Beschwerden lassen sich gut mit Hand- und Fußbädern behandeln, in Kombination mit der entzündungshemmenden und regenerierenden Pflegecreme.

Häufig entstehen die schmerzhaften Fersenrhagaden durch zu starkes Abhobeln der Hornhaut. Deshalb ist es sinnvoll, eine professionelle Fußpflege in Anspruch zu nehmen.

Wohltuende Pflege

Grundmischung: 6 Tr. Limette · 1 Tr. Jasmin oder Blütenöl nach Wahl · 3 Tr. Myrte Marokko · 2 Tr. Elemi · 3 Tr. Benzoe.

- **Für Hand- oder Fußbäder:** Die Grundmischung in ein Schraubglas mit 200 g Meersalz geben und kräftig verschütteln.

1 gestrichenen Esslöffel Badesalz auf 5 l warmes Wasser (37 °C) geben. Hände bzw. Füße 1-mal täglich 5 bis 10 Minuten darin baden.
- **Für eine Pflegecreme:** 100 g Sheabutter · 30 ml Jojobaöl · 20 g Kokosöl (kaltgepresst) · 3 g Kakaobutter – im Wasserbad (nicht über 60 °C) erwärmen, bis sich alle Zutaten aufgelöst haben. Etwas abkühlen lassen.

Anschließend 1 kleinen Teelöffel Sanddornöl sowie die ätherischen Öle der Grundmischung unterrühren.

In drei mit Alkohol gereinigte Cremetöpfchen (50 g) abfüllen und abkühlen lassen. (Aufbewahrung und Haltbarkeit siehe Seite 67.)

Die betroffene Haut damit 2-mal täglich einreiben, bis die Beschwerden vorbei sind. Eine weitere regelmäßige Pflege ist zu empfehlen.

➤ Nagelbettentzündung (Paronychie)

Ein Paronychie ist eine eitrige (Nagelbett-) Entzündung an Fingern oder Zehen, die meist nach einer kleinen Verletzung mit bakterieller Infektion auftritt. Der Bereich um den Nagel oder unter dem Nagel ist entzündet, eitert und schmerzt. Man kann diese Entzündung sehr gut mit Niaouliöl pur behandeln, es wirkt wie eine Zugsalbe; der Eiter fließt heraus und die Entzündung geht schnell zurück.

Schnelle Hilfe

- Niaouliöl mehrmals täglich pur im Nagelbettbereich auftragen.

➤ Fußpilz

Fußpilz ist heute leider sehr weit verbreitet. Besonders gefährdet sind die feuchten und warmen Zehenzwischenräume. Dort können sich juckende, entzündete und schuppende Stellen bilden, die ansteckend sind. Besonders gefährdet sind Menschen, deren Immunsystem geschwächt ist, zum Beispiel Diabetiker, die häufig unter Mykosen leiden.

Infektionsherde sind vor allem Orte, die von vielen Menschen besucht werden, wie Sporthallen, Schwimmbäder, Saunen oder Hotels. Es empfiehlt sich, dort vorsorglich Gummisandalen bzw. Hausschuhe zu tragen.

Bei Fußpilz sollten nur kochfeste Baumwollsocken getragen und täglich gewechselt werden, möglichst auch keine Turnschuhe, da die Füße darin nicht ausreichend »atmen« können.

Zur Vorbeugung die Zehenzwischenräume nach dem Baden oder Duschen immer gut abtrocknen, wenn nötig mit dem Föhn trocknen, anschließend mit dem Fußpilzöl einreiben.

Fußpilzöl

Mischung: 10 Tr. Palmarosa · 5 Tr. Manuka · 5 Tr. Bay · 1 Tr. Rosengeranie – in 50 ml süßes Mandelöl geben.
- **Anwendung:** Befallene Stellen zur Desinfektion 3-mal täglich einreiben.

! *Wenn nach einer Woche keine Besserung eintritt, unbedingt einen Erregernachweis durch den Arzt machen lassen!*

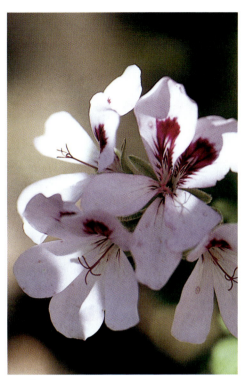

Das Öl der Rosengeranie (Pelargonium asperum) ist sehr hautfreundlich, kann pur aufgetragen werden und wirkt unter anderem antiseptisch, wundheilend, schmerzlindernd und hautpflegend.

▶ Fußschweiß

Regelmäßige Fußbäder mit Zypressen- und Lavendelöl helfen bei starkem Fußschweiß.

Außerdem sollten Strümpfe aus natürlichen Fasern getragen werden – und auf keinen Fall Turnschuhe.

Fußbad

Mischung: 5 Tr. Zypressen · 3 Tr. Lavendel – in 1 Eßlöffel süßer Sahne oder Honig verrühren.
- **Fußbad:** Mischung auf 5 l warmes Wasser (37 °C) geben, Badedauer 5 bis 10 Minuten. Füße danach gut abtrocknen und warme Strümpfe aus Naturfaser anziehen. 1- bis 2-mal täglich anwenden.

▶ Diabetischer Fuß

Eine der Spätfolgen eines Diabetes mellitus können Minderdurchblutung der Füße und periphere Nervenschädigungen sein. Dieser »Diabetische Fuß« ist sehr gefährdet durch Verletzungen und Infektionen. Um die Durchblutung zu fördern und die Abwehrkraft der Haut zu stärken, bedarf es einer regelmäßigen Pflege.

Fußpflegeöl

Mischung: 8 Tr. Palmarosa · 6 Tr. Lavendel fein · 4 Tr. Rosengeranie · 4 Tr. Pfefferminze · 3 Tr. Niaouli – in 20 ml Calophyllum- und 30 ml Johanniskrautöl.
- **Anwendung:** Die Füße mit diesem hautfreundlichen Öl mehrmals täglich einreiben.

Herpesinfektionen

▶ Fieberbläschen auf den Lippen (Herpes labialis)

Weltweit werden immer mehr Menschen von Herpes-simplex-Infektionen geplagt. Zu den bekanntesten Herpeserkrankungen gehört der Herpes labialis (Fieberbläschen auf den Lippen). Der Erreger ist das Herpes-simplex-Virus Typ 1. Typ 2 befällt die Genitalschleimhaut (s. u.).

Eine Erstinfektion erfolgt meist unbemerkt in der Kindheit. Das Virus kann lange Zeit im Körper ruhen, ohne dass es zu Beschwerden kommt. Wird jedoch das Immunsystem durch Krankheit, zu starke Sonnenbestrahlung oder seelische Belastung gestört, kann es zum Ausbruch des Herpes kommen.

Anti-Herpes-Öle

Einzelöle: Ravintsara, Tea-Tree, Melisse 100 % oder Salbei – als schnelle Hilfe.
Grundmischung: 10 Tr. Ravintsara · 10 Tr. Tea-Tree · 10 Tr. Melisse 30 % · 10 Tr. Cajeput · 10 Tr. Salbei.
● **Anwendung:** Eines der empfohlenen Öle oder die Mischung tropfenweise unverdünnt auf die betroffenen Stellen auftragen, sobald sich die ersten Anzeichen von Herpes labialis bemerkbar machen. Mehrmals täglich bis zum Abklingen der Beschwerden wiederholen.

▶ Gürtelrose (Herpes zoster)

Bei geschwächter Abwehrlage, zum Beispiel durch großen Stress, können Jahre nach einer Windpockeninfektion (Seite 278) die »schlafenden« Varizella-Zoster-Viren wieder aktiv werden und eine Gürtelrose auslösen. Dies ist eine sehr schmerzhafte Viruserkrankung.

Die frühzeitige Behandlung ist wichtig, um den Krankheitsverlauf zu mildern. Auch wenn die ärztliche Diagnose noch ungesichert ist, also noch keine Bläschen zu sehen sind, kann prophylaktisch behandelt werden.

Zur **Früherkennung** gibt man das ätherische Öl der Rosengeranie Bourbon auf die betroffenen Hautareale. Verschwindet der Schmerz nach etwa 2 bis 24 Stunden, dann ist es Zoster; verschwindet er nicht, dann ist es kein Zoster, sondern möglicherweise eine Neuralgie (Seite 248).

Ätherische Öle können die Schmerzen sehr gut lindern. Bewährt hat sich das Besprühen der betroffenen Hautareale mithilfe eines feinen Zerstäubers, wie es ihn für Blumenwasser oder für Parfums gibt. Denn viele von Gürtelrose geplagte Menschen reagieren auf jede Berührung äußerst empfindlich und vertragen keine Umschläge.

Schmerzlindernde Mischung

Grundmischung 1: 5 Tr. Tea-Tree · 1 Tr. Melisse 100 % · 5 Tr. Lavendel fein · 5 Tr. Rosengeranie · 3 Tr. Kamille römisch.
Grundmischung 2: 5 Tr. Cajeput · 5 Tr. Rosengeranie · 5 Tr. Manuka · 5 Tr. Ravintsara.
● **Als Aerosolspray im Akutfall:** Eine der Mischungen in 100 ml Rosenhydrolat geben. Mit einem Zerstäuber den befallenen Bereich mehrmals täglich besprühen.
● **Als Körperöl zur Nachsorgebehandlung**, wenn die Beschwerden abgeklungen sind: Eine der Mischungen in 100 ml Johanniskrautöl geben und die Haut damit noch acht Tage lang 1-mal täglich sanft einreiben.

▶ Herpes genitalis

Hierbei handelt es sich um eine sehr schmerzhafte, stark ansteckende Infektion der Geschlechtsorgane und der Analregion durch das Herpes-simplex-Virus Typ 2. Diverse sexuelle Praktiken und der Sextourismus haben in den letzten Jahren zu einer verstärkten Verbreitung geführt (Seite 270). Da es sich bei diesem Krankheitsbild auch um die ersten Symptome der Geschlechtskrankheiten Lues (Syphilis) oder Ulcus molle (weicher Schanker) handeln kann, darf die Behandlung *nur vom Facharzt, nicht vom Heilpraktiker* durchgeführt werden. In Absprache mit ihm kann aber eine begleitende Anwendung mit antiviral und abwehrsteigernd wirkenden ätherischen Ölen erfolgen.

Zur Nachbehandlung und Pflege der betroffenen Haut hat sich das folgende Körperöl bewährt, das große Linderung bringt:

Pflegeöl

Mischung: 5 Tr. Ravintsara · 1 Tr. Melisse 100 % · 3 Tr. Niaouli · 3 Tr. Myrte Türkei · 3 Tr. Cajeput – in 50 ml Johanniskrautöl geben.
- **Anwendung:** 2-mal täglich auftragen – Latex-Handschuhe nicht vergessen!

Pilzerkrankungen (Mykosen) durch Candida albicans

Candida albicans ist ein Sprossen- oder Hefepilz, auch Soorpilz genannt. Man findet ihn in jedem Körper. Von den ersten Wochen des Lebens an besiedelt er den Organismus. So ist der Pilz auch im »gesunden« Organismus anzutreffen und erfüllt dort wie andere Mikroorganismen spezifische Aufgaben. Der Wissenschaft ist diese Symbiose wohlbekannt.

Dieses friedliche Zusammenleben, bei dem beide Teile einen von der Evolution als wichtig erachteten Nutzen haben, funktioniert nur dann reibungslos, wenn das Immunsystem intakt ist.

Bei einem geschwächten Immunsystem oder bei oraler Antibiotikatherapie kommt es jedoch zur Störung der Symbiose, damit zu einem Überhandnehmen der Pilze und zur Erkrankung. Äußere Faktoren wie feuchtwarmes Klima können das Auftreten von Mykosen im Bereich bestimmter Hautareale begünstigen.

Candida albicans befällt Haut und Schleimhäute in Mund, Nase, Rachenraum, Verdauungstrakt und an den äußeren Genitalien. Bei adipösen (fettleibigen) Patienten ist auch die Haut in tiefen Hautfalten sehr oft befallen, im Achsel-, Leisten- und Analbereich sowie in den Regionen unterhalb der Brust, wo es zum Intertrigo (Wundreiben, Seite 258) kommen kann. Behandlung wie Windeldermatitis (s. u.).

Bei Befall der Säuglingshaut im Windelbereich kommt es zu Entzündungen der Haut, der Windeldermatitis – einer Erscheinung, mit der man auch in der Kranken- und Altenpflege zunehmend konfrontiert wird, weil bei inkontinenten Patienten ebenfalls Plastikwindelhosen benutzt werden.

➤ Soor der Mundschleimhaut

Bei einem Befall der Mundschleimhaut mit Candidapilzen treten weißliche, schwer abwischbare Stippchen bis flächenförmige Beläge auf, die beim Abstreifen bluten können.

Mundwasser

Mischung: 5 Tr. Palmarosa · 5 Tr. Rosenholz · 5 Tr. Thymian Linalool – in 30 ml Rosenhydrolat geben. In einer Braunglasflasche verschütteln,
- **Anwendung:** Mundwasser vor jeder Anwendung nochmal schütteln. Mehrmals täglich mit einem Wattestäbchen auf die befallene Mundschleimhaut auftragen.

➤ Windeldermatitis (Dermatitis glutaealis)

Die Windeldermatitis ist eine Entzündung im Genitalbereich; dieser Bereich kann sowohl mit Candida albicans als auch mit Staphylokokken befallen werden. Ausgelöst wird diese Hauterkrankung durch Wärmestau auf Gummiunterlagen, in Plastikwindelhosen in Verbindung mit den Zersetzungsprozessen des Urins.

Es empfiehlt sich, keine Gummiunterlagen zu benutzen und/oder die Windelhosen häufig zu wechseln, außerdem eine regelmäßige Hautpflege mit dem Pflegeöl. Behandlung der **Windeldermatitis bei Babys** siehe Seite 278.

Die Praxis hat gezeigt, dass 5%ige Mischungen hautfreundlicher ätherischer Öle bei Erwachsenen die besten Ergebnisse erzielen. Die folgende Mischung ist auch zur Behandlung anderer von Pilz befallener Hautbereiche geeignet.

Körperöl

Mischung: 10 Tr. Palmarosa · 10 Tr. Lavendel fein · 5 Tr. Lorbeer · 5 Tr. Niaouli · 10 Tr. Rosenholz · 10 Tr. Thymian Linalool – in 100 ml Johanniskrautöl geben.

- **Anwendung:** Bei jedem Wickeln auf die betroffenen Stellen im Windelbereich auftragen.

▶ Vaginalpilz (genitale Kandidose)

Eine genitale Kandidose lässt sich erfahrungsgemäß erfolgreich mit ätherischen Ölen behandeln. Sie äußert sich in Jucken und Ausfluss. Die Beschwerden sollten in jedem Fall vom Frauenarzt abgeklärt werden.

Ist in einer Beziehung ein Partner von dieser Infektion betroffen, dann sollte der andere Partner ebenfalls prophylaktisch mitbehandelt werden. Männer können einen Pilzbefall vom Urologen abklären lassen und dann ggf. eine der folgenden Mischungen äußerlich anwenden.

Tampon

Mischung: 7 Tr. Palmarosa · 4 Tr. Litsea · 2 Tr. Speiklavendel · 2 Tr. Rosengeranie · 4 Tr. Manuka · 3 Tr. Muskatellersalbei · 2 Tr. Tea-Tree – in 30 ml Johanniskraut- und 20 ml Aloe-vera-Öl geben.

- **Anwendung:** Die Mischung in einer 50-ml-Braunglasflasche (am besten mit großer Öffnung) gut verschütteln. Tampon eintauchen und in die Vagina einführen. Den Tampon morgens, mittags und abends wechseln. Während der Periode erübrigt sich die Behandlung.

Scheidenspülung/Waschung

Eine tägliche Scheidenspülung verstärkt die Wirkung der Tamponmischung. Sollte sich der Partner auch infiziert haben, ist die Waschung für ihn ebenfalls sinnvoll.

Grundmischung: 30 Tr. Palmarosa · 10 Tr. Litsea · 10 Tr. Speiklavendel · 10 Tr. Rosengeranie · 10 Tr. Manuka · 15 Tr. Niaouli · 5 Tr. Tea-Tree · 10 Tr. Benzoe.

- **Anwendung:** 5 Tr. der Grundmischung und 2 Esslöffel Apfelessig in 200 ml warmes Wasser geben (im Waschbecken). Die Scheidenspülung mit einer Klistierspritze (in der Apotheke erhältlich) durchführen. Für eine Waschung die Waschlappen jeden Tag wechseln und auskochen – oder Einmal-Waschlappen benutzen.

! *Nach Abklingen der Beschwerden ist nochmal eine ärztliche Kontrolle notwendig.*

Vaginalzäpfchen (Ovula)

Eine Alternative zur Scheidenspülung sind Vaginalzäpfchen, in manchen Fällen ist auch eine zusätzliche Behandlung damit sinnvoll.

200 mg/2-g-Suppositorien:

Ol. Cymopogon mart. (Palmarosaöl)	75 mg
Ol. Pelargonium x asp. (Rosengeranienöl)	30 mg
Ol. Leptospermum scop. (Manukaöl)	30 mg
Ol. Melaleuca alt. (Tea-Tree-Öl)	20 mg
Stadimol q.s.	

- **Anwendung:** 3-mal täglich 1 Zäpfchen in die Vagina einführen.

Verletzungen (Traumen)

▶ Verbrennungen und Verbrühungen

Verbrennungen oder Verbrühungen werden in drei Schweregrade eingeteilt:

- **Erster Grad:** Nur die oberste Hautschicht ist betroffen. Die Zeichen sind Rötung der Haut, Schwellung und Schmerz. Regeneration ist vollständig möglich.
- **Zweiter Grad:** Geht bis in tiefere Hautschicht. Die Zeichen wie beim ersten Grad, zusätzlich Blasenbildung. Regeneration ist möglich.

- **Dritter Grad:** Zerstörung der Haut, völlige Gewebszerstörung (Nekrose). Spätere Hautübertragung ist notwendig.

! *Verbrennungen oder Verbrühungen ersten und zweiten Grades bis Handtellergröße kann man selbst behandeln. Alle größeren Verbrennungen oder Verbrühungen ersten und zweiten Grades sowie alle Verbrennungen oder Verbrühungen dritten Grades müssen nach der Erstversorgung (siehe unten) sofort vom Arzt oder im Krankenhaus behandelt werden!*

Erste Hilfe

- Bei Verbrennungen oder Verbrühungen ist Lavendelöl (Lavandula vera oder Lavandin) die beste erste Hilfe. Wird es sofort angewendet, lässt der Schmerz schnell nach, das Anschwellen des Gewebes und die anschließende Blasenbildung werden verhindert. Selbst der Berührungsschmerz geht in wenigen Stunden zurück. Neben seiner überragenden Heilkraft wirkt das Öl zudem außerordentlich beruhigend – eine nicht zu unterschätzende Hilfe, denn jede Verbrennung ist mit einem seelischen Schock verbunden.

Siehe auch **Sonnenbrand** (unten).

! *Fette Öle (Seite 226) dürfen niemals auf Brandwunden zweiten und dritten Grades aufgetragen werden.*

▶ Sonnenbrand

Für den Fall, dass man sich trotz Sonnenschutz im Sommer oder im Winter beim Skifahren einen **Sonnenbrand** zuzieht, und auch für andere **leichtere Verbrennungen** (s.o.) kann man folgende sehr wirksame Wundmischung oder einfach eines der ätherischen Öle bereithalten.

Die Erfahrung hat gezeigt, dass Pfefferminzöl durch seine kühlende, aber auch entzündungshemmende Wirkung in Kombination mit Lavendel-fein-Öl eine starke wundheilende Wirkung bei Verbrennungen besitzt.

Erstversorgung bei Verbrennungen und Verbrühungen

1. Die nicht verklebte Kleidung ggf. vorsichtig entfernen.

2. Wenn möglich, die verbrannten oder verbrühten Stellen sofort unter fließendem kaltem Wasser oder mit kalten Umschlägen abkühlen. Wenn das nicht möglich ist, sofort mit Lavendelöl behandeln.

3. Lavendelöl mehrmals nacheinander unverdünnt direkt auf die verbrannten oder verbrühten Stellen auftragen. Bei Verbrennungen und Verbrühungen, die man selbst behandeln darf (siehe linke Spalte), nach Bedarf so lange wiederholen, bis der Schmerz vollständig abgeklungen ist.

- Bei großflächigeren Verbrennungen und Verbrühungen ersten und zweiten Grades sowie bei allen Verbrennungen und Verbrühungen dritten Grades: Die Wundfläche nach dem Beträufeln mit Lavendelöl vorsichtig mit einem sterilen Verband abdecken und sofort ärztliche Hilfe suchen.

After Sun

- **Schnelle Hilfe:** Pfefferminze, Lavendel fein oder Lavandin pur auftragen.
Mischung: 5 Tr. Pfefferminze · 5 Tr. Lavendelfein oder Lavandin – in 50 ml Johanniskrautöl.
- **Anwendung:** Mehrmals täglich bis zur Abheilung auf die betroffenen Stellen (nur Verbrennungen ersten Grades, Seite 264) auftragen.

! *Bei einem Sonnenbrand kann es zu schweren Verbrennungen kommen (gerötete Haut, Schmerzen, Blasenbildung). Dann gilt auch: Nach der Erstversorgung (siehe Kasten) umgehend ärztliche Hilfe suchen.*

➤ Wunden

Die Praxis hat gezeigt, dass die »Notfall-Mischung« (Cistrose, Lavendel fein und Immortelle zu gleichen Teilen), eine wirksame erste Hilfe zur Wundbehandlung ist. Schnell zeigen sich die wundheilenden, desinfizierenden und schmerzstillenden Eigenschaften von Cistrose und Lavendel fein sowie die Fähigkeit von Immortelle, Hämatome schnell aufzulösen. Diese drei Öle gehen eine wunderbare Synergie zur Wundheilung und Regenerierung der Haut ein. Erstauntliche Ergebnisse brachte die Behandlung infizierter Wunden mit diesen ätherischen Ölen auch in Krankenhäusern.

Wunden bei Kindern siehe auch Seite 279.

Notfallmischung

Diese Mischung gehört in die Hausapotheke und kann auch auf Reisen ein wertvoller Begleiter sein.
Grundmischung: 3 ml Cistrose · 3 ml Lavendel fein · 3 ml Immortelle.
- **Anwendung:** Einige Tropfen pur und großflächig über die Verletzung verteilen.

Schmerz- und Antistress-Mischung

Jede Verletzung bedeutet für den Betroffenen auch Stress. Daher ist es hilfreich, zur Nachsorge von Verletzungen und frischen Narben eine Mischung anzuwenden, die neben ihrer hautregenerierenden Eigenschaft auch schmerzstillend, entspannend und stimmungsaufhellend wirkt:
Mischung: 6 Tr. Bergamotte · 1 Tr. Jasmin oder Rosen-Absolue · 3 Tr. Benzoe · 5 Tr. Tonka · 10 Tr. Notfall-Grundmischung (s.o.) – in 65 ml süßes Mandelöl, 30 ml Hagebuttensamenöl und 5 ml Sanddornöl geben.
- **Zur Nachsorge:** Die betroffenen Körperstellen mit dem Körperöl betupfen, bei großen Flächen mithilfe von Verbandsmull.

➤ Bluterguss (Hämatom)

Bei Verletzungen jeglicher Art ist Immortellenöl das Mittel der Wahl. Es löst den Bluterguss erstaunlich schnell auf, fördert die Abschwellung und wirkt somit schmerzstillend und heilend.

Schnelle Hilfe

- **Pur:** Immortellenöl – auch auf offene Wunden – mehrmals täglich pur aufträufeln oder mit sterilem Tupfer auftragen.

➤ Narbenpflege

Narben, insbesondere tiefe, können Störfelder sein und somit die Ursache von vielen verschiedenen Beschwerden. Häufig hört man von Patienten, dass sie seit einer Operation unter Kopfschmerz oder Schlafstörungen leiden. Behandelt man dann die Narbe, sind die Beschwerden plötzlich verschwunden.

Pflegeöl

Mischung: 6 Tr. Notfallmischung (siehe linke Spalte) · 2 Tr. Nanaminze · 1 Tr. Karottensamen – in 10 ml Johanniskraut-, 10 ml Hagebuttensamen- und 10 ml Avocadoöl geben.
- **Massage:** Beginnt man mit der Narbenpflege gleich nach Abfall des Wundschorfs, wird die Narbe weich und elastisch. Alte ebenso wie frische Narben mit dem Pflegeöl 3-mal täglich sanft massieren.

Pflege nach Brustkrebsoperation

Narbenpflege ist auch Seelenpflege. Vor allem eine Brustkrebsoperation empfinden Frauen als Verletzung ihrer Weiblichkeit. Hier gilt es, nicht nur die Narbe, sondern auch die Seele zu behandeln. Dafür ist die Schmerz- und Antistress-Mischung bestens geeignet (siehe linke Spalte).

Falls eine Bestrahlung notwendig ist, helfen ätherische Öle auch, Entzündungen der Haut zu vermeiden (Bestrahlungsprophylaxe, Seite 259).

Bewegungsapparat

▶ Muskelkater und Muskelzerrungen

Muskelkater und Muskelzerrungen entstehen bekanntermaßen nach ungewohnter körperlicher Anstrengung, wenn jemand zum Beispiel nach längerer Pause wieder Sport treibt, aber auch, wenn Patienten nach Operationen oder Verletzungen mit dem Training der vernachlässigten Muskulatur beginnen.

Entspannende Bäder und Massagen mit ätherischen Ölen bringen schnell große Linderung bei verspannten und schmerzenden Muskeln.

Anti-Muskelkater-Mischung

Grundmischung: 8 Tr. Cajeput · 6 Tr. Muskatellersalbei · 2 Tr. Wacholder · 4 Tr. Ingwer.

- **Als Badezusatz:** Mischung in 1/2 Becher süße Sahne geben – auf ein Vollbad. Wassertemperatur so heiß, wie es vertragen wird; Badedauer 15 bis 20 Minuten. Anschließend nachruhen.

! *Kinder bis 10 Jahre, Schwangere und kreislaufgefährdete Menschen dürfen nur die halbe Dosis anwenden, Wassertemperatur nicht über 37 °C, Badedauer nicht länger als 15 bis 20 Minuten.*

- **Als Körperöl:** Mischung in 50 ml süßes Mandelöl oder in 30 ml Johanniskraut- und 20 ml süßes Mandelöl geben. Die betroffenen Bereiche damit einreiben.

▶ Rückenschmerzen

Wer im Stress ist, spannt unbewusst ständig die Muskeln an. Die Folgen sind **schmerzhafte Verspannungen,** vor allem im Schulter- und Rückenbereich (siehe auch Seite 282 und Kopfschmerzen, Seite 246). Oder eine falsche Bewegung führt zum **Hexenschuss** (**Lumbago, Ischiassyndrom**), und rund um das betroffene Gebiet sind die Muskeln verhärtet.

Die folgenden Mischungen helfen allgemein bei verspannten und schmerzhaften Muskeln, ob als Stresssymptom, nach langem Sitzen oder Stehen. Außerdem wirken sie entspannend auf Seele und Geist. Die verspannten Bereiche warmzuhalten, ist ebenfalls hilfreich.

! *Bei immer wiederkehrenden Rückenschmerzen oder wenn die Anwendungen wirkungslos bleiben, ist es unbedingt notwendig, den Ursachen auf den Grund zu gehen!*

Entspannende Massageöle

Mischung 1: 4 Tr. Litsea · 1 Tr. Rosen-Absolue · 3 Tr. Pfeffer schwarz · 4 Tr. Kardamom · 2 Tr. Zimtblätter · 4 Tr. Tonka · 2 Tr. Bay oder Nelkenknospen – in 50 ml Macadamianussöl geben.

Mischung 2: 4 Tr. Grapefruit · 3 Tr. Lavandin · 3 Tr. Majoran · 4 Tr. Eucalyptus citriodora · 4 Tr. Wintergreen · 2 Tr. Rosmarin Kampfer – in 30 ml Johanniskraut- und 20 ml Calophyllumöl geben.

- **Massage:** Die betroffenen Muskelpartien mit dem Massageöl mehrmals täglich einreiben.

▶ Sportverletzungen

Als erste Hilfe bei Sportverletzungen jeglicher Art ist die Notfallmischung (Seite 266) das Mittel der Wahl. Ihre Heilkraft lindert nicht nur in kurzer Zeit die Schmerzen, sondern lässt auch Blutergüsse, blutende Wunden und Schnittwunden schneller heilen – diese Öle haben eine stark zellerneuernde Wirkung.

! *Schwerere sowie alle unklaren Verletzungen und großflächige Wunden müssen selbstver-*

ständlich umgehend ärztlich untersucht und behandelt werden!

Wundbehandlung

- **Schnelle Hilfe** siehe Seite 266.

Hilfe bei Schwellungen

- **Für einen kühlenden Umschlag:** 2 bis 3 Tr. Pfefferminze in 1 l kaltes Wasser geben. Beschreibung der Anwendung siehe Seite 68.

▶ Rheumatische Beschwerden

Rheuma, im Volksmund auch »Reißen« genannt, ist eine schmerzhafte Erkrankung der Gelenke, Muskeln, Sehnen und Nerven. Typisch ist der ziehende Schmerz. Die Ursachen rheumatischer Erkrankungen sind bis heute nicht völlig geklärt. Das Spektrum der entzündlich-rheumatischen Beschwerden reicht von vorübergehenden Arthritiden weniger Gelenke (ohne dauerhafte Schäden) bis hin zu schweren fortschreitenden Gelenkentzündungen. Es kann sogar zur Zerstörung der betroffenen Gelenke kommen, sodass der Patient dauerhaft behindert ist.

Mit aromatherapeutischen Maßnahmen kann man die Krankheit nicht heilen, man erreicht jedoch mit schmerzlindernden, entzündungshemmenden und psychisch aufhellenden ätherischen Ölen eine Linderung der Beschwerden.

Den meisten Patienten tut Wärme gut, es gibt aber auch Patienten, die durch Kälte Linderung erfahren. Das muss man ausprobieren.

Erwärmende Öle

Grundmischung: 5 Tr. Mandarine · 4 Tr. Myrte Anden · 2 Tr. Nelkenknospen oder Bay · 3 Tr. Rhododendron · 2 Tr. Cassia · 4 Tr. Tonka.

- **Für ein Körperöl:** Die Grundmischung in 50 ml Macadamianussöl geben. Die Gelenke 3-mal täglich damit einreiben.
- **Badezusatz:** Die Grundmischung in ein Glas mit 200 g Natriumhydrogencarbonat (in der Apotheke erhältlich) geben, gut verschütteln.

Für ein Hand- oder Fußbad 1 Esslöffel Badezusatz in 5 l warmes Wasser (37 °C) geben, 2-mal täglich 5 bis 10 Minuten lang anwenden.

Für ein Vollbad 2 Esslöffel Badezusatz in die Wanne geben, 1-mal täglich anwenden. Anleitung siehe Seite 67.

Kühlende Öle

Mischung: 4 Tr. Orange · 5 Tr. Cajeput · 3 Tr. Speiklavendel · 2 Tr. Eucalyptus citriodora · 6 Tr. Weihrauch Aden – in 30 ml Johanniskraut- und 20 ml Calophyllumöl geben.

- **Anwendung:** Die Gelenke 3-mal täglich damit einreiben.

▶ Gicht (Arthritis urica)

Gicht ist eine Stoffwechselerkrankung mit hoher Harnsäurekonzentration im Blut. Es kommt zum Ausfall von Harnsäurekristallen, die sich vor allem in den Gelenken ablagern und sehr schmerzhafte Entzündungsreaktionen hervorrufen.

Die Praxis hat gezeigt, dass bei einem akuten Gichtanfall die Angelika-Körperölmischung ausgezeichnet hilft, die auch bei arteriellen Durchblutungsstörungen (Claudicatio intermittens, Seite 251) eingesetzt wird – wegen ihrer entzündungshemmenden, abschwellenden und stark schmerzstillenden Wirkung.

Diese hochprozentige Mischung empfiehlt sich allerdings nicht als Dauertherapie. Es gilt vielmehr, durch Ernährungsumstellung und Medikation den Harnsäurespiegel zu senken.

Angelika-Körperöl

Mischung: 25 Tr. Angelikawurzel · 10 Tr. Cajeput · 12 Tr. Lavendel fein · 3 Tr. Litsea – in 30 ml Johanniskraut- und 20 ml Calophyllumöl geben.

- **Anwendung:** Das entzündete Gelenk mehrmals täglich so lange damit einreiben, bis die Entzündung abgeklungen ist.

Speziell für Frauen

Da ätherische Öle ihre Wirkung sowohl psychisch als auch physisch entfalten können, sind sie gerade in der Frauenheilkunde ideale Helfer: seelisch aufrichtend, hormonmodulierend, wirkungsvoll gegen Pilze und Keime, pflegend für Haut und Schleimhaut.

Frauenbeschwerden

➤ Menstruationsbeschwerden

Menstruationsbeschwerden, die mit starken Bauchschmerzen verbunden sind, können vielerlei Ursachen haben: Stress, organische Störungen, aber auch Fehlernährung. Viel zu häufig werden starke Schmerzmittel genommen, ohne zuvor den Ursachen auf den Grund zu gehen.

Das prämenstruelle Syndrom (PMS = seelische und körperliche Beschwerden vor den »Tagen«) und die Dysmenorrhöe (Menstruationsschmerz, der selten eine organische Ursache hat) können in vielen Fällen sehr gut mit ätherischen Ölen behandelt werden: Sanfte Bauchmassagen mit entspannenden und entkrampfenden Körperölmischungen helfen ebenso wie Einreibungen im Lendenwirbelbereich, die beruhigend und schmerzlösend wirken. Schmerzmittel sind dann oft nicht mehr nötig.

Hier sollte die Duftprobe bei der Auswahl der Öle entscheidend sein, damit ihr Charakter und Duft den Betroffenen besonders entsprechen.

Schmerzlindernde Körperöle

Mischung 1: 4 Tr. Grapefruit · 2 Tr. Petit grain Bitterorange oder Petit grain Mandarine · 1 Tr. Rose · 2 Tr. Lavendel fein · 3 Tr. Weihrauch Eritrea – in 50 ml süßes Mandelöl oder Jojobaöl geben.
Mischung 2: 4 Tr. Mandarine · 2 Tr. Grapefruit · 3 Tr. Ylang-Ylang extra · 2 Tr. Muskatellersalbei · 5 Tr. Sandelholz – in 50 ml süßes Mandelöl oder Jojobaöl geben.
Mischung 3: 4 Tr. Limette · 2 Tr. Bergamotte · 1 Tr. Jasmin oder 4 Tr. Neroli · 1 Tr. Myrte Marokko · 1 Tr. Cistrose · 1 Tr. Zedernholz – in 100 ml süßes Mandelöl oder Jojobaöl geben.
Mischung 4: 4 Tr. Grapefruit · 2 Tr. Mandarine · 2 Tr. Ylang-Ylang extra oder 4 Tr. Bergamottminze · 2 Tr. Rosengeranie · 1 Tr. Vetiver – in 50 ml süßes Mandelöl oder Jojobaöl geben.

- **Massage:** Mit der Grundmischung der Wahl morgens und abends eine Bauchmassage (Seite 73) durchführen, bei Bedarf öfter.

➤ Cellulite

Viele Frauen leiden unter Cellulite, der »Orangenhaut«. Es handelt sich dabei keineswegs um eine Erkrankung, sondern um eine Besonderheit des weiblichen Bindegewebes, das auf Dehnbarkeit angelegt ist. Dennoch ist keine Frau – beim kritischen Blick in den Spiegel – besonders angetan von diesem Weiblichkeitsbeweis …

Wundermittel gegen Cellulite gibt es nicht, auch wenn die Industrie sie verspricht und sich teuer bezahlen lässt. Jedoch wissen wir von der Schwangerschaft, dass sogar stark gedehntes Gewebe durchaus rückbildungsfähig ist.

Ebenso wichtig für die Haut wie für den gesamten Organismus sind ausreichende Bewegung, genügend Flüssigkeitsaufnahme sowie vitamin- und mineralstoffreiche Ernährung. Ein Übriges tun tägliche Wechselduschen und Bürstenmassagen – von den Füßen aufwärts Richtung Herz. Ist das Gewebe auf diese Weise gut durchblutet und ernährt, wird das regelmäßige

Massieren der Problemzonen mit dem Celluliteöl zu einer sichtbaren Verbesserung der Hautstruktur führen.

Celluliteöl

Mischung 1: 6 Tr. Grapefruit · 4 Tr. Mandarine · 4 Tr. Orange · 5 Tr. Rosmarin Cineol · 3 Tr. Zypresse – in 70 ml Jojoba- und 30 ml Aloe-vera-Öl geben.

Mischung 2: 6 Tr. Grapefruit · 5 Tr. Limette · 2 Tr. Litsea · 2 Tr. Immortelle · 5 Tr. Tonka – in 70 ml Jojoba- und 30 ml Aloe-vera-Öl geben.

- **Massage:** Die Problemzonen in kreisenden Bewegungen massieren – möglichst täglich!

▶ Infektionen im Vaginalbereich

Infektionen im Vaginalbereich können sowohl bakterielle als auch virale oder mykotische Ursachen haben, die gynäkologisch abgeklärt werden müssen. Sehr verbreitet sind Candida-albicans-Mykosen (ein Hefepilz, Seite 263); aber auch Trichomonaden-Infektionen (Trichomonas vaginalis, Protozoen, Einzeller) sowie Herpes-genitalis-Infektionen (Herpes-simplex-Virus Typ 2) treten immer häufiger auf. Sie werden vor allem durch Geschlechtsverkehr übertragen.

Diese Infektionen entstehen immer dann, wenn der natürliche Schutzmechanismus der Scheide (Säureschutzmantel) und die Immunabwehr gestört sind oder wenn das Immunsystem zum Beispiel durch Antibiotika oder seelische Probleme aus dem Gleichgewicht geraten ist.

Normalerweise hat die Schleimhaut zum natürlichen Schutz gegen Infektionen ein saures Milieu. Unter hormonellen Einflüssen (Empfängnisbereitschaft, Schwangerschaft und Einnahme oraler Verhütungsmittel) kommt es zur basischen Umwandlung. Die Gefahr einer Infektion ist in solchen Zeiten erhöht. Auch zu häufiges Waschen im Intimbereich mit konventionell hergestellten Intimlotionen oder die Verwendung von Intimsprays kann die Vaginalflora empfindlich stören.

Vaginalpilz siehe Seite 264, **Herpes genitalis** Seite 262, **Blasenentzündung** s. u.

! *Pflegeöle mit ätherischen Ölen und fetten Ölen greifen Latexmaterialien an. Verwendet man beim Geschlechtsverkehr Kondome aus Latex, ist der Schutz gegen Spermien und Infektionen also nicht mehr gewährleistet. Deshalb ist es wichtig, Kondome aus Polyurethan als sicheren Schutz zu nehmen.*

▶ Blasenentzündung (Cystitis)

Ursache einer Blasenentzündung kann sowohl eine Verkühlung als auch eine bakterielle Infektion sein. Eine nicht oder nur unzureichend behandelte Blasenentzündung kann sich leicht zu einer fieberhaften Blasenentzündung oder zu einer Nierenbeckenentzündung entwickeln.

Als therapiebegleitende Maßnahmen empfehlen sich Sitzdampfbäder oder Auflagen. Dabei haben sich vor allem Mischungen mit keimtötend, durchblutungsfördernd und entkrampfend wirkenden ätherischen Ölen bewährt.

Sitzdampfbad und Auflage

Grundmischung bei Blasenentzündung durch Unterkühlung: 1 Tr. Kamille blau · 3 Tr. Melisse 30 % oder 1 Tr. Melisse 100 % · 3 Tr. Lavendel fein.

Grundmischung bei bakterieller Blasenentzündung: 4 Tr. Bergamotte · 2 Tr. Thymian Thymol oder Thymian Thujanol · 3 Tr. Lavendel fein · 3 Tr. Niaouli · 2 Tr. Muskatellersalbei · 1 Tr. Wacholder.

- **Für ein Sitzdampfbad:** Die jeweilige Grundmischung in 1 bis 2 l heißes Wasser geben (Anleitung siehe Seite 66).
- **Für eine Blasenauflage:** Als einfache und schnelle Anwendung die gewählte Grundmischung mit einem Esslöffel Olivenöl vermischen und auf ein kleines Tuch (zum Beispiel ein weiches Papiertuch) geben. Das Tuch in eine Folie einwickeln und mit einer Wärmflasche erwär-

men. Das erwärmte Tuch (ohne Folie) auf die Blasengegend legen, mit einem weiteren Tuch (Handtuch) bedecken und die Wärmflasche darüber legen.

Sitzdampfbad oder Auflage 2-mal täglich, am besten morgens und abends, anwenden, bis die Beschwerden vorbei sind.

Blasenentzündung bei Männern

In seltenen Fällen können auch Männer eine Blasenentzündung bekommen. Diese kann z. B. durch Katheterisieren über einen längeren Zeitraum auftreten, vor allem, wenn das Immunsystem geschwächt ist. Ihnen helfen dann die Auflagen wie oben beschrieben.

▶ Wechseljahrsbeschwerden (Klimakterisches Syndrom)

Das Klimakterium ist keine Krankheit, sondern ein natürlicher »Wechsel«. Es beginnt nun eine neue und wichtige Phase im Leben einer Frau. Diese ganz normale hormonelle Umstellung findet auch nicht von heute auf morgen statt, sondern vollzieht sich Schritt für Schritt. Der Beginn der Wechseljahre wird für jede Frau ein anderer sein. Wenn die Periode im Alter von 45 bis 60 Jahren ausbleibt, kann die Hormonumstellung das Allgemeinbefinden stark beeinträchtigen.

Typische Beschwerden sind Hitzewallungen, übermäßiges Schwitzen auch bei Nacht, Trockenheit und Entzündungsanfälligkeit von Vaginalschleimhaut und Vulva, Schlafstörungen, Herzklopfen, Stimmungsschwankungen und – nicht selten – depressive Verstimmungen. Viele Frauen fühlen sich plötzlich alt und unattraktiv.

Ätherische Öle können das Gefühl für die eigene Weiblichkeit stärken, die Stimmung aufhellen und durch ihren hormonmodulierenden Charakter (Seite 13) ausgleichend auf die Hormonproduktion wirken.

Ein schöner Nebeneffekt ist, dass die Düfte zugleich erotisierend und luststeigernd wirken können, auch auf den Partner.

Eine begleitende Behandlung mit homöopathischen und phytotherapeutischen Präparaten bringt große Linderung, ja sogar ein völliges Verschwinden der Beschwerden.

Die Praxis hat gezeigt, dass es bei der Auswahl der ätherischen Öle nicht nur auf ihre Inhaltsstoffe und Wirkung, sondern vor allem auf den jeweils bevorzugten Duft ankommt.

Wohlfühl-Mischungen

... für die Intimpflege

Hormonmodulierend, stimmungsaufhellend – und ein hervorragendes Pflegemittel bei trockener, empfindlicher Vaginalschleimhaut:

Mischung 1: 6 Tr. Limette · 1 Tr. Rosengeranie · 2 Tr. Ylang-Ylang komplett · 2 Tr. Weihrauch Eritrea · 2 Tr. Zedernholz – in 30 ml süßes Mandelöl, 20 ml Avocadoöl und 3 Tr. Sanddornöl geben.

Mischung 2: 1 Tr. Petit grain Bitterorange · 4 Tr. Bergamotte · 3 Tr. Kamille römisch · 2 Tr. Salbei – in 30 ml süßes Mandelöl, 20 ml Avocadoöl und 3 Tr. Sanddornöl geben.

● **Anwendung:** Das Körperöl mit sauberen Fingern auf die Vaginalschleimhaut auftragen (Intimpflege siehe Seite 270).

... für sanfte Massagen

Wohltuend und aufhellend bei Stimmungsschwankungen:

Mischung 1: 4 Tr. Limette · 3 Tr. Grapefruit · 1 Tr. Jasmin oder Champaca · 2 Tr. Sandelholz – in 50 ml Jojobaöl und 3 Tr. Sanddornöl geben.

Mischung 2: 4 Tr. Bergamotte · 2 Tr. Litsea · 1 Tr. Rosen-Absolue · 3 Tr. Benzoe – in 50 ml Jojobaöl und 3 Tr. Sanddornöl geben.

Sinnlich, belebend, aktivierend:

Mischung 3: 4 Tr. Mandarine · 3 Tr. Litsea · 1 Tr. Jasmin oder Champaca · 2 Tr. Ingwer · 2 Tr. Pfeffer schwarz · 3 Tr. Kardamom · 1 Tr. Kreuzkümmel · 1 Tr. Cassia oder Zimtrinde · 3 Tr. Tonka – in 100 ml Macadamianussöl geben.

● **Zur Massage:** Das Körperöl auf Bauch und Lendenwirbelbereich sanft einreiben – morgens und abends über einen längeren Zeitraum.

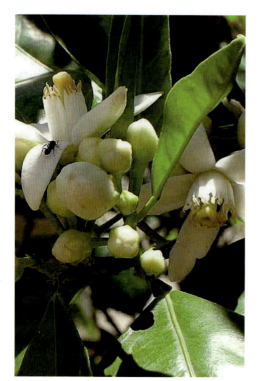

Aus den Blüten des Bitterorangenbaums wird das sinnlich duftende, stark antibakterielle und stimmungsaufhellende Neroliöl gewonnen.

Nervenstärkende und schlaffördernde Bademischung

Mischung: 4 Tr. Bergamotte · 1 Tr. Melisse 100 % · 5 Tr. Bergamottminze · 3 Tr. Myrte · 1 Tr. Narde – in $1/2$ Becher süßer Sahne verrühren.

● **In ein Vollbad** geben (Beschreibung der Anwendung siehe Seite 67).

Waschungen bei starken Hitzewallungen und Schweißausbrüchen

Mischung: 1 Tr. Salbei · 1 Tr. Pfefferminz · 1 Tr. Zypresse – auf $1/4$ l Wasser pro Waschung.

● **Anwendung:** Damit nach Bedarf die betroffenen Körperstellen waschen (Seite 68).

! *Auf Reizstoffe wie scharf gewürzte Speisen, zu viel Alkohol und Kaffee verzichten, da sie die Hitzewallungen verstärken können.*

Schwangerschaft und Geburt

Gerade für die Zeit der Schwangerschaft, zur Geburtsvorbereitung und während des Geburtsvorgangs sind ätherische Öle eine gute Hilfe, um auf ganzheitlich-natürliche Weise über verschiedene Beschwerden hinwegzuhelfen.

Vorausgesetzt, die Schwangere ist gesund und nimmt die ärztlichen Vorsorgeuntersuchungen wahr, können ätherische Öle – äußerlich angewendet und in der empfohlenen Dosierung – ohne Bedenken eingesetzt werden. Um allgemein das Wohlbefinden zu steigern, sich und das Baby zu verwöhnen oder ein gelegentliches Stimmungstief zu überwinden, sind eine Duftlampe oder ein Körperöl genau das Richtige.

! *Ohne ausdrückliche ärztliche Zustimmung dürfen ätherische Öle während der Schwangerschaft nicht innerlich angewendet werden. Ausnahmen sind im Text ausdrücklich erwähnt.*

➤ Übelkeit während der Schwangerschaft

In den ersten drei Monaten leiden viele Frauen aufgrund der Hormonumstellung unter Übelkeit und Brechreiz.

Schnelle Hilfe

● **Einnahme:** Morgens 1 Tropfen (nicht mehr!) Pfefferminzöl auf den Handrücken tropfen, mit der Zunge aufnehmen und eine Weile im Mund behalten.

● **Riechfläschchen:** Immer ein Fläschchen Zitronen-, Orangen- oder Grapefruitöl bei sich tragen, um bei Bedarf daran riechen zu können – der frische Duft dieser ätherischen Öle ist ein gutes Mittel gegen Übelkeit.

»Antischlecht-Mischung«

Grundmischung: 10 Tr. Mandarine · 20 Tr. Orange · 10 Tr. Limette · 5 Tr. Neroli · 5 Tr. Rosmarin Cineol.

- **In die Duftlampe:** 5 Tr. Grundmischung ins Wasser geben.
- **Für ein Körperöl:** 10 Tr. Grundmischung in 100 ml süßes Mandelöl geben. Damit den Bauch sanft massieren.
- **Als Badezusatz:** 10 Tr. Grundmischung in 1/2 Becher süßer Sahne verrühren und in ein Vollbad geben.

Beschreibung der Anwendungen ab Seite 65.

➤ Wasseransammlung in den Beinen

Manche Frauen leiden während der Schwangerschaft unter geschwollenen Beinen (Ödemen), die durchaus ernst zu nehmen sind. Diese Beschwerden können der Beginn einer Präeklampsie (früher als Gestose bezeichnet), einer schwangerschaftsspezifischen Erkrankung sein.

! *Die Abklärung durch den Gynäkologen ist unbedingt notwendig wegen der Gefahr einer Toxikose (Vergiftung)!*

Eine Behandlung mit Phytotherapeutika und Homöopathika kann sehr hilfreich sein.

Als therapiebegleitende Maßnahme oder zur Prophylaxe sind der Beinwickel und eine Bein- und Fußmassage zu empfehlen. So werden der Stoffwechsel des Gewebes und der Lymphfluss angeregt. Dies wirkt leicht entwässernd, entstauend und bringt große Erleichterung.

Außerdem sollte die Schwangere so oft wie möglich die Beine hochlegen, denn auch das bringt Erleichterung.

Übrigens: Wickel und Massage helfen auch bei »normal« geschwollenen, schweren Beinen im Sommer oder nach langem Stehen (Seite 252).

Entstauende Mischung

Grundmischung: 5 Tr. Orange · 3 Tr. Lavendel fein · 1 Tr. Immortelle · 1 Tr. Wacholder.
- **Für einen kühlen Wickel:** Die Grundmischung mit 1 Esslöffel Obstessig in 1 l lauwarmes Wasser geben. Den Wickel 2-mal täglich um die Unterschenkel anlegen.
- **Für ein Massageöl:** Die ätherischen Öle in 50 ml Sesamöl geben und damit die Beine 1- bis 2-mal täglich von den Zehen in Richtung Herz sanft massieren.

Anleitungen zum Wickel siehe Seite 68, zur Massage ab Seite 69.

➤ Schwangerschaftsstreifen (Striae gravidarum)

Schwangerschaftsstreifen entstehen durch die extreme Dehnung des Bindegewebes während der Schwangerschaft (aber auch bei Menschen mit schwachem Bindegewebe oder nach starker Gewichtszunahme [Striae cutis]). Dies kann, zum Leidwesen der Betroffenen, zu kleinen Rissen im Gewebe führen. Sie verblassen zwar im Laufe der Zeit, bleiben aber immer sichtbar.

Wird möglichst früh mit regelmäßigen sanften Massagen des Bauches, der Oberschenkel und der Brust begonnen, kann das die Bildung von Schwangerschaftsstreifen verhindern. Die Aroma-Massagen fördern die Durchblutung der Haut, stärken das Bindegewebe und sind außerdem eine Wohltat für Mutter und Kind.

Körperöl zur Vorbeugung

Mischung: 3 Tr. Litsea · 3 Tr. Bergamottminze oder Lavendel fein · 2 Tr. Neroli · 1 Tr. Cistrose · 2 Tr. Zedernholz – in 100 ml süßes Mandelöl oder Jojobaöl geben.
- **Zur Massage:** Die gefährdeten Stellen an Brust, Bauch und Hüften 2-mal täglich sanft im Uhrzeigersinn massieren (Seite 69).

➤ Geburtsvorbereitung

Damit der Muttermund weich wird (um den Austritt des Kindskopfes zu erleichtern) und um einem Dammschnitt vorzubeugen, ist eine **Dammmassage** vor der Geburt zu empfehlen. Die Anwendung der folgenden bewährten Mischung sollte die Hebamme zeigen.

Mischung: 5 Tr. Bergamotte · 1 Tr. Rose · 2 Tr. Muskatellersalbei · 2 Tr. Rosenholz – in 50 ml süßes Mandelöl geben.

- **Dammmassage:** Zeitpunkt und Durchführung gemäß der Anleitung durch die Hebamme.

▸ Geburt

Auch bei der Geburt können ätherische Öle sehr hilfreich sein. Insbesondere Rosenöl hat wegen seiner harmonisierenden, ausgleichenden Wirkung und seines ausgeprägt »weiblichen« Charakters eine lange Tradition in der Geburtshilfe.

Es hilft der Frau, sich während der Geburt leichter zu öffnen (gebären heißt »sich öffnen«), und dem werdenden Vater, sich besser auf die Geburt seines Kindes einzustellen.

Im Hebammenlehrbuch von Louise Bourgois aus dem Jahre 1629 ist beschrieben, wie Rosenöl schon damals zum Waschen und Einreiben bei der Geburt eingesetzt wurde.

Bei einer Hausgeburt dürfte heute das Aufstellen einer Duftlampe kein Problem sein, im Krankenhaus dagegen kann das auf Unverständnis stoßen. Mittlerweile gibt es jedoch immer mehr Hebammen, Frauenärztinnen und -ärzte, die ätherische Öle zur Geburtsvorbereitung und bei der Geburt anwenden. Denn die Düfte wirken nicht nur körperlich entspannend und schmerzlindernd, sie sind vor allem seelisch sehr wohltuend, beruhigend und angstlösend. Damit tun sie auch den anderen Beteiligten gut.

Duftlampen

- **Für eine wohltuende Raumatmosphäre:** 4 Tr. Mandarine · 2 Tr. Limette · 1 Tr. Jasmin oder Rosen-Absolue · 3 Tr. Benzoe.
- **Zur Entspannung:** 6 Tr. Bergamotte · 1 Tr. Rose · 3 Tr. Rosenholz.

Wehenöl

Mischung: 4 Tr. Bergamotte · 1 Tr. Neroli · 2 Tr. Lavendel fein · 3 Tr. Zedernholz – in 50 ml süßes Mandelöl geben.

- **Zur Massage:** Eine sanfte Massage von Bauch und Lendenwirbelbereich im Uhrzeigersinn während der Wehen oder in den Wehenpausen ist für die Gebärende eine große Wohltat. Und für den werdenden Vater eine gute Möglichkeit, ihr aktiv zu helfen!

▸ Wochenfluss (Lochien)

Der Wochenfluss ist ein uterines Wundsekret (Uterus = Gebärmutter), das nach der Geburt aufgrund der beginnenden Wundheilung austritt. Er dauert etwa sechs Wochen an.

Um einer möglichen Infektion vorzubeugen, sind Sitzdampfbäder zu empfehlen.

Desinfizierendes Sitzdampfbad

Mischung: 5 Tr. Lavendel fein · 3 Tr. Tea-Tree – in 1 l kochend heißes Wasser geben.

- **Anwendung:** Das Sitzdampfbad 1- bis 2-mal täglich durchführen. Anleitung siehe Seite 66.

▸ Milchstau und Brustdrüsenentzündung (Mastitis)

Während der Stillzeit oder des Abstillens kann es durch Stauung der Milch oder durch eine Infektion der Milchdrüsen zu einer schmerzhaften Brustdrüsenentzündung kommen. Die Brust ist gerötet und hart, häufig tritt Fieber auf.

Nicht nur körperliche, sondern auch seelische Problem können die Ursache sein. Es ist wichtig, dass die Ursache durch die betreuende Hebamme oder den Gynäkologen abgeklärt und die Behandlung abgesprochen wird.

Peinlichste Sauberkeit ist die beste Vorbeugung gegen eine Infektion, es empfiehlt sich eine Reinigung der Brustwarzen nach jedem Stillen mit Lavendel- oder Rosenhydrolat.

Kühle Umschläge oder Quarkauflagen mit Lavendelöl bringen große Erleichterung und oft auch Heilung.

Lavendel-Umschlag

Mischung: 5 Tr. Lavendel fein oder Bergamottminze · 1 Tr. Rose – in 1 l kühles Wasser (Leitungswassertemperatur) geben.
- **Anwendung:** Für den Umschlag eignet sich eine Baumwollwindel, die man stündlich erneuert, bis die Beschwerden abgeklungen sind. Das Wasser sollte dafür immer wieder neu angesetzt werden! Anleitung siehe Seite 68.

Quarkauflage zur Regulierung des Milchflusses

Mischung 1: 1 Tr. Zitrone · 2 Tr. Lavendel fein · 1 Tr. Champaca · 1Tr. Koriander.
Mischung 2: 5 Tr. Orange · 2 Tr. Anis · 1 Tr. Fenchel süß · 3 Tr. Benzoe.
- **Anwendung:** Eine der Mischungen in 200 g gekühlten Quark geben. Die Quarkmischung fingerdick auf ein Leinentuch auftragen, auf die Brust auflegen und etwa 20 Minuten einwirken lassen. 1- bis 2-mal täglich anwenden.

➤ Wochenbettdepression

Die Hormonumstellung und das Gefühl der Überforderung, der neuen Situation nicht gewachsen zu sein, kann zu einem depressiven Zustand, einer Form der Wochenbettpsychose führen (auch als »Heultage« bekannt).

Psychisch stärkende und stimmungsaufhellende ätherische Öle sind hier eine große Hilfe.

Anti-Heul-Mischung

Mischung: 4 Tr. Bergamotte · 2 Tr. Mandarine · 1 Tr. Rosen-Absolue oder 2 Tr. Neroli · 1 Tr. Angelikawurzel.
- **Für ein Körperöl:** Die ätherischen Öle in 50 ml süßes Mandelöl geben. Den Bauch damit morgens und abends sanft im Uhrzeigersinn einreiben.
- **In der Duftlampe:** Die ätherischen Öle ins Wasser geben.

Beschreibung der Anwendungen ab Seite 65.

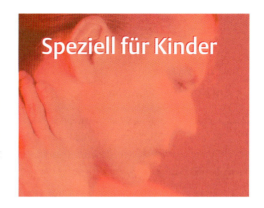

Speziell für Kinder

Kinder sind anders

Kinder sind keine kleinen Erwachsenen. Dies betrifft nicht nur die Dosierung, sondern auch die Auswahl der ätherischen Öle. Falsch ist es zu denken, dass man für Kinder lediglich die Hälfte der Erwachsenen-Dosierung nehmen müsse. Kinder, vor allem Kleinkinder, vertragen manche Öle nicht oder haben auch ein anderes Duftempfinden (siehe Kasten).

Ganz wichtig ist die richtige Diagnose. Kinder können oft noch nicht klar sagen, was ihnen fehlt. So klagen Kleinkinder, die an einer beginnenden Mittelohrentzündung leiden, manchmal nicht über Ohrenschmerzen, sondern über Bauchschmerzen (Seite 279). Deshalb ist eine genaue Beobachtung und die Abklärung durch den Kinderarzt notwendig.

Kinder haben ein gutes Duftgespür

Die meisten Kinder und Jugendlichen lieben es, mit Düften umzugehen und zu experimentieren – oft haben sie sogar ein besseres Gespür für den richtigen Duft als Erwachsene. Den besten Erfolg hat man, wenn man das Kind oder den Jugendlichen seine eigenen Düfte finden lässt, die ihm in Krisensituationen helfen können.

! *Kinder sollten allerdings nur unter Aufsicht mit ätherischen Ölen umgehen!*

Körperliche Beschwerden bei Kindern von A bis Z

➤ Erkältung und Grippe

Beschwerdenbilder und Rezepturen siehe Erkältungskrankheiten (ab Seite 242) und Fieber (Seite 241), die genaue Kinderdosierung steht jeweils bei den Rezepturen.

➤ Halsschmerzen

Halsschmerzen sind meistens die ersten Zeichen einer Erkältung, damit können aber auch andere Krankheiten beginnen. Deshalb muss der Kinderarzt unbedingt klären, worum genau es sich handelt.
- Behandlung erkältungsbedingter Halsschmerzen siehe Seite 243.
- Eine akute Angina ist eine eitrige Mandelentzündung, die unbedingt vom Kinderarzt behandelt werden muss. Sie äußert sich in plötzlichem Beginn, hohem Fieber, eventuell verbunden mit Schüttelfrost, in starken Halsschmerzen und Schluckbeschwerden mit kloßiger Sprache und Lymphknotenschwellung.
- Diese Symptome können – vor allem bei Kindern – auch erste Anzeichen von Scharlach oder einer anderen Kinderkrankheit sein!

➤ Keuchhusten (Pertussis)

Keuchhusten ist eine schwere Kinderkrankheit, die unbedingt ärztlich behandelt werden muss. Für Säuglinge kann sie lebensbedrohlich sein!

Heftige Hustenanfälle, die häufiger nachts als tagsüber auftreten, sind für Kinder und Eltern eine große Belastung. Begleitend zur ärztlichen Behandlung kann man dem Kind mit Inhalationen und Einreibungen rasche und nachhaltige Linderung verschaffen.

Bei einem Baby oder Kleinkind, das noch nicht inhalieren kann, wird eine Duftlampe in sicherer Entfernung vom Kinderbett aufgestellt. Auch die Befeuchtung der Raumluft hilft.

Stimmungsaufhellende Mischung

Grundmischung: 10 Tr. Grapefruit · 10 Tr. Mandarine · 20 Tr. Lavendel fein · 10 Tr. Immortelle · 30 Tr. Niaouli · 10 Tr. Zeder · 10 Tr. Benzoe.
- **In die Duftlampe** 4 bis 6 Tr. der Grundmischung geben.
- **Für eine Inhalation:** 1 bis 2 Tr. der Grundmischung auf 1 l kochend heißes Wasser geben.
- **Zur Luftbefeuchtung:** Im Kinderzimmer feucht-heiße Tücher aufhängen, die mit einigen Tropfen Grundmischung beträufelt wurden. Oder einen Luftbefeuchter ins Kinderzimmer stellen und einige Tropfen der Grundmischung ins Wasser geben.
- **Für ein Brustöl:** 10 Tr. der Grundmischung in 50 ml Jojoba- oder Mandelöl geben. Brust und Rücken des Kindes damit einreiben.

Beschreibung der Anwendungen ab Seite 65.

➤ Kopfläuse

Leider treten Kopfläuse in Kindergärten und Schulen wieder verstärkt auf. Vielen Menschen ist es peinlich, dass ihre Kinder Kopfläuse haben, und sie melden es dann nicht. Aus diesem Grund findet zu Hause und im Kindergarten oder in der Schule auch nicht die notwendige gründliche Desinfektion statt, sodass sich die Kopfläuse weiter ausbreiten können.

Meist werden sie durch direkten Kontakt übertragen. Es dauert ungefähr acht Tage, bis die Laus schlüpft, dann weitere drei Wochen bis zur Geschlechtsreife und nochmals drei Wochen bis zur Vermehrung.

Ätherische Öle lösen die Nissen (Eier) der Läuse von Kopfhaut und Haaren. Die etwas höhere Dosierung der Öle ist zur Vertreibung der Plagegeister notwendig und unbedenklich.

Haarkur für Kinder und Erwachsene

Mischung: 10 Tr. Tea-Tree · 10 Tr. Lavendel fein · 10 Tr. Rosengeranie · 1 Tr. Cistrose.

- **Für die Erstbehandlung:** Die Mischung in 100 ml süßes Mandelöl oder Olivenöl geben.
- **Für ein Läuseshampoo:** Die Mischung in 100 ml Neutralshampoo geben.
- **Außerdem notwendig:** ein spezieller Läusekamm (aus der Apotheke) und Haushaltsfolie.

1. Die Haare mit dem Läuseshampoo waschen.
2. Das noch feuchte Haar mit einem normalen Kamm von der Stirn bis zum Nacken in Strähnen aufteilen. Die freiliegende Kopfhaut mit der Ölmischung einreiben und das restliche Öl auf den Haaren verteilen.
3. Den gesamten Haarbereich mit Haushaltsfolie umwickeln, 1 bis 2 Stunden einwirken lassen.
4. Die Haare mit dem Läuseshampoo 2-mal waschen.
5. Mit dem Läusekamm das Haar sehr gründlich durchkämmen, um die noch festsitzenden Nissen (Eier) zu entfernen. Für den Erfolg der Behandlung mit ätherischen Ölen ist es notwendig, die Nissen gründlich auszukämmen.
6. Das Läuseshampoo mindestens acht Wochen lang 1-mal täglich anwenden!

➤ Kopfschmerzen

Immer häufiger klagen Jugendliche und sogar schon Kleinkinder über Spannungskopfschmerz, dessen Ursache Stress sein kann. Wegen einer Behandlung zum Stressabbau sollte der Kinderarzt konsultiert werden. Als therapiebegleitende Maßnahme können Bauchmassagen mit ätherischen Ölen große Linderung bringen. Der frische, weiche Duft der Bergamottminze, kombiniert mit Citrusölen, ist bei Kindern sehr beliebt.

Wohltuende Mischung

Mischung: 4 Tr. Mandarine · 3 Tr. Bergamottminze · 1 Tr. Lieblings-Blütenöl · 2 Tr. Vanille.

- **Für die Duftlampe:** Die ätherischen Öle ins Wasser geben.
- **Für ein Massageöl:** Die ätherischen Öle in 50 ml süßes Mandelöl oder Jojobaöl geben. Den Bauch damit sanft im Uhrzeigersinn massieren. Beschreibung der Anwendungen ab Seite 65.

➤ Mittelohrentzündung (Otitis media)

Ob eine Mittelohrentzündung vorliegt, lässt sich leicht feststellen: Man drückt mit dem Finger leicht auf den Tragus, den Knorpel, der sich neben dem Ohreingang befindet; bei Ohrenschmerzen zieht das Kind die Schulter hoch in Richtung Schmerz.

! *Eine Mittelohrentzündung muss vom Kinderarzt abgeklärt und behandelt werden.*

Die ätherischen Öle lindern den Schmerz und können eine beginnende Entzündung zum Stillstand bringen oder sogar heilen.

Mittelohrentzündung bei Erwachsenen siehe Seite 245.

Schnelle Hilfe

- **Auflage/Wickel:** 1 Tropfen Lavendel fein oder Thymian Mastichina auf etwas Watte tropfen, die vorsichtig in den Gehörgang eingelegt wird. Morgens und abends wechseln und das Ohr mit einem Wickel ständig warm halten (Seite 68).

! *Ätherische Öle nie direkt ins Ohr tropfen. Wenn eine Trommelfellverletzung (Perforation) besteht, können die ätherischen Öle ins Mittelohr gelangen, was die Entzündung durch Reizung der Mittelohrschleimhaut massiv verstärken würde.*

➤ Neurodermitis (Eczema atopicum)

Die Neurodermitis ist ein endogenes Ekzem, das bei genetisch-konstitutioneller Disposition etwa nach dem vierten Lebensmonat auftreten kann und sich in starker, juckender Rötung, Schuppung und Krustenbildung zeigt.

Bei Patienten mit atopischem Ekzem wurde eine Störung im Fettstoffwechsel festgestellt: Neurodermitikern fehlt ein Enzym, das Linolsäure zu gamma-Linolensäure umbaut. Die Haut trocknet aus und neigt zu Ekzemen. Die Folge ist quälender Juckreiz. Der Patient beginnt, sich zu kratzen, wodurch die Haut wund wird, ihre Barrierefunktion eingestellt wird und Infektionen entstehen.

Hier hilft die Pflege mit Nachtkerzenöl, denn es enthält gamma-Linolensäure (Seite 235), die über die Haut aufgenommen werden kann.

Die Erfahrung hat gezeigt, dass eine gesunde Ernährung, Behandlung mit phytotherapeutischen und homöopathischen Präparaten, ein Aufbau der Darmflora sowie die Pflege der Haut (Seite 10) das Immunsystem stärken und somit die Bereitschaft der Haut reduzieren, auf Reize jeglicher Art überschießend zu reagieren.

Pflegecreme

Mischung: 40 g Kokosöl · 40 g Sheabutter · 2 g Kakaobutter – im Wasserbad (nicht über 60 °C) erwärmen, bis sich alle Zutaten aufgelöst haben. Etwas abkühlen lassen.

20 ml Nachtkerzenöl · 5 Tr. Sanddornöl · 3 Tr. Cistrose · 1 T. Rose · 1 Tr. Patchouli unterrühren. In zwei mit Alkohol gereinigte 50-g-Cremetöpfchen abfüllen und abkühlen lassen. (Aufbewahrung und Haltbarkeit siehe Seite 67.)

- **Anwendung:** Mehrmals täglich auftragen.

➤ Windeldermatitis

Dies ist eine Entzündung der Haut im Genitalbereich, die mit Candida albicans (Soor/Hefepilzen, Seite 263) oder mit Staphylokokken, Streptokokken und anderen Keimen besiedelt wird. Diese vermehren sich durch Wärmestau in Plastikhöschen in Verbindung mit Zersetzungsprozessen des Urins.

Es empfiehlt sich ein häufiges Wechseln der Windelhöschen und regelmäßige Pflege der Haut mit der folgenden Pflegecreme:

Pflege für den Po

Mischung: 20 g Mandelöl · 30 g Sheabutter · 1 g Kakaobutter · 5 Tr. Palmarosa · 1 Tr. Rose · 5 Tr. Thymian Linalool.

Creme im Wasserbad zubereiten, wie in der linken Spalte unter »Pflegecreme« beschrieben, und in ein sauberes Cremetöpfchen füllen. (Aufbewahrung und Haltbarkeit siehe Seite 67.)

- **Anwendung:** Bei Babys und älteren Kindern bei jedem Wickeln auf die betroffenen Stellen im Po-/Windelbereich auftragen.

➤ Windpocken (Varizellen)

Diese virale Erkrankung ist äußerst ansteckend: durch Tröpfcheninfektion im direkten Kontakt, aber auch über mehrere Meter Distanz – daher der Name »Wind«-Pocken. Sie geht immer einher mit Fieber und einem juckenden Ausschlag mit Bläschen, der sich auf dem ganzen Körper ausbreitet, im Extremfall auch auf die Schleimhäute. Der Erreger ist das Varizella-Zoster-Virus, das zu den Herpes-Viren gehört.

Begleitend zur ärztlichen Therapie kann eine Behandlung der stark juckenden Pusteln mit ätherischen Ölen große Linderung bringen. Der Juckreiz lässt sofort nach, die Bläschen heilen rasch ab, und es bleiben keine hässlichen Narben zurück.

Lindernde Mischung

Grundmischung: 10 Tr. Ravintsara · 2 Tr. Melisse 100 % · 10 Tr. Lavendel fein · 3 Tr. Rosengeranie · 5 Tr. Niaouli.

- **Pur:** Die Grundmischung mit einem Wattestäbchen auf die Pusteln tupfen.
- **Für ein Spray:** 10 Tr. der Grundmischung in 30 ml Melissen- oder Rosenhydrolat geben. Die betroffenen Stellen damit besprühen.

! *Wer als Kind keine Windpocken hatte, kann sich als Erwachsener anstecken. Der Krankheitsverlauf ist dann deutlich schwerer. Wenn*

Schwangere erkranken, kann das Kind geschädigt werden. Wer einmal Windpocken hatte, trägt das Virus im Körper, das bei geschwächtem Immunsystem in Form einer Gürtelrose wieder aktiv werden kann (Seite 262).

➤ Wunden

Kinder fallen oft hin und ziehen sich Hautabschürfungen zu, die meistens verschmutzt sind. Hier ist die **Notfallmischung** (Seite 266) das beste Mittel, denn sie wirkt stark antiseptisch (desinfizierend) und brennt nicht, der Schmutz wird abgestoßen und die Wunde heilt schneller.

! *Bei verschmutzten Schürfwunden immer klären, ob eine Tetanus-(Auffrischungs-)Impfung notwendig ist!*

Wundbehandlung

● **Schnelle Hilfe:** Einige Tropfen Notfallmischung oder Niaouli oder Tea-Tree unverdünnt direkt auf die Wunde träufeln. Die Wunde muss vorher nicht gesäubert werden, höchstens die Wundränder vorsichtig mit Wasser abwaschen.

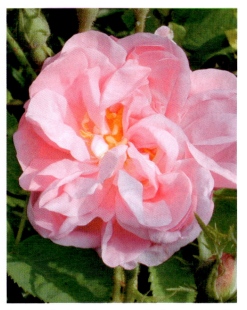

Der Duft der Rosa damascena ist äußerst vielseitig und wirkt harmonisierend auf Körper und Seele.

Rosen-Körperöl für sanfte Massagen

Mischung: 1 Tr. Rose · 1 Tr. Rosenholz · 2 Tr. Vanille – in 100 ml süßes Mandelöl geben.
● **Bauchmassage:** Ihre Hände sollten warm sein! Etwas Öl auf eine Hand geben und das Bäuchlein in Form einer liegenden Acht (wie eine unendliche Schleife) um den Nabel herum sanft massieren.
● **Ganzkörper-Massage:** Etwas Öl zwischen den warmen Händen verreiben und, bei den Füßchen beginnend, den ganzen Körper sanft Richtung Herz massieren.

Kindliche Unruhezustände

➤ »Schreibaby«

Ein »Schreibaby« bedeutet Stress für die ganze Familie. Die beste Methode, das Kind zu beruhigen, ist eine spezielle, sanfte Bauchmassage (siehe rechte Spalte), deren beruhigende Wirkung durch das Rosen-Körperöl verstärkt wird.

Für jedes Baby ist es natürlich auch wunderschön, wenn es nach dem Baden oder vor dem Einschlafen mit einem wohlduftenden Körperöl von Kopf bis Fuß eingerieben wird. Mit einer sanften Massage wird das Urbedürfnis des Säuglings nach zärtlicher Berührung, Wärme und Geborgenheit gestillt.

➤ Bauchschmerzen

Vor allem Babys leiden in den ersten Lebensmonaten an Bauchschmerzen oder Bauchkrämpfen, die von Blähungen verursacht sind. Ihr Magen muss sich erst auf Nahrung einstellen, was zu schmerzhaften Blähungen führen kann. Oder aber sie schlucken beim Trinken zu viel Luft, was ebenfalls Bauchschmerzen verursacht.

Dann helfen ein ungesüßter Tee aus Fenchel, Anis, Koriander und Kümmel (aus der Apotheke) und das bewährte »VW-Öl« (= Vier-Winde-Öl).

VW-Öl

für Babys und Kleinkinder bis 3 Jahre:
Mischung: 1 Tr. Fenchel · 1 Tr. Kardamom · 1 Tr. Koriander · 1 Tr. Kreuzkümmel – in 50 ml Johanniskrautöl geben.

- **Bauchmassage:** Mit dieser Mischung den Bauch sanft im Uhrzeigersinn massieren.

! *Wenn Kinder länger als einen Tag über Bauchschmerzen oder gar Bauchkrämpfe klagen, muss die Ursache unbedingt vom Kinderarzt geklärt werden! Oft sind die Bauchschmerzen harmlos, etwa wenn sich das Kind den Magen verdorben hat. Es kann aber eine Blinddarmentzündung oder Darmgrippe dahinter stecken. Auch wenn Kinder eine Mittelohrentzündung »ausbrüten«, äußert sich dies nicht selten erst einmal in Bauchschmerzen (Seite 277)! Häufig sind »Bauchschmerzen« auch Ausdruck dafür, dass das Kind seelisch belastet ist (Schlafstörungen, rechte Spalte).*

▶ Seelisches »Bauchweh«

Auch wenn keine körperlichen Ursachen festgestellt werden können, sollte man die Beschwerden des Kindes ernst nehmen. Es ist wichtig herauszufinden, was hinter dem Bauchweh steckt! Bei manchen Kindern ist es zum Beispiel ein Zeichen für belastenden Schulstress oder für die Angst vor der hohen Erwartungshaltung der Eltern. (Siehe auch Trennungsangst, Seite 281.)

Diesen Bauchschmerz sollte man auf keinen Fall als übertriebenes »Wehwehchen« abtun. Kinder brauchen viel Zuwendung. Egal in welchem Alter – sie lieben es, gestreichelt oder massiert zu werden. Haben Kinder Kummer, so gibt es kein besseres Mittel, um sie zu trösten und zu beruhigen, als eine sanfte Bauch-Rücken-Fuß- oder Bein-Aromamassage. Selbst der größte Zappelphilipp kommt zur Ruhe.

Vielen ängstlichen oder nervösen Kindern könnte in der Schule geholfen werden, wenn den Eltern und auch den Pädagogen die segensreiche Wirkung der ätherischen Öle besser bekannt wäre.

Teddybär-Öl

Grundmischung: 20 Tr. Mandarine · 20 Tr. Bergamotte · 5 Tr. Rosen-Absolue (oder ein vom Kind ausgewähltes anderes Blütenöl) · 10 Tr. Manuka · 30 Tr. Benzoe · 10 Tr. Linaloeholz.

- **Für eine Bauchmassage:** Von der Grundmischung 6 Tr. in 30 ml Vanillemazerat (Seite 234) oder süßes Mandelöl geben. Den Bauch mit warmen Händen sanft im Uhrzeigersinn massieren.
- **In die Duftlampe zu Hause** 5 Tropfen der Grundmischung geben.
- **In die Duftlampe im Schulzimmer** 10 Tr. der Grundmischung geben.
- **Für ein Vollbad:** 5 Tr. in $1/2$ Becher Sahne verrühren und in ein Vollbad geben.

Beschreibung der Anwendungen ab Seite 65.

▶ Schlafstörungen bei Kindern

Schlafstörungen sind bei Kindern meist ein Ausdruck für seelische Probleme – sie zeigen, dass dem Kind etwas fehlt oder dass es die Eindrücke des Tages nicht verarbeiten konnte. Immer ist es wichtig, den Ursachen gemeinsam auf den Grund zu gehen.

Manchmal genügt es schon, im Kinderzimmer vor dem Schlafengehen eine Duftlampe in sicherer Entfernung vom Bett aufzustellen oder eine kleine Massage zu machen, um das Kind auf natürliche Weise zu beruhigen (Anleitungen ab Seite 65).

Entspannende Gute-Nacht-Mischung

- **In die Duftlampe:** 4 Tr. Bergamotte · 2 Tr. Mandarine · 2 Tr. Lavendel fein oder Bergamottminze · 2 Tr. Kamille römisch.
- **Für ein Massagöl:** Die Duftlampen-Mischung in 100 ml Jojoba- oder süßes Mandelöl geben.

Mischung gegen Trennungsangst

Kindern fällt es meist schwer, von der gewohnten Umgebung und von Freunden Abschied zu nehmen – zum Beispiel bei Schul- oder Wohnortwechsel. Sensible Kinder reagieren darauf häufig mit Bauchschmerzen (Seite 280) oder mit Schlafstörungen. Bei dieser speziellen Ursache – dem Trennungsschmerz – hilft das Zedernholzöl besonders gut.

Zur ersten größeren Trennung zwischen Mutter und Kind kommt es, wenn die Kleinen in den Kindergarten gehen, was für viele Kinder zunächst mit Angst verbunden ist. Dann helfen ihnen ebenfalls eine Duftlampe oder eine kleine Massage, leichter ein- und durchzuschlafen.

- **In die Duftlampe:** 3 Tr. Mandarine · 2 Tr. Neroli · 2 Tr. Zeder.
- **Für Massagen:** Die Duftlampen-Mischung in 50 ml süßes Mandelöl geben.

Beschreibung der Anwendungen ab Seite 65.

▶ Pubertätskrisen

Die Pubertät kann für die Jugendlichen, aber auch für die Eltern sehr anstrengend und nervenaufreibend sein – alles wird in Frage gestellt, es kommt zu vielen Missverständnissen auf beiden Seiten (siehe auch »Große Empfindsamkeit, mangelndes Selbstvertrauen«, Seite 283).

Ätherische Öle helfen, eine entspanntere Atmosphäre zu schaffen, Verhärtungen aufzulösen, die oft wie unsichtbare Mauern im Raum stehen und unüberwindbar scheinen – sodass gemeinsame Gespräche wieder möglich werden.

Duftlampe für eine entspannte Atmosphäre

Mischung: 6 Tr. Grapefruit · 3 Tr. Lavendel fein · 1 Tr. Ylang-Ylang oder ein Blütenöl der Wahl · 2 Tr. Zeder.

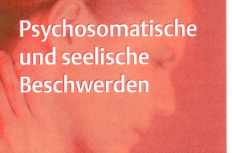

Psychosomatische und seelische Beschwerden

Psychosomatische Beschwerden, Stresssymptome

Psychosomatische Beschwerden – Beschwerden seelischen Ursprungs, die sich körperlich ausdrücken (griech. *psyche* = Seele, *soma* = Körper) – sind eine Zivilisationskrankheit unserer rastlosen Zeit. Probleme werden unter den Tisch gekehrt, Belastungen und Ärger werden heruntergeschluckt, denn man muss ja »funktionieren«. Aber die bedrängte Seele findet immer Wege, sich bemerkbar zu machen: Oft sind körperliche und psychische Beschwerden ihre Signale, die man nicht überhören sollte – denn wenn die Ursachen nicht behoben werden, können leichtere Beschwerden zu schweren Krankheiten werden.

Ätherische Öle mit ihrer entspannenden, entkrampfenden, aufbauenden Kraft können viel dazu beitragen, zu innerer Ruhe und Ausgeglichenheit zurückzufinden, Ängste oder depressive Verstimmungen zu überwinden und so auch zu körperlichem Wohlbefinden zu gelangen.

▶ Dem Burn-out vorbeugen

Stress ist weltweit zum Problem geworden, sowohl im Beruf als auch in der Freizeit. Ständiges Angespanntsein führt auf Dauer u. a. zu Erschöpfung, Antriebsschwäche, Konzentrationsproblemen, Schlafstörungen, Muskelverspannungen und vielen weiteren Beschwerden ohne organische Ursache – einem Symptomenkomplex, der heute als Burn-out-Syndrom bezeichnet wird. Diese Beschwerden lassen sich gut aromatherapeutisch behandeln (siehe Einzelbeschwerden). Besser ist es, bereits auf die ersten Anzeichen zu reagieren, bevor »es richtig weh tut«, und Körper und Seele ein wenig mehr von der Aufmerksamkeit und Zuwendung zu schenken, die sie verdienen. Sie danken es mit größerem Wohlbefinden, mehr Energie, gesteigerter Abwehrkraft und nicht zuletzt mit Schönheit und Ausstrahlungskraft, die von innen kommt.

Hier sind die ätherischen Öle mit ihrer stressabbauenden Wirkung auf allen Ebenen sehr hilfreich und können so die Lebensqualität steigern.

Die Erfahrung hat gezeigt, dass das individuelle Duftempfinden für die Auswahl der ätherischen Öle eine wichtige Rolle spielt – der aktuelle Lieblingsduft wird der Seele gut tun.

Entspannend bei Stress

Mischung: 5 Tr. Limette · 3 Tr. Grapefruit · 4 Tr. Bergamotte · 1 Tr. Rosen-Absolue (wahlweise Jasmin oder 2 Tr. Ylang Ylang kplt.) · 2 Tr. Sandelholz · 5 Tr. Benzoe.
- **In der Duftlampe:** Die Mischung ins Wasser geben.
- **Für ein Körperöl:** Die Mischung in 100 ml Basisöl, zum Beispiel Jojobaöl, geben.
- **Als Badezusatz:** Die Mischung in 1/2 Becher Sahne verrühren und in ein Vollbad geben.
Beschreibung der Anwendungen ab Seite 65.

▶ Müdigkeit und Antriebsschwäche

Vitalisierende, kreislaufanregende, aber auch entspannende ätherische Öle sind ideale Helfer für Menschen, die an chronischer Müdigkeit oder einer Antriebsschwäche – verursacht durch tägliche Überforderung – leiden. Eine ausgewogene Mischung aus anregenden und entspannenden ätherischen Ölen in der Duftlampe, in einem Körperöl oder einem Bad bewirkt, dass die Entspannung neue Energie frei werden lässt. Beschreibung der Anwendungen ab Seite 65.

Zur Revitalisierung

Mischung: 3 Tr. Petit grain Bitterorange · 2 Tr. Litsea · 2 Tr. Rosmarin Cineol · 3 Tr. Myrte Anden · 3 Tr. Zedernholz.
- **In der Duftlampe:** Die Mischung ins Wasser geben.
- **Für ein Körperöl:** Die Mischung in 50 ml süßes Mandelöl geben.
- **Als Badezusatz:** Mischung in 1/2 bis 1 Becher süßer Sahne verrühren, in ein Vollbad geben.

▶ Konzentrationsschwierigkeiten

Bei geistiger Ermüdung und Zerstreutheit sind einige ätherische Öle hervorragend zur schnellen Stärkung von Gedächtnis und Konzentration geeignet. Je nach Situation und seelischer Verfassung wird eine der folgenden Mischungen besser helfen. Das gilt es auszuprobieren.

Für geistige Fitness – am Arbeitsplatz und zu Hause

- **Duftlampe 1:** 6 Tr. Limette · 2 Tr. Rosmarin Cineol · 1 Tr. Pfefferminze.
- **Duftlampe 2:** 5 Tr. Bergamotte · 3 Tr. Lemongrass · 1 Tr. Neroli · 2 Tr. Thymian Linalool.

▶ Muskelverspannung, nervös bedingt

Bei Muskelverspannungen aufgrund von Stress und Anspannung (Kopfschmerzen, Seite 246, Rückenschmerzen, Seite 267) sind vor allem stimmungsaufhellende und entspannende Öle eine gute Hilfe. Wenn sich nach einem langen Arbeitstag die ersten Anzeichen von Muskelverspannungen bemerkbar machen, helfen am besten ein warmes, entspannendes Bad und anschließend eine Massage der verspannten Muskelpartien mit einem Körperöl. Wenn man es sich schließlich noch bei schöner Musik gemütlich macht, ist die Verspannung am nächsten Tag mit Sicherheit verschwunden.

Abendliches Entspannungsprogramm

- **Für ein Bad:** 3 Tr. Bergamotte · 2 Tr. Neroli · 5 Tr. Bergamottminze – in 1/2 Becher süßer Sahne verrühren und in ein Vollbad geben.
- **Für eine Massage:** 4 Tr. Mandarine · 2 Tr. Litsea · 1 Tr. Rose oder 1 Tr. Jasmin · 1 Tr. Cassia oder Zimtrinde · 2 Tr. Sandelholz – in 50 ml Jojobaöl geben.

Beschreibung der Anwendungen ab Seite 65.

➤ Schlafstörungen

Schlafstörungen können verschiedene Ursachen haben: Angst, Stress, hormonelle Störungen, um nur einige zu nennen. Eine gründliche Ursachenforschung ist in jedem Fall notwendig, wenn man die Störung dauerhaft beheben will.

Ätherische Öle wirken entspannend und damit schlaffördernd und sorgen für »gute« Träume. Empfehlenswert ist es, hin und wieder ein richtiges Einschlafprogramm zu absolvieren: Entspannungsbad, Massage und eine Duftlampe ans Bett. Jede Anwendung ist aber auch allein wirksam.

Schlafstörungen bei Kindern siehe Seite 280.

Für guten Schlaf

- **Für ein Bad:** 4 Tr. Bergamotte · 3 Tr. Mandarine · 1 Tr. Jasmin · 2 Tr. Amyris · 1 Tr. Vetiver – in 1/2 Becher süßer Sahne verrühren und in ein Vollbad geben.
- **Für eine Massage:** 2 Tr. Petit grain Mandarine · 1 Tr. eines Lieblings-Blütenöls · 3 Tr. Myrte Anden · 4 Tr. Vanille – in 50 ml Basisöl geben. Vor dem Einschlafen Bauch und Solarplexusbereich sanft im Uhrzeigersinn massieren.
- **Duftlampe 1:** 5 Tr. Zedernholz · 7 Tr. Lavendel fein · 1 Tr. Rose – ins Wasser geben.
- **Duftlampe 2:** 4 Tr. Bergamotte · 1 Tr. Jasmin · 1 Tr. Sandelholz – ins Wasser geben.

Beschreibung der Anwendungen ab Seite 65.

Schnelle Hilfe für unterwegs

- **Fürs Kopfkissen:** 1 Tr. Zedernholz · 1 Tr. Lavendel fein · 1 Tr. Rose (oder ein anderes Lieblingsöl) – in die Handinnenflächen geben und auf dem Kopfkissen verreiben. Sofort fühlt man sich in jedem Hotelzimmer zu Hause.

➤ »Morgenmuffel«

Ein guter Tipp für erschöpfte Menschen, die morgens nicht aus dem Bett kommen, oder für jene, die auch nach dem Aufstehen nicht so recht wach werden können:

Schnelle Hilfe

- **Riechfläschchen:** Ein Fläschchen Rosmarin-Cineol-Öl griffbereit auf den Nachttisch stellen und noch vor dem Aufstehen an dem Öl riechen. Sein kräftiger Geruch weckt die Lebensgeister und bringt den Kreislauf in Schwung.

Seelische Beschwerden

➤ Große Empfindsamkeit, mangelndes Selbstvertrauen

Mimosen-Mischung

Für Menschen, die an übergroßer Empfindsamkeit und Verletzbarkeit leiden, die sich häufig unnötig sorgen und ängstigen, gibt es den Ausdruck »empfindsam wie eine Mimose«.

Und genau dieses ätherische Öl hilft, die Dinge ein wenig leichter zu nehmen.

Mischung: 2 Tr. Grapefruit · 2 Tr. Mandarine · 2 Tr. Mimose · 2 Tr. Sandelholz · 1 Tr. Cistrose.

- **Für ein Massageöl:** Die Mischung in 50 ml Jojoba- oder süßes Mandelöl geben.
- **Als Badezusatz:** Die Mischung in 1 Esslöffel Honig oder 1/2 Becher süßer Sahne verrühren und in ein Vollbad geben.

Beschreibung der Anwendungen ab Seite 65.

Angelika-Mischung

Angelikawurzelöl hilft Menschen, die sich nicht trauen, »Raum einzunehmen«. Mit Unterstützung des Öls können sie sich und ihre Bedürfnisse wieder besser spüren – es ist, als biete das Öl einen starken, stützenden Arm, der Sicherheit und Selbstvertrauen zurückgibt.

- **In die Duftlampe:** 5 Tr. Zitrone · 2 Tr. Neroli · 2 Tr. Angelikawurzel.

▶ Depressive Verstimmungen, Winterdepression

Eine depressive Verstimmung ist eine vorübergehende seelische Verfassung mit negativen Gedanken, Traurigkeit, Antriebslosigkeit, die man mit ätherischen Ölen sehr gut positiv beeinflussen kann.

Es gibt Menschen, die jedes Jahr mit Beginn des Winters in eine »Winterdepression« fallen, in der ihnen jegliche Lebensfreude verloren geht – es graut ihnen vor dem bloßen Gedanken an den Winter, vor der »dunklen Jahreszeit« und dem Verlust von Wärme und Sonne.

! *Wenn sich solche Zustände nicht bessern, wenn sie das Leben dauerhaft stark beeinträchtigen, ist eine psychotherapeutische Behandlung angezeigt. Die Anwendung von ätherischen Ölen ersetzt diese keinesfalls, ist jedoch als unterstützende Therapie sehr effektiv.*

Hilfe bei Kummer

Mischung: 5 Tr. Orange · 2 Tr. Majoran · 2 Tr. Neroli · 1 Tr. Cistrose · 2 Tr. Vanille.

- **Für ein Körperöl:** Die Mischung in 50 ml Jojobaöl geben. Den Bauch damit im Uhrzeigersinn sanft massieren.
- **Als Badezusatz:** Die Mischung in $1/2$ Becher süßer Sahne verrühren, in ein Vollbad geben.
- **In die Duftlampe:** Die ätherischen Öle ins Wasser geben.

Beschreibung der Anwendungen ab Seite 65.

Licht im Alltag – bei Winterdepression

- **Schnelle Hilfe:** 1 bis 2 Tr. Bergamotte aufs Taschentuch geben.
- **In die Duftlampe:** 5 Tr. Bergamotte · 1 Tr. Ginster oder Tuberose · 1 Tr. Angelikawurzel.

▶ Ängste

Im Alltag gibt es manche Situation, die Angst auslösen kann – insbesondere, wenn einschneidende Veränderungen im Leben eines Menschen passieren, wenn er von Altgewohntem loslassen und auf Neues, Unbekanntes zugehen muss.

Viele ätherische Öle können in solchen schwierigen Situationen eine große Hilfe sein.

! *Ängste sind bis zu einem gewissen Grad normale Begleiter im Leben. Wenn sie aber übermächtig oder chronisch werden, ist psychotherapeutische Hilfe notwendig.*

Prüfungsangst

In den Tagen vor einer Prüfung und in der Prüfungssituation selbst können diese Anwendungen sehr hilfreich sein:

- **Für die Duftlampe:** 6 Tr. Limette · 3 Tr. Lorbeer · 1 Tr. Osmanthus · 4 Tr. Benzoe · 2 Tr. Linaloeholz.
- **Für ein Körperöl:** Die Duftlampen-Mischung in 50 ml Basisöl geben. Während der Woche vor der Prüfung den Solarplexusbereich mit dem Körperöl morgens und abends einreiben.
- **Akut-Hilfe in der Prüfung:** 2 bis 3 Tropfen des Lieblingsöls oder einer Antistress-Mischung (Seite 282) auf ein Taschentuch geben und daran schnuppern. Dies wirkt stärkend auf das Nervensystem, stimmungsaufhellend und hilft in spannungsreichen Momenten, einen klaren Kopf zu bewahren.

Angst vor Krankenhaus und Pflegeeinrichtung

Ätherische Öle helfen, Angst abzubauen, und fördern das Gesundwerden. Sie lindern zudem

Stress sowohl beim Pflegepersonal als auch bei den Patienten. In Kliniken und Pflegeheimen, die ätherische Öle zur Pflege anwenden, wurde festgestellt, dass der Verbrauch an Schlaf- und Beruhigungsmitteln zurückging. Dies ist aber sicher nicht nur auf die Wirkung der ätherischen Öle, sondern auch auf die intensivere Zuwendung des Pflegepersonals zurückzuführen.

Patienten sollten ins **Krankenhaus** am besten ein paar Lieblingsöle mitbringen, um sich so eine individuelle Raumatmosphäre zu schaffen. Ein willkommener Nebeneffekt des Duftes ist, dass es im Krankenzimmer gut riecht und deshalb Pflegepersonal, Ärzte und Besucher gerne und länger im Krankenzimmer bleiben.

Es gibt nur wenige alte Menschen, die freiwillig und gerne in ein **Altenheim** gehen. Oft müssen sie nicht nur ihre alte Wohnung mit dem vertrauten Geruch aufgeben, sondern auch das Stadtviertel, in dem sie zu Hause waren und sich auskennen. Jedes Haus, jede Wohnung riecht anders. Altenheime haben einen ganz speziellen Geruch, dem Frische und Lebendigkeit fehlen. Dies alles macht Angst. Ätherische Öle helfen, das Eingewöhnen zu erleichtern.

Lavendel, Zitrusdüfte und Vanille sind bei vielen alten Menschen besonders beliebt.

- **Schnelle Hilfe zum Wohlfühlen:** Die Handinnenfläche mit 1 bis 2 Tr. ätherischem Öl benetzen und damit über das Kopfkissen streichen. Oder das Öl auf ein Taschentuch träufeln, das man auf die Brust legt.
- **Duftschale/Duftstein.** Da Duftlampen mit Kerzen in Krankenhäusern und Pflegeheimen aus Sicherheitsgründen verboten sind, sollte man einen elektrischen Duftstein verwenden. Oder man gibt einige Tropfen ätherischer Öle in ein Schälchen mit warmem Wasser und stellt es (wenn möglich) auf die Heizung. Dabei gilt es jedoch zu bedenken, dass der Duft ggf. die Zimmernachbarn stören könnte; deshalb ist es wichtig, dies vorher zu klären. Jeder Mensch reagiert auf Düfte anders, darauf sollte Rücksicht genommen werden.

Trennungsangst

Eine Trennung oder Scheidung zu erleben, ist für die meisten Menschen mit großem Leid verbunden. Sie sind traurig, zornig, entmutigt, ihr Selbstwertgefühl hat einen Knacks bekommen. Häufig quält sie die Frage nach dem eigenen Versagen. Die Sicherheit der Familie ist jetzt aufgelöst, man weiß nicht, wie es weitergehen soll. In einer solchen existenziellen Not können ätherische Öle eine große Hilfe sein.

Trennungsangst bei Kindern siehe Seite 281.

- **Für die Duftlampe:** 1 Tr. Petit grain Bitterorange · 4 Tr. Bergamotte · 2 Tr. Lavendel fein · 1 Tr. Ylang-Ylang extra · 2 Tr. Styrax · 5 Tr. Zedernholz.
- **Für ein Körperöl:** Die Duftlampen-Mischung in 50 ml Basisöl geben – für wohltuend sanfte Bauchmassagen (Anleitung Seite 73).

Todesangst/Sterbebegleitung

Bei der Pflege eines Sterbenden – ob zu Hause oder im Krankenhaus – wird man immer wieder mit der Angst des Patienten und seiner Angehörigen sowie mit der eigenen Angst vor dem Tod konfrontiert. Man hat eine gewisse Scheu, und man weiß nicht so recht damit umzugehen. Der Patient aber braucht besondere Zuwendung.

Eine elektrische Duftlampe oder einen Duftstein im Krankenzimmer einzusetzen oder den Sterbenden mit einem Körperöl von Zeit zu Zeit einzureiben, kann wahre Wunder vollbringen. Harmonie breitet sich aus. Man kann oft beobachten, dass klärende Gespräche möglich werden, wo vorher Sprachlosigkeit herrschte.

- **Zur Raumbeduftung oder für Massagen:** Die Erfahrung hat gezeigt, dass man am besten mit dem Patienten – wenn möglich – eine eigene Mischung ätherischer Öle zusammenstellt.

Verwendet man in einem Krankenhaus zur Sterbebegleitung immer die gleiche Mischung, wird das Pflegepersonal mit diesem Duft auf Dauer »Sterben« verbinden.

Seelische Beschwerden

Trauma

Traumatisierungen durch Unfall und Gewalt rufen große Angst, Hilflosigkeit und Entsetzen hervor. Wenn nicht schnell und effektiv geholfen wird, kann dies zu Persönlichkeitsveränderungen und Erkrankungen im körperlichen Bereich führen.

Die begleitende Behandlung mit ätherischen Ölen kann für die Psychotherapie sehr hilfreich sein. Hier gilt aber die Regel »Langsam ist schnell« und hinsichtlich der Dosierung »Weniger ist mehr«. Traumaarbeit gehört in die Hände erfahrener Therapeuten – erfahren im Umgang mit traumatisierten Patienten und im Umgang mit ätherischen Ölen. Die Auswahl der Öle und Anwendungen muss individuell und möglichst gemeinsam mit dem Patienten geschehen.

Herzangst

Es heißt, dass kein anderer Duft das Herz so stark berührt wie der Duft der Rose, die auch als Symbol der Liebe gilt.

Die harmonisierende, ausgleichende Kraft des Rosenöls hilft, innere Verhärtungen aufzubrechen, sein Herz für sich selbst und andere zu öffnen. Die spezielle Salbenmischung konnte schon so manches durch Trauer verschlossene Herz wieder öffnen.

Auch bei leichteren, unbestimmten Herzbeschwerden kann die Salbe helfen.

- **In der Duftlampe:** 1 Tr. Rose · 2 Tr. Rosenholz · 2 Tr. Zedernholz.

Die »Herzsalbe«: 30 ml Johanniskrautöl · 20 g Sheabutter · 2 g Kakaobutter – im Wasserbad (nicht über 60 °C) erwärmen, bis sich die Zutaten aufgelöst haben. Etwas abkühlen lassen.

1 Tr. Rose · 2 Tr. Rosen-Absolue · 2 Tr. Melisse 100 % unterrühren. Die Creme in ein mit Alkohol gereinigtes 50-g-Cremetöpfchen füllen. (Aufbewahrung und Haltbarkeit siehe Seite 67.)

- **Anwendung:** Bei Bedarf den Herzbereich mehrmals täglich mit etwas Salbe einreiben.

▶ Suchterkrankungen

Bei allen Suchterkrankungen geht es um Verdrängung von ungelösten Problemen und nicht verarbeiteten Gefühlen. Ob es sich nun um Alkohol-, Tabletten- oder Drogensucht handelt, um Nikotin-, Ess-, Magersucht oder Bulimie – immer hat das Suchtverhalten die »Funktion«, die eigentliche Problematik zu verdecken, sich mit Problemen und Gefühlen nicht auseinander setzen zu müssen. Abhängig kann man nicht nur von Drogen sein, sondern auch von Menschen oder Dingen, die man zum selben Zweck missbraucht. Viele Menschen haben verlernt, sich so zu lieben, wie sie sind, und manch einer muss über den langen Umweg der Bekämpfung einer Sucht erst mühsam lernen, sich selbst in den Arm zu nehmen.

Menschen, die auf die eine oder andere Weise süchtig sind, brauchen in erster Linie Verständnis und, so weit es geht und sie es zulassen, auch Hilfe. Als Therapeut ist es wichtig, diese Patienten ein Stück auf ihrem Weg zu begleiten, bis sie in der Lage sind, allein weiterzugehen. Ätherische Öle haben sich dabei als große Unterstützung erwiesen, dabei vor allem Wurzelöle, die mit ihrer stark erdenden Kraft helfen, mehr innere Sicherheit zu finden und Gefühle wieder zuzulassen.

Erdende Mischungen

Körperöl 1: 6 Tr. Grapefruit · 2 Tr. Neroli · 2 Tr. Myrte · 1 Tr. Vetiver – in 50 ml Basisöl.

Körperöl 2: 4 Tr. Grapefruit · 2 Tr. Ylang Ylang oder ein Blütenöl nach Wahl · 1 Tr. Narde · 4 Tr. Sandelholz – in 50 ml Vanillemazerat (Seite 234).

- **Massage:** Den Bauch (im Uhrzeigersinn im Bereich um Nabel und Magen) und die Fußsohlen mit einem der Körperöle morgens und abends sanft einreiben.
- **In der Duftlampe oder als Badezusatz:** Die ätherischen Öle der Mischungen können auch für die Duftlampe verwendet werden oder aber für ein Vollbad, in $1/2$ Becher Sahne verrührt. Beschreibung der Anwendungen ab Seite 65.

Anhang: Hilfreiche Infos

- Tabelle: Die ätherischen Öle auf einen Blick
- Tabelle: Die fetten Öle auf einen Blick
- Muster: Patientenblatt und Erfolgsprotokoll für die Pflege im Krankenhaus
- Literaturhinweise
- Adressen
- Sachregister

Ätherische Öle: Wirkungen und Inhaltsstoffe im Überblick

Ätherisches Öl Handelsbezeichnung	Körperliche und psychische Wirkungen	Hauptinhaltsstoffe
Amyris *Amyris balsamifera* L. Rautengewächse (Rutaceae)	Körperlich: entstauend auf Venen und Lymphsystem, hautpflegend, immunstimulierend Psychisch: ausgleichend, harmonisierend, seelisch stabilisierend, stresslösend	Sesquiterpenole: 60–70 % (v.a. Eudesmole, Valerianol) Sesquiterpene: 5–8 % Cumarine: in Spuren
Angelikawurzel *Angelica archangelica* L. Doldengewächse (Apiaceae)	Körperlich: stark antiseptisch (desinfizierend), entzündungshemmend, abwehrsteigernd, mild schleimlösend, durchblutungsfördernd, magenstärkend, karminativ (verdauungsfördernd), entblähend, spasmolytisch (entkrampfend) Psychisch: nervenberuhigend, aufbauend, stabilisierend, angstlösend, seelisch aufhellend	Monoterpene: 90–95 % (v.a. α-Pinen, Limonen) Ester: 1–2 % Monoterpenole: 1–3 % Sesquiterpene: 1–2 % Cumarine (v.a. Furocumarine): in Spuren Sesquiterpenole und Diterpenole: in Spuren Andere Stoffgruppen: Pentadecanolid (Exaltolid) in geringen Spuren
Anissamen *Pimpinella anisum* L. Doldengewächse (Apiaceae)	Körperlich: antibakteriell, darmmotorikanregend, karminativ (verdauungsfördernd), spasmolytisch (entkrampfend), gallenflussanregend, sekretomotorisch (auswurffördernd), östrogenähnlich, milchflussfördernd Psychisch: stimmungsaufhellend, entspannend, beruhigend	Ether: 93–96 % (v.a. trans-Anethol) Aromatische Ketone: bis 4 % (v.a. Anisketon) und aromatische Aldehyde: 1–2 % (Anisaldehyd) Monoterpenole: bis 3 % Aromatische Alkohole: bis 1 % (Anisalkohol)
Basilikum *Ocimum basilicum* L. CT Linalool Lippenblütengewächse (Lamiaceae)	Körperlich: antiviral, antibakteriell, antiseptisch (desinfizierend), entkrampfend, beruhigend, hautpflegend, immunsystemstärkend, appetitanregend, verdauungs- und schlaffördernd Psychisch: entspannend, aufmunternd, nervenstärkend	Monoterpenole: 40–60 % (v.a. Linalool) Ether: 30 % (v.a. Methylchavicol) Eugenol: 10–15 % Oxide: 2–8 % (v.a. 1,8-Cineol) Ester: bis 5 % (v.a. Linalylacetat) Sesquiterpene: 2–3 %
Bay *Pimenta racemosa* (Miller) J. Moore Myrtengewächse (Myrtaceae)	Körperlich: stark antibakteriell und antiviral, antimykotisch, entzündungshemmend, verdauungsfördernd, entkrampfend, durchblutungsfördernd, anregend, erwärmend, schmerzstillend und stark immunstimulierend Psychisch: anregend, belebend	Eugenol: 40–55 % Monoterpene: 30–45 % (v.a. Myrcen) Monoterpenphenole: 10–15 % (v.a. Chavicol) Sesquiterpene: 2 % Ether: 1 %
Benzoe Siam *Styrax tonkinensis* Styraxbaumgewächse (Styraceae)	Körperlich: antimikrobiell (v.a. gegen Hefe und Pilze, weniger gegen Bakterien), desodorierend, konservierend, antioxidativ, entkrampfend, ausgleichend, entzündungshemmend, wundheilend, epithelisierend, mild auswurffördernd Psychisch: Geborgenheit und Wärme vermittelnd, entspannend und angstlösend	Aromatische Ester: 60–80 % (v.a. Benzylbenzoat) Aromatische Säuren: 10–20 % (v.a. Benzoesäure) und aromatische Aldehyde: 1–2 % (Vanillin)
Bergamotte *Citrus bergamia* Risso und Poiteau Rautengewächse (Rutaceae)	Körperlich: stark antibakteriell, antiseptisch (desinfizierend), antiviral, immunstimulierend, fiebersenkend, entkrampfend Psychisch: stimulierend-entspannend; angstlösend, stimmungsaufhellend	Ester: 30–45 % (v.a. Linalylacetat) Monoterpene: 30–45 % (v.a. (+)-Limonen) Monoterpenole: 10–25 % (v.a. Linalool) Monoterpenaldehyde: bis 5 % Cumarine (v.a. Furocumarine): 5 % Sesquiterpenole, Sesquiterpene: jeweils bis 1 % Sesquiterpenketone und -aldehyde: in Spuren Aromatische Ester: in Spuren (Methylanthranilat) Jasmon, Indol: in geringen Spuren

Ätherisches Öl Handelsbezeichnung	Körperliche und psychische Wirkungen	Hauptinhaltsstoffe
Bergamottminze *Mentha citrata L.* Lippenblütengewächse (Lamiaceae)	**Körperlich:** antibakteriell, antiviral, antimykotisch, wundheilend, entzündungshemmend, fiebersenkend, schmerzlindernd, krampflösend, durchblutungsfördernd, immunsystemstärkend, hautpflegend, insektenabweisend **Psychisch:** ausgleichend, beruhigend, aufbauend, angstlösend, schlaffördernd, bei Erschöpfung anregend und erfrischend, aufhellend und entspannend	Monoterpenole: 40–60 % (v. a. Linalool) Ester: 30–50 % (v. a. Linalylacetat) Oxide: 3–5 % (v. a. 1,8-Cineol, Menthofuran) Monoterpene: 1–5 % Sesquiterpene: 1 %
Cajeput *Melaleuca cajeputi L.* syn. *Melaleuca leucadendron L.* Myrtengewächse (Myrtaceae)	**Körperlich:** antiseptisch (desinfizierend), antibakteriell, stark antiviral, hustenreizmildernd, schleimlösend, auswurffördernd, durchblutungsfördernd auf die Atemwege, stark abwehrsteigernd, fiebersenkend, schmerzlindernd auf Nerven und Muskulatur **Psychisch:** belebend, nervenstärkend, konzentrationsfördernd	Oxide: 50–65 % (v. a. 1,8-Cineol) Monoterpene: 25–40 % (v. a. Pinene) Monoterpenole: 6–15 % (v. a. α-Terpineol) Sesquiterpene: 3–5 % Sesquiterpenole: bis 3 %
Cassia *Cinnamomum cassia (Nees)* syn. *Cinnamomum aromaticum C. G. Nees* Lorbeergewächse (Lauraceae)	**Körperlich:** antibakteriell (Streptococcus B u. D, Escherichia coli, Staphylococcus aureus, Staphylococcus epidermis), antimykotisch (Candida albicans), durchblutungsanregend, stark erwärmend, tonisierend, entkrampfend, schmerzlindernd, antirheumatisch **Psychisch:** seelisch stärkend, aphrodisierend	Zimtaldehyd: 75–90 % Cumarine: 5–9 % Aromatische Aldehyde u. Säuren: bis 5 % Monoterpene, Sesquiterpene, Ether: in Spuren Aromatische Ester und Alkohole: in Spuren
Champaca *Michelia champaca L.* Magnoliengewächse (Magnoliaceae)	**Körperlich:** antibakteriell, entspannend, entkrampfend, schmerzlindernd, milchbildungsfördernd, immunstimulierend **Psychisch:** antidepressiv, seelisch erwärmend, die Sinnlichkeit fördernd, aphrodisierend	Aromatische Ester: 35–40 % (v. a. Benzylbenzoat, Methylanthranilat 4 %, Phenylethylbenzoat) und aromatische Alkohole: 8 % (v. a. Benzylalkohol, Phenylethylalkohol) Eugenol: 10–16 % Ester: bis 10 % (v. a. Methyllinoleat) Monoterpenaldehyde: bis 8 % Sesquiterpenketone: bis 6 % (v. a. α- und β-Jonon) Oxide: 4,5 % (v. a. Linalooloxid) Monoterpenole: 3–5 % Aromatische Aldehyde: in Spuren Andere Stoffgruppen: Indol 2–5 %
Cistrose *Cistus ladaniferus L.* Cistrosengewächse (Cistaceae)	**Körperlich:** desinfizierend, antimykotisch, entzündungshemmend, immunstimulierend, entkrampfend, entstauend, durchblutungsfördernd, stark blutstillend, hautregenerierend, narbenbildend, antiparasitär **Psychisch:** ausgleichend, stimmungsaufhellend, stärkend	Monoterpene: 40–50 % (v. a. α-Pinen) Monoterpenole: 5–15 % (v. a. Borneol) Ester: 5–15 % (v. a. Bornylacetat) Sesquiterpene: 5–10 % Sesquiterpenole: 5 % und Diterpenole: in Spuren (Labdanol) Monoterpenketone: 4–7 % Monoterpenaldehyde: 3–5 % Eugenol: bis 1,5 % Aromatische Ester und Alkohole, Sesquiterpenketone und -aldehyde, aromatische Aldehyde: in Spuren

Alle Prozent-Angaben sind ca.-Werte!

Ätherisches Öl Handelsbezeichnung	Körperliche und psychische Wirkungen	Hauptinhaltsstoffe
Eisenkraut *Lippia citriodora* Kuntze Eisenkrautgewächse (Verbenaceae)	**Körperlich:** antiviral, antibakteriell, entzündungshemmend, immunstimulierend, herzstärkend-ausgleichend, nervenstärkend, verdauungsfördernd **Psychisch:** geistig erfrischend, konzentrationsfördernd, inspirierend, seelisch aufhellend (v. a. bei »Herzangst«)	Monoterpenaldehyde: 35–40 % (v. a. Citral) Monoterpene: 20 % (v. a. Limonen) Sesquiterpene: 15–20 % (v. a. β-Caryophyllen) Monoterpenole: 8 % Oxide: 6–10 % (v. a. 1,8-Cineol) Monoterpenketone: 4 % (v. a. Methylheptanon) Sesquiterpenoxide: 2–4 % Sesquiterpenole: 2–3 % Ester: 1–3 %
Elemi *Canarium luzonicum* (Miq.) A. Balsambaumgewächse (Burseraceae)	**Körperlich:** stark antibakteriell, antiviral, entzündungshemmend, immunstimulierend, wundheilend, epithelisierend, hautregenerierend **Psychisch:** seelisch stärkend, konzentrationsfördernd, stimmungsaufhellend	Monoterpene: 70–80 % (v. a. Limonen bis 55 %) Sesquiterpenole: 15–17 % (v. a. Elemol bis 16 %) Ether: 3–6 % (v. a. Elemicin) Monoterpenole: bis 3 % Sesquiterpene: in Spuren
Estragon *Artemisia dracunculus* L. Korbblütengewächse (Asteraceae)	**Körperlich:** antiviral, antibakteriell, abwehrsteigernd, stark muskelentkrampfend, appetitanregend, verdauungsfördernd, gallenflussanregend **Psychisch:** geistig entspannend, beruhigend	Ether: 70–80 % (v. a. Methylchavicol) Monoterpene: 15–20 % (v. a. Ocimen) Cumarine, Eugenol: in Spuren
Eucalyptus citriodora *Eucalyptus citriodora* Hook. Myrtengewächse (Myrtaceae)	**Körperlich:** stark antiviral und antibakteriell, entzündungshemmend, schmerzlindernd, stärkend, insektenabweisend **Psychisch:** konzentrationsfördernd, erfrischend, belebend, stärkend	Monoterpenaldehyde: 65–90 % (v. a. Citronellal) Monoterpenole: 15–25 % (v. a. Citronellol) Ester: 3–5 % (v. a. Citronellylacetat) Sesquiterpene: 2–5 % Sesquiterpenole: 1–3 %
Eucalyptus globulus *Eucalyptus globulus* Labillardière Myrtengewächse (Myrtaceae)	**Körperlich:** antiviral, schleimlösend, sekretomotorisch (auswurffördernd), fiebersenkend, durchblutungsfördernd **Psychisch:** erfrischend, belebend	Oxide: 65–75 % (v. a. 1,8-Cineol) Monoterpene: 15–20 % (v. a. α-Pinen) Monoterpenole: bis 5 % (v. a. α-Terpineol) Sesquiterpenole: 4 % (v. a. Globulol) Sesquiterpene: bis 3 % Monoterpenketone: 1–2,5 % (v. a. Pinocarvon)
Eucalyptus radiata *Eucalyptus radiata* Siebold Myrtengewächse (Myrtaceae)	**Körperlich:** stark antibakteriell und antiviral, antimykotisch, entzündungshemmend, schleimlösend, sekretomotorisch (auswurffördernd), fiebersenkend, durchblutungsfördernd, schwach entkrampfend **Psychisch:** erfrischend, belebend, konzentrationsfördernd	Oxide: 65–80 % (v. a. 1,8-Cineol) Monoterpene: 10–18 % (v. a. α-Pinen, Limonen) Monoterpenole: 8–15 % (v. a. α-Terpineol) Sesquiterpene: bis 2 % Monoterpenaldehyde: 1 %
Fenchel süß *Foeniculum vulgare* Miller ssp. *vulgare* Miller var. *dulce* Doldengewächse (Apiaceae)	**Körperlich:** antibakteriell, entzündungshemmend, sanft schleimlösend, auswurffördernd, entkrampfend, schmerzstillend, Magen-Darm-Tätigkeit fördernd, gallenflussanregend, stärkend, belebend, östrogenähnlich, milchflussfördernd **Psychisch:** beruhigend, entspannend	Ether: 55–85 % (v. a. trans-Anethol) Monoterpene: 15–30 % (v. a. α-Pinen, Limonen) Monoterpenketone: 0,5–5 % (v. a. Fenchon) Monoterpenole: 1–3 % (v. a. Fenchol) Oxide: bis 4 % (v. a. 1,8-Cineol) Aromatische Aldehyde, Ketone u. Säuren: 0,5–1,5 %
Fichtennadel sibirisch *Abies sibirica* L. Kieferngewächse (Pinaceae)	**Körperlich:** antibakteriell, entzündungshemmend, schleimverdünnend und -lösend, sekretomotorisch (auswurffördernd), stark entkrampfend, nervenstärkend **Psychisch:** stresslösend, ausgleichend	Monoterpene: 45–60 % (v. a. Camphen, α-Pinen) Ester: 32–44 % (v. a. Bornylacetat) Monoterpenole: in Spuren Sesquiterpenole: in Spuren

Ätherisches Öl Handelsbezeichnung	Körperliche und psychische Wirkungen	Hauptinhaltsstoffe
Frangipani *Plumeria acutifolia* Poir Hundsgiftgewächse (Apocynaceae)	**Körperlich:** entspannend **Psychisch:** ausgleichend, inspirierend, euphorisierend, erotisierend	Wenig erforscht, v. a. aromatische Ester wie Benzylbenzoat, Benzylsalicylat, Geranylbenzoat
Ginster *Spartium junceum* L. Schmetterlings- blütengewächse (Fabaceae)	**Körperlich:** entspannend, hautpflegend **Psychisch:** seelisch stark aufhellend, euphorisierend	Aromatische Ester: bis 40 % (v. a. Methylanthranilat 32 %) und aromatische Alkohole: bis 3 % (v. a. Phenylethylalkohol) Aromatische Aldehyde: bis 11 % (v. a. Aminobenzaldehyd) Monoterpenole, Diterpenole, Ester, Monoterpenphenole, Sesquiterpene: in Spuren Andere Stoffgruppen: Indol 5 %
Grapefruit *Citrus paradisi* Macfayden, J. Rautengewächse (Rutaceae)	**Körperlich:** antiseptisch (desinfizierend), immunstimulierend, fiebersenkend, entkrampfend, belebend, durchblutungsfördernd, hautstoffwechselanregend, luftreinigend **Psychisch:** anregend, konzentrationsfördernd, stimmungsaufhellend	Monoterpene: 90–98 % (v. a. (+)-Limonen; Merkaptan in Spuren) Sesquiterpenketone: 0,5–1,8 % (Nootkaton) Monoterpenaldehyde: bis 1,5 % Monoterpenole: bis 1,4 % Cumarine und Furocumarine, Ester, Sesquiterpene (v. a. Valencen): in Spuren
Immortelle *Helichrysum italicum* G. Don. Korbblütengewächse (Asteraceae)	**Körperlich:** Hämatome (Blutergüsse) auflösend, wundheilend, zellregenerierend, lymphabflussfördernd, entstauend, entzündungshemmend, schleimlösend, krampflösend **Psychisch:** ausgleichend, beruhigend, entspannend	Ester: 45–70 % (v. a. Nerylacetat) Sesquiterpenketone: 10–15 % (v. a. Italidione) und Sesquiterpenoxide: bis 1,5 % Monoterpenole: 5–12 % (v. a. Nerol) Monoterpene: 5–15 % (v. a. Limonen) Sesquiterpene: 5–10 % Sesquiterpenole: 3–5 % Oxide: bis 3 % (v. a. 1,8-Cineol)
Ingwer *Zingiber officinalis* Roscoe Ingwergewächse (Zingiberaceae)	**Körperlich:** mild entzündungshemmend, antiviral, schwach auswurffördernd, schmerzstillend, nerventonisierend, hautpflegend, vitalisierend **Psychisch:** stimmungsaufhellend, ausgleichend, stabilisierend, regenerierend, entspannend und aphrodisierend	Sesquiterpene: 60–65 % (v. a. Zingiberen) Monoterpene: 15–20 % (v. a. Camphen, Limonen) Sesquiterpenole: 2–3 % (v. a. Zingiberol) Monoterpenole: 2–3 % Monoterpenaldehyde: 1–2 %, Oxide: 2 % Monoterpenketone: in Spuren
Iris *Iris pallida* var. *florentina* L., *Iris germanica* Schwertliliengewächse (Iridaceae)	**Körperlich:** schleimlösend, hautregenerierend und -pflegend, wundheilend **Psychisch:** ausgleichend, beruhigend, erotisierend	Sesquiterpenketone: 55–75 % (v. a. α- und γ-Iron) Ester der Myristinsäure: 8 % Zahlreiche duftbestimmende Inhaltsstoffe: 0,5–1 %
Jasmin-Absolue *Jasminum grandiflorum* L. Ölbaumgewächse (Oleaceae)	**Körperlich:** krampflösend, hautregenerierend, hormonmodulierend **Psychisch:** stimmungsaufhellend, angstlösend, tonisierend, harmonisierend, aphrodisierend	Aromatische Ester: 40–60 % (v. a. Benzylbenzoat, Benzylacetat, Methylanthranilat in Spuren) und aromat. Alkohole: 5 % (v. a. Benzylalkohol) Diterpenole: 15–45 % (v. a. Phytol) und Sesquiterpenole: 2–8 % (v. a. Farnesol) Ester: 8–10 % (v. a. Phytylacetat) Monoterpenole: 5–15 % (v. a. Linalool, Geraniol) Sesquiterpene, Eugenol: jeweils bis 3 % Sesquiterpenketone: bis 1 % Monoterpenphenole: bis 1 % (p-Cresol) Andere Stoffgruppen: Jasmon, Indol, Jasminlacton, Methyljasmonat in Spuren

Ätherisches Öl Handelsbezeichnung	Körperliche und psychische Wirkungen	Hauptinhaltsstoffe
Kamille blau (Echte Kamille) *Matricaria recutita (L.) Rauschert* Korbblütengewächse (Asteraceae)	Körperlich: stark entzündungshemmend, antibakteriell (v. a. Staphylococcus aureus, Streptokokken), bakterientoxinhemmend (Staphylokokken, Streptokokken), antimykotisch, antiviral, entkrampfend, venentonisierend, wundheilungsfördernd, hautstoffwechselanregend Psychisch: beruhigend, entspannend-ausgleichend.	Sesquiterpene: 45–70 % (v. a. Farnesene, Chamazulen, Bisabolen) Sesquiterpenoxide: 16–45 % (v. a. α-Bisabololoxid) und Sesquiterpenketone 1,5 % (Artemisiaketon) Sesquiterpenole: 5–30 % (v. a. α-Bisabolol) Monoterpene: 5 % Ether: 1,5 % (v. a. Spiroether)
Kamille römisch *Chamaemelum nobile (L.) Allioni* Korbblütengewächse (Asteraceae)	Körperlich: antimykotisch, entzündungshemmend, stark krampflösend und schmerzlindernd, entspannend, hautpflegend, schlaffördernd Psychisch: stark beruhigend und entkrampfend, stresslösend, stärkend, antidepressiv	Ester: 70–80 % (v. a. Isobutyl- und Isoamylangelat) Monoterpenole: 5–10 % (v. a. Pinocarveol) Monoterpenketone: 3–10 % Monoterpene: bis 5 % (v. a. α-Pinen) Sesquiterpene: 1–8 % (v. a. β-Caryophyllen) Oxide: bis 5 % Monoterpenaldehyde: bis 3 %
Kardamom *Elettaria cardamomum L.* Ingwergewächse (Zingiberaceae)	Körperlich: stark antibakteriell und antiviral, antimykotisch, antiseptisch (desinfizierend), entzündungshemmend, entkrampfend, schleimlösend, auswurffördernd, verdauungsfördernd, belebend, herzstärkend Psychisch: stimulierend, belebend, beruhigend, ausgleichend	Oxide: 35–50 % (v. a. 1,8-Cineol) Ester: 32–45 % (v. a. Terpinylacetat) Monoterpene: 5–10 % Monoterpenole: 5–10 % Monoterpenaldehyde: 1–2 % Sesquiterpenole: bis 1 %
Karottensamen *Daucus carota L.* Doldengewächse (Apiaceae)	Körperlich: entzündungshemmend, hautzellregenerierend, hautpflegend und -schützend, venentonisierend, stoffwechselanregend, hormonmodulierend Psychisch: ausgleichend, stärkend	Sesquiterpenole: 50–60 % (v. a. Carotol, Daucol) Monoterpene: 15–25 % (v. a. Pinene) Sesquiterpene: 10–20 % (v. a. β-Bisabolen) Monoterpenole: 2–5 % (v. a. Linalool) Ester: 3 % (v. a. Geranylacetat)
Kiefernnadel *Pinus silvestris L.* Kieferngewächse (Pinaceae)	Körperlich: cortisonähnlich, entzündungshemmend, antiallergisch, schmerzstillend, entkrampfend, kreislaufanregend, nervenstärkend Psychisch: stärkend	Monoterpene: 75–85 % (v. a. α- u. β-Pinen bis 70 %) Sesquiterpene: 10 % (v. a. β-Caryophyllen) Sesquiterpenole: 3 % Ester: 1–5 % (v. a. Bornylacetat) Monoterpenole: bis 1 %
Koriandersamen *Coriandrum sativum L.* Doldengewächse (Apiaceae)	Körperlich: stark antibakteriell, antiviral, antimykotisch, entblähend, verdauungsfördernd, entzündungshemmend, schmerzlindernd, hautpflegend, stärkend, beruhigend Psychisch: belebend-ausgleichend, kräftigend	Monoterpenole: 60–80 % (v. a. Linalool) Monoterpene: 10–20 % (v. a. γ–Terpinen) Ester: 2–7 % (v. a. Geranylacetat, Linalylacetat) Monoterpenketone: 3–5 % (v. a. Borneon = Kampfer)
Kreuzkümmel *Cuminum cyminum L.* Doldengewächse (Apiaceae)	Körperlich: antimykotisch, entzündungshemmend, immunstimulierend, stoffwechselanregend, verdauungsfördernd, entblähend, entkrampfend, schmerzstillend, beruhigend Psychisch: stimmungsaufhellend, belebend, ausgleichend, aphrodisierend	Monoterpene: 30–60 % (v. a. γ-Terpinen, β-Pinen) Monoterpenaldehyde: 30–40 % (v. a. p-Mentha-1,3-dien-7-al) Aromat. Aldehyde: 20–30 % (v. a. Cuminaldehyd) Monoterpenole: bis 4 % (v. a. Carveol) Cumarine: in Spuren (Scopoletin)
Latschenkiefer *Pinus pumilionis syn. Pinus mugo var. mughus* Kieferngewächse (Pinaceae)	Körperlich: cortisonähnlich, entzündungshemmend, antiallergisch, schmerzstillend, entkrampfend, kreislaufanregend, nervenstärkend Psychisch: stärkend	Monoterpene: 75–85 % (v. a. Pinene bis 35 %, δ-3-Caren 18 %, (-)-Limonen) Ester: 4–10 % (v. a. Bornylacetat) Sesquiterpene: 2–5 %

Tabelle: Ätherische Öle von A bis Z

Ätherisches Öl Handelsbezeichnung	Körperliche und psychische Wirkungen	Hauptinhaltsstoffe
Lavandin super *Lavandula burnati Briquet* Lippenblütengewächse (Lamiaceae)	**Körperlich:** antibakteriell, antiviral, entzündungshemmend, zellregenerierend, wundheilend, immunstimulierend, vitalisierend, leicht kreislaufregulierend, muskelentspannend, aber auch muskeltonisierend **Psychisch:** vitalisierend, ausgleichend, beruhigend	Ester: 35–45 % (v. a. Linalylacetat) Monoterpenole: 30–40 % (v. a. Linalool) Monoterpene: 5–10 % (v. a. Ocimene) Monoterpenketone: 4,5–5,5 % (v. a. Borneon = Kampfer!) Oxide: 2,5–3,5 % (v. a. 1,8-Cineol) Sesquiterpene: 2 %
Lavendel fein *Lavandula angustifolia P. Miller* *syn. Lavandula vera* Lippenblütengewächse (Lamiaceae)	**Körperlich:** antibakteriell, antiviral, antiseptisch (desinfizierend), antimykotisch, fiebersenkend, stark immunstimulierend, zellregenerierend, wundheilend, entzündungshemmend, schmerzlindernd, krampflösend, durchblutungsfördernd, blutdruckregulierend, schlaffördernd, insektenabweisend **Psychisch:** ausgleichend, beruhigend, aufbauend, angstlösend und antidepressiv, bei Erschöpfung anregend und erfrischend.	Ester: 40–50 % (v. a. Linalylacetat) Monoterpenole: 30–40 % (v. a. Linalool) Monoterpene: 7–13 % (v. a. Ocimene) Sesquiterpene: bis 8 % (v. a. β-Caryophyllen) Oxide: bis 1,5 % (v. a. 1,8-Cineol, Linalooloxid) Sesquiterpenketone und -oxide, Cumarine, Eugenol, aromatische Säuren u. Aldehyde, aromatische Ester u. Alkohole, Monoterpenketone: in Spuren Sesquiterpenole: in geringen Spuren
Lavendel: Schopflavendel *Lavandula stoechas L.* Lippenblütengewächse (Lamiaceae)	**Körperlich:** antibakteriell (Pseudomonas), entzündungshemmend, schleimverflüssigend und -lösend, zellregenerierend **Psychisch:** stimulierend, geistig anregend	Monoterpenketone: 70–80 % (v. a. Fenchon) Monoterpene: 10 % (v. a. Camphen) Oxide: bis 5 % (v. a. 1,8-Cineol) Monoterpenole: 2–3 % Ester: 2–3 % Sesquiterpene: 1 %
Lavendel: Speiklavendel (frz.) *Lavandula latifolia L. Medikus* *syn. Lavandula spica* Lippenblütengewächse (Lamiaceae)	**Körperlich:** stark antibakteriell, antiviral, antimykotisch, schleimverflüssigend und -lösend, auswurffördernd, krampflösend, schmerzlindernd, herz- und kreislaufanregend, hautstoffwechselanregend, hautregenerierend **Psychisch:** belebend, ausgleichend, konzentrationsfördernd	Monoterpenole: 35–40 % (v. a. Linalool) Oxide: 25–35 % (v. a. 1,8-Cineol) Monoterpenketone: 10–20 % (v. a. Borneon = Kampfer) Monoterpene: 5–8 % (v. a. Pinene) Sesquiterpene: 1–2 % Ester: bis 2 %
Lemongrass *Cymbopogon flexuosus (Nees) Stapf* Süßgräser (Poaceae)	**Körperlich:** antibakteriell, antiviral, antiseptisch, entzündungshemmend, stark immunstärkend, verdauungsfördernd, aktivierend, insektenabweisend **Psychisch:** erfrischend, belebend, konzentrationsfördernd	Monoterpenaldehyde: 70–85 % (v. a. Citral) Monoterpene: 5–10 % (v. a. Limonen) Sesquiterpenole: bis 10 % (v. a. Farnesol) Monoterpenole: bis 6 % (v. a. Geraniol) Sesquiterpenaldehyde: 3 % (v. a. Farnesal) Sesquiterpene, Ester: in Spuren
Limette *Citrus medica L.* Rautengewächse (Rutaceae)	**Körperlich:** antiseptisch (desinfizierend), entzündungshemmend, fiebersenkend, durchblutungsfördernd, hautstoffwechselanregend, luftreinigend **Psychisch:** stimmungsaufhellend, aktivierend, konzentrationsfördernd	Monoterpene: 85 % (v. a. (+)-Limonen bis 65 %) Sesquiterpene: 8 % Monoterpenaldehyde: 4,5–9 % (v. a. Citral)
Linaloeholz *Bursera delpechiana* Balsambaumgewächse (Burseraceae)	**Körperlich:** stark antibakteriell, antiviral und antimykotisch, entkrampfend, stark immunmodulierend, hautpflegend und -stärkend, hautfloraregulierend **Psychisch:** entspannend, entkrampfend, ausgleichend, stärkend	Monoterpenole: 80–90 % (v. a. Linalool) Ester: 10–20 % (v. a. Linalylacetat) Oxide: 3 % (v. a. Linalooloxid) Monoterpene: 1 % Sesquiterpene: in Spuren Monoterpenketone: in geringen Spuren

Ätherisches Öl Handelsbezeichnung	Körperliche und psychische Wirkungen	Hauptinhaltsstoffe
Litsea *Litsea cubeba Persoon* Lorbeergewächse (Lauraceae)	Körperlich: antibakteriell, antiviral, antimykotisch, entzündungshemmend, immunmodulierend, durchblutungsfördernd, entkrampfend, beruhigend, hautpflegend, hautstoffwechselanregend, verdauungsfördernd Psychisch: erfrischend, belebend, konzentrationsfördernd	Monoterpenaldehyde: 70–80 % (v. a. Citral) Monoterpene: 10–15 % (v. a. Limonen) Monoterpenole: 5–10 % (v. a. Linalool, Geraniol, Nerol) Monoterpenketone: bis 4,5 % (v. a. Methylheptenon) Sesquiterpene, Ester: in Spuren
Lorbeer *Laurus nobilis L.* Lorbeergewächse (Lauraceae)	Körperlich: antibakteriell (Staphylo-, Strepto-, Entero-, Gonokokken, Escherichia coli, Klebsiellabakterien), antiviral, antimykotisch (Candida albicans, C. tropicalis und C. pseudotropicalis), schleimlösend, stark auswurffördernd, entkrampfend, ausgleichend, schmerzstillend, entzündungshemmend, hautregenerierend, hautzellerneuernd Psychisch: stärkend, vitalisierend, ausgleichend, stimmungsaufhellend.	Oxide: 35–50 % (v. a. 1,8-Cineol) Monoterpene: 15–20 % (v. a. Pinene, Sabinen) Monoterpenole: 15–20 % (v. a. Linalool) Ester: 8–15 % (v. a. Terpinylacetat) Ether: 2–5 % (v. a. Methyleugenol) Eugenol: bis 3 % Sesquiterpene: 3 %
Majoran *Origanum majorana L.* Lippenblütengewächse (Lamiaceae)	Körperlich: antibakteriell, antiseptisch (desinfizierend), schmerzstillend, nerventonisierend (Parasympathikus), beruhigend Psychisch: stärkend, beruhigend, harmonisierend, ausgleichend	Monoterpene: 40–50 % (v. a. Terpinene) Monoterpenole: 38–45 % (v. a. Terpinen-4-ol) Ester: 5 % (v. a. Geranylacetat) Monoterpenaldehyde: bis 5 % (v. a. Citral) Sesquiterpene: bis 3,5 %
Mandarine *Citrus reticulata Blanco* Rautengewächse (Rutaceae)	Körperlich: antiseptisch (desinfizierend), entkrampfend, belebend, immunstimulierend, hautstoffwechselanregend, durchblutungsfördernd, lymphabflussfördernd Psychisch: stimmungsaufhellend, in physiologischer Dosierung schlaffördernd, angstlösend	Monoterpene: 90–95 % (v. a. (+)-Limonen) Monoterpenaldehyde: bis 1,5 % Sesquiterpenaldehyde: bis 1 % Sesquiterpene: bis 1 % Monoterpenole: 0,5–1 % Aromatische Ester: bis 0,85 % (Methylanthranilat) Cumarine (v. a. Furocumarine): in Spuren
Manuka *Leptospermum scoparium* Myrtengewächse (Myrtaceae)	Körperlich: stark antibakteriell und antimykotisch, antiviral, entzündungshemmend, juckreizstillend, antiallergisch, stark haut- und schleimhautregenerierend, wundheilend, granulationsfördernd, epithelisierend, hämatomauflösend Psychisch: seelisch stabilisierend, stressabbauend, nervenstärkend und -schützend	Sesquiterpene: 65–68 % (v. a. Cadinene) Sesquiterpenketone (Triketone): 25 % (v. a. Leptospermone) Sesquiterpenole: 5,5 % Monoterpene: 2–3 %
Melisse *Melissa officinalis L.* Lippenblütengewächse (Lamiaceae)	Körperlich: antiviral, antibakteriell, entzündungshemmend, schmerzlindernd und -stillend, entkrampfend, beruhigend, herzstärkend, blutdruckregulierend, entblähend, appetitanregend, ausgleichend, antiallergisch Psychisch: ausgleichend, belebend-beruhigend, stärkend, schützend	Sesquiterpene: 40–60 % (v. a. β-Caryophyllen bis 30 %) Monoterpenaldehyde: 25–55 % (v. a. Citral) Monoterpene: 5–7 % Ester: 2–4 % Monoterpenketone: 2–3 % Monoterpenole: 1–5 % Sesquiterpenole: 1–2 %
Mimose *Acacia dealbata* Schmetterlingsblütengewächse (Fabaceae)	Körperlich: entspannend, hautpflegend Psychisch: stimmungsaufhellend, ausgleichend, ermutigend	Vorrangig: aromatische Ester, aromatische Aldehyde und aromatische Ketone Andere Stoffgruppen: Jasmonlacton, Heptadecan, Heptadecen, Nonadecan, Palmitinsäure

Tabelle: Ätherische Öle von A bis Z

Ätherisches Öl Handelsbezeichnung	Körperliche und psychische Wirkungen	Hauptinhaltsstoffe
Muskatellersalbei *Salvia sclarea L.* Lippenblüten- gewächse (Lamiaceae)	**Körperlich:** antibakteriell, antimykotisch, hormonmodulierend, entkrampfend, entspannend **Psychisch:** entspannend, ausgleichend, vitalisierend, inspirierend, aphrodisierend	Ester: 65–80 % (v. a. Linalylacetat) Monoterpenole: 10–22 % (v. a. Linalool) Sesquiterpene: 5–10 % (v. a. Germacren) Monoterpene: 2–3 % Oxide: bis 2 % (Linalooloxid) Sesqui- und Diterpenole: bis 1 % (v. a. Sclareol) Sesquiterpenoxide: 0,4 %
Myrrhe *Commiphora myrrha* Nees syn. *Commiphora molmol* Balsambaum- gewächse (Burseraceae)	**Körperlich:** antibakteriell, stark antiviral, entzündungshemmend, wundheilend, zellregenerierend, adstringierend, hormonell ausgleichend **Psychisch:** stabilisierend, heilt seelische Wunden, sanft aufrichtend, inspirierend	Sesquiterpenoxide: bis 60 % (v. a. Furanosesquiterpene) Sesquiterpene: 20–45 % (v. a. Elemene, Copaen) Sesquiterpenketone (v. a. Curcerenon), Monoterpenole, Monoterpene, Zimtaldehyd und Eugenol: in geringen Spuren
Myrte Anden *Myrtus communis L.* Myrtengewächse (Myrtaceae)	**Körperlich:** schmerzstillend, kortisonähnlich, antirheumatisch, durchblutungsfördernd, immunstimulierend, leicht schleimlösend und expektorierend (auswurffördernd) **Psychisch:** stärkend, aufbauend	Monoterpene: 70–75 % (v. a. α-Pinen bis 64 %) Oxide: 10 % (v. a. 1,8-Cineol) Monoterpenole: 7 % (v. a. Linalool, Myrtenol) Sesquiterpene: 1–1,5 %
Myrte Marokko *Myrtus communis L.* CT Myrtenylacetat Myrtengewächse (Myrtaceae)	**Körperlich:** stark antibakteriell, mukolytisch (schleimverflüssigend) u. expektorierend (auswurffördernd), krampflösend, lymphentstauend, hauttonisierend, hautstoffwechselanregend **Psychisch:** stimmungsaufhellend, stärkend, entspannend, ausgleichend	Monoterpene: 38–45 % (v. a. α-Pinen, Limonen) Ester: 22–28 % (v. a. Myrtenylacetat) Oxide: 20–27 % (v. a. 1,8-Cineol) Monoterpenole: 5–7 % (v. a. Linalool, α-Terpineol) Sesquiterpene: 1,5 % Ether: bis 1,5 % Monoterpenphenole: bis 1 %
Myrte Türkei *Myrtus communis L.* CT Cineol Myrtengewächse (Myrtaceae)	**Körperlich:** stark antiviral, antiseptisch (desinfizierend), schleimlösend, auswurffördernd, hustenreizmildernd, stark abwehrsteigernd, fiebersenkend, Durchblutung der Atemwege fördernd, schmerzlindernd auf Nerven und Muskulatur, nervenstärkend, hautstoffwechselanregend **Psychisch:** belebend, konzentrationsfördernd, schlaffördernd.	Oxide: 40–50 % (v. a. 1,8-Cineol) Monoterpene: 25–35 % (v. a. α-Pinen) Monoterpenole: 12–16 % (v. a. Linalool, Myrtenol) Ester: 6–8 % (v. a. Myrtenylacetat) Sesquiterpene: 1,5 %
Nanaminze *Mentha viridis var. nanah* Lippenblüten- gewächse (Lamiaceae)	**Körperlich:** antiseptisch, antimykotisch, antiviral, stark entzündungshemmend, schleimverdünnend und -lösend, auswurffördernd, kreislaufanregend, appetitanregend, verdauungsfördernd, stark haut- und schleimhautregenerierend, epithelisierend, wundheilungsfördernd **Psychisch:** geistig anregend, belebend, klärend, konzentrationsfördernd.	Monoterpenketone: 50–60 % (v. a. (−)-Carvon) Monoterpene: 20–30 % (v. a. Limonen) Monoterpenole: 10–25 % (v. a. Thujanol) Oxide: 5 % (v. a. 1,8-Cineol) Sesquiterpene: bis 4 %
Narde *Nardostachys jatamansi DC.* Baldriangewächse (Valerianaceae)	**Körperlich:** antibakteriell (Staphylokokken), entzündungshemmend, sanft schleimlösend, antiallergisch, juckreizstillend, hautregenerierend, schmerzstillend, durchblutungsfördernd, venentonisierend, hormonmodulierend, entspannend **Psychisch:** stimmungsaufhellend, beruhigend, stabilisierend, stresslösend, schlaffördernd	Sesquiterpene: 60–66 % (v. a. Patchoulene, Gurjunen) Sesquiterpenketone: 8–15 % (v. a. Valeranon, β-Jonon) und -aldehyde: in Spuren (v. a. Valerianal) Sesquiterpenole: 6–8 % (v. a. Patchoulialkohol, Valerianol) Monoterpene, Monoterpenole: jeweils bis 3 %

Ätherisches Öl Handelsbezeichnung	Körperliche und psychische Wirkungen	Hauptinhaltsstoffe
Nelkenknospen *Syzygium aromaticum* (L.) Merr. et L. M. Perry syn. *Eugenia caryophyllus* (Sprengel) Bullock et S. Harrison Myrtengewächse (Myrtaceae)	Körperlich: stark antibakteriell mit breitem Spektrum, antiviral, antimykotisch, entzündungshemmend, erwärmend, durchblutungsfördernd, stark muskelentkrampfend und schmerzstillend, anästhesierend, immunstimulierend, allgemein tonisierend, uterustonisierend, verdauungsfördernd Psychisch: anregend, stärkend, stimmungsaufhellend.	Eugenol: 70–80 % Aromatische Ester: 10–18 % (v. a. Eugenylacetat) Sesquiterpene: 5–15 % (v. a. β-Caryophyllen) Monoterpene: 2 % Monoterpenole: 1 % Sesquiterpenoxide: 1 %
Neroli *Citrus aurantium* L. ssp. *amara* Rautengewächse (Rutaceae)	Körperlich: stark antibakteriell, antiviral, fiebersenkend, entkrampfend, juckreizstillend, energetisch ausgleichend Psychisch: beruhigend, entspannend, stimmungsaufhellend, ausgleichend	Monoterpenole: 35–45 % (v. a. Linalool) Monoterpene: 20–30 % (v. a. (+)-Limonen, Pinene) Ester: 10–18 % (v. a. Linalylacetat) Sesquiterpenole: 6–10 % Monoterpenaldehyde: 2–5 % (div. Aldehyde) Aromatische Aldehyde: in Spuren Aromatische Ester und Alkohole: in Spuren (v. a. Methylanthranilat) Sesquiterpenketone und -aldehyde: in Spuren Indol, Jasmon und weitere den Duft bestimmende, stickstoffhaltige Verbindungen in Spuren
Niaouli *Melaleuca viridiflora* Solander ex Gaertner Myrtengewächse (Myrtaceae)	Körperlich: antibakteriell (grampositive Kokken, Staphylococcus aureus, Streptokokken der Gruppe A und B), antiseptisch (desinfizierend), antiviral, antimykotisch, entzündungshemmend, schmerzstillend, schleimlösend, auswurffördernd, zellregenerierend, hautschützend, hautstoffwechselanregend, bindegewebsstabilisierend, insektenabweisend (v. a. Mücken) Psychisch: stärkend, klärend, belebend.	Oxide: 40–60 % (v. a. 1,8-Cineol) Monoterpene: 15–20 % (v. a. α-Pinen) Sesquiterpenole: 10–15 % (v. a. Viridiflorol) Monoterpenole: 7–15 % (v. a. α-Terpineol) Sesquiterpene: 1–3 % Andere Stoffgruppen: Schwefelverbindungen in Spuren
Orange *Citrus sinensis* ssp. *dulcis* (L.) Persoon Rautengewächse (Rutaceae)	Körperlich: antibakteriell, antiviral, immunstimulierend, entzündungshemmend, durchblutungsfördernd, kreislaufbelebend, lymphflussanregend, entkrampfend Psychisch: belebend, entspannend, aufhellend	Monoterpene: 92–97 % (v. a. (+)-Limonen) Monoterpenole: bis 3 % Monoterpenaldehyde: bis 3 % Sesquiterpene: 0,3 % (v. a. Valencen) Sesquiterpenaldehyde: 0,1 % (v. a. Sinensal) und Sesquiterpenketone: in Spuren Cumarine (v. a. Furocumarine): in Spuren
Osmanthus *Osmanthus fragrans* Ölbaumgewächse (Oleaceae)	Körperlich: entzündungshemmend, schmerzlindernd, schleimlösend, sehr hautpflegend, -regenerierend, -stoffwechselanregend, wundheilend Psychisch: angstlösend, ausgleichend, stimmungshebend, stabilisierend, inspirierend	Sesquiterpenketone: 25 % (v. a. α- und β-Jonon) Monoterpene: 9–20 % (v. a. Ocimen) Oxide: 12–16 % (v. a. Linalooloxid) Monoterpenole: 2–25 % (v. a. Linalool) und viele weitere den Duft bestimmende Inhaltsstoffe
Palmarosa *Cymbopogon martinii* (Roxb.) Will. Watson var. *motia* Süßgräser (Poaceae)	Körperlich: stark antimykotisch, stark antibakteriell, antiviral, herz- und kreislaufschützend, nervensystemtonisierend, besonders hautpflegend und -regenerierend, immunsystemausgleichend, insektenabweisend Psychisch: tröstend, emotional ausgleichend, stressabbauend, stimulierend	Monoterpenole: 80–85 % (v. a. Geraniol) Ester: 10–15 % (v. a. Geranylacetat und -formiat) Monoterpenaldehyde: bis 5 % Sesquiterpene: bis 2 % Sesquiterpenole: 1,5 %

Ätherisches Öl Handelsbezeichnung	Körperliche und psychische Wirkungen	Hauptinhaltsstoffe
Patchouli *Pogostemon cablin (Blanco) Bentham* Lippenblütengewächse (Lamiacea)	**Körperlich:** entspannend, entkrampfend, hautpflegend und -regenerierend, venentonisierend, schwach antimykotisch, insektenabweisend, parasitenabweisend **Psychisch:** stimmungsaufhellend, ausgleichend, stärkend, aphrodisierend	Sesquiterpene: 40–60 % (v. a. Bulnesene) Sesquiterpenole: 30–60 % (v. a. Patchoulol) Sesquiterpenoxide: 6 % (v. a. Bulnesenoxid) und Sesquiterpenketone: 3,5 % (v. a. Patchoulenon)
Petit grain Bitterorange *Citrus aurantium L. ssp. amara var. pumilia* Rautengewächse (Rutaceae)	**Körperlich:** antibakteriell, antimykotisch, entzündungshemmend, schmerzstillend, entspannend, entkrampfend, ausgleichend, blutdruckregulierend, schlaffördernd **Psychisch:** ausgleichend, stärkend, stark stimmungsaufhellend, entspannend	Ester: 60 % (v. a. Linalylacetat) Monoterpenole: 25–35 % (v. a. Linalool) Monoterpene: 5–10 % (v. a. Ocimen, (+)-Limonen) Monoterpenaldehyde: bis 3 % Sesquiterpene: bis 3 % Sesquiterpenole: bis 2 % (v. a. Spathuleol) Sesquiterpenketone: 1 % (β-Damascenon, β-Jonon) Oxide, aromatische Aldehyde: in Spuren Weitere den Duft bestimmende Stoffe: in Spuren
Petit grain Mandarine *Citrus reticulata Blanco* Rautengewächse (Rutaceae)	**Körperlich:** entzündungshemmend, harmonisierend, entspannend, entkrampfend, belebend **Psychisch:** modulierend, anregend-beruhigend, stresslösend, schlaffördernd	Aromatische Ester: 50 % (v. a. Methylanthranilat) Monoterpene: 45–50 % (v. a. γ-Terpinen) Sesquiterpene: bis 3 % (v. a. β-Caryophyllen) Sesquiterpenoxide: bis 0,5 % Ether: bis 0,5 %
Pfeffer schwarz *Piper nigrum L.* Pfeffergewächse (Piperaceae)	**Körperlich:** entzündungshemmend, sanft schleimlösend, durchblutungsfördernd, erwärmend, schmerzstillend, entkrampfend, belebend, hautstoffwechselanregend **Psychisch:** stimmungsaufhellend, belebend, erdend, aufbauend	Monoterpene: 70–80 % (v. a. Limonen, Pinene) Sesquiterpene: 20–30 % (v. a. β-Caryophyllen 10–25 %) Monoterpenole: bis 3 % Sesquiterpenoxide: in Spuren
Pfefferminze *Mentha piperita L.* Lippenblütengewächse (Lamiaceae)	**Körperlich:** antibakteriell (v. a. Staphylococcus aureus), antiviral, antimykotisch, entzündungshemmend, abwehrsteigernd, entkrampfend, entblähend, verdauungsfördernd, entgiftend, reinigend, zellerneuernd, epithelisierend, granulationsfördernd, schmerzstillend, durchblutungsfördernd, fiebersenkend, schweißtreibend, erwärmend und kühlend **Psychisch:** erfrischend und klärend, konzentrationsfördernd.	Monoterpenole: 40–45 % (v. a. Menthol) Monoterpenketone: 25 % (v. a. Menthon) Oxide: 5–8 % (v. a. Menthofuran) Ester: bis 8 % (v. a. Menthylacetat) Monoterpene: 3–5 %
Ravintsara *Cinnamomum camphora CT 1,8-Cineol* Lorbeergewächse (Lauraceae)	**Körperlich:** antiviral, antibakteriell, entzündungshemmend, mukolytisch (schleimverflüssigend), expektorierend (auswurffördernd), nerven- und muskeltonisierend, immunstimulierend, hautstoffwechselanregend **Psychisch:** belebend, stärkend	Oxide: 55–65 % (v. a. 1,8-Cineol) Monoterpene: 15–25 % (v. a. Pinene, Sabinen) Monoterpenole: 10–15 % (v. a. α-Terpineol) Eugenol: 5 % Sesquiterpene: 3 % Monoterpenketone: bis 1,5 % Ether: 1 %
Rhododendron *Rhododendron anthopogon* Heidekrautgewächse (Ericaceae)	**Körperlich:** entzündungshemmend, durchblutungsfördernd, schmerzstillend, kortisonähnlich, antirheumatisch, immunstimulierend **Psychisch:** kräftigend, aufbauend, klärend	Monoterpene: 64 % (v. a. Pinene bis 40 %, Limonen 10 %) Sesquiterpene: 12 % (v. a. β-Caryophyllen, Cadinene) Sesquiterpenole: 2 % Monoterpenole: 2 %

Ätherisches Öl Handelsbezeichnung	Körperliche und psychische Wirkungen	Hauptinhaltsstoffe
Riesentanne *Abies grandis* L. Kiefergewächse (Pinaceae)	**Körperlich:** stark antibakteriell, antiviral, immunstimulierend, entzündungshemmend, kortisonähnlich, schmerzstillend, entkrampfend **Psychisch:** aufrichtend, aufhellend, angstlösend	Monoterpene: 60–70 % (v. a. Pinene 34 %, (–)-Limonen) Ester: 20 % (v. a. Bornylacetat) Sesquiterpene: 4 % (viele in Spuren) Monoterpenole: in Spuren
Rosen-Destillat *Rosa damascena* P. Miller Rosengewächse (Rosaceae)	**Körperlich:** stark antibakteriell, antiviral, antimykotisch, antiseptisch (desinfizierend), immunstimulierend, entzündungshemmend, lymphflussanregend, wundheilend, hautregenerierend, entkrampfend, beruhigend, nerven- und herzstärkend, hormonmodulierend **Psychisch:** stärkend, ausgleichend, harmonisierend, stressreduzierend, öffnend, aphrodisierend	Monoterpenole: 65–75 % (v. a. Citronellol, Geraniol) Ester: bis 4 % (v. a. Citronellylacetat, Geranylacetat) Aromatische Alkohole: 2–3 % (v. a. Phenylethylalkohol) Ether: 2–3 % (Methyleugenol) Sesquiterpene: 1,5–3 % Sesquiterpenole: 1,5 % Oxide: bis 1 % (Rosenoxide) Sesquiterpenketone: bis 1 % (Rosenketone) Eugenol, Monoterpenaldehyde, Monoterpene, aromat. Säuren und weitere Stoffgruppen: in Spuren
Rosen-Absolue *Rosa damascena* P. Miller Rosengewächse (Rosaceae)	**Körperlich:** schmerzlindernd, entkrampfend, tonisierend **Psychisch:** stark stimmungsaufhellend, harmonisierend, ausgleichend, euphorisierend	Aromatische Alkohole: 60–75 % (v. a. Phenylethylalkohol) und aromatische Ester: 5 % (v. a. Phenylethylacetat) Monoterpenole: 8–10 % (v. a. Citronellol) Ether: 0,4–3 % (Methyleugenol) Eugenol: bis 2 % Sesquiterpene: 0,5–1,5 % Sesquiterpenole, Ester: jeweils bis 1,5 % Oxide (v. a. Rosenoxide), Sesquiterpenketone (v. a. Rosenketone), aromatische Säuren, Monoterpene, Monoterpenaldehyde: in Spuren
Rosengeranie *Pelargonium x asperum* Ehrhart ex Willdenow Typ Bourbon Storchenschnabelgewächse (Geraniaceae)	**Körperlich:** stark antiviral, antibakteriell, antimykotisch, antiseptisch (desinfizierend), immunmodulierend, lymphflussanregend, hormonmodulierend, blutdruckregulierend, herz-kreislaufregulierend u. -stärkend, beruhigend, entkrampfend, schmerzlindernd, hautpflegend, wundheilend, hämatomauflösend, haut- und schleimhautflorareguierend, insektenabweisend **Psychisch:** stärkend, harmonisierend, ausgleichend, »herztröstend«	Monoterpenole: 50–65 % (v. a. Citronellol, Geraniol) Ester: 15–30 % (v. a. Geranylacetat) Monoterpenketone: 5–10 % (v. a. Iso-Menthon) Sesquiterpene: 5–8 % Sesquiterpenole: 5–7 % Monoterpenaldehyde: 5 % (v. a. Citral) Oxide: 3–5 % (v. a. Rosenoxide) Aromatische Ester, Eugenol: in Spuren
Rosenholz *Aniba parviflora* (Meissner) Mez. syn. *Aniba rosaeodora* Lorbeergewächse (Lauraceae)	**Körperlich:** antiviral, antibakteriell, antimykotisch, fiebersenkend, immunmodulierend, nerven- und herzstärkend, hautpflegend **Psychisch:** entspannend, ausgleichend, sanft aufrichtend	Monoterpenole: 85–95 % (v. a. Linalool) Oxide: 2–8 % (v. a. Linalooloxid, 1,8-Cineol) Monoterpene: bis 2 % Monoterpenaldehyde: 1 % Sesquiterpene: 1 % Aromatische Ketone: 0,2 %
Rosmarin Cineol *Rosmarinus officinalis* L. CT 1,8-Cineol Lippenblütengewächse (Lamiaceae)	**Körperlich:** antibakteriell (Staphylococcus aureus u. epidermis), antiviral, stark antiseptisch, antimykotisch, entzündungshemmend, schleimlösend und auswurffördernd, schmerzlindernd, durchblutungsfördernd, kreislauf- und stoffwechselanregend, hautstoffwechselanregend **Psychisch:** anregend, gedächtnisstärkend und konzentrationsfördernd.	Oxide: 45–50 % (v. a. 1,8-Cineol) Monoterpene: 23–35 % (v. a. Pinene, Camphen) Monoterpenketone: 10–15 % (v. a. Borneon = Kampfer) Monoterpenole: 5–8 % (v. a. Borneol) Sesquiterpene: 5 % Ester: 1–2 % (v. a. Bornylacetat)

Ätherisches Öl Handelsbezeichnung	Körperliche und psychische Wirkungen	Hauptinhaltsstoffe
Rosmarin Kampfer *Rosmarinus officinalis L.* CT Kampfer Lippenblütengewächse (Lamiaceae)	Körperlich: in niedriger Dosierung stimulierend, anregend; in höherer Dosierung entzündungshemmend, entkrampfend, schmerzstillend Psychisch: in niedriger Dosierung anregend, konzentrationsfördernd	Monoterpenketone: 30 % (v. a. Borneon = Kampfer) Monoterpene: 25–40 % (v. a. Pinene, Camphen) Oxide: 15–20 % (v. a. 1,8-Cineol) Monoterpenole: 5–7 % (v. a. Borneol) Ester: 2 % (v. a. Bornylacetat)
Rosmarin Verbenon *Rosmarinus officinalis L.* CT Verbenon Lippenblütengewächse (Lamiaceae)	Körperlich: antibakteriell, antiviral, schleimlösend und auswurffördernd, gallesekretionsfördernd, verdauungsfördernd, entgiftend, krampflösend Psychisch: stimmungsaufhellend, belebend	Monoterpene: 45–54 % (v. a. Pinene, Camphen) Monoterpenketone: 10–18 % (v. a. Verbenon, Borneon = Kampfer) Oxide: 10–15 % (v. a. 1,8-Cineol) Ester: 10–13 % (v. a. Bornylester) Monoterpenole: 5–10 % (v. a. Borneol) Sesquiterpene: bis 1 %
Salbei *Salvia officinalis L.* Lippenblütengewächse (Lamiaceae)	Körperlich: stark antiviral, antibakteriell, antimykotisch, schleimverflüssigend und -lösend, fiebersenkend, lymph- und gallenflussanregend, östrogenähnlich, entblähend, wundheilend, zellregenerierend, gute Narbenbildung fördernd Psychisch: entspannend und klärend, konzentrationsfördernd, gedächtnisstärkend	Monoterpenketone: 30–60 % (v. a. Thujon!) Oxide: 8–15 % (v. a. 1,8-Cineol) Monoterpene: 5–15 % (v. a. Pinene, Camphen) Sesquiterpene: 5–15 % Monoterpenole: 5–10 % (v. a. Borneol) Sesquiterpenole: 1–4 % und Diterpenole: in Spuren (Salviol) Ester: 2 %, Sesquiterpenoxide: bis 2 %
Sandelholz *Santalum album L.* Sandelholzgewächse (Santalaceae)	Körperlich: antibakteriell, schwach antimykotisch, antiseptisch (desinfizierend), entzündungshemmend, stoffwechselanregend, lymphflussanregend, venentonisierend, hormonmodulierend, hautregenerierend, ausgleichend Psychisch: stärkend, aufrichtend, harmonisierend, reizmindernd, aphrodisierend	Sesquiterpenole: 85–95 % (v. a. Santalole) Sesquiterpene: 5–10 % (v. a. Santalene) Sesquiterpenketone und -aldehyde: 5,5 % Eugenol und Derivate, Ester, Monoterpenole: in Spuren
Schafgarbe *Achillea millefolium L.* Doldengewächse (Apiaceae)	Körperlich: entzündungshemmend, antiseptisch (desinfizierend), wundheilend, narbenbildend, entkrampfend, entspannend Psychisch: anregend, stärkend	Sesquiterpene: 30–50 % (v. a. Chamazulen) Monoterpene: 20–30 % (v. a. Pinene, Sabinen) Monoterpenketone: 10–20 % (v. a. Borneon = Kampfer) Sesquiterpenketone: bis 9 % (v. a. Artemisiaketon) Monoterpenole: 8 % (v. a. Terpinen-4-ol) Oxide: 4–10 % (v. a. 1,8-Cineol) Sesquiterpenole: 5 % (v. a. Nerolidol) Ester: 3 %
Styrax *Liquidambar orientalis* Pococke Zaubernussgewächse (Hamamelidaceae)	Körperlich: antiseptisch (desinfizierend), entzündungshemmend, epithelisierend, granulationsfördernd, wundheilend, auswurffördernd, mild schleimlösend, antiparasitär (Krätzmilben) Psychisch: entspannend, angstlösend	Vorrangig aromatische Ester, z. B. Benzylester, Zimtsäureester, und aromatische Alkohole, z. B. Zimtalkohol, Benzylalkohol Aromatische Aldehyde, z. B. Vanillin, und aromatische Säuren, z. B. Benzoesäure
Tea-Tree *Melaleuca alternifolia* Maiden Myrtengewächse (Myrtaceae)	Körperlich: antibakteriell (grampositive Staphylokokken, Proteus vulgaris u. and. Enterobakterien), antiviral, antimykotisch (Candida albicans, Trichomonaden), antiseptisch (desinfizierend), entzündungshemmend, abwehrsteigernd, schmerzlindernd, durchblutungsfördernd, aquaretisch, hautregenerierend, juckreizstillend (v. a. bei Insektenstichen), insektenabweisend Psychisch: stabilisierend, vitalisierend.	Monoterpene: 35–50 % (v. a. Terpinene) Monoterpenole: 30–45 % (v. a. Terpinen-4-ol) Oxide: 3–15 % (v. a. 1,8-Cineol) Sesquiterpene: 4,5–8 % (v. a. Viridifloren) Sesquiterpenole: bis 1 % (v. a. Viridiflorol)

Ätherisches Öl Handelsbezeichnung	Körperliche und psychische Wirkungen	Hauptinhaltsstoffe
Thymian Linalool *Thymus vulgaris L.* CT Linalool (frz.) Lippenblütengewächse (Lamiaceae)	**Körperlich:** antibakteriell, antiviral, antimykotisch, immunstimulierend, herz- und kreislaufstärkend, entkrampfend, hautpflegend **Psychisch:** ausgleichend, stimmungsaufhellend, vitalisierend, stärkend, konzentrationsfördernd	Monoterpenole: 75 % (v. a. Linalool) Ester: 6–15 % (v. a. Linalylacetat) Monoterpene: bis 5 % Sesquiterpene: bis 5 % Monoterpenphenole: 3 % (v. a. Thymol)
Thymian Thujanol *Thymus vulgaris L.* CT Thujanol-4 Lippenblütengewächse (Lamiaceae)	**Körperlich:** antibakteriell (Chlamydien), stark antiviral, antimykotisch, entzündungshemmend, schmerzstillend, leberzellenstimulierend, stark immunstärkend, entkrampfend **Psychisch:** nervenstärkend und ausgleichend	Monoterpenole: 54–60 % (v. a. Thujanol-4 bis 30 %, Terpinen-4-ol) Monoterpene: 28 % (v. a. Terpinene) Ester: 9–11 % (v. a. cis-, trans-Carvylacetat) Sesquiterpene: 2,5–5 % (v. a. β-Caryophyllen)
Thymian Thymol *Thymus vulgaris L.* CT Thymol Lippenblütengewächse (Lamiaceae)	**Körperlich:** antibakteriell (Escherichia coli und Streptococcus B), antimykotisch, stark antiseptisch (desinfizierend), entzündungshemmend, immunstimulierend, schleimlösend, auswurffördernd, bronchiospasmolytisch (bronchienentkrampfend), durchblutungsfördernd, blutdruckanregend, erwärmend, verdauungsfördernd, appetitanregend, schmerzstillend, anästhesierend, allgemein tonisierend **Psychisch:** mobilisierend, stärkend	Monoterpenphenole: 30–55 % (v. a. Thymol) Monoterpene: 20–40 % (v. a. p-Cymen) Monoterpenole: 3–10 % (v. a. Linalool) Sesquiterpene: 2–5 % Oxide: 2 % (1,8-Cineol)
Thymian Mastichina *Thymus mastichina* Lippenblütengewächse (Lamiaceae)	**Körperlich:** stark antibakteriell, antiviral, antiseptisch (desinfizierend), schleimverflüssigend und -lösend, expektorierend (auswurffördernd), immunstimulierend, hautpflegend, hautstoffwechselanregend, tonisierend **Psychisch:** geistig anregend, belebend	Oxide: 50–65 % (v. a. 1,8-Cineol) Monoterpenole: 30–40 % (v. a. Linalool) Monoterpene: 9–14 % (v. a. Pinene, Terpinolen) Ester: bis 5 % (v. a. Terpinylacetat) Monoterpenketone: bis 4 % (v. a. Borneon = Kampfer) Monoterpenphenole: unter 4 % (Carvacrol) Sesquiterpene: 1–2 % Sesquiterpenole: 1–2 %
Tonka *Dipteryx odorata Wild* Schmetterlingsblütengewächse (Fabaceae)	**Körperlich:** entzündungshemmend, lymphflussanregend, durchblutungsfördernd, erwärmend, schmerzlindernd, stark entkrampfend, entspannend, schlaffördernd, hormonmodulierend, hautregenerierend **Psychisch:** stimmungsaufhellend, ausgleichend-belebend, mild angstlösend, aphrodisierend	Cumarine: 60 % (α-Benzopyron = Cumarin) Aromatische Aldehyde: in Spuren Außerdem Lösungsmittel, z. B. Weingeist
Tuberose *Polianthes tuberosa L.* Amaryllisgewächse (Amaryllaceae)	**Körperlich:** entkrampfend, schmerzlindernd, entspannend, hautpflegend **Psychisch:** angstlösend, seelisch stabilisierend, besänftigend, sinnlich	Ether: bis 50 % (v. a. Isomethyleugenol) Aromatische Ester und aromatische Alkohole: bis 20 % (Betylbenzoat, Methylanthranilat, Methylsalicylat, Benzylalkohol)
Tulsi *Ocimum sanctum L.* Lippenblütengewächse (Lamiaceae)	**Körperlich:** antiviral, antibakteriell, entzündungshemmend, fiebersenkend, durchblutungsfördernd, herzstärkend, schmerzstillend, entkrampfend, uterustonisierend (in hoher Dosis), stark vitalisierend, immunsystemstärkend **Psychisch:** stärkend und vitalisierend	Eugenol: 50–70 % Ether: 20–25 % (v. a. Methyleugenol) Sesquiterpene: 5–15 % (v. a. β-Caryophyllen) Ester: in Spuren Monoterpenole: in Spuren Monoterpenaldehyde: in Spuren

Tabelle: Ätherische Öle von A bis Z

Ätherisches Öl Handelsbezeichnung	Körperliche und psychische Wirkungen	Hauptinhaltsstoffe
Vanille *Vanilla fragrans* L. syn. *Vanilla planifolia* Andr. Orchideengewächse (Orchidaceae)	**Körperlich:** antibakteriell, antimykotisch, entzündungshemmend, spasmolytisch (krampflösend), schmerzstillend (v. a. bei chronischen Schmerzen) **Psychisch:** schlaffördernd, beruhigend, ausgleichend, Geborgenheit und Wärme vermittelnd, aphrodisierend	Aromatische Aldehyde: 80 % (v. a. Vanillin) Aromatische Ester und Alkohole: in Spuren Isoeugenol: in Spuren Monoterpenphenole: in Spuren
Vetiver *Vetiveria zizanoides* (L.) Nash Süßgräser (Poaceae)	**Körperlich:** antibakteriell (grampositive Bakterien), antimykotisch, entzündungshemmend, sanft schleimlösend, antiallergisch, juckreizstillend, hautregenerierend, hormonell ausgleichend, immunstimulierend, venentonisierend **Psychisch:** stimmungsaufhellend, erdend, regenerierend, aufbauend, ausgleichend, nervenberuhigend	Sesquiterpene: 45–50 % (v. a. Vetivene) Sesquiterpenole: 35 % (v. a. Vetiverol, Khusimol) Sesquiterpenketone: 15 % (v. a. Vetivone, Vetiveron, Khusimon) Ester: in Spuren (Vetiverylacetat)
Wacholderbeere *Juniperus communis* (L.) Zypressengewächse (Cupressaceae)	**Körperlich:** antibakteriell, entzündungshemmend, stoffwechselanregend, entschlackend, aquaretisch (entwässernd ohne Elektrolytverlust), mild diuretisch (harntreibend), verdauungsfördernd, durchblutungsanregend, entkrampfend, schmerzlindernd, kortisonähnlich **Psychisch:** klärend, belebend, stimulierend, konzentrationsfördernd.	Monoterpene: 75–80 % (v. a. α-Pinen) Monoterpenole: 5–10 % (v. a. Terpinen-4-ol) Sesquiterpene: 3–10 % Sesquiterpenole, Ester, Monoterpenaldehyde, Monoterpenketone: in Spuren
Wacholder: Virginiawacholder *Juniperus virginiana* L. Zypressengewächse (Cupressaceae)	**Körperlich:** venentonisierend, lymphanregend, entschlackend, hautpflegend, hautregenerierend, hormonmodulierend **Psychisch:** emotional ausgleichend, seelisch stabilisierend	Sesquiterpene: 50–65 % (v. a. Cedrene) Sesquiterpenole: 25–40 % (v. a. Cedrol)
Weihrauch arabisch Aden/Jemen *Boswellia sacra* syn. *carterii* Birdw. Balsambaumgewächse (Burseraceae)	**Körperlich:** antiviral, antibakteriell, antiseptisch, entzündungshemmend, schleimlösend, expektorierend (auswurffördernd), entkrampfend (glatte Muskulatur), schmerzlindernd, durchblutungsfördernd, immunstimulierend, kortikomimetisch (regulierend auf die Nebennierenrinde), Narbenbildung fördernd, hautregenerierend, fette Haut regulierend, adstringierend **Psychisch:** inspirierend, angstlösend.	Monoterpene: 60–75 % (v. a. α-Pinen) Sesquiterpene: 5–15 % (v. a. β-Caryophyllen) Monoterpenketone: 6,5 % (v. a. Verbenon) Monoterpenole: 5 % Oxide: bis 5 % Ester: 1–2 % Sesquiterpenole: 1–2 % Sesquiterpenoxide: 1 %
Weihrauch arabisch Eritrea/Äthiopien *Boswellia sacra* syn. *carterii* Birdw. Balsambaumgewächse (Burseraceae)	**Körperlich:** stark entspannend und entkrampfend, hormonmodulierend **Psychisch:** stärkend, ausgleichend, entspannend	Ester: 55 % (v. a. Octylacetat) Monoterpenaldehyde: 8 % (v. a. Octanal) Monoterpene: 5 % Diterpenole: 2,5 % (v. a. Incensol) Monoterpenole: 3 %
Weißtanne *Abies alba* Mill. Kieferngewächse (Pinaceae)	**Körperlich:** stark antiviral, antibakteriell und immunstimulierend, schmerzlindernd, entzündungshemmend, durchblutungsfördernd, erwärmend **Psychisch:** stimmungsaufhellend, stärkend und aufrichtend, geistig klärend	Monoterpene: 80–90 % (v. a. (–)-Limonen bis 54 %, α-Pinen) Ester: 4,5–10 % (v. a. Bornylacetat) Sesquiterpene: 2–6 % Monoterpenole: in Spuren

Ätherisches Öl Handelsbezeichnung	Körperliche und psychische Wirkungen	Hauptinhaltsstoffe
Wintergrün *Gaultheria fragrantissima Wall.* Heidekrautgewächse (Ericaceae)	**Körperlich:** stark entzündungshemmend und schmerzstillend, entkrampfend **Psychisch:** in niedrigster Dosierung entspannend und euphorisierend	Aromatische Ester: 99 % (Methylsalicylat) Sesquiterpene, Monoterpene, Monoterpenole: in Spuren
Ylang Ylang extra *Cananga odorata (Lam.) Hook. F. et Thomson* Flaschenbaumgewächse (Annonaceae)	**Körperlich:** immunmodulierend, entspannend, entkrampfend, schmerzlindernd, stärkend, hautpflegend, tonisierend **Psychisch:** stimmungsaufhellend, vitalisierend, erdend, ausgleichend, beruhigend, erotisierend	Aromatische Ester: 40–45 % (v. a. Benzylacetat, Benzylbenzoat) und aromatische Alkohole: in Spuren Sesquiterpene: 26 % (v. a. Germacren, β-Caryophyllen) Monoterpenole: 10–24 % (v. a. Linalool) Ether: 7–15 % (p-Cresol-Methylether) Ester: 7–12 % (v. a. Geranylacetat) Sesquiterpenole: 1–1,5 % Monoterpenphenole: 1 % Eugenol und Isoeugenol, Monoterpene: in Spuren
Ylang Ylang komplett *Cananga odorata (Lam.) Hook. F. et Thomson* Flaschenbaumgewächse (Annonaceae)	**Körperlich:** antiallergisch, juckreizstillend, entzündungshemmend, zellregenerierend, wundheilend, immunmodulierend **Psychisch:** stimmungsaufhellend, vitalisierend, erdend, ausgleichend, beruhigend, erotisierend	Sesquiterpene: 55–70 % (v. a. Germacren, β-Caryophyllen) Aromatische Ester: 15–20 % (v. a. Benzylbenzoat, Benzylacetat) und aromatische Alkohole: in Spuren Monoterpenole: 10–20 % (v. a. Linalool) Ether: 7–15 % (v. a. p-Cresol-Methylether) Ester: 12 % (v. a. Geranylacetat) Sesquiterpenole: 1–1,5 % Monoterpenphenole: 1 % Eugenol und Isoeugenol, Monoterpene: in Spuren
Ysop decumbens *Hyssopus officinalis L. var. montana (ex decumbens)* Lippenblütengewächse (Lamiaceae)	**Körperlich:** stark antiviral, antibakteriell, antimykotisch, entzündungshemmend, schleimverflüssigend und -lösend, auswurffördernd, durchblutungsfördernd, kreislaufanregend, hautstoffwechselanregend **Psychisch:** belebend, stärkend, konzentrationsfördernd	Oxide: 40–60 % (v. a. 1,8-Cineol) Monoterpene: 20–30 % (v. a. β-Pinen) Monoterpenole: 6 % Monoterpenketone: 6 % (v. a. Isopinocamphon) Sesquiterpene: 2 % Sesquiterpenole: 1 %
Zedernholz *Cedrus atlantica Manet* Kieferngewächse (Pinaceae)	**Körperlich:** entzündungshemmend, juckreizstillend, antiallergisch (antihistaminisch), schmerzstillend, schleimlösend, expektorierend (auswurffördernd), antiparasitär **Psychisch:** stimmungsaufhellend, stärkend, beruhigend, harmonisierend, angstlösend	Sesquiterpene: 75–80 % (v. a. Himachalene) Sesquiterpenole: 3–15 % (v. a. Himachalol) Sesquiterpenketone: 3–12 % (v. a. Atlantone) und Sesquiterpenoxide: 1 % (v. a. Himachalenoxid)
Zimtblätter *Cinnamomum ceylanicum Blume syn. Cinnamomum verum* Lorbeergewächse (Lauraceae)	**Körperlich:** stark antibakteriell mit breitem Spektrum, stark antimykotisch, antiviral, entzündungshemmend, durchblutungsfördernd, erwärmend, stark muskelentkrampfend, anästhesierend (betäubend), stark schmerzstillend, allgemein tonisierend (auch auf die Gebärmutter!), verdauungsfördernd **Psychisch:** belebend, anregend, stärkend	Eugenol: 80–90 % und Zimtaldehyd: 3 % Aromatische Ester: 10 % (v. a. Benzylbenzoat) Sesquiterpene: 6 % (v. a. β-Caryophyllen) Monoterpene: 5 % Monoterpenole: 5 % Aromatische Aldehyde: bis 3 % Oxide: in Spuren

Ätherisches Öl Handelsbezeichnung	Körperliche und psychische Wirkungen	Hauptinhaltsstoffe

Zimtrinde
Cinnamomum ceylanicum Blume
syn. *Cinnamomum verum*
Lorbeergewächse (Lauraceae)
	Körperlich: stark antibakteriell (Streptococcus B, Streptococcus D, Escherichia coli, Staphylococcus aureus, Staphylococcus epidermis), antiviral, antimykotisch, durchblutungsfördernd, erwärmend, schmerzstillend
	Psychisch: anregend, belebend, stärkend
		Zimtaldehyd: 55–75 %
		  und Eugenol: 5–10 %
		Aromatische Ester: 5–7 % (v. a. Cinnamylacetat, Benzylbenzoat)
		  und aromatische Alkohole: 1 %
		Monoterpene: 6–8 %
		Monoterpenole: bis 5 % (v. a. Linalool)
		Sesquiterpene: 2–4 %
		Cumarine, Ether, aromatische Aldehyde:
		  in Spuren

Zitrone *Citrus limon* (L.) Burm. f. Rautengewächs (Rutaceae)	Körperlich: antiseptisch (desinfizierend), entzündungshemmend, fiebersenkend Psychisch: stimmungsaufhellend, aktivierend und konzentrationsfördernd	Monoterpene: 90–95 % (v. a. (+)-Limonen 60–80 %) Monoterpenaldehyde: 3–10 % (v. a. Citral) Monoterpenole: bis 3 % Cumarine (v. a. Furocumarine): 1,5 % Sesquiterpene: 1–3 % Sesquiterpenketone und Ester: in geringen Spuren
Zypresse *Cupressus sempervirens* L. Zypressengewächse (Cupressaceae)	Körperlich: antiseptisch (desinfizierend), entzündungshemmend, juckreizstillend, antiallergisch (anithistaminisch), sanft adstringierend (zusammenziehend), gefäßverengend (im Bereich der Bronchien gefäßerweiternd), entkrampfend, entstauend, schmerzstillend, sanft hormonmodulierend, desodorierend, insektenabweisend Psychisch: konzentrationsfördernd, strukturierend, ausgleichend, stärkend, klärend.	Monoterpene: 65–85 % (v. a. α-Pinen bis 62 %, delta-3-Caren) Sesquiterpenole: bis 10 % (v. a. Cedrol) und Diterpenole: 0,5 % (v. a. Abienol) Sesquiterpene: 5–10 % (v. a. Cedren) Ester: bis 5 % Monoterpenole: in Spuren

Alle Prozent-Angaben sind Zirka-Werte, auch in der folgenden Tabelle »Fette Öle« (Seite 304/305)!

Fette Öle	Pflanzenfamilie	Herkunft	Gewinnung	Farbe
Avocado *Persea americana*	Lorbeergewächse (Lauraceae)	Mittelamerika	Kaltpressung aus dem Fruchtfleisch	gelblich bis grünlich
Calophyllum *Calophyllum inophyllum*	Johanniskrautgewächse (Guttiferae/ Hypericaceae)	Südostasien	Kaltpressung aus den Samenmandeln	milchig-grün
Hagebuttensamen *Rosa rubiginosa, Rosa mosqueta*	Rosengewächse (Rosaceae)	Chile	Kaltpressung aus den Samen bzw. schonend raffiniert	blassorange
Hanf *Cannabis sativa*	Maulbeergewächse (Moraceae)	Europa	Kaltpressung aus den Samen bzw. schonend raffiniert	grünlich-bräunlich
Jojoba *Simmondsia chinensis*	Buchsbaumgewächse (Buxaceae)	Israel, Mexiko und Kalifornien	Kaltpressung aus den Nüssen	goldgelb
Kokosfett *Cocos nucifera*	Palmengewächse (Arecaceae)	Tropen, Südostasien	Kaltpressung aus den Nüssen bzw. schonend raffiniert	weiß
Macadamianuss *Macadamia integrifolia*	Proteengewächse/ Silberbaumgew. (Proteaceae)	Hawaii, USA, Neuseeland und Kenia	Kaltpressung aus den Nüssen	gelblich
Mandel süß *Prunus amygdalus var. dulcis*	Rosengewächse (Rosaceae)	Mittelmeerländer, Nordafrika, Kalifornien	Kaltpressung aus den Mandeln	hellgelb
Nachtkerze *Oenothera biennis*	Nachtkerzengewächse (Oenotheraceae)	Nord- und Mittelamerika, Europa	Kaltpressung aus den Samen bzw. schonend raffiniert	gelb-grünlich
Oliven *Olea europaea*	Ölbaumgewächse (Oleaceae)	Mittelmeerländer	Kaltpressung aus dem Fruchtfleisch	grün
Raps *Brassica napus*	Kreuzblütengewächse (Brassicaceae)	Mitteleuropa, Kanada	Kaltpressung der Samenkörner	bernsteinfarben
Sanddorn *Hippophae rhamnoides*	Ölweidengewächse (Elaeagnaceae)	Europa, Russland	Kaltpressung aus dem Fruchtfleisch	kräftig orang
Sesam *Sesamum indicum*	Pedaliengewächse/ Sesamgewächse (Pedaliaceae)	China, Venezuela, Sudan, Indien	Kaltpressung aus den Samen	blassgelb
Sheabutter *Butyrospermum parkii*	Sapotegewächse (Sapotaceae)	Zentralafrika	Kaltpressung aus den Nüssen bzw. schonend raffiniert	weiß
Traubenkern *Vitis vinifera*	Weinrebengewächse (Vitaceae)	Europa	Kaltpressung der Weintraubenkerne	grünlich

Tabelle: Fette Öle

Wirkung	Hauptinhaltsstoffe
sehr gutes, hautverträgliches Massageöl, regenerierend, leicht juckreizstillend, entzündungshemmend, feuchtigkeitsbindend	Ölsäure 70 %, Palmitoleinsäure 6 %, gesättigte Fettsäuren 15 %, Linolsäure 10 %, Fettbegleitstoffe 2,6–8 %
stark entzündungshemmend und schmerzstillend, immunmodulierend, wundheilend, venenstabilisierend, antikoagulativ	Ölsäure 30–35 %, Linolsäure 17–39 %, gesättigte Fettsäuren 30 %, Fettbegleitstoffe 14–20 % (v. a. Harze)
zellregenerierend, feuchtigkeitsbindend, stark entzündungshemmend und wundheilend	Linolsäure 40 %, α-Linolensäure 40 %, Fettbegleitstoffe 1 %
stark entzündungshemmend, immunsystemstärkend, hautberuhigend, zellregenerierend	Linolsäure 54 %, α-Linolensäure 17 %, γ-Linolensäure 4 %, Ölsäuren 13 %, gesättigte Fettsäuren 10 %, Fettbegleitstoffe 1 %
intensiv hautpflegend, feuchtigkeitsbindend, gute Tiefenwirkung	fast ausschließlich Wachs, Fettbegleitstoffe: u. a. Vitamine, Carotinoide
kühlend, beruhigend, schützend, heilend, gute Tiefenwirkung auf der Haut	gesättigte Fettsäuren 90 % (v. a. Laurinsäure 50 %, Meristinsäure 17 %), Ölsäure 8 %, Fettbegleitstoffe 1 %
sehr verträglich, hautpflegend und regenerierend, wirkt regulierend auf den Verhornungsprozess	Ölsäure 60 %, Palmitoleinsäure 25 %, gesättigte Fettsäuren 15 %, Fettbegleitstoffe bis 1 %: Vitamine A, B, E, Mineralstoffe
reizlindernd, pflegend, schützend; ausgezeichnetes Massageöl mit Tiefenwirkung	Ölsäure 80 %, Linolsäure 15 %, gesättigte Fettsäuren 6 %, Fettbegleitstoffe 1–2 %
immunsystemstärkend, entzündungshemmend, schnell juckreizlindernd, zellregenerierend;	Linolsäure 67 %, γ-Linolensäure 14 %, Ölsäure 11 %, gesättigte Fettsäuren 8 %, Fettbegleitstoffe 1,5–2,5 %
durchblutungsfördernd, erwärmend, schmerzstillend, hautpflegend, heilend	Ölsäure 75 %, gesättigte Fettsäuren 15 %, Linolsäure 10 %, Fettbegleitstoffe 0,5–1,5 %: phenolische Verbindungen, α-Tocopherol, Vitamin E
sehr hautpflegend, hautberuhigend, entzündungshemmend, gutes Massageöl	Ölsäure 60 %, Linolsäure 20 %, α-Linolensäure 6 %, gesättigte Fettsäuren 13 %, Fettbegleitstoffe bis 1,5 %: v. a. Vitamin E, Pro-Vitamin A
besonders antioxidativ, stark wundheilend und zellregenerierend, schützt vor vorzeitiger Hautalterung	Linolsäure 30 %, α-Linolensäure 30 %, Palmitoleinsäure 34 %, Fettbegleitstoffe 4 %: Vitamin E, Provitamin A (Carotinoide), Vitamin-B-Komplex, Vitamin C u. K, Flavonoide, Phytosterole
erwärmend, fördert die Entschlackung und Widerstandskraft der Haut, schützt vor freien Radikalen, ausgezeichnetes Massageöl	Ölsäure 42 %, Linolsäure 44 %, gesättigte Fettsäuren 14 %, Fettbegleitstoffe 1–1,8 %: Phenole (Sesamol u. a.) Phytosterole, Lignane (Sesamin, Sesamolin)
besonders hautpflegend, regenerierend und heilend, reguliert Verhornungsprozess, intensiv feuchtigkeitsbindend	Ölsäure 50 %, gesättigte Fettsäuren 47 %, Fettbegleitstoffe 6–10 %, davon 75 % Triterpenalkohole, außerdem Vitamin E, Provitamin A, Allantoin
stark antioxidativ, schützt vor vorzeitiger Hautalterung, sehr hautpflegend, angenehmes, wenig fettendes Massageöl	Linolsäure 70 %, Ölsäure 23 %, gesättigte Fettsäuren 7 %, Fettbegleitstoffe 0,5–1,3 %: v. a. Flavonoide (Procyanidine)

Planung Aromapflege

Name
Patientenaufkleber

Allergietest

Datum	Hz	Öl	pos.	neg.

Legende

E = Einreibung   D = Duftlampe
M = Massage   K = Kompresse
W = Waschung   A = Auflage
B = Bad   Wi = Wickel

Öl/Ölmischung

1 = Hautpflege   5 = _____
2 = Entspannung   6 = _____
3 = Anregung   7 = _____
4 = Lavendel fein   8 = _____

Nur nach ärztl. Anordnung:
10 = Intertrigoprophylaxe
11 = Schmerzmischung
12 = Vier-Winde-Öl

individuelle Mischung: _____

angesetzt		Diagnose	Maßnahme	Beurteilung Bemerkung	Arzt Unterschrift
Dat.	Hz				

Muster: Planung Aromapflege

Erfolgsprotokoll Aromapflege

Öl/Ölmischung **Nr.** _____

Legende

E	= Einreibung	D	= Duftlampe
M	= Massage	K	= Kompresse
W	= Waschung	A	= Auflage
B	= Bad	Wi	= Wickel

Rezeptur

Wichtiger Hinweis:

Datum	Hz	Name / Alter Hauptdiagnose	Problem	Maß-nahme u. Dauer	Beurteilung a) Rückmeldung des Patienten b) Unsere Einschätzung

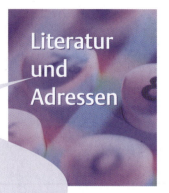

Literatur und Adressen

Literaturhinweise

Agosta W: Dialog der Düfte – chemische Kommunikation. Heidelberg-Berlin-Oxford: Spektrum Akademischer Verlag; 1992.

v. Arnsberg H: Natürliche Heilung mit Sanddorn-Fruchtfleisch-Öl. Altomünster: Edition H. Wagner; Oleum Heilsam; 2000.

Aschner B: Paracelsus – sämtliche Werke. Jena: Gustav Fischer; 1930.

Ballabani V, Tagnolini M, Chiavarini M, Impicciatore M, Bruni R, Bianchi A, Barocelli E: Novel: Antiplatelet and Antithrombotic Activities of Essential Oil from Lavandula hybrida Reverchon »Grosso«. Phytomedicine. 2004; 11.

Battaglia S: The Complete Guide to Aromatherapy. 2. Aufl. Virginia: The Perfect Potion (Aust) Pty Ltd; 1997.

Beuscher N: Vom Wohlgeruch zur Wirkung. Wie wirken ätherische Öle im Bronchialbereich? München: FORUM für Aromatherapie und Aromapflege. 1999; 16: 41–45.

Bierbach E (Hrsg.): Naturheilpraxis heute. 1. Aufl. München-Jena: Urban & Fischer; 2000.

v. Braunschweig R: Teebaum-Öle. 1. Aufl. München: Gräfe und Unzer; 1996.

v. Braunschweig R: Pflanzenöle. 1. Aufl. München: Gräfe und Unzer; 1998.

v. Braunschweig R: Lavendel, Teebaum und Manuka. 1. Aufl. München: Gräfe und Unzer; 1998.

v. Braunschweig R: Ätherische Öle – Stimmungsaufheller für die Seele. Co'Med. 2001; 7: 36–37.

v. Braunschweig R, Werner M: Ein starkes Trio: Lavendel fein, Speiklavendel und Lavandin. München: FORUM für Aromatherapie und Aromapflege. 2004; 25: 3–7.

v. Braunschweig R: Ylang-Ylang: Lust statt Frust. München: FORUM für Aromatherapie und Aromapflege. 1994; 6: 1–3.

v. Braunschweig R: Allergie: Zedernholzöl und Zypressenöl. München: FORUM für Aromatherapie und Aromapflege. 1995; 8: 15–17.

v. Braunschweig R: Das Geheimnis der Ester. München: FORUM für Aromatherapie und Aromapflege. 1996; 9: 6–7.

v. Braunschweig R: Psychoaromatherapie: Sinn der Sinnlichkeit. München: FORUM für Aromatherapie und Aromapflege. 1999; 16: 56–60.

v. Braunschweig R: Allergische Reaktionen – warum genuine Öle in der Aromatherapie so wertvoll sind. München: FORUM für Aromatherapie und Aromapflege. 2003; 23: 24–25.

Brunschwig H: Liber de arte destillandi. Band 2; Strassburg; 1507.

Chevallier A: Die BLV Enzyklopädie der Heilpflanzen. 2. Aufl. München: BLV; 2000.

Collin P: Den Venen zuliebe – Calophyllum Inophyllum. München: FORUM für Aromatherapie und Aromapflege. 1996; 9: 22–23.

Collin P: Das Aromatogramm. München: FORUM für Aromatherapie und Aromapflege. 1996; 10: 24–29.

Collin P, Werner M: Solubol 196 R. München: FORUM für Aromatherapie und Aromapflege. 1997; 11: 29–30.

Crowell P: Prevention and therapy of cancer by dietary monoterpenes. J. Nutr. 1999; 129: 775–778.

Damasius A: Decartes' Irrtum. Fühlen, Denken, und das menschliche Gehirn. München: List; 1994.

Deininger R: Kultur und Kult in der Medizin. 1. Aufl. Stuttgart-Jena-Lübeck-Ulm: Gustav Fischer; 1998.

Ebberfeld I: Botenstoffe der Liebe. Über das innige Verhältnis von Geruch und Sexualität. 1. Aufl. Frankfurt/Main New York: Campus; 1998.

Franchomme P, Pénoël D: L'Aromathérapie exactement. 4. Aufl. Chatillon-sur-Seine: Editions Roger Jollois; 2001.

Gattefosse R: Gattefosses Aromatherapie. Aarau: AT; 1994.

Gatti G, Cayola R: Therapeutic action of essential oils. Riv. Ital. essenze Profumi 1922; 4: 16–23.

Gershon M: Der kluge Bauch. Die Entdeckung des zweiten Gehirns. 1. Aufl. München: Goldmann; 2001.

Gildemeister E, Hoffmann F: Die ätherischen Öle, Bde. 4 bis 7, Berlin: Akademie-Verlag; 1956–1961.

Gschwind J: Repräsentation von Düften. Augsburg: Bernd Wißner; 1998.

H & R Buch Parfüm: Aspekte des Duftes. Geschichte, Herkunft, Entwicklung, Bedeutung. Hamburg: Glöss; 1984.

Hänsel R et al. (Hrsg.): Hagers Handbuch der Pharmazeutischen Praxis. Drogen A–Z. 5. Aufl. Berlin, Heidelberg, New York: Springer; 1992.

Häringer E: Balance von Physis und Psyche. Historisches, Pharmakologisches, Medizinisches zu Lavendel. München: FORUM für Aromatherapie und Aromapflege. 1996; 9: 16–18.

Hatt H: Immer der Nase nach: Wie Riechzellen Düfte erkennen. München: FORUM für Aromatherapie und Aromapflege. 2002; 22: 6–16.

Hunnius Pharmazeutisches Wörterbuch. 8. Aufl. Berlin, New York: Walter de Gruyter; 1998.

[Anonym]: Centella Asiatica Triterpenoide fördern die Collagen-Synthese. IMPAG News 2000;5.

Jellinek P: Die psychologischen Grundlagen der Parfümerie. 4. Aufl. Heidelberg: Hüthig Buch; 1994.

Jellinek J S: Körpereigene und körperähnliche Duftstoffe. Holzminden: Dragoco Report 1978; 35: S.44–57.

Juergens U R: Steroidartige Hemmung des monocytären Arachidonsäuremetabolismus und der IL-1-beta-Produktion durch 1,8-Cineol. München-Deisenhofen: Sonderdruck aus Atemwegs- und Lungenkrankheiten, Zeitschrift für Diagnostik und Therapie. 1998; 24: 1.

Juergens U R et al: Antiinflammatorische Wirkung von 1,8-Cineol (Eukalyptol) bei Asthma bronchiale. München-Deisenhofen: Sonderdruck aus Atemwegs- und Lungenkrankheiten, Zeitschrift für Diagnostik und Therapie. 2003; 29: 11.

Juliani H et al.: Searching for the Real Ravensara Essential Oil; Perfumer & Flavorist. 2005; 30.

Junius M: Praktisches Handbuch der Pflanzen-Alchemie. Interlaken: Ansata; 1982.

Kehrl W et al: Therapy for Acute Nonpurulent Rhinosinitis With Cineol. Results of a Double-blind, Randomized, Placebo-Controlled Trial. UK: The Laryngoscope. 2004; 114: 4.

Kettenring M: Aromaküche im Rhythmus der Jahreszeiten. Aarau: AT; 1997.

Lemke A, Deininger R: Wirkung von Terpenen auf mikroskopische Pilze, Bakterien und Viren. Phytotherapie, Grundlage – Klinik – Praxis. 1987.

Luzak H: Signale aus dem Reich der Mitte. GEO Heft Nr. 11 Hamburg: Gruner und Jahr; 2000.

Madaus G: Lehrbuch der biologischen Heilmittel. Ravensburg: Nachdruck Mediamed; 1987.

Mailhebiau P: La Nouvelle Aromathérapie. 2. Aufl. Editions Jakin; 1994.

Maiworm R E: Menschliche Geruchskommunikation. Internationale Hochschulschriften. 1. Aufl. Münster-New York: Waxmann; 1993

Meyers Großes Konversationslexikon. Band 15. 6. Aufl. Leipzig-Wien: Bibliographisches Institut; 1907.

Miketta G: Netzwerk Mensch. Psychoneuroimmunologie: Den Verbindungen von Körper und Seele auf der Spur. Stuttgart: Georg Thieme; 1992.

Moore Keith L: Embryologie. 1. Aufl. Stuttgart-New York: F. K. Schattauer; 1980.

Moyers B: Die Kunst des Heilens. Vom Einfluss der Psyche auf die Gesundheit. Düsseldorf und Zürich: Artemis & Winkler; 1994.

Nowak G: Die kosmetischen Präparate. 4. Aufl. Augsburg, Verlag für chem. Industrie H. Ziolkowsky; 1990.

Ohloff G: Irdische Düfte – himmlische Lust. 1. Aufl. Basel: Birkhäuser; 1992.

Ohloff G: Riechstoffe und Geruchssinn. 1. Aufl. Berlin, Heidelberg, New-York: Springer; 1990.

Ohloff G: Düfte. Signale aus der Gefühlswelt. 1. Aufl. Zürich: Helvetia Chimica Acta; 2004.

Pellecuer J, Allegrini J, Simeon de Buochford M: Huiles Essentielles bactéricides et fongicides. Lyon 1976: Revue de l'Institut Pasteur.

Pohl S: Das Ölbuch. Pflanzenöle kompakt erklärt. 2. Aufl. Kempten: Selbstverlag; 2001.

Pschyrembel. Wörterbuch Naturheilkunde. 1. Aufl. Berlin: Walter de Gruyter; 1996.

Pschyrembel. Klinisches Wörterbuch. 258. Aufl. Berlin: Walter de Gruyter; 1998.

Römmelt H. et al: Zur Resorption von Terpenen aus Badezusätzen. Münchner Medizinische Wochenschriften 1974: 11.

Römpp Chemie Lexikon. 9. Aufl. Stuttgart, New York: Georg Thieme; 1995.

Rose A: Sonnengold – von der Herstellung eines guten Helichrysum-Öls. München: FORUM für Aromatherapie und Aromapflege. 2002; 21: 9–11.

Roth L et al: Duftpflanzen, Pflanzendüfte ätherische Öle und Riechstoffe. Landsberg: ecomed; 1996.

Roth, Kornmann: Ölpflanzen. Pflanzenöle, Fette Wachse, Fettsäuren, Botanik, Inhaltsstoffe, Analytik. Landsberg: ecomed; 2000.

Sandritter W, Beneke G: Allgemeine Pathologie. 2. Aufl. Stuttgart-New York: F. K. Schattauer; 1981.

Schilcher H, Kammerer S: Leitfaden Phytotherapie. 1. Aufl. München, Jena: Urban & Fischer; 2000.

Schneider E: Nachtkerzenöl; Herkunft – Zusammensetzung – biologische Wirkung. 2. Aufl. Bruckmühl/Obb: Natur und Gesundheit; 1990.

Schönfelder I und P: Das neue Handbuch der Heilpflanzen. Stuttgart: Wissenschaftliche Verlagsgesellschaft mbH; 2004.

Seitz R: Rosen – einmal pharmazeutisch betrachtet. Deutsche Apothekerzeitung. 2000; 140: 79.

Seybold S: Die wissenschaftlichen Namen der Pflanzen und was sie bedeuten. 2. Aufl. Stuttgart: Ulmer; 2002.

Snyder S: Chemie der Psyche. 3. Aufl. Heidelberg: Spektrum der Wissenschaft Verlagsgesellschaft mbH & Co; 1990.

Stadelmann I: Die Hebammen-Sprechstunde. Ermengerst: Stadelmann-Eigenverlag; 1994

Stahl-Biskup E: die chemische Extravaganz der Zitrusfrüchte. Zitrusfrüchte im Fokus von Chemie, Pharmazie und Toxikologie. München: FORUM für Aromatherapie und Aromapflege. 2004; 26: 3–5.

Storch M: Das Geheimnis kluger Entscheidungen. Von somatischen Markern, Bauchgefühl und Überzeugungskraft. 4. Aufl. Zürich: Pendo Verlag; 2004.

Teuscher E: Biogene Arzneimittel. 5. Aufl. Stuttgart: Wissenschaftliche Verlagsgesellschaft mbH; 1997.

Teuscher E: Gewürzdrogen. 1. Aufl. Stuttgart: Wissenschaftliche Verlagsgesellschaft mbH; 2003.

Teuscher E et al: Wirkungsmechanismus ätherischer Öle. Zeitschrift für Phytotherapie. 1990; 11: 87–92.

Teuscher E: Untersuchungen zum Wirkmechanismus ätherischer Öle. München: FORUM für Aromatherapie und Aromapflege. 1999; 16: 49–56.

Ulmer G A: Heilende Öle. Pflanzenöle als Nahrungs- und Heilmittel. Tuningen: Günther Albert Ulmer; 1994.

Valnet J: Aromatherapie. 8. Aufl. München: Heyne Verlag; 1991.

Vigushin et al: Phase I and pharmacokinetic study of D-limonene in patients with advanced cancer. Cancer Chemother. Pharmacol. 1999; 42: 111–117.

Wagner F: Akupressur. Energiefluss anregen und harmonisieren. 1. Aufl. München: Gräfe und Unzer; 1994

Wagner H: Arzneidrogen und ihre Inhaltsstoffe. Pharmazeutische Biologie Band 2. 6. Aufl. Stuttgart: Wissenschaftliche Verlagsgesellschaft mbH; 1999.

Wagner H, Wiesenauer M: Phytotherapie. Phytopharmaka und pflanzliche Homöopathika. 2. Aufl. Stuttgart: Wissenschaftliche Verlagsgesellschaft; 2003.

Weiß F: Lehrbuch der Phytotherapie. 7. Aufl. Stuttgart: Hippokrates; 1990.

Werner M: Ätherische Öle. 4. Aufl. München: Gräfe und Unzer; 1997.

Werner M: Ätherische Öle für Wohlbefinden, Schönheit und Gesundheit. 6. Aufl. München: Gräfe und Unzer; 2001.

Werner M: Sanfte Massagen mit ätherischen Ölen. 5. Aufl. München: Gräfe und Unzer; 1999. Lizenzausgabe für Gondrom; Bindlach; 2004.

Werner M: Kochen mit ätherischen Ölen. München: Gräfe und Unzer; 1996

Werner M: Phyto-Aromatherapie – Anwendungen in der naturheilkundlichen Praxis. Co'Med. 2001; 7: 32–34.

Werner M: Holistische Aromatherapie – Ansätze und Erfahrungen aus der Praxis. WELEDA Pflege Forum. 2002; 6: 5–7.

Werner M: : Angelikawurzelöl bei »Schaufensterkrankheit«. München: FORUM für Aromatherapie und Aromapflege. 1997; 16: 16–17.

Werner M: Teufelskreis Akne. München: FORUM für Aromatherapie und Aromapflege. 2000; 18: 12–13.

Werner M: Meine Hausapotheke. München: FORUM für Aromatherapie und Aromapflege. 2003; 24: 18–19.

Werner M: Natürliche Antibiotika – Ätherische Öle mit antibakteriellen und antiseptischen Eigenschaften. München: FORUM für Aromatherapie und Aromapflege. 2005; 27: 5–8.

Zehentbauer J: Körpereigene Drogen. 7. Aufl. Düsseldorf und Zürich: Artemis & Winkler; 1997.

Zimmermann E: Aromatherapie für Pflege- und Heilberufe. 2. Aufl. Stuttgart: Sonntag; 2001.

Adressen

Produktion und Versand ätherischer und fetter Öle

Arte Verde
Geraldine Lüftenegger
Wingatweg 6
A–6832 Röthis
Tel. 0043/5522-42587
info@arteverde.at

Bahnhof-Apotheke
Dietmar Wolz
Bahnhofstr. 12
D–87435 Kempten
Tel. 0831/522611-88
dwolz@bahnhof-apotheke.de

biomega Organic Trade & Service GmbH
Bäckerstraße 23
D–87435 Kempten
Tel. 0831/540216-0
info@biomega-life.de

Farfalla
Florastrasse 18,
CH–8610 Uster
Tel. 0041/1/9059900
Fax 0041/1/9059909
www.farfalla.ch

Golgemma SA
Patrick Collin
Route de Fa
F–11260 Espéraza
Tel. 0033/468/741789
info@golgemma.com

L'Arôme
Aromatherapie
Dorothea Hamm
Karlstr. 97
D–76137 Karlsruhe
Tel. 0721/357521
info@larome.de

Naturgut GmbH
Sanddornöle und Hautpflegeprodukte
Tuskulumweg 22
D–79837 St. Blasien
Tel. 07672/931612

Neumond
Düfte der Natur GmbH
Gewerbegebiet 2
D–82399 Raisting
info@neumond.de

Primavera Life GmbH
Am Fichtenholz 10
D–87477 Sulzberg
Tel. 08376/808-66
info@primavera-life.de

Vitis AG
Vitis vital – Leben mit der Kraft des Traubenkernöls
Spielesstraße 17
D–54349 Trittenheim
Tel. 06507/9260-0
info@vitis-vital.de

Sie erhalten alle Zutaten in Naturkostläden, Naturkosmetikläden und in Apotheken. Bitte beachten Sie die Hinweise zum Einkauf ab Seite 59.

Aromatogramme

Labor
Dr. G. Zoulek & Kollegen
Am Hubengut 3
D–76149 Karlsruhe
Tel. 0721/6277500

Aus- und Fortbildung

Forum Essenzia
Verein für Förderung, Schutz und Verbreitung der Aromatherapie und Aromapflege
Meier-Helmbrecht-Str. 4
D–81377 München
Tel. 089/7145391
Fax 089/71039929
forum-essenzia@t-online.de
www.forum-essenzia.de

Primavera Life GmbH
Seminarbüro
Tel. 08376/80877
seminare@primavera-life.de
www.primavera-life.de/Seminare

AiDA Aromatherapy International
zimmermann@aromapraxis.de
www.aromapraxis.de/AiDA_Institut

Augustinum Stiftsklinik München
ibf@med.augustinum.de
www.aromapflege-muenchen.de

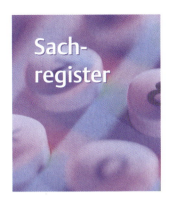

Sach-register

Fettgedruckte Zahlen verweisen auf Beschwerdebilder und Anwendungen, *kursive* Zahlen auf Abbildungen.

A

Abienol 33
Abies alba 209
Abies grandis 173
Abies sibirica 103
Abkömmling → Derivat
abortiv → abtreibende Wirkung
Absicherung therapeutischer Maßnahmen 52
Absolue 21, 176
absorbieren 227
abtreibende Wirkung 27 f., 35
Abulcasis 4
Abwehrkräfte stärken 10, 71, 227,
   → Immunsystem
Abwehrschwäche 198, 201
Acacia dealbata 144
Acetylcholin 35, 37, 185
Achillea millefolium 188
Adaptogen 32
adsorbieren 227
Aerosolspray 84
Agrumenöle (Zitrusöle) 76, 86, 164
Akne 58, 84, 96, 97, 109, 115, 127,
   131, 137, 147, 163, 164, 165, 168,
   169, 178, 190, 192, 208, 235, **257**
Akutbehandlung 65
Alchemie 4, 19
Aldehyde 26, 30, 33
– aromatische 43
Alkohole 19, 30, 32 ff., 67
– aromatische 42
Allergien 5, 11, 56, **245 f.**
Allergietest 65
allergische Reaktionen 7, 11, 22, 27,
   40, 46, 54, 56, 65, 86, 116, 192
allergischer Schnupfen (Heuschnupfen) 11, 120, 123, 141, 143,
   216, 223, **245**
Alltagsbeschwerden 50

Aloe barbadensis 232
Aloe-vera-Öl 228, 232
alte Menschen 53 f., 71, 285
– Duftlampe 66
– Hautpflege 54, 227, 234
Altenheim **285**
Alter des Patienten 53 f.
Ambra 21
Amenorrhöe → Regelblutung
Amygdalin 231
Amyris 77
– balsamifera 77
analgetische Wirkung 11
Anamnese 6, 53 ff.
Anbau, ökologischer 126
Anbaubedingungen 20 ff., 59
Andreaskreuz 25 f.
Anethol 41, 103
Angelica archangelica 78
Angelicin 42
Angelikasamen 79
Angelikawurzel 6, 18, 41, 78 f.
Angina 100, 102, 121, 131, 135, 137,
   155, 180, 196, 198, 220, **243**
– bei Kindern **276**
Ängste 64, 79, 82, 85, 86, 88, 97, 107,
   116, 128, 137, 143, 157, 161, 165,
   176, 177, 199, 200, 203, 204, 207,
   208, 214, 217, **284**
– bei Kindern 140, **280 f.**
Aniba parviflora 179
Aniba rosaeodora 179
Anisketon 43
Anissamen 80 f.
Anregung durch Massage 70
Anspannung, nervöse 147, 232
Anteile der Inhaltsstoffe 24 f.
antiallergische Wirkung 11
antibakterielle Wirkung 10 f., 57
Antibiogramm 57
Antibiotika 11, 57
antibiotikaresistente Keime 57
antihistaminische Wirkung 11
antiinfektiös 11
antimikrobiell 11
antimykotische Wirkung 11, 57
antioxidative Wirkung 10, 134,
   235 f.
antiphlogistische Wirkung 11, 31
antipyretische Wirkung 11
antiseptische Wirkung 10
antivirale Wirkung 11
Antriebsschwäche 132, 133, 168,
   169, 222, **282, 284**
Anus praeternaturalis
   → Stomapflege
Anwendungen
– Anleitung 63 ff.
– äußerliche u. innerliche 5, 64 ff.
– passende finden 241
– pur (unverdünnt) 46
– systemische und lokale 8
– Wirkungen 7 ff.

Apfel, grüner 23
Apfelblüte 23
Apfelsine 159
Aphrodisiakum 18
Aphthen 137, 186, 192, **253**
Apothekenqualität 22
Apotheker 3
appetitanregende Wirkung 12
Appetitlosigkeit 79, **254**
Aprikosenkernöl 231
Aqua vitae 4
aquaretische Wirkung 192
Arcier, Micheline 5
Arnica montana 232
Arnikaöl 228, 232
Aromadendren 101
Aromamassagen → Massagen
Aromapflege 6, 50 ff.
Aromastoffe (Definition) 48
Aromatherapeuten 50, 52
Aromatherapie, Einführung 2 ff.,
   6, 50, 52
Aromatherapie, englische und
   französische 5
Aromaticum amarum 189
aromatische Aldehyde 43
aromatische Alkohole 39
aromatische Ester 42
aromatische Ketone 43
aromatische Säuren 43
aromatische Verbindungen 28,
   38 ff., 48
aromatische Wässer 237
aromatischer Ring 38
Aromatogramm 57 f.
Aromen, künstliche 5, 22 f.
Art, Pflanzen- 24 f.
Artemisia dracunculus 97
arterielle Durchblutungsstörungen
   79, 228, **251**
Arthritis → Gelenkentzündungen
Arthritis urica → Gicht
Arthrose 121, 138, 195, 196, 210,
   220, **268**
Ärzte 3, 5, 50 ff.
Asthenie → Schwächezustände
Astheniker 54
Asthma bronchiale 117, 208, 215,
   216, **246**
Atembeschwerden wg. Bettlägerigkeit 198
Atemwege, Wirkung auf die 9
Atemwegserkrankungen **242 ff.**,
   → Erkältungskrankheiten
– Aromatogramm 58
Äther 19
ätherische Öle 76 ff., Tab. 288
– Eigenschaften 6 ff., 19 ff.
– tierischen Ursprungs 21
Atlanton 26, 36
Atlaszeder 216
Aufbewahrung 60
Augen, ätherisches Öl in den 26, **65**

Augen, überanstrengte **256**
Ausbildung 50
Ausfrieren 111
Ausscheidungsvorgänge 7
Ausstrahlung, individuelle 12, 18
Auswahl der Anwendung 64 f.
Auswahl der Öle 53 ff., 61
auswurffördernd 12
Auszug (Extraktion) 20 f.
Auszug (Mazerat) 232
authentische Öle 21 ff.
Avicenna 4, 143, 174
Avocadoöl 226, 228

B

Babymassage 176
Babypflege 163, 227, 231
Bäder 7, 66 f.
Badesalz herstellen 67
Bakterien 10 f.
bakteriostatisch 11
bakterizid 11
Balsame 29
Basalzellen 14
Basilikum 6, 81 f., 97
– heiliges 200
Basisnote 61 f.
Basiswissen 6
Bauchhirn 13
Bauchkrämpfe → Bauchschmerzen, Blähungen, Darmkrämpfe, Magen-Darm-Beschwerden
Bauchmassage 64, 73
Bauchschmerzen 81, 98, 121, 122, 127, 137, 155, 165, 177, 185, 199, 201, 203, **254**
– bei Kindern 110, 116, 157, **279 f.**
Bauchweh, seelisches bei Kindern 82, 143, 217, **280**
Bauchwickel 69
Bay 82 f.
Beduftung von Produkten und Verkaufsräumen 5
Befindlichkeit, allgemeine 53
Behandlung 50 ff.
– Anamnese 53 ff.,
– Anwendung auswählen 64 f.
– äußerliche Anwendung 64 ff.
– Beschwerdebilder 239 ff.
– Dokumentation 52, 56
– Dosierung 58 f.
– ganzheitliche 6, 7 ff.
– Grenzen 50 f., 53
– innerliche Anwendung 65
– Krankenhaus 51 f.
– Mischungen 61 f.
– Öle auswählen 55 ff., 61, **239 f.**
– Schritt für Schritt 240 f.
– Ziel definieren 64 f.
Behinderte, Hilfe durch Massage 71
Beifuß 60

Bein, offenes **250**
Beine, schwere 128, 149, 206, **252, 273**
Beinmassage 73
Benzodiazepine 13
Benzoe Siam 83 ff., 202
Benzoesäure 43
Benzol 48
Benzolring 28, 38, 48
Benzolverbindungen 38 ff.
Benzopyron, alpha- 41 f.
Benzylbenzoat 42
Benzylverbindungen 38
Bergamotte 28, 41, 76, 85 f., 95
Bergamottminze 87 f.
Bergapten 42
Bergbohnenkraut 39
Beruhigungsmittel 285
Berührung 70
Beschriftung der Mischungen 56
Beschwerdebilder 239 ff.
Beschwerden, Anamnese 53 f.
Besenreiservarizen 94, 207, **250**
Bestrahlungsprophylaxe und -nachsorge 84, 88, 125, 127, 129, 131, 158, 179, 235, **259**
Beurre d'Iris 111
Bewegungsapparat 267 **f.**
Bibergeil 21
Bienenstiche **257**
Bigarade 164
Bindehautreizung und -entzündung (Konjunktivitis) **256**
Biosynthese, isoprenoide 29 f., 48
Bisabolol 32 f.
Bisabololoxid 37
Bitter-Fenchelöl 101
Bittermandelöl 60, 231
Bitterorange 155, 159, *272*
– Petit grain 164 f.
Bitterstoffe 188
Blähungen (Flatulenz, Meteorismus) 81, 103, 121, 122, **254,** bei Kindern 279 f., → Bauchschmerzen
Blasenauflage 69
Blasenentzündung (Zystitis) 86, 88, 98, 99, 115, 128, 140, 143, 149, 158, 160, 194, 195, 196, 206, **270**
– bei Männern 271
Blindenzeichen 26
Blutdruck, hoher (Hypertonie) 88, 127, 145, 165, 166, 216, **249**
Blutdruck, niedriger (Hypotonie) 131, 133, 182, 183, **248, 255**
Blütenwässer 237
Bluterguss (Hämatom) 12, 94, 108, 141, 179, **266**
Blut-Hirn-Schranke 53
Blutkreislauf 7
Boldo 60
Borneon 36
Bornylacetat 38

Borretschsamenöl 233
Boswellia sacra syn. carterii 207
Botanik 55
botanische Bezeichnungen 24 f.
Botenstoffe 9, 12 f., 15
Bourbon-Vanille 202
Brassica napus 234
Braunglasfläschchen 60
Breitbandwirkung gegen Krankheitserreger 10
Bronchialerkrankung, Aromatogramm 58
Bronchialschleim 11 f.
Bronchitis 11, 90, 100, 102, 104, 106, 111, 115, 117, 120, 121, 123, 127, 129, 131, 133, 138, 149, 150, 155, 158, 162, 169, 171, 173, 182, 185, 186, 190, 195, 196, 198, 208, 215, 216, 218, 220, 222, **61, 244**
– bei Kindern 104, 190
Brunschwig, Hieronymus 4
Brustamputation → Lymphstau
Brustdrüsenentzündung (Mastitis) 88, 128, 176, **274**
Brusteinreibung 73
Brustkrebsoperation → Bestrahlungsprophylaxe und -nachsorge
– Lymphstau 86, 94, 108, 127, 175, **252**
– Narbenpflege 179, **266**
Brustwickel 68 f.
Bulbus olfactorius 15
Burn-out-Syndrom 79, 92, 99, 116, 137, 140, 153, 160, 166, 203, 214, **281 f.**
Büro 65
Bursera delpechiana 134
Butenandt, Adolf 17
Butyrospermum parkii 235

C

C (Kohlenstoff) 48
Cadinen 32
Cajeput 88 ff., 150
Calendula officinalis 232
Calendulaöl 228, 232
Calophyllum inophyllum 228, *229*
Calophyllumöl 226, 228
cAMP 15 f.
Camphen 101
Cananga odorata 212
Canarium luzonicum 96
Candida albicans → Pilzerkrankungen
Cannabis sativa 229
Carbonsäure 238
Carotinoide 226
Carotol 33
Carrier 8
Carrier-Funktion 7, 76, 227
Carum carvi 122
Carvacrol 39

Carvon, (+)- und (−)- 36
Caryophyllen, beta- 32, 142
Cassia 90 f.
Catecholamine 38, 178, 180
Cayola, Renato 5
cedar 27, 206
Cedren 32
Cedrol 33, 206
Cedrus atlantica 26, 216
Cellulite 107, 109, 133, 136, 140, 149, 160, 182, 199, 206, 207, 223, **269**
Centella asiatica 232
Centellaöl 229, 232
Ceylonzimt 90, 217
Chamaemelum nobile 115
Chamazulen 30, 32, 114, 189
Champaca 91 f.
Chartreuse-Likör 78, 87
Chemie der ätherischen Öle 24 ff.
Chemie der Pflanzenöle und -fette 224 ff.
chemische Eigenschaften 19
chemische Fachbegriffe 48
Chemotyp 25, 55, 192
Chlamydien-Infektion 195
Chloroform 19
Choleriker 55
Cineol 37, 100, 101, 181, 182, 190
Cinnamomum aromaticum 90
Cinnamomum camphora 171
– CT 1,8-Cineol 170
– CT Kampfer 171
– CT Linalool 171
– CT Safrol 171
Cinnamomum cassia 90
Cinnamomum ceylanicum 217, 219
Cinnamomum verum 217, 219
Cistrose 93 f., *252*
Cistus ladaniferus 93, *252*
Citral 33 f., 96, 131, 132, 135, 221
Citronellagras 143
Citronellal 33 f., 98
Citronellol 32 f., 177
Citrus aurantium ssp. amara 155, 159
 var. pumilia 164
Citrus bergamia 85
Citrus limon 220
Citrus medica 133
Citrus paradisi 106
Citrus reticulata 139, 165
Citrus sinensis ssp. dulcis 159
Claudicatio intermittens → Schaufensterkrankheit
Clementine 139
Cocos nucifera 230
Commiphora molmol 146
Commiphora myrrha 146
Compliance 241
Coriandrum sativum 120
cortisonähnliche Wirkung 119, 123

Counter-irritant Effect 8, 27, 30 f.
Creme, Haltbarkeit 67
CT (Chemotyp) 25, 55, 192
Cubebenpfeffer 135
Culpeper, Nicholas 144
Cumarine 41 f., 76, 90, 198
Cumin 121
Cuminaldehyd 43, 121
Cuminum cyminum 121
Cupressus sempervirens 222
Cymbopogon citratus 132
Cymbopogon flexuosus 131
Cymbopogon martinii var. motia 161

D

Dammmassage **273**
Darm, Wirkung auf den 12
Darmausgang, künstlicher (Stomapflege) 85, 119, 125, 127, 158, 179, **259 f.**
Darmkrämpfe 103, 110, 117, 169, 254, → Bauchschmerzen
Daucol 33
Daucus carota 118
Dekubitus → Wundliegen
delta-3-Caren 123
demeter 59
Denaturierung 22 f.
depressive Verstimmung 79, 86, 92, 88, 106, 107, 113, 128, 133, 140, 149, 157, 160, 163, 176, 180, 199, 200, 203, 204, 208, 209, 211, 214, 217, **284**
depressiver Typ 54
Derivate 28, 30, 48
Dermatitis → Hautentzündungen
Dermatitis glutaealis → Windeldermatitis
Desinfektion → Raumluftdesinfektion
desinfizierende Wirkung 11
Destillation 3 f., 20, 174
– in Fraktionen 212
– Qualität 22
Destillationswässer 237
Deutsches Arzneibuch (DAB) 23
Diabetes mellitus 261
diabetischer Fuß 163, 179, **261**
Diagnose 51
Dichte 19
Diffusion, Wirkung 7
Diketone 36
Dioskorides, Pedanius 188
Dipteryx odorata 198
Disposition 54
Diterpenalkohole 32
Diterpene 29
Diterpenole 32 f.
Diuretika 192
Dokumentation 52, 56
Dopamin 13, 34, 40, 132

Dosierung 26, 28, 54, 58, 241
– physiologische 28, 58
– Warnhinweise 27
Drachenkraut 97
Druckgeschwüre **259**
Düfte 2, 7, 19, 24
– künstliche 23
– selbst mischen 61 f.
– Vielfalt 30
Dufterkennung 14 ff., 16 f.
Duftgeranie 177
Duftgespür, kindliches 275
Duftintensität 15, 107, 159
Duftlampe 65, 66
– im Krankenzimmer 51 f.
Duftmoleküle 7, 15
Duftnote, Inhaltsstoff 24
Duftortung 18
Duftprobe 56
Duftprofil 18
Duftsignale 15
Duftsprache 17
Duftstein 66, 285
Duftstoffe 14 ff., 19
– synthetische 5, 22 f.
Duftstoffindustrie 23
Duftwirkung 7, 14
Durchblutung, Anregung durch Massage 71
Durchblutung, vermehrte 8
Durchblutungsstörungen 127, **248 ff.**
Dysmenorrhöe → Menstruationsbeschwerden, Regelblutung
Dyspepsie → Verdauungsstörungen
Dystonie, neurovegetative 110, 137, 138, 153, 157, 164

E

Earl-Grey-Tee 86
Eau de Cologne 4, 155, 164
Eberraute 60
Einkaufs-Leitfaden 59 f., 241
Einnahme 65, 236
– Hydrolate 238
Einreibung 7, 64, 73
Einzelstoffe 22, 27, 28
Eisenkraut 94 f.
– »Grasse« 96
Eizelle 16 f.
Eczema atopicum → Neurodermitis
Ektoderm 9
Elettaria cardamomum 117
Ellenbogenbeugen-Test 8, 65
Empfindsamkeit 79, 94, 140, **283**
Emulgatoren 67, 236
Endokrinologie 13
Endorphine 71, 76, 106
Energiesystem 70
Enfleurage 20
Engelwurz 78

englische Aromatherapie 5
entblähende Wirkung 12
enterisches Nervensystem (ENS) 13
Entgiftung 10, 71
entkrampfende Wirkung 12
Entspannung 70, 73
Entspannungsprogramm, abendliches 183
Entstauung des Gewebes 10, 71
Entzündungen → div. Beschwerden
entzündungshemmend 11
Enzymaktivität 7
Enzyme 8
Epilepsie 26, 146, 181
Epiphyse 12
Erdölabkömmlinge 227
Erinnerung 12
Erkältungskrankheiten 64, 79, 81, 82, 88, 90, 91, 99, 100, 102, 103, 104, 109, 125, 127, 129, 132, 133, 135, 136, 137, 140, 149, 150, 152, 155, 157, 160, 169, 171, 173, 180, 182, 190, 194, 195, 196, 198, 210, 215, 218, 220, 222, **242 ff.**
– bei Kindern 88, 90, 102, 135, 149, 150, 157, 180, **276**
Erkennung von Düften 16 f.
Erntezeitpunkt 22, 25
Erregbarkeit 77, 164
Erschöpfung, körperliche und geistige 120, 121, 123, 131, 132, 135, 148, 149, 152, 169, 171, 172, 182, 183, 185, 192, 201, 204, 206, 210, 215, 218, **281 f.**
erste Hilfe, wenn ätherische Öle in die Augen gelangen 65
Erzengelwurz 78
Essence concrète 21, 176
essence/essential oil 19
essenzielle Fettsäuren 225
Ester 30, 37 f., 103, 115
Ester, aromatische 42
Estragon 97 f.
Ether 41
Etikett, Flaschen- 25 f., 59 f.
Eucalyptus citriodora 98 f.
Eucalyptus globulus 98, 99 ff.
Eucalyptus radiata 98, 101 f.
Eudesmol 33
Eugenia caryophyllus 153
Eugenol 39, 40 f., 217
Eukalyptol 37
Eukalyptus 24, → Eucalyptus
– Standardisierung 22
EU-Kennzeichnungsrichtlinien 25 f.
Expression (Kaltpressung) 21
Extraktion (Auszug) 20 f.
Extrasystolen 249

F

Familienangehörige 50, 53
Farbe der Öle 19
Farbstoffe 29, 226
Farnesal 34
Farnesen 32
Fehlgeburt 27 f.
Felddestille 20
Fenchel bitter 60, 102
Fenchel süß 102 f.
Fenchon 36, 102
Fersenrhagaden **260**
Fettbegleitstoffe 226, 235
Fette 224 ff.
– Haltbarkeit 60
– Oxidationsverhalten (Tab.) 226
– Qualität 59
Fette, körpereigene 227
Fettfeuchtigkeitsmantel 227, 230
Fettlöslichkeit 8
Fettsäuren 224 f.
Fichtennadel sibirisch 103 f.
Fieber 65, 86, 88, 90, 100, 102, 127, 133, 150, 157, 169, 222, **241**
– bei Kindern 157
Fieberbaum 99
Fieberbläschen auf den Lippen → Herpes labialis
fiebersenkende Wirkung 11
Flatulenz → Blähungen
Flavonoide 76, 226, 235, 236
Flieder 23
flüchtige Stoffe 19
Foeniculum vulgare var. dulce 102
Fortpflanzung 17
Fraktionierung 22
Frangipani 104 f.
Franzbranntwein 123
französische Aromatherapie 5
Frauenbeschwerden **71, 269 ff.**
Freesie 23
Frostbeulen 190, 211
Frösteln 220
Fruchtschalen 76
fungizide Wirkung 11
funktionelle Gruppe 28, 30, 48
Furocumarine 28, 41 f., 76, 79, 86
Fußmassage 73
Fußpflege bei Diabetes 163, 179, **260 f.**
Fußpilz 83, 163, 179, 192, 196, 218, 220, **260**
Fußschweiß 127, 186, 223, **261**

G

GABA 32
Galbanolen 18
Galbanumöl 18
Gallenblasenkolik 185
Gallenprobleme 255

Gänsefuß 60
ganzheitliche Behandlung 2, 6, 7 ff., 240 f.
ganzheitliche Hautpflege 10, 227, **256 ff.**
Gartensalbei 144, 145, 185 f.
Gaschromatograph 23
Gattefossé, René-Maurice 5, 126
Gatti, Giovanni 5
Gaultheria fragrantissima 211
gebrannte Wässer 4, 237
Geburt **71**, 88, 107, 113, 128, 176, 180, 217, **274**
Geburtsvorbereitung 88, 113, 128, 146, 155, 157, 176, 180, 217
– Dammmassage 273
Gedächtnis 12, **282**
Gefahrstoffverordnung 25 f.
Gefäßerkrankungen, arterielle 79, 228, **251**
Gefühle 12 f., 14
Gefühlskälte 92, 122, 203
Gehirn 7, 9, 12 ff.
Geißblatt 23
Geist 6
geistige Erschöpfung 152, 198, 206, 210
Gelenkentzündungen (Arthritis) **64**, 90, 91, 109, 120, 123, 128, 137, 150, 155, 183, 195, 199, 208, 210, 218, **268**
Gelenkschmerzen 83, 131, 148, 155, 172, 196, 218, 234, **268**
genitale Kandidose → Vaginalpilz
genuine Öle 21 ff.
Geranial 33 f.
Geranie, Rosen- 177 f., *261*
Geraniol 24, 32 f., 177
Geraniumöl, ostindisches 161
Geraniumöle 177
Geranylacetat 37
Gereiztheit 106
Germacren 32
Geruch 19
– Körper- 12, 18
– Wahrnehmungsschwelle 15, 107, 159
Geruchsforschung 14
Geruchssinn 7, 12 ff.
gesättigte Fettsäuren 224 f.
Geschichte des Duftes 3 ff.
Geschwüre (Ulzera) 115, 137, 208, 232, **250, 259**, → Unterschenkelgeschwür
Gesichtsdampfbad 66
Gesichtspflege 161
Gesundheitsvorsorge 73
Gewinnung 19, 20 ff.
Gewürzlorbeer 136
Gewürznelke 153 f.
Gicht (Arthritis urica) 79, 90, 128, 150, 228, **268**
Gingerole 109

Gingivitis → Zahnfleischentzündung
Ginster 105 f.
Glasfläschchen, dunkle 60
Globulol 101
Glomeruli 15 f.
Glottiskrampf 170
Glückshormone 9, 13
Glycerin 224
Goménol 157
Grafiken (Modelle) 43 ff.
Grapefruit 76, 106 f.
Grasse 4
Grind 137
grippaler Infekt → Erkältungskrankheiten
Grippe bei Kindern **276**
Grippe-Vorbeugung **242**
Grundkenntnisse 6
Grundmischungen 62, 240
Grundstruktur 48
Grüner Apfel 23
Gurgeln, Wirkung 7
Gürtelrose → Herpes zoster

H

H (Wasserstoff) 48
Haarbereich 8
Haarpflege 207, 214
Haarshampoos 83
Haarwässer 83
Hagebutten 175, 226
Hagebuttensamenöl 226, 229
halbtrocknende Öle 226
Halsschmerzen 86, **243**, bei Kindern **276**, → Erkältungskrankheiten
Halswickel 68
Haltbarkeit 60, 227
– fette Öle 60, 225, 230
– Hydrolate 238
Hämatom → Bluterguss
hämolysefördernde Wirkung 12
Hämorrhoiden 77, 115, 125, 127, 145, 149, 152, 158, 164, 165, 178, 192, 206, 207, 223, 228, **250**
Handpflege **260 f.**
Hanföl 226, 229
Harnwegsentzündung 192, → Blasenentzündung
Harnwegsinfektionen, Aromatogramm 58
Harze 29
Haselnussöl 231
H-Atome 28
Hatt, Hanns X, 14
Haut 7 ff.
– alte Menschen 54, 227, 234
– Aromatogramm 58
– empfindliche 46, 106, 116, 121, 162, 231
– fettige 168
– gereizte 106, 121, 162, 164, 230, 231, 232, 235, **256 ff.**

– Immunsystem 10
– Kinder 54, 227
– Pflegewirkung 9 f.
– Reizwirkung 8, 27, 30 f., 46
– Reparaturmechanismus der Zellen 10
– rissige und aufgesprungene **260**
– schlecht heilende → Wunden
– Spiegelbild der Seele 9
– strapazierte 84, 119, 161, 178
– Stresshaut 178
– trockene 119, 227, 228, 231, 234
– unreine 169, → Akne
Hautalterung 134, 229, 235, 236
Hautbeschwerden **256 ff.**
Hautentzündungen 28, 115, 119, 175, 195, 228, 229, 232, 233, 234, 235, 235, 235, **256 ff.**
Hautfette, körpereigene 227
Hautflora, gestörte 163
Hautjucken 88, 127, 141, 152, 157, 214, 216, 223, 228, 230, 231, 233
– nervöses 94, 143, 180, 204, **256**
Hautparasiten wie Krätzmilben (Skabies) 164, 190, 216
Hautpflege 74, 77, 96, 97, 104, 106, 110, 111, 117, 125, 131, 135, 136, 144, 147, 149, 157, 161, 175, 188, 190, 194, 198, 200, 207, 208, 214, 228 ff.
– ganzheitliche 10, 227, **256 ff.**
– -mittel 67, 224 ff.
– -produkte auf Mineralölbasis 7, 25, 227
Hautpilz → Pilzerkrankungen
hautreizende Wirkung 8, 27, 30 f., 46
Hautschuppung 227
Hautvitamin 225
Hautzonen → reflektorische Wirkung
Head'sche Zonen 8, 64
Heilen, Tradition 3 f.
Heiliggeistwurz 78
Heilpraktiker 3, 5, 50, 51
Heilwässer 4, 237
Heilweisen, traditionelle 50
Heiserkeit **242**
Helichrysum italicum 12, 107
Hemmhof 57
hepatotoxische Wirkung 26
Herbizide 76
Herkunft der Pflanze 25
Herpes genitalis 90, 143, 150, 171, **262, 270**
Herpes labialis 86, 90, 143, 150, 171, 175, 186, **262**
Herpes zoster 88, 90, 127, 141, 143, 150, 152, 171, 175, 179, 186, 228, **262**
Herpes-simplex-Virus 262
Herstellerangaben 25, 59 f.
Herstellung 3 f., 20 f.
Herzangst 143, **285**

Herzbeschwerden 64, 96, 117, 143, 152, 162, 166, 175, **249, 285**
Herzkranke, Wickel 69
Herz-Kreislauf-Beschwerden 131, 175, 178, 183, 233, **248 ff.**
Herz-Kreislauf-Schwäche 125, 131, 183
Herznote 61 f.
Herzrhythmusstörungen 96, 152
Herzschwäche 201
Heultage **275**
Heuschnupfen 11, 120, 123, 141, 143, 216, 223, **245**
Hexan 21
Hexenjagd 4
Hexenschuss (Lumbago, Ischiassyndrom) 168, 183, 199, 211, 228, **267**
Himalachen 32
Hippokrates 214
Hippophae rhamnoides 234
Histaminausschüttung 11, 31
Ho-Blätter-Öl 171
holistischer Ansatz 6
Homöopathie 50, 170
Honig als Emulgator 19, 67
Hormone 12 f.
– Pflanzen- 29
hormonelles Ungleichgewicht 179
hormonmodulierend 13, 178
Hornhaut 226, 231, 236
Hospitalismus, infektiöser 11
Hotel, Raumbeduftung 65
Husten 84, 104, 106, 108, 115, 120, 123, 186, 190, 194, 216, **242, 244**, → Erkältungskrankheiten, Bronchitis, Keuchhusten, Lungenentzündung
– bei Kindern 190
HWS-Syndrom 99, → Rückenschmerzen
Hydrolate 236, 237 f.
– Gewinnung 20
– Wirkungen (Tabelle) 238
Hydrolipidmantel 227, 230
hydrophil 237
hydrophob 237
Hydrosole 237
Hyperaktivität 143, 188, **280**
Hypericin 28
Hypericum perforatum 232
Hypersensibilisierung 54
Hypertonie → Blutdruck, hoher
Hypophyse 10, 12
Hypothalamus 12, 14
Hypotonie → Blutdruck, niedriger
Hyssopus officinalis 214, 215
– var. montana (ex decumbens) 214

I

Immortelle 12, 94, 107 ff.
immunmodulierende Wirkung 10
Immunstimulanzien 10

Immunsystem 10 f.
- geschwächtes 77, 133, 162, 173, 178, 194, 198, 208, 222
- Stärkung durch Hautpflege und Massage 10, 71, 73, 227
- überschießendes 162

Incensol 33, 208
Indikationen, weitgefächerte 24
Indol 18, 86, 91, 113, 156
Infektionen, Aromatogramm 57 f.
Infektionen, bakterielle u. virale 201, → div. Einzelbeschwerden
infektiöser Hospitalismus 11
Ingwer 109 f., *255*
Inhalation 7, 9, 64, 66
Inhaltsstoffe 4 f., 24 ff., 28, 30 ff.
- Anteile 21 f., 24 f.
- Einzelsubstanzen 22, 24, 27
- Grafiken, Erläuterung 43 ff.
- Mengenangaben 24 f., 46
- Zusammenspiel 22, 24

Inhaltsstoffgruppen 28 ff.
innerliche Anwendung 65, 236
Insektenabwehr 88, 125, 127, 132, 158, 163, 164, 179, 192, 196, 204, 217, 223, **257**
Insektenstiche **257**
Intertrigo → Wundreiben
Intimgerüche, Imitation 18
Intimpflege 65, 110, 188, **270, 271**
- im Klimakterium **271**

In-vitro-Test 57
Ionenflüsse 7
Ionenkanäle 8
Iridoid-Glykosid 96
Iris 110 ff., 160
- germanica 110
- pallida var. florentina 110

Irisbutter 111
Iron 36
Ischiassyndrom → Hexenschuss
Isobutylangelat 38
Isomere 48
Isomylangelat 38
Isopinocamphon 36, 215
Isopren 29, 48
isoprenoide Biosynthese 29 f., 48
Isoprenregel 29
Italidion 36, 108

J

Jasmin 18, 112 f.
Jasminlacton 113
Jasminum grandiflorum 112
Jasminum officinalis 112
Jasminum sambac 113
Jasmon 18, 86, 156
Javanischer Weihrauch 83
Johannisbeersamenöl 233
Johanniskrautöl 28, 230, 232, 234
Jojobaöl 230
Jonon 36, 160

Juckreiz → Hautjucken
Juniperus communis 205
Juniperus virginiana 206

K

Kalmus, indischer 60
Kaltpressung (Expression) 21
Kamille blau 114 f., 189
Kamille römisch 24, 95, 115 f.
Kamille, deutsche 114 f.
Kamille, echte 114 f.
Kamille, englische 115
Kampfer 36, 136, 181, 182
Kampferöl 171
kanzerogene Wirkung 27
Kapseln, dünndarmresistente 9
Karbolsäure 39
Kardamom 117 f.
Karies **253**
Karité 235
Karmelitergeist 4, 142
Karottensamen 18, 118 f.
Katecholamine 38
Kater **247**
Kauf der Öle und Zutaten 59 f., 241
kbA (kontr.-biolog. Anbau) 59
Kehlkopfentzündung (Laryngitis) 198
Keime 10 f.
- restistente 11, 57

keimtötend/-hemmend 11
Kennzeichnung nach Gefahrstoffverordnung 25 f.
Ketone 26 f., 30, 35 f., 56
- aromatische 43

Keuchhusten (Pertussis) 106, 108, 127, 158, 216, 223, **276**
Kiefernnadel *31*, 119 f., 173
Kinder behandeln 35, 46, 53 f., 275
- Dosierung 26
- Duftlampe 66
- Hautpflege 54, 227
- Massagen 71
- Warnhinweise 26 f.
- Wickel 69

Kinderkrankheiten **275 ff.**
kindersicherer Verschluss 26
kindliche Unruhezustände **279 ff.**
klimakterisches Syndrom → Wechseljahrsbeschwerden
Klinik → Krankenhaus
Kohlendioxid, Extraktion mit 21
Kohlenwasserstoffverbindungen 25 f., 30 ff.
Kokosöl (Kokosfett) 230
Koliken 218
Kölnisch Wasser 4, 155
Koma-Patienten 52
Kommunikation, Stärkung 18
Komplementärtherapie 2 f.
Kompressen 68
Kondome 270

Konjunktivitis **256**
Konstitutionstypen 54 f.
kontrolliert-biologischer Anbau (kbA) 20, 59, 76
konv. (konventioneller Anbau) 59
Konzentration und Wirkung 8
Konzentrationsschwierigkeiten 86, 97, 99, 102, 131, 132, 133, 169, 186, 194, 204, 210, 215, 222, 223, **282**
Kopfhaut, juckende 141
Kopfhautekzem **258**
Kopfläuse → Läuse
Kopfnote 61 f.
Kopfschmerzen 64, 79, 82, 85, 86, 88, 106, 127, 157, 169, 175, 185, 188, **246 f., 255**, bei Kindern 277
- durch Düfte 66

Koriandersamen 120 f.
Körpergeruch 12, 18
Köperöle herstellen 67
Körperpflege 74, → Haut
Kosten 60
Krampfadern (Varizen) 77, 106, 127, 152, 158, 164, 206, 207, 223, 228, **249**
Krampfanfälle 128
Krankenhaus 11, 51, 65, 72, 284 f.
- Angst vor **284 f.**
- Pflegeanwendungen 2 f., 51 f., 72

Krankenzimmer-Beduftung 51 f., 284 f.
Krätzmilbe (Skabies) 164, 190, 216
Krebs → Bestrahlungsprophylaxe, Brustkrebsoperation
krebserzeugende Wirkung 27
Kreislaufanregung 71
Kreislaufbeschwerden → Herz-Kreislauf-Beschwerden
Kreuzkümmel 18, 121 f.
Kümmel 122
Kummer 161, 163, 190, **284**, → Trauer
künstliche Düfte 23
künstlicher Darmausgang → Stomapflege
Kupferfinnen (Cuperose) 94
kutiviszerale Reflexe 8, 11

L

Labdanol 94
Labdanumharz 93
Labortest 57 f.
Lampenöl 25
Laryngitis 198
lateinisch-botanische Pflanzennamen 24 f., 55
Latschenkiefer 123
Laurus nobilis 136
Läuse, Kopf- 94, 179, 192, 216, **276**
lavande aspic 130

Lavandin 124 f.
- abrialis 124
- grosso 124
- super 124 f.
Lavandula
- angustifolia 125
- burnati 124
- latifolia 129
- spica 129
- stoechas 26, 36, 128
- vera 125
Lavendel 18, 24, 86, 94, 240
- extra 126
- fein 125 ff., 143, 164
- Gewinnung 20
- Lavendelmuffel 87
- Schopflavendel 26, 36, 128 f.
- Speiklavendel 129 f.
- Unterschiede der Öle 126
Lavendelhydrolat 238
Lavendelöl, gestrecktes 23
Lebensenergie 70
Leber 9
Leberschwäche 143, 185, 195, 206, **255**
lebertoxische Wirkung 26, 27
Leberwickel 68, **255**
Lecithin 226
Leclerc, Henri 3
Lemongrass 96, 98, 131 f., 135, 221
Leptospermon 36
Leptospermum scoparium 12, 140
Lern- und Gedächtnishilfe 43
Libidoverlust 92, 105, 110, 113, 168, 188, 214
Licht- und Wärmeschutz 60
Lichtempfindlichkeit der Haut (Photosensibilität) 28, 41 f., 79, 86
Lichtschutz 119, 228, 230, 231, 234
Lilie 23
limbisches System 7, 10, 12 ff.
Limette 76, 133 f.
Limone 133
Limonen, (+)- und (−)- 30 f., 76, 210
Linaloeholz 134 f.
Linalool 32 f., 82, 86, 193
Linalylacetat 37 f., 86
Linolensäure 225, 229, 233
Linolsäure 225, 229
lipophil 7 f.
Lippenbläschen → Herpes labialis
Lippia citriodora 94
Liquidambar orientalis 189
Litsea 135 f., 221
- cubeba 135
Lokalanästhetika 8
Lorbeer 136 f.
Lösungsmittel, Extraktion mit 21
Lösungsmittel, organische 19
Lumbago → Hexenschuss
Lungenentzündung (Pneumonie) 131, 198, **244**, → Husten
Lungenschäden 25

Lustlosigkeit 96
Lymphatiker 55
Lymphstau 108, 140, 160, 178, 188, 199, 206
- nach Brustamputation 86, 94, 108, 127, 175, **252**
Lymphsystem 7, 10, 70, **252**

M

Macadamia integrifolia 231
Macadamianussöl 226, 231
Magen, nervöser 6, 82
Magen-Darm-Beschwerden 79, 233, **254 f.**, → Blähungen, Darmkrämpfe, Magenschmerzen, Verstopfung, Völlegefühl
Magen-Darm-Trakt, Wirkweisen der Öle 8 f., 12, 13
Magenschmerzen 88, 127, 165, 169, 214, **254**
Maiglöckchen 23
Mairose 176
Majoran 137 f.
Majoran, Spanischer (Wald-) 27, 139, 197
makrozyklisches Lakton 79
Malaria 157
Mammakarzinom → Brustkrebsoperation, Bestrahlungsprophylaxe und -nachsorge, Lymphstau
Mandarine 76, 139 f.
- Petit grain 165 f.
Mandelblüte 23
Mandelentzündung **276**
Mandelöl 226, 231
Manila-Elemi 96, 97
Manipulation durch Düfte 5
Männer, Massagen für 71
Manuka 12, 140 f.
Marcumar 41
Mastichina, Thymian 197 f.
Mastitis → Brustdrüsenentzündung
Mastzellen 11
Matricaria recutita 114
Maury, Marguerite 5
Mazerate 232
Medikamente, chemische 10
medizinische Salben 7, 27, 54, 227
Meerrettich 60
Meersalz 67
Melaleuca
- alternifolia 190
- leucadendron 88
- viridiflora 157
- cajeputi 88

Melancholiker 54
Melatonin 42
Melissa officinalis 59, 142
Melisse 59, 142 f.
Melissengeist 78
Melkfett 227
Membran, Zell- 7
membranstabilisierende Effekte 8
Mengenangaben Inhaltsstoffe 24 f.
Menstruationsbeschwerden **71**, 81, 82, 86, 88, 94, 98, 103, 107, 113, 128, 146, 149, 153, 155, 182, 188, 204, 209, 214, **269**, → Prämenstruelles Syndrom (PMS)
Mentha
- aquatica 87
- cablin 163
- citrata 87
- piperita 26, 168, 247
- spicata 87
- viridis var. nanah 151
Menthofuran 87
Menthol 168
Menthon 36
Meridiansystem 70
Merkaptan 107
Meteorismus → Blähungen
Methylanthranilat 42, 86, 91, 113, 139, 156, 166
Methylchavicol 41, 97
Methyleugenol 27
Methyljasmonat 18, 113
Methylsalicylat 42, 211
Michelia champaca 91
Migräne 64, 157, 169, 185, **255**, → Kopfschmerzen
Milben 164
Milch als Emulgator 67
Milchproduktion, verminderte 81, 92, 103
Milchstau **274**
Mimose 144
mineral oil 227
Mineralölpflegeprodukte 7, 25, 227
Mischen der Öle 61 f.
Mischung, 1%ige 58
Mitesser **257**
Mitralzellen 15
Mittelohrentzündung (Otitis media) 100, 102, 127, 129, 137, 138, 162, 180, 182, 194, 195, 198, **245**
- bei Kindern 280, **277**
Mizellenbildung 236
Modelle (Grafiken) richtig »lesen« 43 ff.
Möhre 118
Moleküle, Duft- 7, 15
Molekülgewicht und -größe 8
Monoterpenaldehyde 30, 33
Monoterpenalkohole 32
Monoterpene 29 ff., 238
Monoterpenester 30, 37 f.
Monoterpenketone 26 f., 30, 35 f.

Monoterpenole 30, 32 f.
Monoterpenoxide 30, 37
Monoterpenphenole 27, 30, 39
Morgenmuffel 283
Moschus 18, 21
Mückenabwehr 99, 179, → Insektenabwehr
Mückenstiche und -abwehr 257
Müdigkeit 121, 152, 169, 282,
→ Erschöpfung
– leberbedingte 185
Mundbeschwerden 253
Mundschleimhautentzündung
– Aphthen 137, 186, 192, 253
– Stomatitis 137, 141, 155, 158, 195, 253
Mundgeruch 253
Mundpflege 65, 88, 127, 147, 158, 169, 175, 192, 253
– im Krankenhaus 253
Mundschleimhaut 8 f.
Mundwässer 65, 236, 253
Muskatellersalbei 24, 26, 144 f.
Muskelfaserriss 109
Muskelkater 90, 150, 183, 206, 267
Muskelrheumatismus 138
Muskelschmerzen 120, 123
Muskelschwäche 183
Muskelverhärtungen (Myogelosen) 155, 183, 218, 220
Muskelverspannungen 83, 98, 104, 117, 122, 125, 128, 135, 145, 148, 168, 172, 173, 177, 183, 196, 200, 201, 209, 210, 211, 232, 233, 267, 282 f.
– nervös bedingt 86, 88, 91, 128, 176
Muskelzerrungen 267
Mutlosigkeit 165, 194, 203, 281 ff.
Mykosen → Pilzerkrankungen
Myrrhe 146 f.
Myrte 147 ff.
– Anden 148
– Marokko 148 f.
– Türkei 150
Myrtus communis 147, 148
– CT Cineol 150
– CT Myrtenylacetat 148

N

Nachdestillation 22
Nachtkerzenöl 226, 233, *233*
Nacken- und Schulterverspannungen 246 f., 267
Nagelbettentzündung/-vereiterung 158, 260
Nanaminze 87, 151 f.
Narbenpflege 88, 108, 111, 115, 127, 129, 152, 228, 229, 232, 266
– nach Brustamputation 179
– nach Verbrennungen 119
Narde 152 f.
Nardostachys jatamansi 152

Nase 14, 17
Nasennebenhöhlenentzündung
→ Stirn- und Nasennebenhöhlenentzündung
Nasenöl anwenden 67
native Öle 227 f.
Naturheilverfahren 3, 5
naturidentische Inhaltsstoffe 22 f.
naturidentische Öle 23
naturreine Öle 20 ff.
Nelkenblätter 155, 218
Nelkenknospen 153 f.
Neral 33 f.
Neroli 155 ff., 164, *272*
Nerolihydrolat 238
Nervenentzündungen (Neuralgien) 90, 127, 138, 143, 150, 175, 189, 248, 262
Nervenschmerzen 189
Nervensystem 246 ff.
– enterisches 13
– vegetatives 8 ff., 12 ff.
nervöse Anspannungen 77
nervöser Typ 54
Nervosität 116, 125, 141, 143, 164, 165, 204
Nervus trigeminus 8, 18
Netzwerk Körper-Geist-Seele 13
Neuralgien → Nervenentzündungen
Neurodermitis (Eczema atopicum) 94, 115, 164, 230, 231, 233, 234, 235, 277
Neurogastroenterologie 13
neurotoxische Wirkung 26, 27, 35
Neurotransmitter 13
neurovegetative Dystonie 110, 137, 138, 153, 157, 164
Neuwagenspray 5
Niaouli 157
nichttrocknende Öle 226
Nierenbeckenentzündung 270
Noradrenalin 40

O

O (Sauerstoff) 48
Obstipation → Verstopfung
Ocimum basilicum CT Linalool 81
Ocimum sanctum 200
Ödeme 223
Oenothera biennis 233
Ohrenschmerzen 127, 245, 277,
→ Mittelohrentzündung
Ohrgeräusch (Tinnitus aurium) 166, 247
Ohrwickel 69
Öldrüsen 19
Öle, ätherische 1 ff., 75 ff., Tab. 288
Öle, fette → fette Öle
Olea europaea 233
Oleander 136
Oleum melissae indicum 143
Oleum Wittnebianum 89

olfaktorisches System 14 ff.
Olibanum 207
Olivenöl 226, 233
Ölsäure 225, 231, 234
Ölwickel 69
OPC 236
Opiate 13
optische Drehung 48
orale Anwendung 8, 65, 236
Orange 76, 159 f.
Orangendufterkennung 17
Orangenhaut → Cellulite
Organe, Wirkung auf die 9, 64
organische Verbindungen 28
Organismus, Wirkung auf den 7 ff.
Origanum majorana 137
Orsini, Flavia 155
Osmanthus 160 f.
– fragrans 160
östrogenähnliche Wirkung 103
Otitis media → Mittelohrentzündung
Oval, Modell zur Wirkung 43 ff.
Ovula → Vaginalzäpfchen
Oxidation 60, 226
Oxidationsprodukte 29 f.
Oxidationsverhalten fetter Öle (Tab.) 226
Oxide 30, 36 f.

P

Palmarosa 161 f.
Palmitoleinsäure 231, 235
Pampelmuse 106
Paper bark tree 190
Paracelsus 4, 27, 58, 143
paradoxe Wirkung 126
Paraffine 227
Parasitenabwehr → Hautparasiten, Insektenabwehr, Läuse
Parfüm 4 f.
Parfümerie 21
Parfümzeitalter 4
Parodontose → Zahnfleischschwund
Paronychie → Nagelbettentzündung/-vereiterung
Partnermassage 74
Patchoulen 32
Patchouli 163 f.
Patchoulol 33
Patientengespräch 53 f.
Pelargonium 177
– asperum Typ Bourbon 177, *261*
– graveolens 177
– odoratissimum 177
– roseum 177
Pellecuer, Jacques 197
Pénoël, Daniel 108
Pentadecanolid 79
peripher 72
perkutane Resorption 8
Peroxidation 22

Persea americana 228
Pertussis → Keuchhusten
Perubalsam 22
Pest 78, 125, 221
Pestizide 20, 22, 76
Petit grain 164
– Bigarade 164
– Bitterorange 164 f.
– Mandarine 165 f.
Petroläther 19
Pfeffer grün 168
Pfeffer schwarz 167 f.
Pfefferminze, echte 22, 26, 87, 168 f., *247*
Pfefferminzhydrolat 237 f.
Pfirsich 23
Pfirsichkernöl 231
Pflanzenart 24 f.
Pflanzendestillate 237
Pflanzenfamilie 55
Pflanzenheilkunde 50
Pflanzenname, botanischer 24 f.
Pflanzenöle, fette → fette Öle
Pflanzenqualität 22
Pflanzenteile, verwendete 19, 20, 55
Pflanzenwässer 237
Pflege, Aroma- 2 f., 50 ff.
Pflege, häusliche 50, 72
Pflege, Haut- → Hautpflege
Pflegeeinrichtung, Angst vor **284**
Pflegekräfte 2 f., 5
Pflegemaßnahmen 64 ff.
Pflegestation 11
Pharyngitis, Aromatogramm 58
Phenol 24, 26, 27, 30, 39
– mineralisches 39
Phenylether 41
Phenylethylalkohol 42
Phenylpropan-Derivate 28, 40 ff.
Phenylverbindungen 38
Pheromoncharakter 17 f., 79, 121
Pheromone 17 f., 29
Phlebitis → Venenentzündung
Phlegmatiker 55
phlogistische Wirkung 31
Phospholipidschicht der Zellen 8
Photosensibilisierung 28, 41 f., 79, 86
ph-Wert 238
physiologische Dosierung 28, 58
Phyto-Aromapflege im Krankenhaus 51 f., 72, 284 f.
Phyto-Aromatherapie 2 f., 5, 50 ff.
Phytol 32 f.
Phytosterole 226
Phytotherapie 2 f., 50
Pickel **257**, → Akne
Pigmentflecken 28, 86
Pilze 10 f.
Pilzerkrankungen (Candida-albicans-Mykosen) 84, 88, 91, 94, 121, 122, 128, 131, 137, 141, 152, 158,

165, 175, 180, 182, 188, 195, 203, 204, 215, **261, 263 f., 270, 278**
Piment 82
Pimenta racemosa 82
Pimpinella anisum 80
Pinene 30 f., 101, 123, 172, 210
Pinocarvon 100
Pinus mugo var. mughus 123
Pinus pumilionis 123
Pinus silvestris 119
Piper nigrum 167
Piperin 167
Platearius, Matthaeus 129
Plumeria acutifolia 104
PMS → prämenstruelles Syndrom
Pneumonie → Lungenentzündung
Pneumonie, chemische 25
Pogostemon cablin 163
Poleiminze 27, 60
Polianthes tuberosa 199
Polyarthritis → Gelenkentzündungen
Polyterpene 29
Pomeranze 155, 159, 164
Pottwal 21, 230
ppb 107, 159
prämenstruelles Syndrom (PMS) 91, 98, 110, 116, 118, 122, 146, 168, 175, 180, 188, 214, 220, **64, 269,**
→ Menstruationsbeschwerden
Preisunterschiede 59 f.
Produktparfümierung 5
Propolistinktur als Emulgator 19, 67
Prostaglandine 34, 40, 211
Prostaglandinsynthese 11
Provitamin A 226
Prozentangaben Inhaltsstoffe 24 f.
Prüfungsangst 135, 137, 161, 173, **284**
Prunus amygdalus var. amara 231
Prunus amygdalus var. dulcis 231
Pseudo-Allergie 27
Psoriasis vulgaris → Schuppenflechte
Psyche, Pheromoneinfluss 18
psychische Beschwerden
→ seelische Beschwerden
psychische Wirkung 6, 9 f., 13, 18
Psychoneuroimmunologie (PNI) 13
psychosomatische Beschwerden **281 ff.**
Pubertätskrisen **71**, 107, 128, 214, 217, **281**
Pulegon 27
Pulsrasen **249**
pure Anwendung 46

Q

Qualität der Öle 21 f., 59 f.
Quinta essentia 4, 19

R

Radikalenfänger 10, 134, 235 f.
Radiotherapie → Bestrahlungsprophylaxe, **259**
raffinierte Öle 228
Rapsöl 226, 234
Rasenkamille 115
Räucherwerk 3
Raumbeduftung 7, 65 f.
– im Krankenhaus 51 f., 284 f.
Raumluftdesinfektion 83, 106, 132, 133, 171, 173, 198, 210, 220, 222
Ravensara (aromatica) 171
Ravensara anisata 171
Ravintsara 170 f.
reaktionsfreudig 225
reaktionsträge 224
reflektorische Wirkung 8, 64, 70
Reflexzonen 8
Regelblutung → Menstruationsbeschwerden
– ausbleibende (Amenorrhöe) 146
– schmerzhafte (Dysmenorrhöe) 146, 153, 188, 204
Reifeprozess 60
Reise 65
Reisefieber 79
Reisekrankheit **255**
Reizbarkeit 165
Reizdarm **254**
Reizhusten 81, → Husten
Reizmagen **254**
Reizwirkung auf die Haut 8, 11, 27, 30 f., 46, 64
Rekonvaleszenz 99, 120, 123, 132, 133, 136, 172, 182, 210, 222
rektale Anwendung → Zäpfchen
rektifizierte Öle 22 f.
Reparaturmechanismus der Hautzellen 10
Resinoid 21
resistente Keime 11, 57
Resorption 7, 8
Rezeptoren, Riech- 14 ff.
Rezeptorproteine 10
Rezepturen anwenden 65, 241
Rezepturen variieren 56
rheumatische Beschwerden 90, 91, 99, 138, 140, 148, 150, 155, 160, 168, 172, 182, 199, 208, 211, 220, 223, 228, 232, **268**
Rhinitis → Schnupfen
– allergica → Heuschnupfen
Rhododendron 171 f.
– anthopogon 171
Riechen 7, 12 ff.
– Duftprobe 56
– Richtungs- 18
Riechepitel 14 f.
Riechhirn 14 ff.
Riechrezeptoren 14 ff.
Riechstoffe, Vielfalt 30
Riechstreifen 56

Riechzellen, Dufterkennung 14 ff.
Riesentanne 173
Ringelblume 232
Rolletikett 26
Rosa
– centifolia
– damascena 32, 174, 176, *279*
– gallica 176
– mosqueta 229
– rubiginosa 174, 226, 229
Rose 20, 24, 27, 32, 174 ff., *279*
– Absolue 176 f.
– Destillat 174 f., 177
Rosendufterkennung 17
Rosenernte 174
Rosengeranie 177 f., *261*
Rosenholz 134, 179 f.
Rosenhydrolat/-wasser 174, 237 f.
Rosenöl, Wild- 229
Rosmarin 180 ff.
– Cineol 181 f.
– Kampfer 182 f.
– Verbenon 184 f.
Rosmarinus officinalis 180
– CT 1,8-Cineol 181
– CT Kampfer 182
– CT Verbenon 184
Rotöl 232
Rötung der Haut 8
Rovesti, Paolo 5, 85
rück. (rückstandskontrolliert) 59
Rückenmassage 73
Rückenschmerzen 148, 172, **267**, **282**, → Muskelverspannungen
Ruhemembranpotenzial der Sinneszellen 15

S

Sadebaum 60
Safrol 171
Sahne als Emulgator 19, 67
Salbei 185 f.
– Garten- 144, 145, 185 f.
– -hydrolat 238
– -tee 185
Salben, medizinische 7, 27, 54, 227
Salböle 3
Salvia officinalis 144, 145, 185 f.
Salvia sclarea 144
Salz, Bade- 67
Sanddornöl 226, 234, *234*
Sandelholz 18, 20, 186 ff.
– ostindisches 77, 186
– westindisches 77
Sanguiniker 55
Santalal 33
Santalol 32 f., 187
Santalum album 186
Sassafras 60, 136, 171
Sättigungsgrad 224 f.
Sauerstoffkontakt 60, 226
Säuglings- u. Kinderpflege 53 f., 119

Säulen der Aromatherapie 6
Sauna 74
Säuren, aromatische 43
Säureschutzmantel 238, 257
Schafgarbe 188 f.
Schalen, Frucht- 76
Scharfstoffe 109, 110
Schaufensterkrankheit (Claudicatio intermittens) 79, 228, **251**
Scheideninfektion → Vaginalbereich
Schlafmittelverbrauch im Krankenhaus 285
Schlafstörungen 71 f., 77, 86, 88, 96, 98, 113, 116, 128, 143, 149, 150, 153, 165, 166, 176, 188, 199, 203, 204, 209, 217, **283**
– bei Kindern 79, 82, 86, 88, 128, 140, 143, 176, 217, **280**
Schleimhaut, Wirkung über die 7 ff.
Schleimhautentzündungen 115
schleimhautschonende Verabreichung 9
schleimverflüssigend 12
Schmerzen 90, 148, 172, 189, 228, 232, 234, 235, → Gelenkschmerzen, Menstruationsbeschwerden, Muskelverspannungen, Muskelschmerzen, Rückenschmerzen
Schmerzen, chronische 92, 199, 203, 214
Schmerzlinderung 71 f.
schmerzstillende Wirkung 11
schnelle Hilfe 65
Schnupfen (Rhinitis) 6, 104, 108, 131, 138, 189, **242**, **243**, → Erkältungskrankheiten
Schopflavendel 26, *36*, 128 f.
Schorf 137
Schreibaby **279**
Schulstress **280**
Schulterverspannungen 246 f., **267**
Schuppenflechte (Psoriasis vulgaris) 94, 119, 141, 153, **258**
Schürfwunden bei Kindern **279**
Schwächezustände (Asthenie) 121, 155, 192, 195, 196, 210, 218
Schwangerschaft
– Massagen 71, **272 f.**
– Warnhinweise 26 f., 35
– Wickel 69
Schwangerschaftsstreifen (Striae gravidarum) 88, 128, 157, 176, 217, **273**
Schwangerschaftsübelkeit 107, 133, 140, 157, 160, 169, 182, **255**, **272**
Schweißgeruch 84
Schwellungen **268**
Schwertlilie 110
Sclareol 32 f.
Seekrankheit **255**
Seele der Pflanzen 19
Seele, Haut als Spiegelbild 9

seelische Beschwerden **281 ff.**
seelische Kälte 106
seelische Wirkung 6, 9 f., 13, 18
seelisches »Bauchweh« bei Kindern **280**
seelisches Trauma 94, 109, 116, 157, 161, 200, **285**
seelisches Ungleichgewicht 77, 104, 141, 207
Sehnenscheidenentzündung (Tendinitis) 183, 189, 195
Sekretion 9
sekretolytische Wirkung 11 f.
sekretomotorische Wirkung 11
Selbstbehandlung 3, 53, 73 f.
– Grenzen 51
Selbstheilungskräfte 2, 51
Selbstvertrauen, mangelndes 79, 94, 106, 140, 144, 173, **283**
Serotonin 9, 13, 35, 38, 41, 199, 202
Sesamöl 226, 235
Sesamum indicum 235
Sesqiterpenketone 26
Sesquiterpenaldehyde 30, 33 f.
Sesquiterpenalkohole 32
Sesquiterpene 29, 30, 31 f.
Sesquiterpenester 30, 37 f.
Sesquiterpenfuran 37
Sesquiterpenketone 30, 36
Sesquiterpenole 30,32 f.
Sesquiterpenoxide 30, 37
Sexuallockstoffe 17 f.
Sheabutter 19, 235
Sicherheit bei der Anwendung 65
Sicherheitshinweise 25 f.
Signalstoffe 18
Simmondsia chinensis 230
Sinensal 33 f., 46, 159
Sinne 14
Sinneshärchen 15
Sinusitis → Stirn- und Nasennebenhöhlenentzündung
– Aromatogramm 58
Sitzdampfbad 7, 66
Skabies → Krätzmilben
Solarium 28
Solubol 19, 67, 236
Sonnenblumenöl 232, 234
Sonnenbrand 127, **265**
Sonnenschutz 28, 41 f., 79, 86, 119, 228, 230, 231, 234
Soor der Mundschleimhaut 163, 194, **263**
Spanischer (Wald-)Majoran 27, 139, 197 f.
Spannungskopfschmerzen 88, **246 f.**, **282**, → Kopfschmerzen
Spartium junceum 105
Speiklavendel 129 f.
Spermidin 18
Spermien 16 f.
Sportverletzungen 169, 183, 189, **267 f.**

Spülung, Wirkung 7
Spurenelemente 226
standardisierte Öle 21 ff.
Stearidonsäure 230
Sterbebegleitung 176, 177, 179, **285**
Steroide 29
Stillzeit **274**
Stimmritzenkrampf 26
stimmungsaufhellend 9, 13, 18
Stimmungsschwankungen 161, 165, 188, 223, → depressive Verstimmung
Stirn- und Nasennebenhöhlenentzündung (Sinusitis) 64, 90, 100, 137, 138, 158, 162, 180, 198, **244**
Stofftransport, carriervermittelter 7
Stoffwechsel 9
– -produkte 19
Stomapflege 85, 119, 125, 127, 158, 179, **259 f.**
Stomatitis → Mundschleimhautentzündung
Storax 189
Strahlentherapie → Bestrahlungsprophylaxe
Stress 64, 85, 88, 91, 103, 106, 110, 113, 116, 146, 157, 161, 164, 166, 176, 177, 179, 180, 183, 188, 190, 199, 201, 203, 204, 209, 214, 220, **281 f.**
– der sich auf die Atmungsorgane schlägt 104
– Schulstress **280**
Striae gravidarum → Schwangerschaftsstreifen
Strohblume, gelbe 107
Strukturformel 39, 48
Styrax 189 f.
– tonkinensis 83
Suchterkrankungen 107, 153, 157, 164, 176, 204, 214, 217, **286**
Summenformel 48
Superarnika 108
Suppositorien → Zäpfchen
surfactant-ähnlicher Effekt 37
Süßmandelöl 231
symptomatische Behandlung 6
Symptome 53 f., 240
Synergieeffekt 61, 232
synthetische Inhaltsstoffe 22 f.
synthetische Öle 5, 23
Syzygium aromaticum 153

T

Tachykardie, funktionelle **249**
Talgdrüsenproduktion 8
Tampons 7
Tanne 209
Taschentuch beträufeln 65
Tea-Tree 190 ff.
Teebaum 190 ff.
– neuseeländischer 140

Temperatur, Aufbewahrungs- 60
Terpene 22, 28 ff., 48
– Derivate (Tab.) 30
– Vorkommen (Tab.) 29
Terpenester 37 f.
Terpengruppen 30
Terpenketone 35 f.
Terpenkörper 28
Terpenoxide 36 f.
Terpinen-4-ol 33, 192
Terpinylacetat 38
Tetraterpene 29
Therapeuten 2 f., 50 f.
Therapie, Verantwortung 52
Therapierichtung, besondere 3
Thuja 27, 60
Thujanol 194
Thujon 27, 36, 238
Thymian 24, 25, 27, 192 ff., *244*
– Carvacrol 39
– Linalool 193 f.
– Mastichina 197 f.
– Thujanol 194 f.
– Thymol 156, 195 f.
Thymianhydrolat 238
Thymiansäure 39
Thymol 39, 195
Thymus mastichina 27, 139, 197
Thymus vulgaris 25, 192, *244*
– CT Linalool 193
– CT Thujanol 194
– CT Thymol 195
Tierdüfte 21
Tierversuche 27
Tinnitus aurium → Ohrgeräusch
Tocopherol 226
Todesangst/Sterbebegleitung **285**
Tonka 41, 198 f.
Trägeröle → fette Öle
Trägerstoffe 19, 20, 67, 236
– Qualität 59 f.
Traubenkernöl 226, 236
Trauer 161, 163, 165, 190, 199, 203, 217
Trauma 12, → seelisches Trauma, Verletzungen, Wunden
Traurigkeit **284**
Trennungsangst 217, **285,** bei Kindern **281**
Trichomonaden-Infektion 270
Trigeminus 8, 18
Triglyceride 224
Triketone 36
Triterpenalkohole 226, 235
Triterpene 29
trocknende Öle 225
Tropfen(-größe) 58
Tuberkulose 130
Tuberose 199 f.
Tücher, Wickel- 68
Tulsi 200 f.
Tumor → Bestrahlungsprophylaxe, Brustkrebsoperation

U

Übelkeit 169, **254, 255,** → Magen-Darm-Beschwerden
– postoperative 169
– Schwangerschafts- 107, 133, 140, 157, 160, 169, 182, **255, 272**
Überempfindlichkeit (Hypersensibilisierung) 54
Ulcus cruris → Unterschenkelgeschwür
Umkehreffekt 139, 140, 182
Umschläge, kalte 68
Ungarisches Wasser 4
ungesättigte Fettsäuren 225 f.
Unruhe, innere 106, 116, 141, 147, 166
Unruhezustände, kindliche **279 ff.**
unsachgemäßer Gebrauch 26
Unterschenkelgeschwür (Ulcus cruris) 94, 97, 125, 127, 141, 158, 190, 192, **250**
Untersuchung 53 f.
Unverträglichkeitsreaktionen 22, → allergische Reaktionen
Urogenitalbereich, Entzündungen 99, → Blasenentzündung, Vaginalbereich
Ursachen der Beschwerden 53 ff., 240
Uteruskontraktion 28

V

Vaginalbereich, Infektionen 58, 65, 176, **270**
Vaginalpilz (genitale Kandidose) 145, 163, 179, 192, 194, **264**
Vaginalschleimhaut, trockene **65, 271**
Vaginalzäpfchen 9, 65
Valeranal 33 f.
Valeranon 36
Valnet, Jean 5
Vanilla fragrans 202
Vanilla planifolia 202, 232
Vanille 5, 202 f.
Vanilledufterkennung 16
Vanillemazerat, Herstellung 232
Vanillöl 232, 236
Vanillin 18, 43, 202
Varikose → Veneninsuffizienz
Varizellen → Windpocken
Varizen → Krampfadern
Vaseline 227
vegetatives Nervensystem 8 ff., 12 ff., 71
Veilchenblätter 160
Veilchenblüten 23
Veilchenwurzeln 111
Venedig 4
Venenentzündung (Phlebitis) 108, 158, 206

Veneninsuffizienz (Varikose) **249 f.**
venöse Erkrankungen **249 f.**
Verbenalin 96
Verbene 94, 95
Verbindung, chemische 48
Verbrennungen 108, 125, 127, 131, 169, 235, 240, **264**
– Narbenpflege 119
verdauungsfördernde Wirkung 12
Verdauungsorgane, Entzündungen 121
Verdauungsstörungen (Dyspepsie) 81, 82, 83, 86, 88, 96, 122, 152, 155, 194, 218, **254 f.**, → Magen-Darm-Beschwerden
Verdauungssystem 13, **253 ff.**
Verhornung 226, 231, 236
Verkaufsraumbeduftung 5
Verletzungen (Traumen) 12, 94, 125, 127, 169, **264 ff.**
Verrenkungen 189, → Sportverletzungen
Verschlucken 25
Verschluss, kindersicherer 26
verschnittene Öle 22
Verspannungen → Muskelverspannungen
Verstauchungen 189, → Sportverletzungen
Verstopfung (Obstipation) 64, 81, 83, 103, 121, **254**, → Magen-Darm-Beschwerden
Verträglichkeitstest 56, **65**
Vetiven 32
Vetiver 203 f.
Vetiveria zizanoides 203
Vetiveron 36
Vielstoffgemisch 21 f., 24, 27, 28
Viren 10 f.
Virginiawacholder 206 f.
viruzid 11
viszerale Bahnen 11
Vitae IX f.
Vitamin E 226
Vitamin F (»Hautvitamin«) 225
Vitamine 226
Vitis vinifera 236
Vollbad 67
Völlegefühl 103, 155, **254**, → Magen-Darm-Beschwerden
Vomeronasal-Organ 17
Vorratsmischungen 62, 240

W

Wacholder
– -beere 205 f.
– Öl aus Zweigen/Früchten 206
– Virginia- 206 f.
Wachs, Pflanzen- 230
Wachstumsbedingungen 21, 25
Wadenwickel 69

Wahl der Anwendung 64 f.
Wahl der Öle 53 ff., 61
Walrat 230
Wanzenkraut 120
Wärmeschutz 60
Warnhinweise 25 ff.
Waschungen 68, 236
Wässer, gebrannte 237
Wasseransammlung in den Beinen 128, 149, 206, **252**, **273**
Wasserdampfdestillation 3 f., 20, 237
wasserlöslich 19
Wasserminze 87
Wassernabel, indischer 232
Wasserstoffatome 28
Wechseljahrsbeschwerden (klimakterisches Syndrom) 64, **71**, 86, 88, 91, 110, 113, 116, 118, 122, 128, 136, 143, 145, 153, 168, 175, 177, 179, 180, 186, 188, 204, 209, 214, 217, 220, **271 f.**
Weihrauch arabisch 207 f.
– Aden/Jemen 207, 208
– Eritrea/Äthiopien 207, 208 f.
Weihrauch, javanischer 83
Weingeistzusatz 60
Weinraute 60
Weiß, R. F. 3
Weißtanne 209 f.
Wellness 50, 73
Weltkriege 5
Wespenstich **257**
Wetterfühligkeit **247**
Wickel, feuchte 68 f.
Wildrosenöl 175, 226, 229
Windeldermatitis (Dermatitis glutaealis) 163, 180, 194, **263**, bei Kindern **278**
Windpocken (Varizellen) 88, 128, 143, 158, 171, 175, 179, 262, **278**
Winterdepression 79, 86, 96, 106, **284**
Wintergrün 211 f.
Wirkstoffgehalt, geringer 238
Wirkung 6, 7 ff.
– Inhaltsstoffe 24, 28, 30 ff.
– paradoxe 126
Wirkungsspektrum 24
Wissenschaft, frühe 4
Wochenbettdepression 177, **275**
Wochenfluss (Lochien) 88, 128, 192, **274**
Wohlfühlanwendungen 73 f.
Wohlfühlmischungen 85, 105, 111, 118, 144
Ws (Wildsammlung) 59
Wunden 88, 94, 108, 115, 125, 127, 152, 169, 186, 192, 229, 232, 235, **266**, bei Kindern **279**
Wunden, schlecht heilende 97, 129, 141, 189, 190, 235

Wundliegen (Dekubitus), Prophylaxe 77, 85, 94, 97, 119, 121, 125, 127, 135, 141, 147, 158, 163, 178, 180, 190, 192, 194, 235, **259**
Wundreiben (Intertrigo), Prophylaxe 77, 84, 94, 97, 119, 121, 141, 147, 158, 163, 178, 180, **258**
Wurzelöle 79
Würzen mit ätherischen Ölen 74

Y

Ylang Ylang 212 ff.
– extra/komplett 212, 214
Ysop decumbens 214 f.
Ysop officinalis 36, 214, 215

Z

Zahnbeschwerden **253 f.**
Zahnfleischbluten **253**
Zahnfleischentzündung (Gingivitis) 188, 192, **253**
Zahnfleischschwund (Parodontose) **253**
Zahnprothesen **253**
Zahnschmerzen 137, 155, **253 f.**
Zahnspangen **253**
Zahnungshilfe 111
Zäpfchen 9, 65
Zappelphilipp **71**, **280**
Zedernholz 26, 216 f., 223
Zellgedächtnis 8
Zellmembranen, Wirkung an den 7
zellmembranstabilisierende Wirkung 10
Zellmörtel 226, 227, 236
Zibet 21
Ziel der Behandlung 64
Zielgruppe 3
Zilien 15
Zimt 5, 136
– Ceylon- 90, 217
Zimtaldehyd 39, 40 f., 91, 219
Zimtblätter 217 f.
Zimtkassie 90
Zimtrinde 24, *40*, 219 f.
Zingiber officinalis 109
Zingiberen 30, 32
Zitrone 20, 24, 76, 220 ff.
Zitroneneukalyptus 98
Zitronengras, indisches 131
Zitronenmelisse 142
Zitronenminze 87
Zitronenstrauch 94, 95
Zitrusöle 41, → Agrumenöle
Zoster → Gürtelrose
Zubereitung 58
Zusatz in Ölen 60
Zutaten 241
Zypresse 216, 222 f.
Zystitis → Blasenentzündung

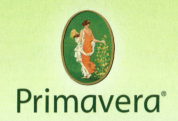

Primavera®

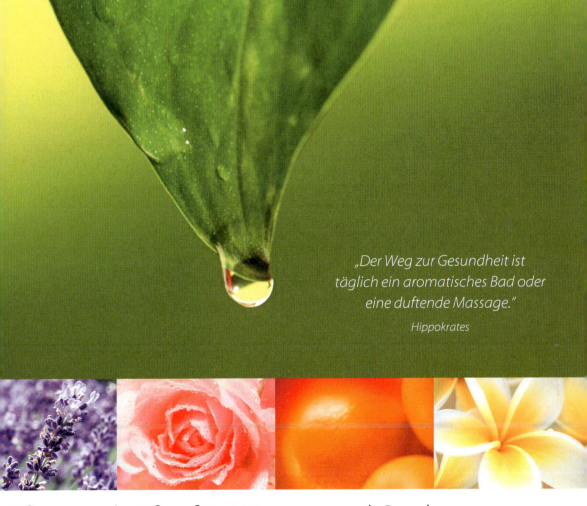

„Der Weg zur Gesundheit ist täglich ein aromatisches Bad oder eine duftende Massage."

Hippokrates

Pflanzenkräfte für Körper und Seele

100% naturreine Ätherische Öle und Naturkosmetik
- Rohstoffe aus eigenen Anbauprojekten
- aus ökologischem und DEMETER Anbau (kbA)
- aus Wildsammlung

Gerne informieren wir Sie ausführlich über unsere Produkte.
Fordern Sie unseren Katalog an oder besuchen Sie unsere Website:

www.primavera-life.de

PRIMAVERA LIFE GmbH
Am Fichtenholz 5, D-87477 Sulzberg, Tel. 08376/808-0

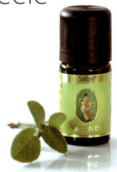

Die reinste Freude am Leben

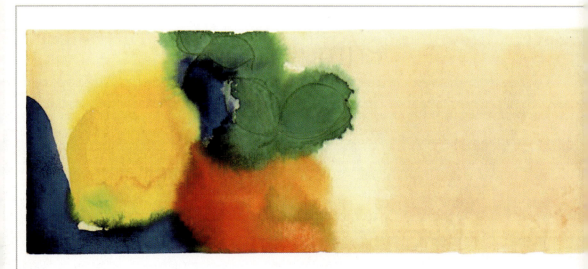

Natur für die Haut - Balsam für die Seele

Arte Verde
Duftmanufaktur

A - 6832 Röthis
+43 (0) 5522/ 42587

www.arteverde.

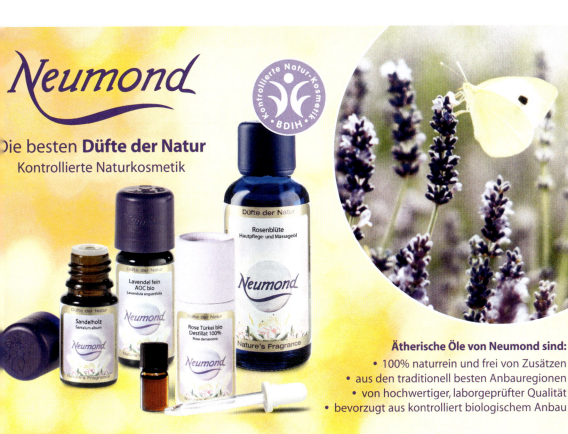

DOROTHEA HAMM

L'AROME

AROMATHERAPIE

Starke Helfer aus der Natur

Herstellung und Vertrieb von Aromatherapie und Aromapflege

Karlstraße 97 · 76137 Karlsruhe
Telefon: 0721/357521 · Fax: 0721/3541903
E-Mail: info@larome.de · Internet: www.larome.de